심천생리학은 인간생명 존중의 정신으로 사혈요법으로 본인 스스로가, 의료소외 없는 공평한 치유, 질병의 예방을 위해 심천생리학을 실천하여 사람의 건강을 회복시키고 삶의 질을 높이고자 심천생리학의 학술적 이론과 임상적 실적을 체계화하고 신 의술의 확립을 위함이 제도권 진입에 성공하는데 그 목적이 있다.

세계명인 심천 박남희(心天 朴楠羲)선생님

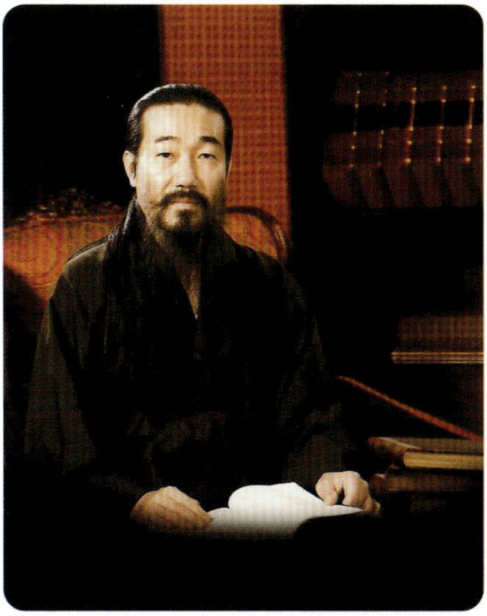

제가 심천사혈요법을 보급하는 목적은 각 가정에서 한사람 정도는 배워서 가벼운 증세는 가정에서 직접 치유를 하고, 질병 예방 차원에서 2-3-6-8번 혈만 사혈해 주어도 이 땅의 질병으로 고통받는 환자 80%이상은 질병의 고통과 두려움에서 벗어날 수 있다고 확신을 하기 때문입니다.

저의 소망을 이루기 위해서는 전국 배움원 및 전세계의 각 배움원이 꼭 필요합니다. 여러분이 가까운 곳에서 심천사혈요법을 바르게 배우기 위해서는 모든 배움원을 여러분이 가꾸어 나가야 합니다.

여러분이 배움원에 가셔서 치유를 부탁하면 제가 하는 일이 무면허 의사만 양상하는 것이 됩니다.

치유가 아닌 교육을 위주로 하시고, 배움의 장소, 정보 교환의 장소, 건강한 사회로 만드는 모임의 장소로 배움원을 가꾸어 주시길 부탁드립니다.

心天 박남희

Simcheon Sahyeol

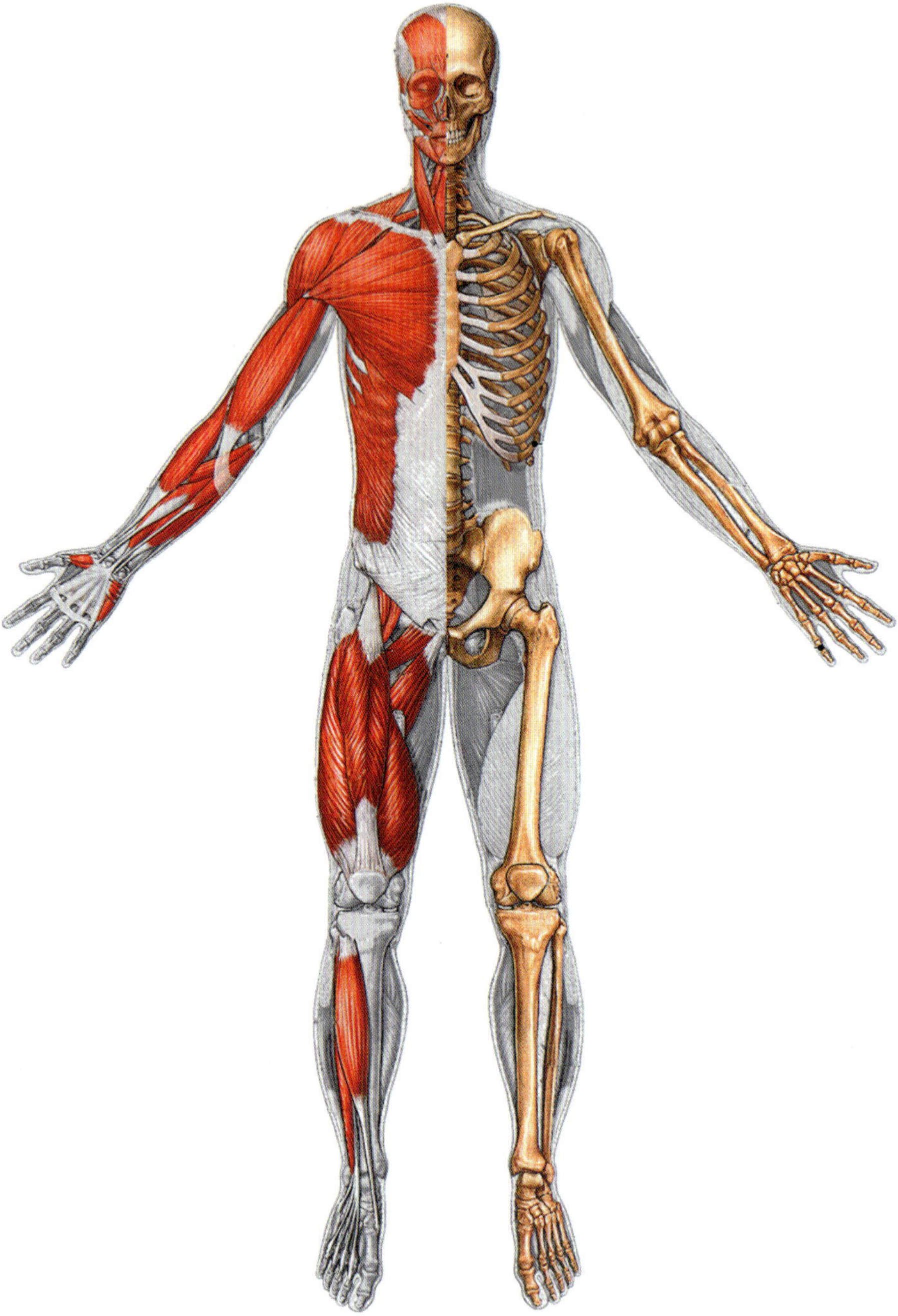

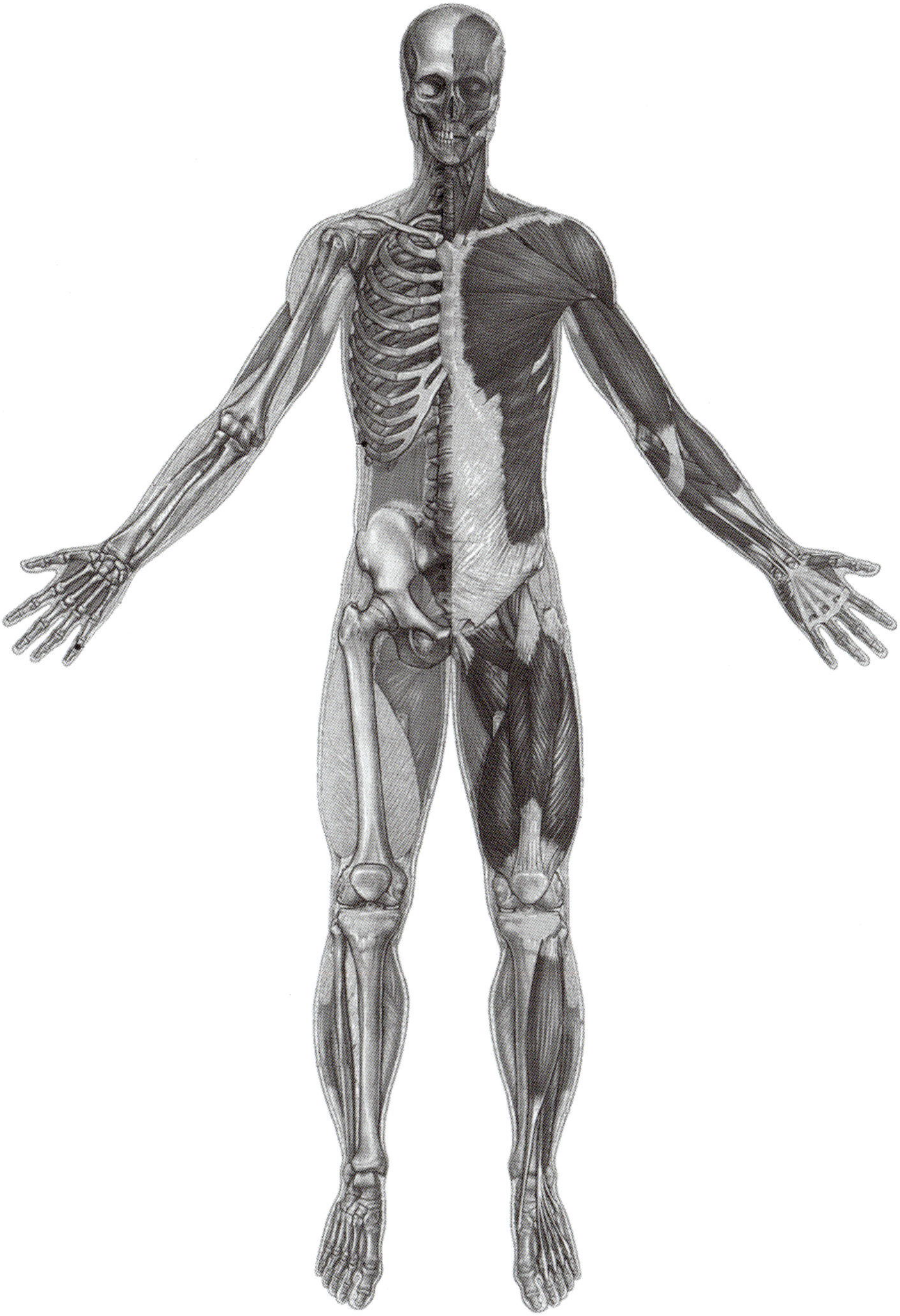

심천사혈요법 Ⅲ

치유 및 영성 강의록

― 심천 박남희 지음 ―

※ 어혈(瘀血): 모세혈관 속에 쌓여서 움직이지 않는 피

※ 사혈(瀉血): 사혈기를 이용해서 어혈(죽은 피)을 빼내는 것

머리말

어둠이 음이고 낮이 양이라 하지만 음은 양을 잉태시키고, 양은 음을 잉태시킨다.

음과 양, 중성, 삼색의 혼합 비율에 따라 무한한 색을 창출할 수 있듯이 인간의 삶의 모양도 다양하다. 진리의 율법은 이미 정해져 있고, 그 법을 어기면 인과응보의 벌로 그 잘못됨을 지적해 주지만, 어리석은 인간의 욕심과 이기심은 자신의 지난 실수가 원인 제공을 하여 나타난 결과를 두 눈으로 지켜보고 몸으로 겪고 있으면서도 지난 실수를 경험적 스승으로 승화시켜 깨우침을 얻지 못한다.

눈에 보이는 모든 사물은 보이지 않는 영의 세계 성질의 화현물이고, 그 화현물들은 이미 정해진 영의 율법에 따라 일어나고 사라지며, 한생한생 적응적진화의 깨우침으로 율법의 한주기 삶이 여물어 간다.

자신의 삶, 자신의 운명은 자신의 성격과 이미 정해진 프로그램의 화현으로 나타난다. 그 흐름 이치는 자신이 하는 생각, 행동이 원인 제공을 하면 그 결과로 나타난 것이 현재 자신의 삶의 환경이다. 하지만 인간의 어리석음과 이기심은 자신의 현재 불행한 삶이 남이 준 것으로 알고, 남한테만 자신의 불행한 삶을 해결해 달라 아우성친다.

자연의 섭리 법, 공생 공존의 먹이사슬 연결고리 법은 나 자신을 기준하면 상대가 남이고 국가지만, 상대 기준으로 보면 나 자신이 남이고 국가라는 사실은 왜 모르는가!

집단 이기심 모두가 자신이 원인 제공을 하여 나타난 자신의 불행을 남이나 국가가 책임을 져라 아우성치지만, 결국 남이 나이기에 자신의 인생은 자신이 책임질 수 밖에는 없는 것이다.

공생 공존은 자신의 생각, 행동 결정의 원인 제공으로 나타난 결과에 대한 책임은 자신이 질 때만 공생 공존이 이루어지는 것이다.

자신이 결정하고 약속한 일도 지키지 못하면서 어떻게 남한테 자신의 불행을 책임질 것을 약속해 달라 아우성치는지 자신의 마음속 내면의 세계를 들여다 보아야 한다.

현 사회가 이기심이 극에 달하는 결정적 원인은 이 사회의 교육이 진리 교육이 아니고 경쟁에서 싸워 이기는 교육만을 하여 인간의 인성 자체가 파괴되어가고 있기 때문이다. 이기심은 끝없는 이기심을 낳고, 이기심만을 기준하면 행복과 건강한 삶을 원하기만 할 뿐 그러한 삶을 가꿀 수 있는 과정의 삶은 보이지 않는다. 행복도 불행도 자신이 한 행동이 원인 제공을 하고 그 결과로 나타난 결과물이다.

자신의 운명이, 자신이 원하는 삶이 되지 않고, 환경에 따라 수시로 바뀌는 삶이 되어 원하지 않는 삶의 늪으로 빠지는 원인은 자신의 육신 속 3가지 영성 중 제1영성인 이기심과 욕심이 자신의 육체를 지배하기 때문이다. 주변 환경에 동요되는 삶이 아니고 자신이 원하는 삶을 살려면 제3의 율법 영성인 자아의식이 자신의 영성을 지배하고, 자아의식의 지배하에 키워진 생각이 자신의 육체를 지배하게 하면 된다.

이기심은 끝없는 이기심만을 낳고, 진리의 율법은 끝없는 깨우침을 낳는다.

자신의 운명 결정은 자신의 육신을 지배한 영성의 성질이 결정을 하고, 행복과 불행은 자신의 3가지 영성 중 어떠한 영성이 자신의 육신을 지배하느냐가 결정을 한다.

죄와 벌, 인과응보가 존재하는 것은 자연의 율법은 공생 공존의 우리 법, 더불어 법으로 되어있고, 이기심인 나의 법은 나 자신 혼자의 이득만을 위한 마음이 숨어 있기에, 우리 법속의 사회에선 남들에게 인정을 받지 못하기 때문에 뜻을 이루지 못하여 인과응보의 심판을 받는 것이다.

사물의 판별 이치는 같은 사물도 자신의 3가지 영성 중 어떠한 영성을 기준하여 사물을 보느냐에 따라 다르게 보인다. 고정관념이란 자신의 3가지 영성 중 어떠한 영성을 기준하여 지식의 생각을 키워왔던, 사물의 판별은 앞서 배운 지식을 기준하여 판단하기에, 자신이 생각하면 항상 자신의 생각이 올바르다 생각되기에 앞서 배운 지식을 고정관념이라 한다.

현 사회가 갈수록 이기심의 혼탁한 세계로 흐르는 원인

제공은 자아의식 영성이 나약해지기 때문이다. 자아의식 영성(성격)이 나약해진 원인은 부모의 맹목적 이기심 사랑, 더불어 공존법, 남을 이해하고 배려하는 교육은 하지 않고 경쟁에서 이기는 이기심 교육만을 하여, 우리 법속에서는 남한테 인정을 받지 못함으로 소외로 나타나고 그 소외감이 적대심, 자포자기 심으로 표출되기 때문이다.

지식이란, 남들이 앞서 해 놓은 공부를 암기식으로 외운 것을 지식의 공부라 하고, 진리의 깨우침이란, 모든 사물의 흐름 이치를 깨우쳐 그 이치를 기준하여 끝없이 새로운 이치를 깨우쳐 들어가는 공부를 말하며, 지혜란 그 깨우친 이치를 기준하여 새로운 진리를 깨우쳐 끝없는 깨우침의 세계로 들어가 자신의 영성을 깨우침의 영성으로 바꾸어 주고 그 깨우친 영성이 자신의 육체를 지배하게 하는 것이다.

심천사혈요법은 암기식 외우는 공부가 아니다. 필자가 어떠한 진리적 이치를 설명하고자 이러한 비유법으로 예를 들어 설명을 하는 것일까 하는 이치를 이해하여 자신의 것으로 만들어야만, 무한한 질병 치유의 응용 능력과 삶의 지혜를 창출할 수 있다.

현대의학이 질병 치유를 못하고 어렵다 하는 것은, 인체를 보는 시각, 질병을 보는 시각이 잘못되어 잘못된 방법으로 치유를 하니 치유가 안 되는 것이지, 결코 의술 자체가 어렵거나 질병을 치유하는 방법이 어려운 것은 아니다.

만물의 영장이라 자처하는 인간이, 자신 스스로 영리하다 자처하는 인간이, 제일 하지 말아야 될 일은 남의 약점, 남의 나약함, 환자를 이용하여 큰 부를 축적하려 함이다.

인간 모두는 건강하게 살 권리가 있는 반면, 그 건강을 지킬 책임은 자신에게 있는 것이다. 난 이러한 생각을 가지고 있기에 의술은 대중화되어야 하며 의술의 대중화를 위하여 심천사혈요법을 보급하는 것이다.

* 심천사혈요법 1-2-3권 책은 같은 논리, 같은 책이다.
차이가 있다면 비유법이 다르고, 보다 세심한 설명을

했을 뿐 치유 방법이나 이치는 같기에 각 책마다 주의점, 사혈의 순서가 중요한 이유, 조혈에 필요한 조치 설명을 반복하지 않았다. 책을 보고 사혈에 임할 때는 1-2-3권의 책을 다 읽고 나서 충분히 이해한 다음 사혈을 해야 피 부족 현상으로 오는 고생을 적게 하면서 사혈을 할 수 있다.

심천 박남희

차례

치유편

영성편

심천사혈요법

논리편

1. 원인치유와 결과치유의 구분

우리 인류는 인체의 질병을 치유하기 위하여 끝없이 노력해 왔다.

하지만 과학 문명이 발달한 현 시점에 와서도 질병에 대한 해답을 속 시원히 풀지 못하고 있다. 그 이유는 무엇일까?

난 그 첫째 이유로 '진리를 무시한 의술로 인체 접근을 했기 때문이다.'라 지적을 한다. 인간도 자연의 일부이기에 치유법 역시 자연의 섭리인 진리와 이치로서 접근을 했어야 했다. 하지만 언어로서는 진리란 단어를 쓰면서 막상 질병을 푸는 방법에 들어가면 진리와 이치는 무시하고 눈에 보이는 결과만을 붙잡고 해결을 하려 했기에 그 간단한 위장병 하나를 해결 못하여 만성질환이란 단어를 붙이고, 고혈압 하나를 치유 못하여 중풍으로 고생하는 결과를 낳았고, 쉽게 치유할 수 있는 증세마저 만성 질환이란 단어를 나열하게 되었다. 진리의 시각으로 사물을 보면 원인 없는 결과란 없다.

인체 역시 어떠한 증세도 원인 없는 결과는 없다는 것은 상식인데, 이 간단한 상식을 무시한 결과가 작은 병을 키워서 수술을 하게끔 하고는, 수술이 대단한 의술의 발전인 양 착각하는 세상을 만들어 놓고 말았다.

만약 위염 단계에서 치유를 했다면 위암은 오지 않았을 것이며, 고혈압 단계에서 치유를 했다면 중풍은 맞지 않아도 된다는 것은 상식이 된다. 고혈압 정도를 치유 못해서 중풍을 맞게 하고, 뇌 수술을 해 놓고 의술이 발달했다고 할 수 있느냐 반문하는 것이다. 그럼 세계의 그 많은 과학자들이 연구를 거듭하면서도 왜 실수의 악순환을 반복하는지 그 원인을 살펴보자.

난 그 첫째 원인으로 원인치유와 결과치유를 구분하지 못한 점, 둘째 원인으로는 이제는 그 원인을 알고 있다고 한들 그 내용을 밝힐 사람이 없어졌기 때문이라고 진단한다.

알고 있으면서도 왜, 밝히지 못하느냐 하는 이유는 간단하다. 현재 치유법 대부분이 원인치유에는 효능이 없고 결과치유에만 효능이 있기 때문에 자신의 약점인 치부를 스스로 들어내서 손해를 보고자 하는 사람은 없기 때문이라고 지적한다. 상식으로 생각해 보라. 현재 만성위염으로 고생을 하는 환자에게 2번 위장혈과 30번 급체혈, 두 군데만 사혈해주면 재발도 않고 완벽히 치유가 되는데 그 사실을 알고 있다고 한들 그 치유 효능을 인정하고 권장해 주겠는가 하는 것이다. 만성위염이다 진찰해주고 잘못하면 암으로 전이 될 수 있으니 주기적으로 검사 받으라 하고 약을 지어주면 위암으로 커질 때까지 약 팔아서 돈 벌고, 진찰해서 돈 벌고, 마지막에는 암 수술해서 돈 벌고 죽으면 치워주고 돈버는 체제에서 인술인이 아니고서는 심천사혈요법을 알아도 올바른 정보는 주지 않는 것이 당연한 결과로 받아들여야 한다.

고혈압 역시 마찬가지이다. 초기 증세는 2-3-6-8번 사혈만 해주어도 치유가 되고, 중증이라 해도 중산해독제와 조혈에 필요한 조치를 하면서 사혈해주면 당뇨병, 중풍까지 가지 않고 완벽히 치유가 되는데 고혈압은 세계적으로도 불치병이니 포기하게 만들어 놓고, 불치병을 강조하여 죽을 때까지 약을 먹어야 된다라고 진찰을 해주면 중풍 맞기 전까지는 약 팔아 돈 벌고, 덤으로 고혈압약이 당뇨, 통풍, 관절염, 골다공증 등 다양한 증세를 양산해주면 각 증세마다 따로 약을 지어주고 돈 벌고, 마지막에 중풍 맞으면 수술해서 돈 벌고, 숨 떨어질 때까지 약 팔고, 진찰해서 계속 돈 버는 체제로 만들어 놓았는데 누가 나서서 이 잘못됨을 지적하겠는가 하는 것이다. 여기에 보너스로 양약은 과학적 입증이 된 약으로 책대로 배운 대로 복용시켰으니 죽든, 부작용이 나든 법적 보호를 받고, 새롭게 탄생하는 의술은 과학적 입증이 된 의술이냐를 핑계로 새순부터 법이 잘라주니 영원한 철밥 그릇인데 인술인이 아니고는 자신의 밥그릇을 스스로 놓을 것이라는 기대를 하는 자체가 욕심이라 할 수 있을 것이다.

이렇게 강력한 단어로 표현을 하는 이유는 의사나 환자 모두에게 강한 경종을 울려 주고 싶기 때문이다. 지금이라도 차분한 마음으로 나의 말에 귀를 기울여야 의사로써 존경을 받고, 의사를 위한 의술이 아니고, 환자를 위한 의술로 발전을 할 수 있다. 그러기 위해서는 국민 모두가 간단한 의술에 대한 기초 상식만이라도 알고 있어야, 옳고 그름의 판단을 할 수 있는 힘이 생기고, 자신의 건강을 돌볼 수 있는 힘이 생긴다. 지금 우리에게 제일 무서운 적은 고정관념이다. 많이 배우고 과학이니까 올바른 의술이겠지 하는 고정관념부터 먼저 버려야 한다. 현대 과학 의술은 의술의 첫 단추가 잘못 끼워져 갈수록 부작용만을 키울 수 밖에는 없다.

난 그 점을 지적해주고 싶고, 인체를 새로운 각도에서 접근하는 시야를 넓혀주고, 그 방법을 제시해 주고자 한다.
현재 의사나 환자 모두 자신이 처방하는 약이나 치유법이 병의 원인치유에 효능이 있는지, 원인에 의한 결과 치유에 효능이 있는지는 생각을 못하고 있다. 다만 현 증세에 치유 변화가 일어나느냐, 하는 것에만 집중이 되어 있다. 단순한 생각은 어떻게든 치유에 효능만 있으면 될 것이 아니냐 하는 생각을 할 수도 있다. 하지만 병의 원인 치유에는 효능이 없고 결과인 증세 변화에만 효능이 있는 치유법이나 약은, 시술을 할 때나 약을 먹는 동안에만 효능을 나타낼 뿐, 약을 먹고 있는 중에도 장기의 기능은 계속 망가지고 결국에는 수술을 하고, 죽음에 이를 뿐이라는 것을 이치적으로 알고 있어야 한다.
싸움을 할 때도 싸움 자체만 막아 놓으면 그 싸움이 또 시작되는 것은 수순에 불과하다.

인체의 질병 역시 마찬가지다. 원인은 그대로 두고 결과만을 병이라 하고, 결과만을 치유하는 법이 전부가 되면 질병 치유는 영원히 끝나지 않는 싸움이 되고 만다.

지금 현재의 약, 치유법의 95%는 결과에만 효능을 발휘하지 원인 치유 효능은 아주 미미함을 알아야 한다.

난 어떠한 치유법과 약도 전혀 효능이 없다는 말은 한 적이 없다. 다만 그 치유법이, 질병의 원인 치유에 효능이 있느냐, 결과치유에 효능이 있느냐 하는 점을 일깨워 주려 할 뿐이다.

원인치유와 결과치유의 구분을 만성위염을 예로 들어 보자. 만성위염이란, 위에 염증이 있는데 약을 먹어도 치유가 되지 않을 때 만성위염이라 한다. 만성위염을 두고, 원인 결과의 시각과, 결과만을 보는 시각을 비교하며 왜 치유 방법이 달라지는지 살펴보자.

위에 염증이 있다 함은 이미 침입 세균이 위벽에 자리를 잡고 세력을 키웠다 정의할 수 있다. 여기서 진리의 시각으로 접근을 하면 왜 침입 균이 위벽에 자리를 잡게 되었느냐 하는 것이 원인을 보는 시각이 된다.

만약 침입 세균이 위벽에 침입하는 순간 백혈구가 잡아먹었다면 위염은 생기지 않았어야 했다. 그런데도 침입 균이 위벽에 자리를 잡았다 하면, 왜 백혈구가 침입 균을 잡아먹지 못 하였느냐 하는 것이 원인이 된다. 이러면 백혈구는 혈액 속에 살며 혈관을 따라 이동하며 침입 균을 잡아먹으니, 침입 균이 위벽에 자리를 잡았다함은 이미 염증 부위는 혈관이 막혀 백혈구가 접근할 수 없었다는 결론이 나온다. 이러한 시각 접근으로 위염 치유법을 찾으면 막힌 혈관을 열어주어 백혈구한테 침입 균을 잡아 먹어라 하는 치유법이 나오게 된다. (노출된 종기나 염증을 사혈해 보면 금방 결과가 나온다.) 하지만 위염의 원인은 생각하지 않고, 결과만을 놓고 접근하면 그 침입 균의 종류가 무엇이냐 하는 것으로 흘러서 그놈이 잘 죽는 약을 만들어 복용하는 방법이 나올 수 밖에는 없다는 것이다.

똑같은 증세를 두고도 보는 각도에 따라서 이렇게 치유방법은 갈라지게 되는데 여기서부터 첫 단추가 잘못 끼워졌다고 지적을 하는 것이다. 이 첫 잘못된 시각이 오늘날에 실수가 반복되는 결과를 낳았고, 이것이 과학의술로 고정관념화 되었다는 지적이다.

그럼 첫 단추를 잘못 끼워서 갈수록 실수를 반복하는 과정을 살펴보자.

원인 결과로 보지 않고, 결과만을 놓고 보면 위염은 침입 세균만 눈에 보인다. 이러면 침입 균을 죽이는 약을 만들어 내는 쪽으로 발전을 할 수 밖에는 없는데, 침입 균이 잘 죽는 약을 만들어 내서 복용을 했다 가정하자.

주사를 맞던 복용을 하던 그 약 성분은 피에 섞여 핏길(혈관)을 따라서 염증이 있는 곳까지 도달을 해야 하는데 이미 염증이 있는 곳의 혈관이 막혀 피가 못 돌고 있다면 어떻게 될 것이냐 하는 점이다. 죽이라는 침입 균은 그대로 두고 피가 도는 혈관에 노출된, 우리 몸을 지키는 백혈구만을 죽이거나 약화시키는 결과를 낳고 만다는 것이다.

만약 그 약이 침입 균이 있는 곳에 100% 도달했다면 약은 한 번 복용으로 침입 균이 몽땅 죽으니 한 번 복용으로 치유는 끝나야 한다. 하지만 그 약 성분은 염증 부위의 혈관이 막힌 정도만큼 적게 유입되기에 때로는 몇 개월을 복용시켜도 치유가 되지 않으니 만성위염이라는 이름이 붙게 되고 약은 장복을 할 수 밖에는 없는 것이다.

이렇게 첫 단추를 잘 못 뀐 부작용으로 인해 위염약(항생제)을 장복시키면 그 부작용으로 백혈구의 힘은 갈수록 약해져서 새롭게 침입하는 세균을 물리칠 힘이 없어진다.

이러면 새로운 세균이 침입할 때마다 약을 먹을 수 밖에는 없는 나약한 몸이 되어서, 결국 인간을 약의 노예로 만들고 마는 것이다. 이러한 결과를 놓고 보라. 목적이야 위염을 치유하기 위함이지만 그 결과는 정 반대로 몸의 저항력을 약화시켜 병을 더 깊게 만들었고, 백혈구를 약화시킴으로써 새로운 병원균이 침투하기 쉬운 조건만 만들어 주고 말았다. 이것이 오늘의 입증된 과학의술의 현 주소이다. 그럼 과학의술이 입증 착각에 빠지는 원인을 살펴보자.

첫째 : 과학 속에는 진리가 없다.
둘째 : 전체를 보지 못하고 한 부분만을 끊어서 눈에 보이는 곳에서부터 출발을 한다.
셋째 : 현미경의 발달로 침입 세균의 종류를 밝혔다는 것에서부터 (농약농법) 항생제로 해결하려는 쪽으로 발달한 점.
넷째 : 항생제가 침입 균을 죽인다는 점에서 함정에 빠지고 만다.

이러한 약점이 보태어져 그 간단한 위염 하나를 치유하지 못하고 만성위장병이니, 신경성 위장병이니 하는 핑계성 병명만 붙이고 마는 결과를 낳은 것이다. 하지만 진리와 이치적 시각으로 위염을 보면 균이 병이라 붙일 필요도 없이 간단한 해결책이 나온다. 여기서 잠시 진리의 소중함을 짚고 넘어가자.

과학의술을 하는 사람은 쉬운 말로 천재라 불리는 사람이다. 그 많은 천재들이 백년이 넘도록 연구한 결과가 위장병, 두통 하나를 치유하지 못하고 원인도 모르며, 아무리 치유를 해도 치유가 되지 않으니 신경성이니 만성병이니 하며 늘어놓다가 이제는 같은 말만 반복하기 민망한지 유전성 질환으로 몰아가고 있다. 요즘 유행하는 게놈 프로젝트니 인간 유전자 설계도니 하는데 잠시 생각을 해보자. 수많은 과학자들이 밤잠 설치며 수십 년 연구한 결과가 고작, 심천사혈요법을 6개월 정도 배운 사람 1/10도 못 따라 온다면 무엇인가 크게 잘못되어 가고 있다는 증거다.

진리와 이치인 심천사혈요법은, 일반인이 사혈기 하나로 치유를 하면 그 효능은 인체의 50가지 증세를 한 번 치유가 되면 쉽게 재발이 되지 않으면서도 몸 전체가 좋아지는 효능이 있지만, 첫 단추를 잘 못 꿴 과학의술은 결과에만 효능을 보이기에 영원한 병원의 노예가 되게 하고 만다.

단순 과학적 시각만 기준을 하면, 각종 질병을 모세혈관에 쌓인 어혈만 뽑아낸다고 어떻게 치유가 되느냐, 염증 환부 장기는 내부에 있고 사혈을 하는 곳은 외부 모세혈관인데 어떻게 각종 질병이 치유가 되냐, 황당한 소리 말라 할 것이다. 사실 이러한 의문을 의사가 가진다면 그 의사는 아직 공부를 한참 더해야 하며 부끄러움을 느껴야 한다. 인체의 생리구조를 제대로 알고 있다면 심천생리학의 논리는 상식이 되고 사혈을 해주면 당연히 치유가 되는 것이지 황당한 생각은 될 수가 없다. 진리가 없는 과학의 시각을 기준하니 황당한 소리가 되는 것이다.

이해를 돕기 위해 설명을 해보자.

인체의 모든 혈관은 온도에 민감하다는 것은 이미 밝혀진 상식이다.

온도가 오르면 혈관은 팽창이 되고, 온도가 떨어지면 혈관은 수축되며, 여기에 어혈도 온도가 높아지면 농도가 묽어지고, 온도가 떨어지면 농도가 빽빽해진다. 이 논리를 그대로 접목시켜 2번 위장혈 위치의 어혈을 뽑아 버렸다 가정을 하자. 혈관이 열리면 피가 잘 돌 것이고, 피가 잘 돌면 온도가 올라갈 것이다. 온도가 오르면 어혈의 농도는 묽어짐과 동시에 혈관이 팽창이 되며, 그로 인해 피가 잘 돌고, 피를 따라 들어간 백혈구가 침입 균을 잡아먹으면 염증 균이 소멸되고, 염증으로 파괴된 세포는 영양분이 공급되니 세포분열을 하여 파괴된 부위를 복원할 것이다.

그러면 2번 혈 이름은 왜 위장혈이고, 30번 혈 이름은 왜 급체혈이라 이름을 지었는지 의문이 갈 것이다.

30번 급체혈은 위쪽으로 들어가는 혈액을 담당하는 혈이고, 2번 위장혈은 위를 돌고 나가는 혈액을 담당하는 혈이기 때문이다. 이래서 2-30번 혈을 동시에 사혈을 해주면 들어오고 나가는 혈관을 동시에 열어주는 효능이 나타나기에 치유가 되는 것은 상식이 되는 것이다.

만병의 원인이 피가 돌지 못함으로써 발병한다 함은 위경련, 급체, 위하수, 위 무력증, 소화불량, 위염, 이 모두가 병명은 달라도 모두가 원인에 들어가면 피가 돌지 못함으로써 발병한 증세이기에 2-30번 혈을 사혈해주면 동시에 치유가 되는 것은 상식이 된다.

자 그럼 여러분 스스로 판단을 해보자. 위 무력증약 따로, 위하수약 따로, 소화불량 약 따로, 위염 약 따로, 약을 먹는 것이 현명한지, 힘이 들더라도 2-30번 혈을 사혈해주어 위의 본래 기능 자체를 복원시켜 주는 것이 현명한지는 스스로 판단할 수 있을 것이다.

이 내용은 위염만을 예로 들어 원인치유와 결과치유의 시각을 설명하였는데 모든 증세는 마찬가지다. 이해를 쉽게 하기 위해 고혈압을 하나 더 설명을 해보면 고혈압의 원인은 두 가지라 했는데 이곳에서는 본태성 고혈압이란 증세를 두고 설명해보자.

본태성 고혈압이라 병명이 붙은 이유는 약으로는 치유가 불가능하기에 붙여진 이름인데, 과학의 시각으로는 왜 치유가 불가능 한지를 살펴보자.

본태성 고혈압은 심장이 빨리 뛰어 혈관 속의 피의 압력이 높아져서 고혈압이 된 경우를 말하는데, 원인과 결과의 논리로 풀어보자. 심장이 빨리 뛰고 늦게 뜀은 피 속의 산소 함유량이 결정을 한다. 산소가 부족하면 심장은 산소 공급을 위하여 빨리 뛰고, 산소가 풍족하면 심장은 정상으로 뛰게 되어있다. 이러면 심장이 빨리 뛰게 된 원인부터 풀어야 하는데, 심장이 빨리 뛰게 된 원인을 앞에서부터 풀어보면, 먼저 어혈이 생겼는데 그 어혈이 신장 쪽으로 들어가는 혈관을 막음으로써 신장이 요산을 걸러주는 기능이 떨어져 요산 수치가 높아지니, 피가 혼탁해져 피 속에 산소 부족이 왔고, 산소 부족이 되니 심장은 산소 공급을 위해 빨리 뛰고, 심장이 빨리 뛰니 피의 압력이 높아져 고혈압이 된 경우를 본태성 고혈압이라 한다.

여기서 중요한 점은 왜 본태성이란 병명이 붙었냐 하는 점이다. 진리와 상식의 시각으로 접근을 해보자. 피 속에 산소 부족이 원인이 되어 심장이 빨리 뛰었고, 심장이 빨리 뛰어 피의 압력이 높아져 고혈압이 되었다면, 치유는 당연히 피를 맑게 해주어 피 속에 산소 함유량을 높게 해 줌으로써 심장 스스로 천천히 뛰게 해서 피의 압력을 떨어뜨려, 고혈압을 치유해야 한다.

그런데 현실적 과학의술적 방법에서는 피를 맑게 하는 방법은 존재하지 않는다. 과학이라는 색안경을 끼고 본태성 고혈압을 진찰하면 성분학으로 접근을 하는데, 성분학으로 본태성 고혈압 환자의 혈액을 분류해보면, 피 속에 콜레스테롤, GOT, GPT, 요산 수치가 정상인보다 높게 나온다. 그러면 과학적 시각으로는 정상인보다 필요 이상 높은 수치가 나온 성분을 어떻게 할 것이냐 하는데서 접근을 하는데, 결국은 약으로 그 성분을 중화하여 없애거나 녹여 버리는 데서 방법을 찾고, 약을 만들 수 밖에는 없다는 것이다. 이것이 원인은 없고 결과만을 놓고 접근하는 오류인데 여기서부터 첫 단추가 잘못 끼워 들어가는 시작이 된다. 진리가 없는 단순한 생각은 넘치는 성분은 녹이면 되고, 독성분은 해독을 하면 될 것이 아니냐 하는 함정에 빠져들고 만 것이다. 하지만 진리에 의한 왜 그러한 수치가 높아졌느냐 하는 원인을 생각해 보자.

콜레스테롤 수치가 높아진 이유는 피 속의 산소 부족으로 체세포가 소화불량이 된 것이 원인이요, GOT, GPT의 수치가 높아진 원인은 간 기능이 떨어진 합병증이요, 요산 수치가 높아진 것은 신장 기능이 떨어진 것이 원인이 되는데, 이러한 성분을 녹이고 해독제를 복용한다 한들 기능이 떨어진 장기가 회복이 되느냐 하는 것이다. 이러한 약들은 만들 때부터 앞에 성분을 녹이고 해독하는 기능만 있지, 기능이 떨어진 장기를 복원시키는 기능은 만들 때부터 없다는 것이다. 한 가지 예를 들면 요산은 체세포들이 혈액을 먹이로 먹고 난 배설물이다.

세포가, 사람이 살아있는 한, 음식물을 먹는 한 끊임없이 나오는 것이 요산인데 약으로 녹여서 해결이 될 것인가 하는 것은, 약을 먹기 전부터 이미 안 된다는 답이 나와 있다는 것은 뻔한 지적이다.

앞의 다른 성분 역시 마찬가지다. 먹이사슬의 연결고리로 인체를 보면 인체의 모든 성분은 세포들이 먹고 난 배설물에 불과하다. 배설물은 먹으면 나오는 것이 상식인데 배설물을 약으로 녹이는 방법으로 치유가 되겠느냐 하는 것이다. 여기서 원인치유에 효능이 있느냐, 결과치유에 효능이 있느냐 하는 점을 이해하면 된다. 원인치유란 기능이 떨어진 장기 자체를 회복시키는데 효능이 있는 치유법을 말하며, 결과치유란 장기가 기능이 떨어져 못하는 일을 약이 대신 하는데 효능이 있느냐 하는 점을 이해하라는 것이다.

이러한 이유에서 피를 지속적으로 맑게 유지할 약이 없기 때문에, 생각해낸 것이 심장을 약하게 마취를 하여 천천히 뛰게 함으로써 피의 압력이 떨어지게 만든 약이 고혈압 약이다. 마취기능의 약으로 심장을 천천히 뛰게 하니 그 순간 혈압은 떨어진다. 하지만 마취기능이 떨어져 심장이 빨리 뛰면 또 약 먹이고, 약 기운이 떨어지면 또 약 먹이고 죽을 때까지 약을 먹어야 되는 결론은 피할 수 없다.

여기서 더 중요한 점은 고혈압약의 마취기능이 신장과 간도 마취를 하여 그나마 있던 기능을 더 떨어뜨리면 피 정화 능력은 더 떨어지고 피는 더 혼탁하게 되며, 그로인해 피 속에 산소가 더 부족해지면, 산소 부족으로 심장이 더 빨리 뛰니, 혈압은 더 오르고 더 강한 고혈압약을 쓰게 되고, 장기의 기능은 더 떨어지고 약은 더 강하게 써야 하는 악순환을 거듭하다 마지막에 뇌혈관이 피의 압력을 견디지 못하고 터지면 뇌출혈, 중풍이 되고 마는 것이다.

이렇게 고혈압약으로 신장과 간 기능을 망가뜨려 피를 혼탁하게 함으로써 산소 부족이 심화되니, 갈수록 심장이 빨리 뛰니, 혈압은 더 높아지게 만들어 놓고는 환자한테만 안정을 해라 조심하라 잘못하면 중풍이 온다는 말을 할 수 있는지 생각해 보라는 것이다. 이 말의 입증 실험은 간단하다. 일단 고혈압약을 끊고 한 달 정도만 지켜보라.

약을 먹기 전보다 월등히 혈압이 높게 나타날 것이다.

이것은 약을 먹고 있는 동안 고혈압약의 마취기능에 의해 심장이 천천히 뛰니 본인만 모르고 있었을 뿐 내부 장기는 계속 망가져 들어가고 있었다는 증거가 되는 것이다. 이러한 현실을 상식으로 생각을 하고, 과학의술을 보라. 고혈압약은 원인은 그대로 둔 채 결과에만 효과를 내는 약으로, 그 약의 마취기능은 신장과 간 기능을 더욱 떨어뜨림으로서, 지방간, 간염, 간경화, 통풍, 관절염, 당뇨, 암, 중풍을 빨리 오게 하는 원인만을 악화시켜 놓고는 각 증세마다 약을 따로 지어서 한 보따리 약을 주며, 죽음의 길로 몰아가고 있다는 나의 주장이 험담을 하기 위한 주장인지 잘못을 일깨워 주기 위한 주장인지는 스스로 판단을 해야 한다. 이래서 "고혈압약을 장복하면 앞에 나열된 증세는 예약해 놓은 줄 아시오." 하고 말을 한 것이다.

이 말이 과장인지는 미국과 영국의 통계 수치가 말을 대신 한다. 의사가 6개월 동안 파업을 하니 병사한 사망자 숫자가 65% 줄더라는 통계는 무엇을 의미하는지 깊이 생각을 해야 한다.

의사가 파업을 하면 병사한 사망자 숫자는 늘어야 치유를 하고 있다 주장을 할 수 있는 것이다. 세계 그 많은 과학자들이 질병의 해답을 풀기 위하여 노력을 하면서도 갈수록 불치병의 환자 숫자가 늘어나는 이유는 진리를 무시한 의술, 원인 결과를 구분할 줄 모르는 의술로 발전을 했기 때문이다.

여기서 잠시 과학이 더 발달을 하면 될 것 아니냐 하는 의문이 갈 것이다. 만약 과학이 더 발전을 하여 피 속의 성분을 100% 분류해서 부족한 성분과 넘치는 독성분을 다 밝혔다 가정을 하고, 부족한 만큼, 넘치는 만큼만 보충해주고, 독성분 만큼만 약을 정확히 투여하는 방법을 알았다 가정하자. 과학의 시각은 대단한 발전이라 자축할 것이다. 하지만 피 속의 성분이 바뀌는 이치를 알고 나면 허무한 일이 된다. 왜냐, 피 속의 성분이 달라지는 원인에 들어가 보면, 결국은 오장육부의 각 장기 중, 혈액이 어느 장기를 많고 적게 통과한 것이 혈액 성분이 달라지게 한 원인이고, 각 장기로 피만 골고루 잘 돌게 해주면 피 속의 모든 성분은 정상수치로 돌아온다는 사실을 안다면 성분학의 공부가 허무하다는 것을 느낄 것이다.

이러면 오장육부로 골고루 피만 잘 돌게 해주는 방법 하나만으로도 혈액 성분은 정상으로 돌아오는데, 수많은 세월 연구해서 만들어낸 약들이 기껏 먹을 때만 효능을 나타냄을 안다면 허무한 일이 아닌가!

인간도 자연에 일부임을 인정한다면 질병 치유 방법도 자연의 생명 이치에 맞게 풀어야 부작용이 없고 간단히 해결할 수 있다.

한 단면만을 보고 키워낸 의술은 첫 단추부터 잘못 꿴 의술이기에 그 내용이 10년을 공부해도 못 다 배울 정도로 양은 방대하지만 그 효능은 몇 만원짜리 사혈기 치유 효능만도 못한 결과를 낳을 수 밖에는 없는 것이다.

인체의 8조 마리나 되는 생명체를 돌보는 것도 농사의 이치와 같다.

그 동안 많은 경험을 했을 것이다. 한 때는 농사를 지을 때도 비료 농약이 최고인지 알고 농사를 짓다가 그 한계점에 다다르자 다시 유기농법, 자연농법으로 돌아오고 있다. 인체 역시 마찬가지다. 곡식도 퇴비와 배수만 잘 해주면 벌레가 생기면 그 천적이 나타나서 해결을 하는 것은 자연의 섭리다. 인체의 건강도 거름 주고 배수를 해 주듯, 막힌 혈관만 열어 주어서 피만 잘 돌게 해주면 곡식에 거름 주고 배수 잘 되게 하는 효능이 나타난다.

그 방법으로 질병 예방차원에서 2-3-6-8번의 사혈을 순서에 맞게 한 다음 1번 두통혈만 사혈을 해보라는 것이다. 오장의 기능이 회복이 되면 적어도 90% 이상 질병 치유는 저절로 되고 예방까지 된다.

똑같은 증세도 결과만을 가지고 해결하려 하면 내용만 복잡해지지만, 원인 결과의 시각으로 인체를 보면, 본태성 고혈압도 신장 기능이 떨어진 합병증의 연쇄적 증세일 뿐이다.

신장과 간 기능을 회복시키면 앞의 성분들은 저절로 정상으로 돌아오는 것이 인체의 본 기능이다. 그 치유법으로 2-3-6-8번 혈을 순서에 맞게 사혈을 해주라 하는 것인데 중산해독제를 만들어 섭취하라 하는 이유는 간단하다. 중산해독제 자체가 기능이 떨어진 장기 자체를 회복시키는 기능은 아주 미약하다.

하지만 사혈요법은 피를 잘 돌게 해주고, 중산해독제가 임시적 피를 맑게 해주면, 맑은 혈액이 신장과 간을 통과하기에, 탁혈이 신장과 간을 통과할 때보다 회복이 빠르기 때문이다. 필자의 시각으로 현대의술을 보면 화가 치민다. 여러분도 차분한 마음으로 현실을 직시해보라.

만약 당신이 처음 병원에 가서 고혈압 진단을 받고 약을 먹었다 가정을 하자. 약을 먹는 동안 혈압은 정상으로 돌아올 것이다. 하지만 모르고 있는 상태에서 갑자기 몸이 무거워 다시 검사를 하니 당뇨 판정을 받았다 하자.

이럴 때 의사는 당뇨병 때문에 고혈압 치유가 더 어렵다 말한다면 어떻게 들을 것이냐 하는 것이다.

고혈압약의 부작용으로 당뇨병을 오게 해 놓고는, 당뇨병 때문에, 다음은 간염 때문에, 다음은 간경화 때문에 고혈압 치유가 어렵다고 한다면 당신은 그대로 받아들이고 말 것인가 하는 이야기다. 작은 병을 키워서 중병을 만들어 가면서 핑계성 답변만을 하는 사람에게 당신의 소중한 생명을 맡긴다 상상을 해보라. 정말 이대로는 안 된다.

당신이 처음 병원에 갔을 때보다 약의 숫자가 늘어난다면 당신은 앞에 복용한 약의 부작용으로 병이 더 깊어졌다 진단을 해야 한다. 진리와 상식을 벗어난 치유법은 어떠한 치유법도 정답이 될 수가 없음을 이치적으로 깨달아야 한다.

이 글을 마감하며 아쉬운 부분을 지적하면 모두가 어혈을 빼는 데는 열중이지만 사혈을 할 때의 주의점은 너무 소홀히 하는 경향이 많다.

조혈에 필요한 조치, 사혈의 순서를 지키라는 점, 수없이 반복을 했는데도 그 순서는 지키지 않으면서 피 부족이 오면 당황하고 심천사혈요법을 불신하는 모습을 보면 안타깝다. 피 부족으로 정 견디기 어려우면 증세의 강약에 따라 영양제, 알부민, 수혈을 하면 하루 정도면 효능이 나타난다고 이미 말해 주었고, 사혈을 할 때 조혈에 필요한 조치를 해야 피 부족 현상이 완화된다고 책의 주의편에 충분히 설명을 했는데도 너무 소홀히하는 경향이 있다.

사혈의 목적이 어혈을 빼는 것이고, 그 어혈은 영양학적 효능은 없다. 하지만 공간적 자리는 잡고 있기 때문에 어혈이 빠져 나간 공간은 생혈이 메워 줘야 하고, 그 만큼 희석되기에 기존의 혈액이 묽어지는 현상은 당연한 결과이다. 피 부족 현상이 왔을 때 대처요령과, 2-3개월 쉬어 주면 사혈 전보다 월등히 좋아진 상태로 회복되어 나타난다고 이미 책에 예측해 놓았다.

차분한 마음으로 책을 보고 책대로만 하면 고생을 적게 하고 사혈을 마칠 수 있지만 자신 마음대로 사혈을 하면 내가 겪은 시행착오를 새롭게 겪어야 된다는 것은 당연한 결과임을 명심해야 한다.

사혈을 하는데 힘들고 많은 노력이 필요하지만 어혈만 뽑아 주었는데 질병이 치유가 됨을 상상해 보라. 약으로 잠시 응급처치를 한 것이 아니라, 병의 원인 자체를 몸 밖으로 뽑아버렸고, 피가 잘 돎으로써 인체 스스로 본래의 기능을 회복하여 질병 치유가 됨을 제대로 이해한다면 사혈하는 동안의 번거로움을 고생이라 생각하지는 못할 것이다.

공생 속에 사는 우리는 상대 없이 나는 존재할 수가 없다. 갈수록 혼탁해지는 사회에서 건강한 육신에서 건강한 생각이 나옴을 안다면 상대의 고통이 곧 나의 고통으로 와닿는 것은 진리다.

심천사혈요법이 널리 보급되어 건강하고 건전한 사회를 만드는 데 보탬이 되었으면 하는 것이 나의 바람이다.

2. 건강과 기초상식 키우기

의술은 신비하거나 어려운 것이 아니다. 다만 잘못된 지식으로 시술을 하여 치유가 안 되니 자신의 잘못은 알지 못한 채, 의술은 어려운 것이다 하는 고정관념에 빠져 있을 뿐이다.

자연계의 모든 생명이치는 진리와 상식으로 이루어져 있다. 다만 상식이란 말 그대로 너무도 당연한 것이니 가까이 있는 상식의 소중함은 잊은 채, 신비나 기적에서 치유법을 찾으려 했기에 의술은 어려운 것이다 하는 고정관념에 빠져있을 뿐이다. 우리가 제일 먼저 깨어나야 할 꿈은, 의사는 모든 질병을 치유할 수 있겠지 하는 고정관념, 몇 억짜리 비싼 장비니 진찰이 정확하겠지 하는 고정관념에서 깨어나야 한다.

마음(영성)은 어떠한 장비로도 질량을 측정, 수치화 시킬 수 없듯이, 아무리 값비싼 장비라 해도 인체의 생명의 이치와 왜 그 질병이 왔는지는 진찰할 능력은 없다.

다만 각 장기의 기능이 떨어진 원인은 모른 체 각 장기의 기능이 떨어짐으로서 2차적으로 나타난 결과, 즉 성분학적 수치변화, 또는 외관상 장기의 변형이 뚜렷이 생긴 다음에만 진찰이 가능한 것이다.

현실이 이러함을 인정한다면 상식으로 생각해보자.

질병의 발병 원인 자체를 진찰할 능력이 없는데, 병원의 진찰 결과만으로 질병을 예방한다는 생각은 상식에도 맞지 않는 생각이다.

오히려 인체의 생리이치 기초 상식을 배우고 자신의 예민한 감각 기관을 이용하여 자가 진단을 하는 것이 정확하고 질병을 예방할 수 있는 지름길이다. 왜냐, 우리 인체의 8조 마리나 되는 모든 생명체는 모두 독자적 영성을 다 가지고 있고 자신의 느낌을 뇌로 전달하기 때문이다.

다만 건강의 기초 상식이 없는 상태에서 의사가 질병이라 진단을 해야만 질병이라 인정하는 고정관념 때문에, 인체의 각 체세포가 자신의 불편함을 뇌에 전달을 하고 끝없이 반복적 해결을 해달라 아우성쳐도 묵살해 버리는 무지가 바로 큰 병을 부르는 원인 제공이 된다. 자신의 감각 기관의 느낌은 자신이 제일 잘 아는 것이며 여기에 건강의 기초상식 즉, 각 장기가 기능이 떨어지면 연쇄적으로 일어나는 느낌, 외부 변화를 보고 진찰을 하는 것이 질병의 발병 원인 자체를 진찰하는데 정확하다.

그러한 방법들이 책 전반의 내용이다. 상식의 생각으로 아래 내용을 현대의학적 장비로 진찰하여 질병이라 진단을 할 수 있는지 생각해보자.

1. 쉽게 지치고 만성피로가 있다면 혈액 속 산소가 부족하니 해결을 해 달라는 신호.

2. 각종 근육통이 있다면 어혈이 혈관을 막아 피가 돌지 못하므로 근육이 경직되어 있으니 해결을 해 달라는 신호.

3. 두통이 심하다면, 뇌 속에 산소 부족이 되었다는 신호.

4. 모발이 가늘어지고 노랗게 변한다면 혈액 속에 산도가 높다는 신호.

5. 피부가 건조해지고 마른 비늘이 떨어지거나 기미가 끼면 장에서 영양분을 흡수하지 못하고 있다는 신호.

6. 뒷골이 당기고 열이 난다면, 곧 뇌혈관이 터져 중풍이 온다는 신호.

7. 무릎 관절이 붓고 통증이 온다면 이젠 피 속에 산도가 높아 도저히 견딜 수 없다는 한계점의 신호.

8. 관절에서 뚜걱거리는 소리가 난다면 관절 사이에 골수가 없다는 신호.

9. 감기가 자주 걸리면 목 쪽에 피가 돌지 못하고 있다는 신호.

10. 비만이나 갑자기 체중이 불기 시작하면 신장이 제 기능을 못하고 있다는 신호.

11. 술을 한잔만 마셔도 몸이 벌겋게 달아오르면 간의 해독 기능이 떨어져 있다는 신호.

12. 눈 주변이나 입술이 푸르다면 간 기능 저하로 곧 간염이나 간경화, 간암이 오니 주의하라는 신호.

13. 생리통이 심하면 자궁 쪽에 핏길이 막혔다는 신호.

그 밖의 수 없이 많은 신호를 느낌으로, 외관상으로 전해 주어도 이러한 현상이 왜 오는지 근본적 원인 제공을 현대의학적 시각으로 알 수 있겠느냐 하는 것이다.

만약 위 내용의 가벼운 증세의 원인만이라도 제대로 알고 있다면 장난처럼 치유를 해야 한다. 왜냐, 증세의 발병 원인을 제대로 알고 그 원인을 제거해 주었다면 원인에 의한 결과인 증세는 당연히 치유가 되어야 하기 때문이다.

하지만 안타깝게도 앞의 증세의 발병 원인조차 제대로 알고 있지 못하기에 현실은 치유를 하지 못하고 있다.

이렇게 건강의 기초 지식마저 없는 시각으로 진찰한 결과로 질병을 예방한다는 것은 욕심에 불과하다.

현대의학적 사고로 진찰이 가능한 것은 각종 원인에 의해 이미 장기가 망가지고 난 다음, 얼마나 망가져 있는지 확인을 하는 정도다.

가장 건강한 사람은 자신의 몸을 의식하지 못하는 사람이다. 왜냐, 인체의 8조 마리나 되는 체세포 모두는, 국민도 저 살기 편하면 대통령을 의식하지 않고, 대통령도 그 국민을 의식하지 않듯, 인체의 각 체세포도 자신이 불편하지 않으면 그 감정을 뇌에 전달하지 않기에 자신의 몸을 의식하지 못한다. 인간의 뇌도 한 국가의 대통령처럼, 모든 체세포의 감정 전달을 받으면 그 중 목소리가 제일 큰 통증의 증세가 제일 심한 곳부터 의식하고 해결하려는 노력을 한다.

문제는 각 체세포들이 살기가 불편하다는 신호를 뇌에 보내고 영혼이 알아채도, 잘못된 지식의 고정관념, 아집이 그 전달 신호를 무시한다는데 있다.

몸이 무겁게 느껴지고 만성피로가 있다면 분명 혈액 속에 산소가 부족하다는 신호인데 병원에 가서 진찰하여 이상이 없다는 진단을 받으면 몸의 신호는 무시해 버린다.

몸이 무겁다는 신호는 체세포가 산소 부족으로 힘을 쓸 수 없다는 감정을 뇌에 전달한 것이고, 뇌는 그 문제를 지식적 사고에 의해, 병원에 가서 의사를 통해 해결하려 한 것이다. 하지만 과학적 기계 장비로는 체세포의 감정을 진단할 능력이 없으니 정상이라는 진단을 할 수 밖에는 없다는 것이다. 그러면 의사가 정상이라 해서 만성피로가 없느냐 하는 것이다. 분명 만성피로를 느끼고 있다면 혈액 속의 산소 부족이 되어 있다는 증거인데, 아직은 현대의술이 혈액 속의 산소 부족 단계에서는 질병이라 진단할 생각도, 능력도 없다는 것이다.

이 증세가 악화되어 성분학적 수치상 외관상 뚜렷한 결과가 나타나야만 그 나타난 결과가 병의 원인이라 진단하고 그 결과에만 효능을 나타내는 약을 개발하고, 그 약을 치료제라고 착각하며 사용하고 있다는 것이다.

성분학적, 세균학적, 기능학적 단순 사고력으로는 생명의 이치를 근본적으로 풀어낼 수가 없다.

한 가지 예를 들어보자. 협심증은 심장 바로 앞의 동맥 혈관이 수축되고, 동맥 끝 모세혈관이 막히므로 피가 돌지 못하니 모세혈관 자체가 소멸되어 없어지는 증세가 협심증이다.

협심증 증세를 진단하기 위하여 혈액 속에 발광 물질을 주입한 다음 X-ray 사진을 찍으면 그 반사 물질이 도는 현상은 눈으로 식별이 가능하다. 하지만 그 X-ray 사진으로 볼 수 있는 시각적 한계점은 발광 물질이 섞여 있는 혈액이 돌고 있는 혈관뿐이라는 것이다. 그럼 이미 어혈이 혈관을 막아 피가 못 도는 혈관은 발광물질이 혼합되지 않으니 안 보일 텐데 안 보이는 혈관을 진찰할 수 있느냐 하는 것이다. 이미 소멸된 혈관은 볼 수가 없고, 피는 도는데 좁아진 혈관 정도만 기계의 진찰로 알 수 있고, 그 좁아진 혈관을 눈으로 본 이상, 그 좁아진 혈관을 뚫는 치유법만 만들어 낼 수 있다는 것이다.

하지만 시각을 바꾸어 생각해보자. 인체의 8조 마리나 되는 체세포는 모두가 독자적 생명을 가지고 있고, 모세혈관을 통해 독자적 영양 공급을 받아야 먹고 살고, 그 먹이 공급 통로는 혈관이고, 동맥 끝에는 모세혈관이 연결되어 있다. 이 단순한 생각을 기준하여 생각을 해보자.
동맥혈관 끝에 모세혈관이 연결되어 있다면, 모세혈관이 막혀도 동맥, 정맥의 혈관에 피 흐름이 원활하게 돌 수 없다는 것은 상식이 된다. 그럼 동맥혈관이 막히고 좁아진 직접 원인은 동맥 끝 모세혈관이 막힌 것이 직접 원인 제공을 한 것인데, 모세혈관이 막힌 것은 진단할 능력이 없고, 수술적 의술로는 굳은 동맥혈관을 이식하거나 뚫어 줄 수 있는데, 동맥혈관 앞 모세혈관을 수술의 방법으로 뚫을 수 있는지 생각해 보라는 것이다. 기껏 뚫어 보아야 동맥, 정맥의 굵은 혈관뿐이고, 동맥, 정맥혈관을 막히게 한 원인의 모세혈관은 그대로 있다는 것이다. 이러니 수술 후 잠시 좋아졌다가 다시 재발을 하는 것이다.

하지만 증세를 보는 시각을 바꾸어 동맥 끝에는 모세혈관이 연결되어 있다는 현실만 보아도, 모세혈관 속 어혈만 뽑아 주어도 동맥, 정맥의 피는 잘 돌고, 피가 잘 돌면 온도가 오르고, 온도가 오르면 모든 혈관이 다시 넓어진다는 생각은 쉽게 할 수 있다. 여기에 왜 혈관이 막힐 수 밖에는 없었는지 그 원인까지 파헤쳐 그 원인을 동시에 해결해준다면 혈관이 다시 막힐 이유는 없어지는 것이다.

만약 이러한 시각을 가지고, 2-3-6-8번 혈을 사혈해 준 다음 5번 협심증혈을 사혈해 주었다면 혈관이 다시 막힐 이유도 수술을 할 필요도 없게 된다.

이미 혈관이 막히고 협심증 초기에 접어들었다 해도 실험삼아 응급사혈 개념으로 5번 협심증혈만 1회 7캡 정도 사혈을 기준으로 총 5회 정도만 사혈을 해 주어도 나의 주장이 맞다는 증거로 협심증 증세는 감쪽같이 없어지고 빠르면 단 1회 사혈만으로도 당장 숨 가쁨 증세가 완화될 것이다.

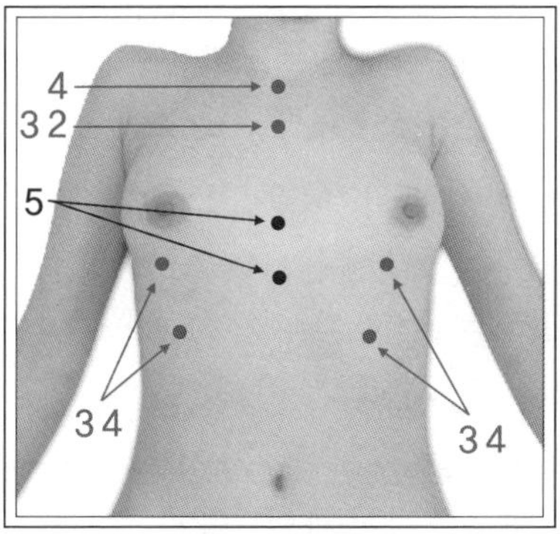

5. 협심증혈

하지만 인체의 생리이치 전체를 보지 못하고, 협심증 한 증세만 기능적 이치로 끊어서 보면, 어떻게 5번 협심증혈을 사혈해 준다고 협심증이 치유가 될 수 있느냐하고 황당하게 생각을 할 것이고, 자신의 생각이 잘못된 것은 인정하지 않고 오히려 심천사혈요법으로 협심증 증세를 치유하고 재검진을 받으러 가면 자신이 오진했다고 말을 한다. 이렇게 같은 증세도 어떻게 보느냐하는 각도에 따라 생각도 치유 방법도 달라지는 것이다.

이제는 의술을 신비나 기적으로 보면 안 되고, 의술 자체가 어렵다는 고정관념에서부터 벗어나야만 한다.

질병을 예방하고 치유함에 있어서 사람이 의술적으로 치유하는 것은 "몸 스스로 복원 치유를 할 수 있도록 여건만을 제공해주는 것일 뿐, 치유는 몸 스스로 한다." 하는 것을 명심해야 한다.

난 인체 스스로 복원 치유할 수 있는 여건을 제공하는 방법으로 심천사혈요법을 제시하는 것이다.

심천사혈요법을 기준하면,

1) 어떠한 약도 절대 치유의 기능은 하지 못하고, 잠시 응급 기능만을 한다.

2) 약만으로 질병을 치유하려는 생각은 인체의 생리 이치를 모르는 시각에서 나온 발상이다.

3) 순환기장애성 질병을 수술로 치유하려는 행위 모두는 임시 응급 복구만 하는 것일 뿐, 질병이 발생한 근본 원인을 치유하는데 전혀 능력이 없다.

4) 인체의 질병 종류를 천 가지로 분류를 하여도, 결국 그 발병 원인 제공은 인체의 혈관 중 어느 곳의 혈관이 막혀, 어느 장기가 제 기능을 못하였느냐 하는 합병증에 불과하다.

5) 만병의 원인은 모두가 혈관이 막혀 피가 못 도는 것이 발병 원인이다.

6) 피가 못 도는 원인 제공은 혈관이 막혔기 때문이다.

7) 혈관을 막은 원인 물질은 어혈이다.

8) 어혈이 생긴 원인은 각종 중금속, 타박상, 신장과 간 기능이 떨어진 합병증으로 생긴다.

9) 피가 탁해진 것도, 세균성 염증 증세, 인체의 각종 혹들, 성분학적 많고 적음의 증세, 모두 다 우리 인체는 스스로 복원 치유할 능력은 다 가지고 있다. 인체 스스로 치유를 하지 못한 원인은 혈관을 막고 있는 어혈을 제거 할 능력이 없기 때문이다.

10) 만병의 시작은 어혈이 특정 부위의 모세혈관을 50% 이상 막으면 시작이 된다.

이 정도 생각만 이치적으로 이해를 하고 있어도, 질병에 대한 두려움에서 벗어나 편안한 마음을 유지할 수 있고, 물질 만능주위의 이기심 의술에서 자신의 건강은 지킬 수 있다.

왜냐, 만병의 발병 시작이 특정 부위의 모세혈관을 50% 이상 막으면 발병한다는 사실을 이해만 한다면 어혈이 모세혈관을 50% 이상 막기 전에 미리 뽑아내 버린다면, 우리는 질병으로 고통을 받을 이유가 없기 때문이다. 그 방법으로 2-3-6-8번 혈을 책의 순서대로 주의점을 잘 지키며 끝낸 다음 1번 두통혈 정도만 미리 예방사혈을 해 보라는 것이다.

질병 좀 오게 해 달라고 고사를 지내도 질병은 올 수가 없는 것이 우리 인체의 본래 구조다.

3. 운동과 사혈 관계 (달리기)

난 그동안 각종 운동경기를 지켜보며 운동선수가 심천사혈요법을 응용하면 큰 도움이 될 것이라는 생각을 많이 했다. 인체의 생리이치를 보면 모든 운동이 전신에 피가 얼마나 잘 도느냐가 경기력 향상에 결정적 역할을 하기 때문이다. 모든 운동이 다 마찬가지지만 그 중 장거리 달리기 선수나, 야구, 농구, 축구 선수들이 심천사혈요법을 잘 이해한 사람의 지도를 받으며 심천사혈을 응용한다면 각종 부상을 빨리 회복시킬 수 있고 경기력 향상에도 큰 도움이 될 것이다.

모든 일이란 것이 상식을 벗어나 이루어지는 일은 아무것도 없다.

달리기를 할 때에 숨이 가쁘면 숨이 가쁜 이유가 있고, 근육경련, 쥐나는 증세, 심장마비, 어떠한 증세도 외관상 나타나는 것은 결과이고, 그 결과에 대한 원인은 반드시 있는 것이다.

장거리, 단거리가 마찬가지지만 그 중 장거리 달리기

선수에게는 폐활량이 결정적 역할을 하는데 폐활량 향상, 근육경련, 쥐나는 증세에는 심천사혈요법이 결정적 역할을 할 수 있다. 우리 인체는 평상시와 달리기를 할 때, 약 10배 정도 산소 소모량이 많아진다.

이때 달리기로 인해 산소가 소모되는 만큼, 끊임없이 산소가 공급되어 준다면 숨 가쁨 현상은 현격히 줄어들 것이다.

달리기 선수의 숨 가쁨 현상을 완화해주고 근육 경련이나 쥐나는 증세만 없애준다 해도 기록 향상에는 큰 도움이 될 것이다.

그럼 가장 상식적인 생각부터 풀어 보자.

달리기 선수에게 가장 필요한 조건은 폐활량, 산소 공급이다. 인체에 산소 공급을 가장 원활하게 해주기 위해서는 다음과 같은 조건이 필요하다.

1. 피가 맑아야 한다.

* 피를 맑게 유지하기 위해서는 신장과 간 기능을 회복시켜 주면 된다.

2. 정상적 생혈의 양이 많아야 한다.

* 산소 운반능력은 혈액 속의 헤모글로빈 수치, 피의 탁도, 생혈의 양, 피의 흐름이 결정한다.

* 모세혈관 속 어혈을 빼내주면 그 빈 공간에는 생혈이 보충되기에 생혈의 양이 많아진다.

3. 산소 운반능력을 활성화시켜 주어야 한다.

* 모세혈관 속 어혈을 뽑아주면 막혔던 혈관이 열리니 피가 잘 돈다.

4. 심장이 부족한 산소 공급을 위하여 빨리 뛸 때, 심장

으로 피가 들어오고 나가는데 막힘이 없어야 하고, 심장 자체 운동을 위해서는 산소가 풍부한 혈액이 심장 자체에 공급되어야 한다.

* 심장으로 들어가는 정맥혈관은 30번 급체혈 사혈, 심장을 거쳐 나가는 동맥혈관, 심장 자체로 들어가는 혈관을 열어주기 위해서는 5번 협심증혈 사혈.

장거리 달리기 선수가 5-30번 혈, 두 곳의 혈만 사혈을 해주어도 숨 가쁨 현상이 완화되어 기록 향상에 큰 도움이 될 것이다.

* 달리기 운동은 산소 소모가 많기에 심장에 무리가 많이 간다.

* 심장박동 속도는 혈액 속의 산소 함유량이 결정하고 산소가 부족할수록 산소 공급을 위하여 빨리 뛴다. 이때 심장으로 들어오는 정맥혈관 쪽이나, 심장을 거쳐 나가는 혈관동맥, 심장 자체에 피를 공급해주는 혈관이 막혔다면, 평소보다 몇 배나 더 피를 펌핑해야 되는 심장 입장으로 보면 큰 부담이 갈 수 밖에는 없을 것이다. 이때 심장으로 들어가고 나가는 쪽

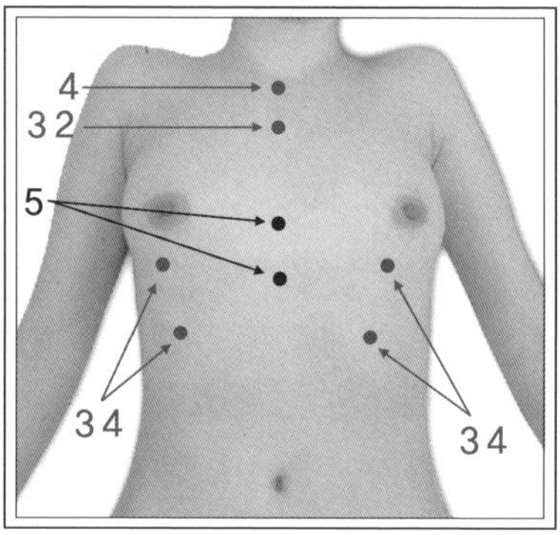

5. 협심증혈

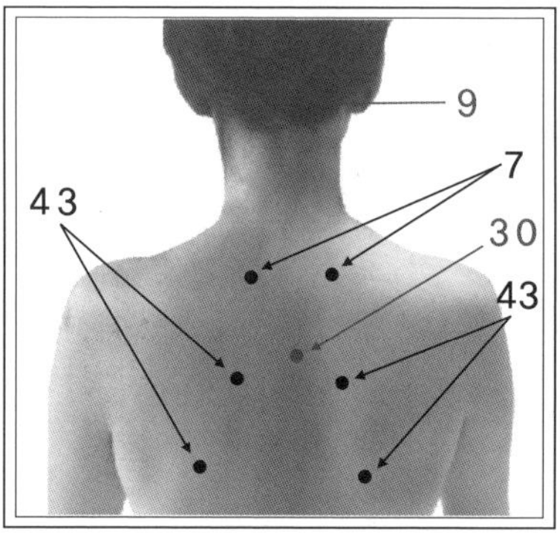

7, 43. 견비통혈

혈관을 열어 준다면 심장에 큰 짐을 덜어 주는 일이 되니 숨 가쁨 증세, 심장마비 증세는 현격히 줄어들 것이다.

5번 협심증혈 - 30번 급체혈 사혈.

5. 달리기 도중 종아리에 쥐가 난다면 운동 중, 근육 이완으로 어혈이 떠올라 종아리에 쌓여 피가 못 돌아 근육이 경직되었다는 증거. 10번 알통혈 사혈.

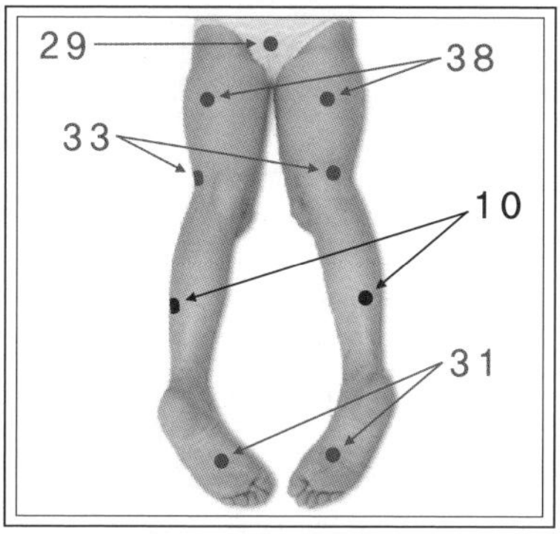

10. 알통혈

6. 달리기 도중 허벅지 뒤쪽에 쥐가 자주 난다면 33-38번 오금통혈 사혈.

7. 달리는 도중 허벅지 앞쪽에 쥐가 자주 난다면 12번 관절염혈 - 37번 앞근통혈 사혈.

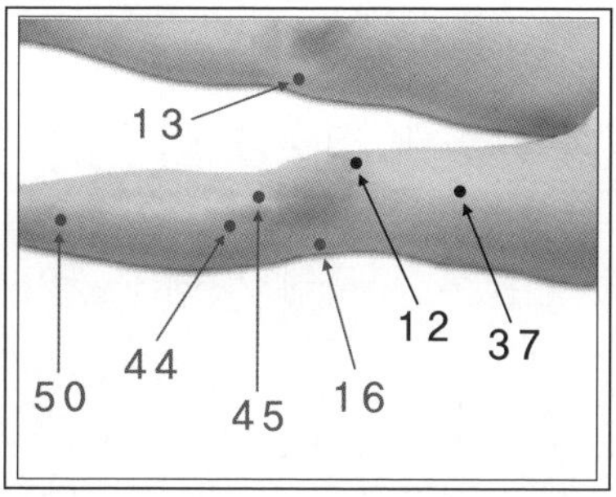

12. 관절염혈
37. 앞근통혈

8. 달리기 도중 허벅지 옆쪽이 쥐가 자주 난다면 25번 옆쥐통혈 사혈.

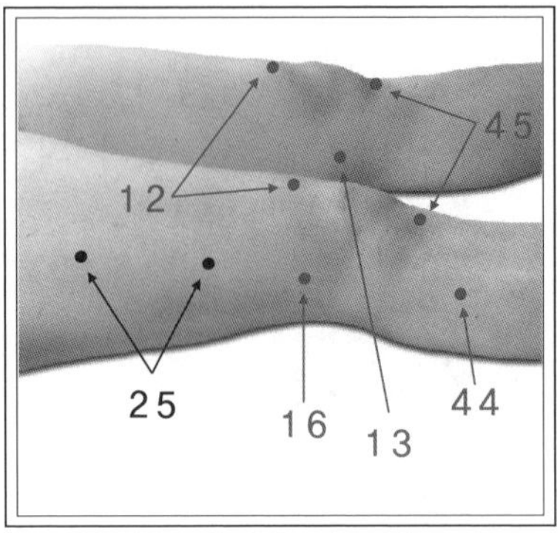

25. 옆쥐통혈

* 달리기는 전신 운동이라서 선수들은 비교적 어혈이 쉽게 나와 줄 것이다.

응급 사혈을 적용시켜 해당 부위만 사혈을 할 때는 원형 1호 반 컵 기준 1일 20컵, 7일 간격 총 3회를 넘지 않는 것이 좋다.

* 응급 사혈을 하는 경우는 경기 일주일 전에 사혈을 마치고, 영양제나 알부민을 맞아주면 달리는 도중 피부족으로 오는 숨가쁨을 예방, 완화시킬 수 있다.

* 앞에 나열된 증세가 많이 해당되어 사혈의 양이 많을 것 같으면, 경기 3개월 전에 사혈을 마칠 계산을 하고 사혈을 해야 한다.

* 사혈 후 사정상 곧바로 경기에 임해야 될 때에는 수혈을 받고 달리면 숨 가쁨을 면할 수 있다.

* 장거리 달리기 선수가 사혈을 할 때는 계획 사혈을 권하고 싶다. 경기 중간 휴식기를 이용하여 사혈을 하고,

사혈을 마친 후 3개월 정도 지나 혈액이 자가 생산되어 보충이 된 다음, 경기를 해야 기록향상을 할 수 있다는 점을 명심해야 한다.

* 축구 등, 그 밖의 모든 운동선수는 앞의 증세에 따라 사혈을 해주면 큰 효능을 볼 것이다.

* 운동 중 야구 선수가 공을 던질 때는 혼연일체가 되어야만 공을 마음먹은 대로 던질 수 있고, 강하게 던지려면 공을 던질 때 힘이 들어가는 근육에 영양 공급과 산소 공급이 원활해야 된다는 조건이 따른다. 혼연일체, 마음먹은 대로 공을 던지기 위해서는 마음이 뇌에 전달되고 뇌가 움직이고자 하는 신경선에 전류 전달을 보내면 근육세포가 그 전류에 곧바로 반응이 이루어 져야만 가능하다. 이 기능을 회복시키기 위해서는 먼저 3-6-1-9번 혈을 동시에 사혈해주고,

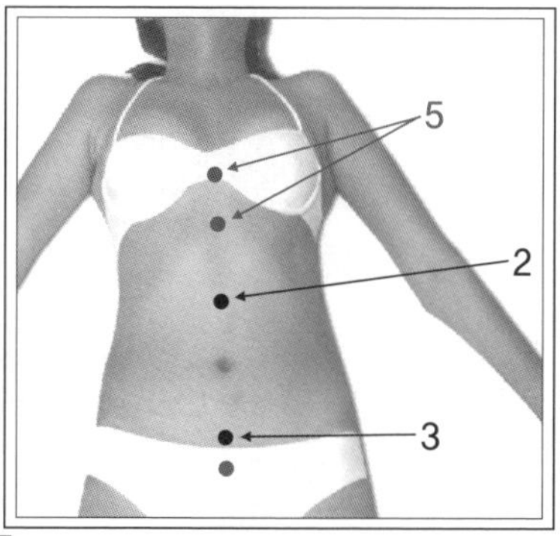

2. 위장혈 3. 뿌리혈

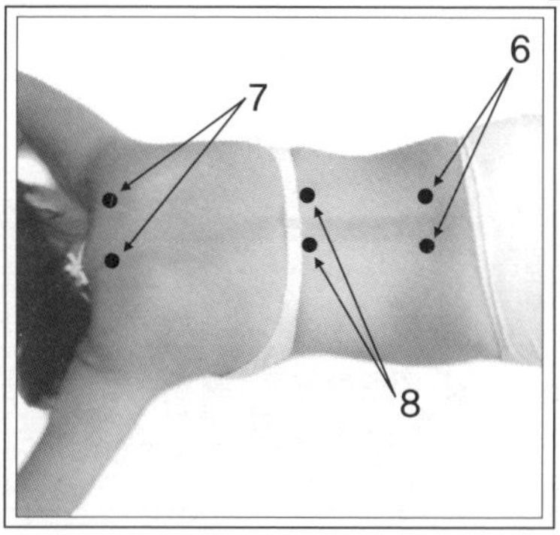

6. 고혈압혈 8. 신간혈

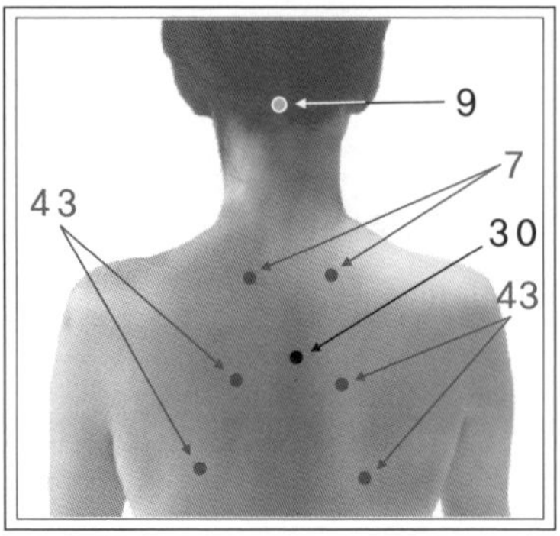

9. 간질병혈 30. 급체혈

35. 팔굽통혈

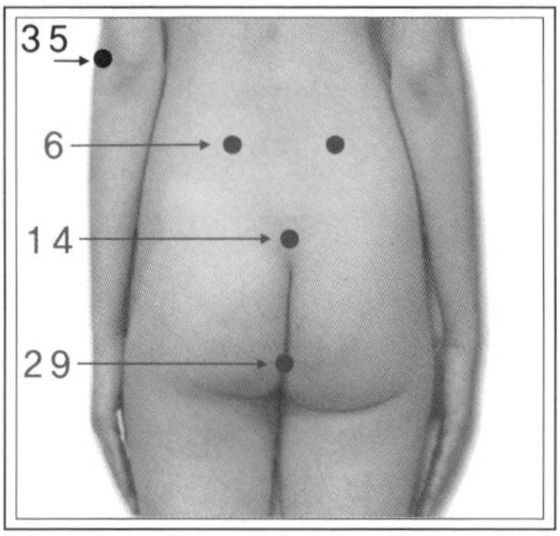

해당되는 팔 7-15-22번 혈을 사혈해주면 된다.
주의점은 위 내용과 같다.

46. 골프통혈

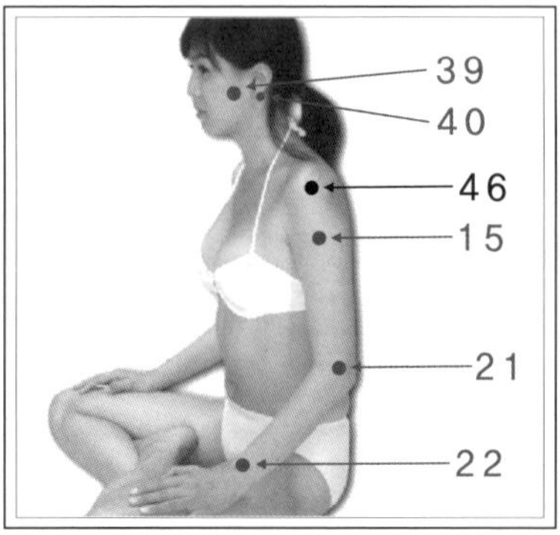

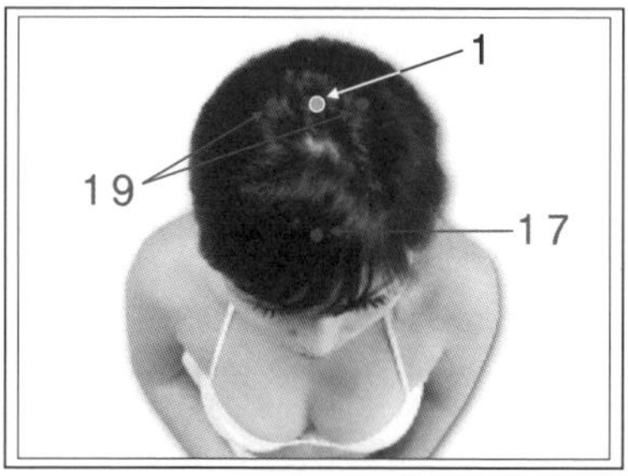

1. **두통혈**

＊ 운동을 할 때 각종 근육통, 근육 경련이 자주 일어난다면 모두 몸 안에 어혈의 양이 많다는 증거다.

＊ 숨이 쉽게 가쁘고 피로가 쉽게 온다면 혈액 속에 산소 함유량이 낮다는 증거다. 이 경우는 신장과 간이 제 기능을 못하고 있다는 증거다. 이때는 중산해독제를 섭취하여 피를 맑게 해준 다음 2-3-6번 혈만 사혈을 해 주어도 피로감, 숨 가쁨 증세는 현격히 줄어들고 운동 나이를 늘여 줄 수 있다.

왜냐하면 나이가 들어 지구력이 떨어진다는 것은 젊은 나이에 비해 어혈의 양은 많아진 반면, 그만큼 생혈의 양은 줄어드니 영양분과 산소 공급 능력이 생혈이 줄어든 만큼 떨어지기 때문이다. 피를 맑게 하고 신장과 간 기능을 회복시키기 위해서는 8번 신간혈을 사혈해주면 되는데, 경기 도중에는 체력 기복이 심한 혈이니 휴식기에 전국의 배움원장이나 강사의 지도를 받으며 사혈을 하는 것이 현명하다.

＊ 운동을 하기 전에 몸을 푼다는 의미는 인체의 생리 이치로 풀어본다면 어혈과 직결된다.

우리 인체의 어혈은 평소에는 움직이지 않는 근육사이, 모세혈관 속에 머물러 있다. 운동으로 평소에 움직이지 않던 근육을 이완시키면 모세혈관 속의 침전되어 있던 어혈이 일부 떠올라 생혈과 섞여 돈다. 그러다 운동을 하지 않으면 다시 가라앉는다. 이때 평소 움직이는 근육세포 속 모세혈관에 어혈이 침전되면 근육이 이완되지 않기에 근육통이 발생한다. 이때 다시 일상적 움직이는 근육을 계속 이완시켜 풀어주면 다시 어혈이 떠올라 평소 움직이지 않는 근육세포 속 모세혈관에 침전이 되면 근육통이 풀어지는 것이다.

이 설명을 해주는 이유는 갑자기 운동을 하고 난 후 근육통이 생기는 직접 원인은 어혈의 이동뿐이라는 점을 일깨워주기 위함이다. 그럼 이러한 말썽을 부리는 어혈을 뽑아내 버리면 어떻게 될까하는 점이다. 만약 운동을 하기 전에 어혈을 몽땅 뽑아내 버린다면 갑자기 운동을 한다해서 다음날 근육통이 생기거나 알이 베는 일은 발생하지 않고 운동 전에 몸을 따로 풀지 않아도 근육의 유연성은 크게 향상될 것이다.

* 운동 중에 관절을 삐는 현상, 인대 늘어짐, 타박상, 붓는 증세, 근육통 등 어떠한 경우도 심천사혈요법으로 사혈을 해주는 방법보다 빠른 치유법은 없다.

왜냐하면, 각 증세가 발생하는 원인은 조금씩 달라도 원상회복을 시키는 지름길은 피를 잘 돌게 해주는 것이고, 피를 잘 돌게 하는 지름길은 혈관을 막고 있는 어혈을 직접 뽑아내 버리는 방법이 가장 빠른 방법이기 때문이다.

각 치유 사혈점 이름은 그 지점을 사혈해주면 치유가

되는 증세 이름을 붙인 것이니 혈 이름을 참고하고 환부를 직접 사혈해주면 된다.

4. 기본 혈 2-3-6-8번 혈이 중요한 이유

사혈을 함에 있어서 사혈의 순서는 백번을 강조해도 넘침이 없다.

집을 지을 때도 기초를 튼튼하게 다져놓고 집을 지어야 견고한 집을 지을 수 있듯이 2-3-6-8번 혈의 사혈은 오장의 장기 기능을 회복시켜 조혈기능 자체를 회복시키는 혈이라서 이 순서를 어기고 마구잡이 사혈을 하다가 피 부족이 심화될 경우 사혈의 순서를 지킨 경우의 3배 정도는 휴식기를 길게 가져야 조혈기능이 회복된다.

10명이 사혈하여 7명이 무사히 넘어가고, 3명만 피 부족으로 고생을 하여도 자신이 그 속에 포함되면 자신은 100% 고생이 될 수 있다는 점을 잊지 말아야 한다.

2번 위장혈은 소화기능을 회복시키는 혈이고, 3번 뿌리혈은 장의 영양분 흡수기능을 회복시키는 혈이며, 6번 고혈압혈은 상, 하 피의 흐름을 원활히 해주는 혈이다.

사혈 중 과다 사혈로 체력이 달린다 할 때에 일단 잘 먹어야 된다는 것은 상식일 것이다. 이때 2-3번 혈을 사혈하지 않아 위장과 소장의 기능이 회복되지 않은 상태라면 먹으려 해도 밥맛이 없고, 억지로 먹는다 해도 소화 흡수가 되지 않는다면, 체력이 회복되는 시간이 길어질 수 밖에는 없을 것이다. 그래서 2-3번 혈은 1순위가 되고, 6번 고혈압혈은, 고혈압, 만성피로, 요통, 가벼운 두통에 효능이 있다. 6번 고혈압혈 위치에 어혈이 쌓인 양의 많고 적음이 위에 나열된 증세의 기복을 결정한다 할 때에 6번 혈에서 어혈이 나오는 정도 차이가 사혈 기간 중에 고생을 많이 하고 적게 하는 결정을 한다.

그런데 사람마다 6번 고혈압혈이 처음부터 어혈이 잘 나오는 사람이 있는가하면 잘 나오지 않는 사람이 있다.
이때 6번 혈을 먼저 사혈하지 않고 8번 혈을 먼저 사혈을 할 경우 사혈로 인해 움직인 어혈이 6번 혈 위치로 내려와 보태져 모세혈관을 더 막아버리면 고혈압이 있는 사람은 혈압이 더 상승하고, 요통이 있다면 통증이 더 심해질 수 있다. 이때 사혈의 순서를 지켜 6번 혈에서 어혈 반, 생혈 반 정도의 비중으로 나올 때에, 8번 혈 위치에서 어혈이 내려온다면 6번 혈에서 다시 한번 사혈해주는 것으로 증세를 완화시킬 수 있다. 하지만 6번 혈에서 어혈이 안 나오는 상태에서 8번 신간혈 사혈을 하다가 어혈이 내려와 6번 혈 위치에 쌓이면 6번 혈에서 어혈이 잘 나올 때까지 고통을 감수할 수 밖에는 없기에 2-3-6번 혈을 먼저 사혈하라 하는 것이다.

조혈기능의 중요성만을 보면 8번 신간혈을 먼저 사혈을 해야 하지만, 70세 이상 노약자나 극도로 체력이 떨어진 상태가 아닌 경우 가장 효율적인 사혈 순서는 일단 2-3-6번 혈을 동시에 반복사혈을 하다가 6번 혈에서 어혈 반, 생혈 반 정도로 나오면 그 다음은 2-3-8번 혈을 반복 사혈한다. 8번 혈에서도 어혈 반, 생혈 반 비중으로 나오면 그 다음부터는 격주로 한주는 2-3-6번 혈, 다음 주는 2-3-8번 혈 순서로 하라는 것이다. 이러한 순서로 사혈을 하면 인체의 특성상 대부분은 2-3번 혈보다는 6-8번 혈의 사혈이 먼저 끝난다. 그 다음에는 2-3번 혈은 기본사혈로 하고 아픈 곳을 쫓아다니면서 정량에 맞는 사혈을 하면 된다. 2-3번 혈이 끝나지 않은 상태라 하여도 이때쯤이면 이미 밥맛이 좋아지고 장 기능이 회복되어 변이 정상적으로 나오며 피부가 촉촉해지고 조혈기능이 살아난다는 증거로 혈색이 좋아 질 것이다.

＊ 어느 혈이든지 생혈이 70%, 어혈이 30% 비중이 되면 그 혈자리는 사혈을 중단하는 것이 생혈의 손실을 적게 사혈하는 요령이다.

＊ 생혈의 비중이 70%되어 사혈을 중단할 경우 일상적 생활로 근육 이완이 되면 어혈이 서서히 떠내려 오며 체세포 자체가 스스로 핏길을 열기 위하여 자신 주변의 어혈을 밀어 내기에 내버려 두어도 정신을 차린 체세포 주변의 어혈부터 서서히 떠내려 와서 사혈점 위치에 쌓이게 되어 있다.

＊ 약 3개월 정도 지난 후 다시 사혈을 하는데도 생혈만 나온다면 그곳의 어혈은 다 빠진 것으로 보면 된다.

응급 사혈의 적용 요령

만성두통, 협심증, 천식, 통풍, 무좀 등이 너무 심하여

도저히 사혈의 순서를 지킬 수 없을 경우는 피 부족으로 고생할 것을 조금 감수하고 응급사혈로 큰 고통은 줄여 놓고 기본사혈로 돌아와 사혈을 하는 방법은 있다. 가능하면 본사에서 정식으로 교육을 받은 배움원장이나 강사의 지도를 받으며 응급사혈을 응용하는 것이 안전하다.

부득이 책 만 본 사람이 가정에서 응급 사혈을 하는 경우는 앞에 나열된 증세 중 제일 참기 힘든 한 증세만 선택하여 한 곳만 집중 사혈을 한다. 예를 들어 두통이라면 1번 두통혈 한 곳만 1일 7-8회 사혈을 하여 5일 간격 5회를 넘기지 않는 방법이다. 가슴이 답답한 협심증 증세라면 5번 협심증혈 한 곳만, 통풍은 통증이 심한 한 곳만, 무좀도 심한 한 곳만, 하지만 천식은 영양제와 알부민, 급하면 수혈을 받을 준비를 한 다음 응급사혈을 하는 것이 안전하다. 왜냐, 천식은 신장 기능이 떨어진 합병증으로 오는 증세가 대부분이고 어혈의 양이 다른 증세에 비하여 많으며 협심증, 저혈압을 동반하고 있는 경우는 조혈기능까지 이미 떨어져 있다고 보아야 한다.

5-32-4-18번 혈을 한 곳 혈에 7회 정도 사혈하여 5일 간격으로 5회를 넘기지 않는 것이 안전하다. 사혈 후 가래의 양이 줄고 기침 증세가 완화되면 한 달 정도 휴식기를 가진 다음, 기본 사혈로 돌아오는 것을 철칙으로 해야 한다.

『 **참 고** 』

우리 인체는 보기보다 멍청한 구석이 있다. 인체에 3곳이 동시에 통증이 있다 할 경우 뇌는 그 중 통증이 제일 심한 한곳의 통증만을 알아채는 경우가 대부분이다.

이러한 현상은 제일 통증이 심한 곳의 통증을 사혈로 완화시켜주면 그 다음 통증이 크게 느껴지고 하는 식으로 연쇄적으로 뇌에 전달을 하기에, 이 부분을 미리 알고 대처하지 못하고 마음이 이끄는 대로 아픈 곳만 쫓아다니며 사혈을 하게 되면 피 부족으로 고생을 하는 것은 피할 수 없다는 점을 명심하고 철저히 계획 사혈을 해야 한다.

일단 조혈기능이 회복된 다음에 정량 사혈 기준은 일주일 간격 사혈 시에 원형 제일 큰 컵 1호 기준으로, 반 컵이 고일 정도 양으로 기준 1일 20컵 정도 사혈하여 3개월 사혈, 3개월 휴식하는 식의 반복사혈을 하는 것이 제일 안전한 사혈법, 사혈량이다.

6번과 8번 혈을 동시에 사혈하지 말라는 이유는, 사람은 누구나 사혈 전에도 어느 정도의 조혈기능은 다 가지고 있다.

하지만 그 양은 보통 2-3-6번 혈에서 빼내는 양 정도 밖에는 되지를 못한다.

6번보다는 신체구조상 8번 혈이 어혈의 양도 많고 쉽게 나오기에 6-8번을 동시에 사혈하면 인체에서 자생적 생산되는 혈액 양보다 빼내는 혈액 양이 많기에 피가 부족함으로써 생기는 숨 가쁨, 빈혈 증세 등은 피해 갈수가 없기 때문이다. 하지만 사혈의 순서를 잘 지켜 2-3-6-8번의 사혈이 끝나, 조혈기능이 회복된 다음 아픈 부위를 이동하며 사혈을 하면 체력이 달리는 현상은 오지 않는다.

* 책의 내용 중복을 피하기 위하여 3권에서는 주로

치유와 이치, 영성편을 설명하였다.

1권은 논리와 주의편이 상세히 기록이 되어 있고, 2권, 3권 책은 사혈요법을 보급하는 과정에서 독자들이 쉽게 이해하지 못하는 부분을 보충하는 식으로 설명을 한다는 점 참고를 해야한다.

5. 사혈과 건강식품 섭취관계

그동안 심천사혈요법을 지켜보며 아쉬운 점은 사혈은 열심히 하는 반면 주의점은 너무 소홀히 하는 경우가 많다는 것이다.

사혈기로 사혈을 하는 것은 모세혈관을 막고 있는 어혈을 빼주어 피를 잘 돌게 하는 목적이지만 이 속에서 알아야 할 점은 사혈로 인해 몸 안에 일어나는 현상은 막힌 혈관이 열리고 피를 잘 돌게 하는 기능이다. 사혈을 하기 전에 이미 신장이나 간 기능이 떨어져 피가 혼탁해 있는 경우 그 피가 맑게 되려면 신장과 간 기능이 회복된 다음 맑아진다는 것을 명심해야 한다. 인체의 장기 특성상 탁혈을 신장과 간 쪽으로 잘 돌게 하는 것보다는 맑은 피를 신장과 간 쪽으로 잘 돌게 하여 주는 것이 신장과 간 기능의 회복이 빠르다는 것은 상식이다.

(1) 이 문제를 해결하기 위해서 각 장기가 회복되기 전 임시라도 피를 맑게 해주기 위하여 간 기능이 떨어져 혈액 속 GOT, GPT (간 기능 검사) 수치(독성분)를 중화시켜

피를 맑게 하기 위한 제품이 중산해독제이다. 중산해독제의 피를 맑게 하는 정화기능 실험은 사혈을 하지 않는 상태에서 음주 전과, 음주가 끝난 후 30알 정도씩을 섭취하고, 술 취함 정도를 체크해보면 중산해독제가 알콜 성분을 해독해버리기에 평소보다 술을 배 이상 복용해야 취기가 돌며 아침에 숙취 정도가 현격히 가벼운 것을 느낄 것이다. 여성이라면 중산해독제를 3개월 정도 섭취하고 생리혈을 검사해주면 선홍빛으로 바뀌어 있는 것을 육안으로 검사할 수 있고 가벼운 생리통은 사라질 것이다. 남녀를 불문하고 3개월 정도만 섭취하고 혈액 검사를 해보면 피가 맑아졌다는 증거로 콜레스테롤 수치와 고지혈증 수치가 정상으로 돌아와 있으며 만성 피로감이 현격히 줄어들 것이다.

(2) 신장 기능이 떨어지면 혈액 속 요산 수치가 높아진다. 요산 수치가 높아지면 그 합병증으로 혈액 속 산소부족이 되어 일차적으로 만성피로가 오며, 요산이 혈액 속의 각종 영양분을 녹여 산화시켜 버리면 조혈기능이 안 되기에 악성 빈혈이 오고, 가벼운 증세로 산소 부족이 오면 체세포의 활동이 둔화되어 체세포가 먹어 치우지 못한 영양분들이 혈액 속에 축적이 되어 고지혈증 증세로 나타나 피가 걸쭉해진다. 이 문제를 해결하기 위하여 혈액 속 요산 성분을 해독하기 위한 목적으로 만든 제품이 약산해독제이다. (요산해독제)

(3) 신장과 간 기능이 떨어져 피가 혼탁해지고 고지혈증 증세로 혈액이 걸쭉해지면 피의 흐름에 장애를 받는다.

고혈압, 당뇨, 중풍, 협심증, 비만환자 대부분이 고지혈증

상태다. 이 걸쭉해진 혈액 속 지방, 단백질을 분해하여 묽게 하고 간 기능 저하로 혈액 속 독성분이 높아진 것을 녹이고 해독하기 위하여 만든 제품이 청국장환이다.

청국장환을 3개월 정도 섭취한 후 혈액 검사를 해보면 고지혈증, 콜레스테롤 수치가 정상으로 돌아와 있을 것이다.

약산해독제와 청국장환을 함께 장기 섭취하면 자신도 모르는 사이 체중이 빠지는 현상을 느낄 것이다. 비만의 직접 원인은 신장 기능이 떨어진 합병증이고, 청국장환이 혈액 속의 지방, 단백질 성분을 서서히 분해하여 녹여 버리기 때문에 나타나는 현상이다.

(4) 특히 사혈을 하는 사람은 피가 만들어지기 위해 철분은 꼭 필요하다.

그동안 철분 추출은 말(馬)의 지라에서 주로 추출을 하였는데, 특히 장 기능이 약한 사람은 설사를 하는 경우가 많다. 이 문제를 해결하기 가장 쉬운 방법이 포도 엑기스를 음료수처럼 섭취하는 방법이다. 모든 붉은색은 철분이 재료가 되어 나타난 색이다. 인체의 혈액을 포함한 과일도 마찬가지다. 붉은색이 들어간 모든 과일 속에는 철분이 들어있는데 붉은색보다는 검은색이 철분 함유량이 많다.

그런데 생 포도를 먹을 경우는 껍질을 버리고 먹는데 포도 중 철분이 가장 많이 분포된 곳은 포도 껍질 속이다.

이 문제를 해결하기 위해서 만든 제품이 포도 엑기스였는데, 포도 속 철분은 자연 상태에서 포도나무가 일차적으로 흡수한 철분이라서 장 기능이 비교적 약한 사람도 설사를 하지 않고 흡수가 잘 된다. 하지만 간 기능이 많이 떨어져 있는 사람은 포도 속의 떫은맛, 산 성분을 간이 해독을 해야 하기에 입에서 거부반응을 일으킬 수 있다.

(5) 죽염은 일반인도 섭취를 하면 질병의 면역기능이 강화되어 좋지만 그 중 사혈을 하는 사람은 어혈이 빠져 나온 빈 공간만큼 혈액 속의 염분 농도가 떨어지기에 염분 보충은 필수가 된다. 혈액 속에 염분 농도가 떨어지면 외부 침입 세균이 혈액 속에 침투하기 유리한 조건이 되는 반면 백혈구는 힘을 쓸 수 없는 조건이 되기에 침입균이 침투하여 백혈구와 싸움을 하면 고열이 나고 질병을 이기는 내성이 약해진다. 죽염의 염분 보충의 적정량은 입에서 원하는 양이다. 입에서 거부반응을 하는데 어거지로 먹는 것은 피해야 한다.

좋은 죽염 감별법은 죽염에서 쓴맛이 강하게 나면 간수 성분이 덜 빠졌다는 증거이고, 아홉번 구운 죽염은 송진과 강한 화기에 의한 화학반응에 의해 유황 냄새, 계란 노른자 냄새, 계분 냄새 비슷한 향이 나며 순수 짠맛만 부드럽게 나는 제품이다.

(6) 멸치죽염환은 영양 보충, 칼슘 보충, 염분 보충, 피로회복, 냉한 몸, 더위를 많이 타는 증세, 인체의 면역기능을 활성화 시켜주기 위하여 만든 제품이라서 사혈을 하는 성인뿐 아니라 성장기 어린이에게 섭취시키면 영양 공급과 면역기능이 강화되어 감기 예방에 큰 도움이 될 것이다.

* 그 밖의 사혈을 하며 보조적으로 섭취를 해주면 고

생을 적게 하고 치유 기간은 단축시키며 치유 효능에 효율을 높일 수 있는 처방전이 많은데 그동안 심천사혈요법을 보급시키며 지켜본바 처방전 공개 후유증이 너무 심하였다.

공부와 사혈요법 보급은 등한시한 채 처방전만을 외워 장사의 목적으로 본사를 등지는 경향이 많고, 이름도 모르는 처방전을 필자의 처방이라 하며 섭취를 강요하고 그 부작용은 필자의 책임으로 돌리고 무면허 의료 행위자만 양산하는 결과를 초래하여 앞으로는 심천대학 설립 후 대학을 통하여 침술과 함께 처방전을 공개하여 대중화시키기로 한 점, 필자 역시 안타까운 마음이다.

* 저희 본사에서는 심천 선생님 이하 본사에서 실습과 시험을 통해 완전히 검증된 분에 한해 심천사혈요법 수료증을 발급합니다. 이 점 참고 바랍니다.

* 홈페이지(www.simcheon.com) 사혈요법 배움원을 클릭하시면 각 지역 연락처가 있으니 사혈 중 조금이라도 의혹이나, 궁금한 사항이 있으시면 연락하십시오.

* 홈페이지(www.simcheon.com) 사혈요법 배움원은 언제든 수정이 가능하기에 정확한 심천사혈요법 배움원 정보를 얻을 수 있습니다.

6. 건강한 식생활

건강한 식생활은 생각하기에 따라서 복잡할 수도 간단할 수도 있다. 심천사혈요법을 공부하는 사람은 어떠한 문제도 일정한 공식과 룰에 의한 접근을 해야 된다는 점을 명심해야 한다. 일정한 공식의 논리가 없고 결과만의 영양학으로만 접근을 하면 내용은 방대하고 복잡하지만 그 실효성은 적어서 공부를 위한 공부가 되어 실생활에서 건강에는 큰 도움을 주지 못하게 된다.

건강한 식생활을 하기 위해서는 영양학, 음양학(약리학), 인체 생리학 3가지를 종합하고 현재 건강상태의 정도에 따라 사람마다 적용을 해야 적당한 답이 나오기에 건강의 척도를 1에서 10으로 분류하고, 음식마다 영양 칼로리를 계산하고, 각 음식의 음양을 분리해 사람마다 영양분 흡수 능력과, 조혈기능의 차이 모두를 종합해 각 개인에 맞게 산출을 하고자 한다면 그 공부는 끝이 없는 공부가 되고 만다.

간단한 예를 들어 보면 육식 중에서도 음양의 분리가 필요하다. 육지 동물끼리도 각 종류마다 1에서 10으로 포화냐 불포화냐의 성분 분석을 하여 나열하고, 중간

5를 기준하여 아래는 불포화 위쪽은 포화로 분류를 하고, 생선도 같은 방법으로 분류하고, 채소류와 알곡과 잎, 뿌리채소로 나눈 후 각 종류마다 성분 분석을 한 다음, 포화와 불포화, 음과 양을 구분해 균형 있는 식사량을 도출한다는 것은 불가능하다. 왜냐, 매끼 고기만 먹을 때와 고기와 채소를 섞어 먹을 때의 칼로리 계산은 다르게 해야 되고, 생선과 채소를 함께 먹을 때, 알곡과 채소와 먹을 때의 기준을 잡고 여기에 각 개인의 영양분 흡수 능력, 조혈기능의 척도까지 합하여 계산을 한다는 것은 불가능에 가깝기 때문이다.

그렇다고 단순히 각 음식마다 영양학적 성분만 계산을 하고 체중과 활동량만을 계산해서 한 끼의 식사량을 정해 놓으면 10명 중 7명은 맞지 않으니 대중적인 방법은 될 수 없다. 성분학만을 기준하여 칼로리 양을 정해 놓으면 성분학적 화학반응의 이치는 어떻게 하느냐 하는 것이 문제다.

예를 들자면 신장 기능이 떨어진 사람이 채식만 할 경우 한번 비만이 될 경우 그 비만을 치유하기란 아주 어렵다. 왜냐, 채식만을 하면 축적된 지방 성분은 소처럼 포화 지방이 되어 축적되기 때문이다.

거기에 음양학은 필수가 되어야 하는데 그 이치를 아는 양의학 의사는 없다. 예를 들자면 육식은 양이고 채식은 음 쪽이 대부분인데 같은 양의 고기를 먹어도 고기만 먹을 때와, 고기와 채소를 섞어 먹을 때는 분명 다르다는 것이다. 이것은 음의 성분은 양의 성분을 중화시키는 기능 때문인데 칼로리 계산법으로는 맞을 수가 없다는 이야기다.

여기에 사람마다 장의 영양분 흡수기능이 다 다르고, 신장 기능의 정도에 따라 조혈기능이 다 다른데 현대의학은 장과 신장 기능의 정도를 측정해 그 기능이 떨어진 정도만큼 영양 칼로리를 가감한다는 것은 생각도 못하고 있다.

이러한 점을 다 무시하고 현재 체중, 하루 운동량만을 계산해 산출한 근거는 약 30% 정도 밖에 맞아 떨어지지 않는데 30% 적중률을 기대하고 그 기준에 맞추기 위해 고생을 한다는 것은 무의미한 노력으로 끝날 수 밖에 없다는 점을 지적해주는 것이다.

이렇게 표현을 하면 건강식은 없다고 하는 말이냐 하는 반문을 하고 싶을 것이다. 그런 말은 아니다.

어차피 지키지도 못하고 평생을 공부해도 못 다 배울 공부보다는 실효성 있는 공부 쪽으로 방향을 잡자는 이야기다. 우리 인체의 생리이치를 파고들면 간단한 답이 나온다.

인체 내의 다양한 생명체들은 각기 자신이 필요로 하는 성분이 다 다르다. 그런데 중요한 것은 인체의 각 세포들이 자신이 원하는 성분이 부족하면 그것을 뇌에 전달을 하고 뇌는 그 성분이 함유된 성분을 먹고 싶은 충동을 느끼게 한다는 점이다. 이렇게 보면 인위적 규정에 얽매이는 식생활보다는 오장 육부의 기능을 회복시켜 각 체세포가 맑은 정신을 갖게 해준 다음 소고기, 방부제가 들어간 식품을 제외한 식품 중 입에서 당기는 대로 먹는 것이 인체가 필요한 영양분을 골고루 섭취해주는 것이 된다.

왜냐, 입에서 먹고 싶다는 마음은, 곧 그 성분이 부족하다는 말과 일치하기 때문이다. 하지만 주의점이 있다.

인체의 각 장기 기능이 정상일 때는 몸에서 부족한 성분을 입에서 원하는데, 신장과 간 기능이 떨어지면 인체의 각 체세포는 먹는 것보다 혈액 속의 독성분을 해독하는 것이 우선이고 그 해독 물질을 원하기에 정 반대의 영양소를 원할 수 있기 때문이다. 그렇기 때문에 신장과 간 기능이 떨어진 상태에서 입에서 원하는 대로 음식을 먹으면 비만이 될 가능성이 높으므로 2-3-6-8번 혈을 사혈해주어 각 장기를 회복시켜준 다음 입에서 원하는 대로 먹는 것이 지혜로운 방법이다 말하는 것이다.

* 인간은 송곳니와 어금니를 동시에 가지고 있다. 이것은 과거 생에서는 육식과 채식을 동시에 했다는 증거이고, 인체의 체세포는 육식과 채식을 동시에 했을 때의 영양분을 먹으며 적응적진화를 하였다는 증거다. 이러하기에 육식만도 채식만도 올바른 식생활이 아니다.

* 우리가 갈수록 면역기능이 떨어지고 질병에 나약한 존재가 되는 것은 적응적진화 면역기능을 무시했기 때문이다. 한국은 4계절이 뚜렷한 나라이다. 식생활도 자신이 모르는 사이에 4계절을 사는데 필요한 영양분 식생활을 발전시켜왔다. 더위와 추위를 견디기 위해서는 매운 음식이 발달하였고, 여름에 땀을 많이 흘림을 견디기 위해서는 짠 음식을 많이 먹었다. 이러한 식습관은 인체의 모든 체세포가 여기에 맞게 적응적진화를 하였고, 이러한 환경적, 적응적진화 면역기능은 이질 등 각종 전염병에 강한 민족이 되게 하였다. 하지만 안타깝게도 진리가 없는 서양과학의술이 이 땅에 들어와 갑자기 매운 음식, 짠 음식이

자신의 국민을 기준한 시각으로 해롭다 강조하는 교육이 강화되어 그 기준에 맞게 식생활을 바꾸어 가기에 각종 전염병에 약한 체질로 바뀌어 가는 과정에 있다.

적응적진화는 대상에 대한 진화를 말한다. 이 말은 미국 국민은 미국 환경과 식생활에 맞게 적응적진화를 했고, 한국 국민은 한국 환경과 식생활에 맞게 인체의 생명체가 적응적진화, 면역기능을 키워왔다는 이야기다.

한국과 미국 국민은 근본적 체질 자체가 다른 것인데 미국 국민에 맞게 발달한 서양 과학의술을 그대로 한국인에게 적용시키는 것은 진리가 없는 과학의술을 암기식으로만 공부하였기 때문이다.

민물고기를 기준한 시각으로, 바다 물고기를 민물고기의 기준에 맞추어야 된다는 사고력은 시작부터가 잘못되었다는 것을 지적해준다. 소금은 간수를 제거한 소금을 사용하고, 맵고 짠 음식은 입에서 당기는 대로 먹어주는 것이 질병, 세균학적 질병의 면역기능을 강화시켜주는 식생활이 된다.

아직도 '짠 음식을 피하라' 습관처럼 말하는 의사의 모습을 보면, 저염식을 철저히 하는 가정과, 맵고 짠 음식을 자유롭게 먹는 가정과, 감기나 전염성 질병이 어느 가정에서 많이 발생하는지 통계를 내보고 말하라 말해주고 싶다.

감기가 만병의 주범이라 할 정도로 감기란 질병을 강조하고, 작은 병이 커져 중병이 된다는 상식의 생각만 가져도 저염식을 강조하는 말은 못할 것이다.

가장 올바른 말은 소금 속의 간수 성분을 뺀 다음 입에서 당기는 대로 먹는 것이 건강식이다.

7. 약성의 음양 이론과 처방 원리

음양적 이론은 너무도 방대하다. 이곳은 약을 논하는 자리이니 성분학적 작용의 이치로 식물성과 동물성 두 가지로 구분을 해서 풀어보자.

지구상의 모든 생명체는 모두가 먹이사슬의 연결고리로 이어져 있다.

약리작용의 이치만을 논할 때는 먹이사슬의 연결고리부터 풀어야만 이해가 쉬울 것이다.

동물, 식물, 곤충, 인간, 미생물…, 모든 생명체는 먹지 않고 생명을 이어 갈 수 없다.

모든 생명체의 먹이가 되는 에너지원, 영양소를 양의 성분이라 하고, 그 성분을 분해하는 성분을 음이라 분류한다. 크게는 동물성과 식물성으로 나누어 동물성은 양, 식물성은 음으로 나누고, 동물성 중에서도 육지 동물은 양, 물속 수생어류는 음, 식물성 역시 육지 식물은 양, 수생 식물은 음으로 분류하고, 동 식물의 각 종류마다 성분 분석을 하여 유지방, 단백질의 함유량을 1-10단계로 분류를 해서 성분 함유량의 순서대로 나열시킨 다음 그 중간 5를 기준점으로 5이내는 음이요, 5이상은 양으로 분류를 한다. 약성의 원리를 진리의 시각으로 이해하려면 이 작업은 꼭 필요하다.

왜냐, 만병의 원인은 피가 못 도는 것이고, 피가 못 도는 원인은 어혈이 혈관을 막고 있기 때문인데 그 어혈의 성분이 지방과 단백질이 주를 이루기에 음과 양의 구분법을 모르면 어혈을 쉽게 녹일 수 없기 때문이다. 예를 들어서 손에 기름이 묻어 있을 때 비누로 닦으면 잘 닦일 것이다. 잘 닦인다는 것은 기름이 잘 분해된다는 말과 같은데, 비누의 원료 95% 이상이 기름이라는 것을 알면 이해가 쉬울 것이다. 기름은 기름이 잘 분해시킨다. 지방 역시 지방이 잘 분해한다. 하지만 같은 지방이라도 포화지방과 불포화지방이 있는데, 불포화지방이 포화지방의 분해를 잘 하기에 음양의 구분, 이해는 매우 중요하다. 앞의 기준대로 크게 나누어 놓고 각 종류마다 지방 단백질의 함유량을 분석한 다음 그 수치대로 나누어 놓고 그 중간을 기준으로 아래는 음, 위쪽은 양으로 분류를 해야 되는지는 분명한 이유가 있다. 그 중간을 기점으로 아래는 음이며 불포화 쪽에 가깝고, 위쪽은 양으로 포화 쪽에 가깝기 때문이다.

이 작업이 필요한 이유는 육지의 식물성 지방, 단백질은 수생 식물의 지방, 단백질과 같은 비중으로 혼합하면 잘 분해되기 때문이고, 포화지방은 불포화지방과 혼합을 해야 분해가 잘 되기 때문이다. 왜, 이러한 현상이 일어나는가 하는 것은 물속의 모든 성분은 흙에서 녹아 흘러들어 생성된 성분이기에 그 성분을 먹고 자란 생명체는 음이지만 지방 성분은 성질이 가까운 지방끼리 마주쳐야 분해가 잘 되기 때문이다. 비유를 하자면 페인트가 굳어 있는데 그 페인트 위에 다시 페인트를 바르고 굳기 전에 닦아보면 먼저 바른 페인트가 녹아 있을 것이다. 먼저 바른 페인트가 굳은 것은 페인트 속 신나 성분이 증발되었기 때문인데, 나중에 바른 페인트 속 신나 성분이 먼저 바른 페인트 성분을 분해하였기 때문이다. 페인트 속 신나 성분이 페인트의 굳기를 결정하듯, 몸속의 지방층 (비계층)이 형성되는 결정은 혈액 속의 유지방(기름 성분) 불포화 지방의 휘발성 양이 결정적 역할을 한다는 것이다.

이러한 성분학적 작용의 이치를 이용하여 몸속의 지방 성분, 어혈을 녹여내기 위해서는 음양의 구분법을 모르고는 응용하여 치유를 할 수 없기 때문이다. 불포화지방과 포화지방의 특성 중 불포화지방은 약 35℃에서 물처럼 녹고, 포화지방은 40℃ 이상이 되어야 물처럼 녹는다.

이 구분은 요리를 할 때 생선 기름은 불포화인데 물처럼 녹는 온도와, 포화지방인 소기름이 녹는 온도를 비교해 보면 육안으로 식별이 가능할 것이다.

이래서 심천사혈요법에서는 소기름은 인체에서 분해가 되지 않으니 먹지말라 하는 것이다. 인체의 온도는 36.5℃라면 포화지방이 40℃이상에서 녹는다면 생각만으로도 짐작을 할 수 있을 것이다.

그럼 모든 생명체의 영양분들은 결국은 땅에서부터 얻어진 것인데 어떻게 하여 포화지방이 되고, 불포화지방이 되어지느냐 하는 점이 문제다.

그 해답은 각 생명체들의 식생활이 결정을 한다.

자동차로 비유를 해보면 자동차도 경유, 등유, 휘발유,

알콜 등의 연료를 이용하여 힘을 쓰는데 모두가 결국은 휘발성 기름이지만 이 기름 성분의 휘발성 밀도는 다 다르다.

휘발성이 적은 것이 포화지방에 해당하고, 휘발성이 강한 쪽이 불포화지방이라는 것이다. 토양 속의 여러 성분 즉, 각 생명체의 종류에 따라 흡수하는 영양분이 다 다른데 먹이 특성상 휘발성이 강한 성분을 흡수한 생명체를 먹이로 먹고 산 생명체를 먹이로 먹고 축척된 지방은 포화지방을 함유하고 있고, 경유처럼 휘발성이 적은 성분을 먹이로 먹고 사는 생명체를 먹이로 먹고 축적된 지방 성분은 불포화지방이 된다는 것이다. 이 말의 뜻을 일반인이 이해하고 분류를 하기 어려우니 현실에 맞추어 분류를 해주면,

1. 채식만을 위주로 하는 소, 염소, 말은 포화지방을 함유한다.

2. 육식만을 위주로 하는 호랑이나 맹금류 등은 포화지방 쪽에는 가깝지만 채식만 위주로 하는 동물보다는 조금 덜 포화다.

3. 육식과 초식을 함께하는 생명체는 불포화지방이다.

4. 이것을 더 세분화시키면 육식과 초식을 동시에 하여도 먹이 특성상 음 쪽에 가까운 생명체를 먹이로 먹고 살수록 불포화 성분을 함유하고 있다.

* 불포화 음의 성분은, 포화 즉 양의 성분을 분해하는 기능을 한다.

* 음과 양의 성분 즉, 불포화지방이 포화지방을 녹이는 강도는 불포화 속 유지방 성분 중 휘발성의 유지방 함유량이 결정한다.

이 말은 기름에는 같은 기름 성분에서 잘 분해가 되는데

같은 기름, 같은 지방이라도 불포화지방이 포화지방을 분해한다. 이 실험은 성분학을 따로 공부하지 않아도 실험이 가능하다. 같은 비누의 원료라도 소기름과 붕어기름으로 비누를 만들어 보라. 붕어 기름을 원료로 만든 것이 부드럽고 때가 잘 빠질 것이다.

이 논리를 현실과 연계하면 육지의 식물성을 먹고 축적된 지방층은, 해조류를 많이 먹으면 잘 분해가 되고, 육지의 동물성을 많이 먹고 축적된 지방 성분은 바닷속 생선 종류의 불포화지방을 먹어 주면 분해가 잘 된다는 것이다. 이러한 이치에 의해 지방간을 치유할 때의 한약 처방에다 불포화지방인 붕어, 뱀장어 등을 함께 넣고 달여 복용하면 간 속의 지방이 쉽게 녹아 나온다는 주장을 하는 것이다.

이러한 물리적인 이치를 이용하기 위해서는 음양의 구분을 잘 알고 있어야 응용이 가능하다. 여기에, 모든 식물은 먹어야만 생명을 유지하지만, 또 자신의 몸을 지켜야만 살아남을 수 있을 것이다.

식물도 엄연히 살아 있는 생명체로써 영적인 깨우침을 가지고 있다. 영적인 깨우침이란 주변 환경에서 스스로 살아남기 위해 터득한 영성을 말함인데 이 영성은 자신이 살아남기 위한 방편을 만들어서 행하고 이 과정에서 두 가지 기능의 성분을 땅에서 흡수하며 빛과 소화 과정의 화학반응으로 새로운 제2의 성분을 만들어 내서 지니고 있는데 두 가지로 구분을 하면,

1. 자신의 생명을 유지하는데 필요한 영양소.
2. 자신의 몸을 동물이나 곤충으로부터 지키기 위한

독성분.

이 중 자신의 생명을 유지하기 위해 필요한 성분은 양이고, 이 성분은 우리 인체에 전혀 피해를 주지 않지만 음의 성분, 즉 곤충이나 동물에게서부터 자신의 몸을 지키기 위한 성분은 음이고 독이기에 경우에 따라서는 치명적 피해를 입힐 수도 있다.

하지만 이러한 독성분이 식물은 이동을 하여 도망갈 수 없기에 지니고 있지만, 이동을 하는 생명체는 이동으로 자신의 몸을 방어할 수 있기에, 동물은 주로 침 속 외에는 독성분을 가지고 있지 않는다. 다만 이동이 느린 파충류, 곤충 정도가 털이나 모공을 통해 독을 발산하기도 한다.

이 두 가지의 구분은 분명히 해야 하고 이해를 해야 약 처방이 쉽다.

식물이 먹고 살기위해 흡수한 영양분은 양이고 몸속의 생명체들이 필요로 하는 영양 보충을 해주는 것으로 사용이 되며, 자신의 몸을 지키기 위해 분포시킨 독성분, 음의 성분은 이독제독의 원리로 혈액 속의 독성분을 중화시키는데 이용을 해야 하니 정확한 이해가 필요한데, 이것을 어떻게 구분을 하느냐 하는 것이 문제일 것이다.

그 구분은 유지방 함유량과 맛으로 구분이 가능하다.

그럼 양의 성분이 많고 적음을 어떻게 알 것이냐, 하는 것인데, 이것은 양의 성질은 유지방이기에 불에 태워 보면 화기가 강하고 음의 성질은 유지방 함유량이 적으니 불에 태워도 화력이 약하다.

약초는 불에 태워서 화기가 강하면 양이고, 화력이 약할수록 음이다 분류를 하면 된다.

극양과, 극음만을 구분해보면 옻나무, 소나무는 화기가 강하지만, 은행나무, 감나무는 건조를 해도 불이 잘 붙지 않을 정도로 화력이 약하다.

이러한 성분 분석학적 수치화는 국가적인 차원에서의 연구 및 활용이 가능하나 개인은 그 방법을 알아도 작업양이 방대하여 못할 것이다.

난 이 책을 쓰는 의도가 일반인이 가정에서 주변에 널려 있는 수많은 풀들을 이용하여 사혈과 동시에 병행하라는 뜻이니 일반인 누구나가 쉽게 이해할 수 있고 실행에 옮길 수 있는 쪽으로 설명을 할 것이다.

앞의 글로 음양의 구분, 영양에 필요한 성분, 어혈, 지방질, 단백질이 어떻게 분해되는가 하는 것은 대충이나마 이해가 될 것이다.

앞에 언급한 내용을 기초로 하여 처방의 원리를 설명하려 하는데 처방에 앞서 정리해야 할 것이 있다.

인체가 질병이 왔다함은 무엇을 의미하는가 하는 것이다. 인체의 질병, 생리이치를 먼저 알아야 거기에 맞는 처방이 가능하기 때문이다.

그럼 먼저 질병이 온 상태부터 분류를 해보자.

현대의학은 질병의 종류를 더욱 세분화시켜서 수백 가지로 분류를 하고, 지금도 더 세분화시키는 작업을 계속 하고 있는데 난 현대의학처럼 복잡하게 나누지 않는다.

그 이유는 병의 종류를 수백 가지로 분류했다 해서 그 병의 원인이 수백 가지가 아니고, 새로운 것이 아니라고 보기 때문이다. 아무리 질병의 종류를 많이 분류를 하여도 각 질병마다 왜, 그 증세가 발병하였느냐 하는 원인에 들어가 보면 결국은 오장 육부의 장기 중 몇 가지 장기의 기능이 얼마나 떨어졌느냐 하는 것과, 신장과 간 기능이 떨어져 요산 수치와 GOT, GPT 수치가 얼마나 높아 졌느냐 하는 것의 차이일 뿐 새로운 원인은 없다는 것이다. 이 논리를 그대로 적용시켜 연계하면, 우리의 인체 장기 수는 이미 정해져있기에 약재로서 응급 치유 효능이나마 낼 수 있는 한계점 역시 이미 정해져 있다는 것이다.

약재의 기능과 작용 이치로 구분을 해보면,

1) 신장 기능 저하로 요산 수치가 높아졌을 때 그 요산을 해독하는 기능 : 비린 맛, 무맛(맛이 없음)=(음)

2) 간 기능이 떨어지므로 높아진 GOT, GPT(독성분) 해독기능 : 신맛, 떫은맛=(음)

3) 통증을 완화시키기 위한 마취기능 : 아린 맛=(음)

4) 어혈을 녹이기 위하여 : 쓴맛, 아린맛(음)

5) 장속의 미생물을 활성화시켜 소화 흡수를 잘 시키기 위한 기능 : 단맛, 고소한맛=(양)

6) 혈액 속의 염분 농도를 높여 해열을 하기 위한 기능 : 짠 맛 =(음)

이 중에서 대부분의 질병을 일으키는 원인의 주범은 신장과 간이고, 두 장기의 기능이 동시에 떨어진 것이 원인이 되어 제3의 질병을 일으키는 증세가 현대의학이 말하는 희귀병이다.

이 말은 희귀병 대부분이 비린 맛, 무맛, 신맛, 떫은맛, 쓴맛의 약초의 해독 기능으로 응급적 치유 효능을 낼 수 있다는 이야기다. 하지만 직접 처방을 할 때의 기술은 각 환자마다 현재 요산 수치와 GOT, GPT 수치가 얼마 정도 되느냐 하는 것을 알아야 한다. 즉, 1-2-3-4…10까지 있다고 할 때 그 수치에 알맞게 처방을 하느냐 하는 것이 처방의 결정적 포인트다.

1) 신장 기능이 떨어진 합병증으로 요산 수치가 높아진 것을 분해하는 방법.

2) 간 기능이 떨어져서 혈액 속에 독성분이 높아졌을 때 그 독을 해독하는 방법.

3) 백혈구의 무기력함은 활성화시키고, 침입한 세균을 무기력하게 하는 방법.

4) 신장과 간 기능이 떨어진 합병증으로 이미 생긴 어혈이 혈관을 막고 있을 때 혈관을 여는 방법.

5) 나머지는 몸 스스로 할 일이지 사람이 고치는 것이 못된다.

우리 인체는 물렁뼈가 마모되어 있어도, 뼈 속의 성분이 녹아 골다공증이 되어 있어도, 염증으로 일부 세포 조직이 파괴되어 있어도 스스로 복원할 영성(성질)은 이미 다 가지고 있다.

약성의 원리

* 쓴맛(음) : 어혈이나 지방, 단백질을 분해하는 기능.
* 단맛, 고소한맛(양) : 인체의 생명체들이 먹이로서 필요한 영양분.
* 매운맛(양) : 인체의 체온을 향상시키는 기능.
* 아린 맛(음) : 마취기능. (통증을 완화하는 기능)
* 신맛, 떫은맛(음) : 해독기능. (간 기능 저하에서

누적되는 독).

* 비린 맛(중성) : 신장 기능 저하의 요산 해독 기능. (이뇨기능)
* 짠맛(음) : 해열작용, 침입한 미생물을 무기력하게 하는 기능. 어혈, 지방, 단백질을 분해하는 기능.
* 기분 좋은 향 : 천궁, 작약, 당귀에서 나는 향은 일종의 흥분제. (피로 회복 기능)
* 쌀뜨물처럼 나오는 식물 : 뼈와 간, 췌장의 조직 세포 형성에 도움을 주는 영양소.
* 무색, 끈적한 어묵처럼 나오는 식물 : 백혈구의 식량이 되고 골수에 필요한 성분이며 지방을 분해하는 기능.
* 물처럼 묽게 나오고 짠맛과 비린 맛을 지닌 식물 : 요산 해독에 탁월한 효능이 있다.

이것을 기초로 하여 5가지의 약리 처방을 풀면 수학의 구구단 같은 공식이 되기에 처방은 자유롭게 할 수가 있을 것이다.

1) 신장 기능 저하로 혈액 속에 요산 수치가 높을 때 그 요산을 해독하려면 식물 중, 비린맛과 짠맛이 나는 식물을 선택하면 된다. 대표적 식물이 옥수수 수염, 우엉뿌리, 대나무 잎, 금은화, 표고버섯, 어성초, 머릿쑥(사철쑥), 머위뿌리, 호박, 오갈피, 민들레 뿌리, 돌감나무 뿌리 등 다양한 식물 중 3-5가지 정도 혼합하면 된다.

* 증세 : 만성피로, 체중이 갑자기 늘 때, 자고 나면 몸이 부을 때, 고열이 날 때.
* 양 : (한 달 섭취 기준) 100-150g 정도. (약초의 가지

수를 많이 혼합할수록 양을 줄이면 된다.)

2) 간 기능 저하로 혈액 속에 독성분이 많을 때 : 신맛, 떫은맛이 나는 식물을 택하면 된다.

* 이 맛은 해독 기능을 위해 쓰이는 만큼 엄격히 말하면 독이기에 적은 양으로 알맞게 써야 한다.

모과 말린 것, 찔레 열매가 중간쯤 익었을 때에 건조한 것, 진피(귤껍질), 푸른 감잎, 산사, 은행잎(푸른색과 노란색 중간) 석류 말린 것, 감나무 잎, 계피 등 신맛과 떫은맛이 나는 식물을 선택해 3-5가지를 같이 쓰되 한약제의 300g이 넘지 않는 것이 좋다. 양이 넘치면 생목이 오르거나 속이 쓰릴 수 있다.

3) 요산에 의해 백혈구가 무기력할 때, 침입 세균과 전쟁을 하면 고열이 날 때, 해열을 하는 방법은 3가지다. (어떠한 이유에 의하던 고열이 날 때)

ㄱ) 혈액 속에 염분 농도를 높여 주어 침입 세균을 무기력하게 하는 방법.

ㄴ) 요산해독제를 처방해서 해열을 하는 방법.

ㄷ) 8번 신간혈을 사혈해서 요산 수치를 떨어뜨려 해열을 하는 방법.

그럼 위 세 가지 방법으로 왜 해열이 되는지 살펴보자.

* 모든 생명체는 스스로 살아남기 위하여 적응적 진화를 하는 과정에서 깨우침의 영성을 다 가지고 있으며, 적응적진화로 그 환경에 맞게 진화를 하였다. 이 과정을 역이용하면 된다. 예를 들자면 바닷물처럼 염성이 많이 함유된

환경에서 적응적진화를 한 생명체가 있고, 염성이 적은 민물에서 적응적진화를 한 생명체가 있는데 두 생명체가 갑자기 환경을 바꾸어 버리면 어떻게 될 것이냐 하는 것이다.

모든 생명체는 대상에 대한 진화이기에 죽거나 무기력해 질 수 밖에는 없는데 이것을 이용하면 된다.

사람은 오랜 세월 염분을 많이 섭취했기에 혈액 속에는 염분 농도가 높고, 그 속에서 적응한 백혈구는 바닷속 물고기처럼, 이미 적응적진화를 했기에 염성이 다소 높아져도 활동에 장애를 받지 않는다.

하지만 우리 몸을 침범한 침입 세균은 염성이 적은 곳에서 적응적진화를 했기에 염성에는 민물고기처럼 약하다.

혈액 속의 염분 농도를 갑자기 높여주면 민물고기를 바닷물에 넣은 것 같이 무기력해지거나 죽을 수 밖에는 없다는 것이다. 이것이 염성 요법이다.

염분 보충은 간수 성분을 제거한 죽염을 이용해도 좋고, 염성을 많이 흡수한 민들레 뿌리를 이용해도 된다.

8번 신간혈을 사혈해서 해열을 시키는 경우, 이 역시 환경을 바꾸어 주는 방법인데, 2권에서 이미 언급을 했으니 간단히 설명을 하자면 혈액 속에 요산 수치를 떨어뜨려 줌으로써, 혈액 속의 산소 함유량은 높여주고 질소 가스의 함유량은 낮추어 주는 방법이다.

몸속의 백혈구는 산소 함유량이 높은 곳에서 적응적진화를 하였고, 침입한 세균은 질소 가스의 함유량이 높은 곳에서 적응적진화를 하였기에 8번 신간혈을 사혈하여 혈액 속의 산도를 낮추어 주면 갑자기 환경이 바뀌므로 침입 세균은 힘을 쓰지 못하고, 백혈구는 활동을 왕성하게 할 수 있는 조건이 되니 일방적으로 백혈구가 승리하기에 해열이 된다. 어떠한 이유에 의하던 고열이 날 때 임상 실험을 해보라. 죽염을 먹은 다음 8번 신간혈을 사혈해서 어혈만 나와 준다면 어떠한 원인에 의해 고열이 났든 곧바로 해열이 될 것이다.

* 신경통, 두통, 근육통, 염증성 통증, 모든 통증을 인체가 못 느끼게 하는 약은 마취기능이다. 마취기능은 치유가 아니라는 것쯤은 이미 다 알고 있으니 넘어가기로 하고 마취기능의 맛은 아린 맛이라는 것.

* 어혈을 녹이는 기능.

쓴맛과 불포화지방이다. 약초로서 쓴맛이 나는 것은 너무도 많을 것이다.

모든 공부가 그러하듯 각 처방전들을 외우는 공부는 공부가 아니다.

약은 약리기능의 이치, 인체의 생리기능의 이치, 질병으로 진행이 되어가는 이치, 여기에 자연의 섭리법과 음양의 이치를 제대로 이해해서 전체를 하나의 같은 논리로 풀어 자유롭게 응용할 줄 알아야 질병을 효율적으로 치유할 수가 있다.

8. 미생물의 분류법과 응용법

질병을 치유함에 있어서 미생물의 분류법을 아는 공부는 대단히 중요하다. 왜냐하면, 미생물의 분류법을 모르고는 치유의 응용법이 나올 수가 없기 때문이다.

나 역시 처음 이 공부를 할 때는 눈에 보이지 않는 작은 미생물체를 어떻게 분류할 것이냐, 하는 화두로 얼마나 많은 시간 속을 헤매었는지 모른다. 하지만 진리와 이치는 하나다 하는 마음으로 생명의 이치를 파고들다 보니 그 해답은 아주 가까운 곳에 있었다. 바로 자연의 섭리 법인 생명의 이치, 적응적진화 속에 모든 해답이 있었다.

나의 모든 공부가 그렇듯 눈으로 직접 보고 공부를 하는 것이 아니고, 생명의 이치를 앞뒤로 풀어 하나의 답을 만들어내는 공부다 보니, 듣는 각도에 따라서는 막연한 말로 들릴 수도 있다. 하지만 자연의 섭리 법은 하나의 정해진 규칙으로 이루어져 있기에 이다음 과학이 발달하면 과학적 입증이 가능할 것으로 본다.

세균학적 질병을 치유하기 위해선 인체의 체세포(그동안 설명을 많이 했으니 접어두고), 인체 혈액 속에 살며 혈관을 따라 이동하는 생명체와 질병을 일으키는 침입 세균을 기준으로 분류를 해보자.

먼저 크게 나누어,

1. 산소가 풍족한 환경에서 적응적진화를 한 미생물 : 퇴비 속처럼 질소가스가 많은 환경에서 적응적진화를 한 미생물.

2. 바닷물처럼 염분 농도가 높은 곳에서 적응적진화한 미생물 : 민물처럼 염분농도가 낮은 곳에서 적응적진화를 한 미생물.

3. 저온에서 적응적진화를 한 미생물 : 고온에서 적응적진화를 한 미생물.

4. 지방질이나 단백질을 먹고 당을 배출하는 미생물 : 지방질이나 단백질을 먹고 산을 배설하는 미생물.

5. 자신의 몸 중앙을 나누어 분열을 하는 미생물 : 알을 낳아 부화가 되는 미생물 : 새끼를 직접 낳아 번식하는 미생물.

6.알도 낳고 체세포 분열도 하는 미생물.

이렇게 크게 나누면 6가지 종류로 분류를 할 수 있다. 이러한 분류법이 왜 중요한가는 이렇게 분류를 한 다음, 적응적진화 논리를 접목하면 환경을 바꾸어 줌으로써 질병을 치유할 수 있고, 이독제독과 오미의 원리로 식품을 만들어 식품의 힘으로 응급처치를 할 수 있는 힘이 생기기 때문이다.

그럼 1번 문제부터 풀어보자.

적응적진화가 대상에 대한 진화라 하면, 환경을 바꾸어 주면 힘을 쓸 수 없다는 상식이 나온다. 이 논리를 이용한 것이 심천사혈요법의 해열요법이다.

고열이 발생할 때 8번 신간혈을 사혈해주면 해열이 되는 것이 이러한 이치다. (고열의 직접 원인은 침입 세균과 백혈구가 싸움을 하면 고열이 발생한다.)

우리의 몸을 지키는 백혈구는 산소가 풍족한 환경에서 적응적진화를 하였으니, 산소가 풍족해야만 정상적 활동이 가능하다. 반면 침입 세균은 질소가스가 많은 환경에서 적응적진화를 하였으니, 혈액 속에 질소가스 농도(요산 수치)가 높아야 왕성한 활동을 할 수 있는 조건이 된다.

이 말을 그대로 풀면 이미 고열이 난다는 자체가 혈액 속에 요산 수치가 높아졌다는 증거가 된다. 혈액 속에 요산 수치가 높아지면 질소가스의 함유량은 높아지고 상대적으로 산소의 함유량은 낮아지기 때문이다.

이러한 조건은 침입 세균에게는 활동하기 유리한 환경적 조건이 되고, 몸을 지키는 백혈구에게는 산소 부족으로 힘을 쓸 수 없는 조건이 된다. 그렇지만 백혈구가 산소 부족으로 힘을 쓸 수 없을 때 혈액 속의 요산 수치를 갑자기 떨어뜨려 주면 침입 세균은 힘을 쓸 수 없는 환경이 되고, 백혈구는 힘을 쓰기 좋은 환경이 되니 일방적 백혈구의 승리가 되어 해열이 되는 것이다.

그럼 요산 수치가 높아진 것이 혈액 속에 산소가 부족하기 때문이라면, 요산을 해독해 버리면 어떻게 될 것이냐 하는 것이다. 그 역시 요산이 해독된 만큼은 해열이 된다. 단, 식품을 먹고 요산이 해독될 동안, 그뿐이라는 점은 있다.

요산해독제 처방은 심천사혈요법 전국의 각 배움원장은 모두 알고 있다. (요산해독제의 처방전을 공개하지 않는 이유는 공부와 사혈요법 보급은 등한시 하고, 처방전만을 외워 자신이 직접 만들어 팔아 이익만 챙겨, 학회를 배반하고 분열되는 행동이 많이 나타나기에 공개하지 않는 것이다.)

알레르기성 체질로 알레르기성 기침, 가려움, 두드러기 증세가 심한 사람, 요산 수치가 높아 조혈 기능이 빨리 회복되지 않는 사람은 요산해독제를 섭취하며 2-3-6-8번 혈을 사혈해주면 치유가 빠르다.

2번 염성요법.

바다 물고기는 염분 농도가 높은 곳에서 적응적진화를 하였기에 갑자기 민물에 넣으면 힘을 못 쓰거나 죽어버린다. 반대로 민물고기를 바닷물에 넣으면 힘을 못 쓰거나 죽을 수 밖에는 없다.

이 원리를 이용하면 몸속의 백혈구는 바닷물처럼 염성이 높은 환경에서 적응적진화를 하였고, 몸에 침입한 세균은 민물고기처럼 염분 농도가 낮은 환경에서 적응적진화를 하였기에 갑자기 혈액 속의 염분 농도를 높여주면 침입 세균은 힘을 쓸 수 없는 조건이 된다.

고열이 날 때 병원에서 식염수를 맞아 주면 해열이 되는 이유가 여기에 있다. 염분 농도는 간수를 뺀 소금이나 죽염을 물에 녹여서 마시면 된다.

3, 4번 저온과 고온.

당을 배설하는 미생물과 산을 배설하는 미생물을 분류하면 설사나 식중독성 설사, 이질 등을 풀어낼 수 있다.

이 문제를 풀어내려면 인체의 생리이치, 먹이사슬 연결고리, 적응적진화 이치를 풀어야 한다.

저온과 고온은 환경적 대상에 대한 진화를 말한다.

장 속의 미생물(유산균)은 36.5도의 높은 곳에서 적응적 진화를 하였고, 몸 밖의 미생물은 외부 실온에서 적응적 진화를 하였다. 이 환경적 적응진화는 아랫배의 온도가 떨어지면 장 속의 미생물은 힘을 쓸 수 없는 조건이 되게 하고, 외부 침입 세균은 활동하기 좋은 조건이 되게 한다.

3번 뿌리혈 부위의 온도저하로 장 속의 미생물이 힘을 쓸 수 없을 때, 식중독 세균이 침입하여 세력을 확장해서 장속의 음식물을 갉아먹어 산을 배설하면, 장의 체세포는 그 산을 먹지 않기 위해 연동작용을 하여 음식물을 빨리 통과시켜버려 설사가 되는 것이다.

이때 설사 증세를 멈추게 할 수 있는 방법은 3가지가 있다.

1. 가벼운 설사 증세는 온열기구나 뜨거운 팩을 이용해 아랫배의 온도를 올려주는 방법, 이 방법은 임시치유의 효능은 있으나 재발율이 높다.

3번 뿌리혈을 사혈해 주어 피를 잘 돌게 해서 상시 아랫배의 온도를 높게 하여, 장속의 유산균이 침입 세균을 먹어 치우게 하는 방법.

이 방법이 근본적 치유라고 주장하는 심천사혈요법이다.

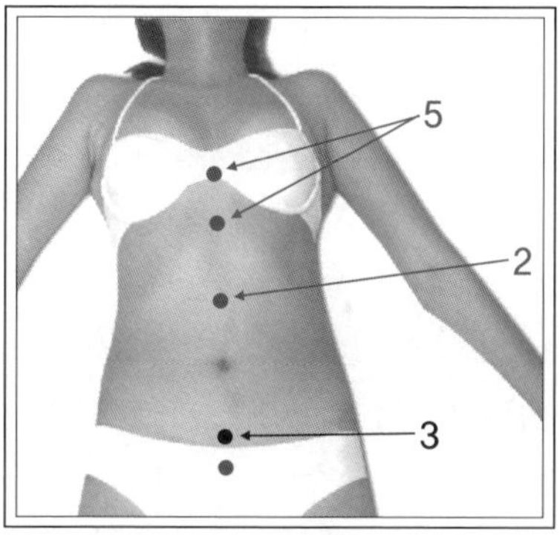

3. 뿌리혈

2. 식중독 세균의 배설물인 산이 설사의 원인이니 산을 이독제독의 원리로 해독시키는 방법이다. 예전에 많이 이용하던 소다도 일종의 변형된 산이다. 맛으로는 떫은 맛, 신맛이 나는 약제를 복용하여 장 속의 산을 해독해 주어도 설사는 멈춘다. 하지만 이것도 임시 응급 기능에 불과하다.

장 속의 산을 해독하였다 하여 식중독 세균이 죽은 것은 아니기에 아랫배의 온도저하의 정도에 따라 언제든 재발의 위험이 높다.

3. 항생제의 살충기능을 이용해 식중독을 일으킨 침입 세균과 유산균을 동시에 죽여버리는 방법.

만약 항생제와 산 중화제를 쓰면 설사는 더욱 빨리 멈춘다. 하지만 이 방법은 장속의 유산균을 죽이거나 무기력하게 하여 영양분 흡수 능력을 떨어뜨리기에 하나는 얻고 둘을 잃는 방법이다. 현재 과학의술이 이 범주에 속한다.

인체의 먹이사슬 연결고리를 이치로 풀 줄 안다면, 장 속의 유산균의 숫자가 영양분 흡수 능력을 결정한다. 왜냐, 장은 장속의 유산균이 음식물을 갉아먹고 배설한 물질을 먹이로 먹기 때문이다. 이러한 먹이사슬에 대한 전반적 이해가 없이 한 단면인 설사 증세만 보고 치유를 하는 것이 현재 과학의술이고, 나에게 공박을 당하는 근거다.

자연의 섭리 법은 더불어 상호 진화 발전이다. 자연계의 생명의 이치, 더불어 진화는 모든 생명체는 자신이 살려는 궁리는 저 스스로 알아서 다 한다는 말과 같고, 음양의 조화 - 먹이사슬 연결고리는 원인 결과 법이 되어 먹이량과 비례하여 다음 생명체의 숫자가 결정지어진다.

나의 이러한 이치법이 망상의 말로 들린다면, 설사나 식중독이 자주 걸리는 사람을 2-3번 혈 두 곳만 책의 기준이 될 때까지 사혈을 해보라. 장의 외부인, 모세혈관 속 어혈을 뽑아내 버림으로써 피만 잘 돌게 해주어도 온도 상승이 된 것 하나만 가지고, 소화불량, 만성설사, 식중독, 변비, 얼굴의 기미, 건선 피부는 촉촉한 피부로 바뀌어져 있을 것이다.

인체의 생리이치, 미생물의 분리법, 적응적진화의 이치를 모르는 시각으로 보면 장은 배 속에 있고, 3번 뿌리혈은 외부에 있는데 어떻게 외부 뿌리혈을 사혈해 준다고 앞의 나열된 증세들이 치유가 될 수 있느냐 황당한 소리하지 말라 할 것이다. 이치를 공부한 나의 시각으로 보면, 현재 의술이 황당하게 보이고, 이치가 없는 과학의술을 기준하면, 심천생리학이 황당하게 보일 뿐이다.

적응적진화는 대상에 대한 진화이고, 대상에 대한 진화란 대상은 그대로 두고 내 자신이 대상을 상대하는 방법을 깨우친다는 뜻이다.

자연의 정해진 거대한 생명의 연결고리, 톱니바퀴를 인위적으로 바꾸려 함은 자연의 섭리 법을 거역하는 것으로 인과응보의 부작용만이 되돌아옴을 알아야 한다.

9. 체세포의 환경과 성격 변화

우리 인체 안에는 크게 두 종류의 생명체가 있다.

한 자리에서 자리를 잡고 일생을 마치는 체세포 한 종류와 혈액 속에 살며 혈관을 따라 이동하며 사는 생명체 두 종류로 분류를 하는데, 인체의 본체는 체세포이고 혈액 속에 살며 혈관을 따라 이동하는 생명체는 체세포와 공생 관계이기는 하지만 본체는 아니다.

인체의 8조 마리나 되는 각 체세포는 모두 독자적 영성, 독자적 수명을 따로 가지고 있다. 각 체세포들은 대략 5-7마리의 체세포가 한 조가 되어 신경선 한 가닥에 연결이 되어 뇌세포 하나와 연결되어 있다. 이 말은 체세포의 약 6분의 1이 뇌세포의 숫자다 하는 말과도 일치한다.

각 체세포가 느끼는 감정은 신경선을 통해 뇌에 전달이 되면 12뇌의 종합 뇌에서 판단을 하고 그 판단을 12뇌 중 해당 뇌에 전달을 하면 해당 뇌에서 움직이고자 하는 신경선에 전류를 보내면 근육의 수축 이완을 통해 몸을 움직여 해결을 한다. 이것은 체세포와 뇌의 상호 관계의 움직임을 설명한 글인데 오늘은 각 체세포가 주변 환경에 따라 성격 변화에는 어떠한 영향을 주는가 하는 것을 설명하고자 한다.

8조 마리나 되는 독자적 체세포는 모두 독자적 영성(성격)을 따로 가지고 있는데, 그 성격이 일정하지가 않다.

체세포 주변 환경에 따라 기복이 심하고 그 기분 그대로 뇌에 전달이 되어 행동으로 나타나기에 각 체세포의 주변 환경과 성격은 밀접한 관계가 있다. 이 문제를 정확하게 풀 줄 알면 자폐아의 얼굴 변형이 왜 일어나는지 얼굴의 윤곽만 보고도 자폐 증세를 예측할 수 있다.

즉, 특정 위치의 체세포가 답답함을 느끼면 그 기분이 그대로 뇌에 전달이 되어 마음이 답답함을 느낀다는 것이다. 이 논리를 그대로 연계하면 자폐아의 경우 외관상의 나타난 성격만 보고도 어느 부위의 혈관이 막혀있는지 답을 얻을 수 있다는 것이다. 오늘은 몸 전반적 성격 변화를 논하고자 하니 자폐증은 따로 설명을 하겠다.

보통 자신의 건강 상태를 체크할 때 자신의 몸을 의식하지 못하면 건강한 사람이라 보면 된다. 그 이유는 각 체세포들이 삶에 불편을 느끼지 않으면 그 불편함을 뇌에 전달을 하지 않기에 영혼은 몸을 의식하지 못하는 상태가 되기 때문이다.

모든 체세포가 모두 독자적 영성을 다 가지고 있기에 의사전달은 다 되지만 그 중 몇 가지만을 설명해보면 뇌세포는 다른 세포와는 비슷하긴 하지만 조금 다르다.

뇌가 산소 부족이 되면 산소 부족 정도에 따라 두통, 어지러움, 언어장애가 일어나는데, 이것은 뇌세포 자체에는 공테이프처럼 영성은 없고 각 체세포의 영성을 전달

받아 녹음 종합하여 영혼의 지시를 받아 지시하는 일을 맡고 있기 때문이다. 이 말은 뇌세포는 독자적 영성은 가지고 있지만 그 영성은 분열과 동시에 유전적으로 가지고 있는 것이 아니라, 후천적 체세포의 영성이 뇌에 전달되어 재입력 형성된 제2의 체세포의 영성체라는 것이다.

이러하기에 손발 등 다른 체세포의 일부가 잘려도 생각은 가능하지만 뇌는 산소 부족으로 질식만 되어도 체세포와 상호 교류가 이루어지지 않기에 의식을 잃는 것이다.

하지만 외관상 의식은 잃어도 생각은 할 수 있다.

왜냐하면 육신과 영혼은 별개체라서 생각은 별도로 할 수 있기 때문이다. 다만 뇌가 고장이 나면 지시를 못하니 겉으로 표현을 못하는 것뿐이다.

이 논리를 그대로 연계하면 사람은 자신의 육신이 죽어도 죽었다는 의식을 스스로는 알지 못한다. 다만 육신의 지식 통념상 자신을 관속에 넣거나 땅에 묻는 모습을 보고 "자신의 육신이 죽었구나!" 하는 것을 알게 된다. 마치 자동차가 움직이지 않는 것을 보고 엔진시동이 꺼진 것을 사람, 영혼이 알아채는 이치와 같다.

이 부분은 영혼의 삶에 대해서 다시 더 진행시키고 본론으로 돌아와서 정리를 하면 뇌세포는 자체적 영성은 없고 체세포의 분열 속도와 맞게 체세포의 영성이 뇌세포에 입력이 된다고 정의한다.

하지만 다른 장기 세포는 다르다. 모두 분열과 동시에 독자적 영성을 물려받아 가지고 있고 그 영성 그대로 뇌에 전달을 하고 마음 작용에 직접 관여한다. 이러한 논리를 연계해서 진행시키면 뇌세포 속에는 인체 전체의 설계도면의 영성이 없기에 아무리 좋은 조건을 갖추어 분열을 시켜도 뇌세포만으로는 분열이 되어도 한 사람 전체로 세포 분열은 되지 않는다. 하지만 나머지 체세포 모두는 어느 체세포를 분열시켜도 외관상 외형은 한 사람으로 분열이 가능하다.

그럼 각 장기나 체세포가 느끼는 감정이 어떻게 나타나는지 살펴보자.

심장의 체세포의 경우 혈액을 펌프질하는 기능을 하는데 동맥 앞으로 혈액이 나간만큼 정맥 뒤에서 끌려 들어와 주어야 하는데, 들어오는 쪽이든 나가는 쪽이든 혈관이 막혀 들어오고 나감에 장애를 일으키면 심장 체세포는 답답함을 그대로 뇌에 전달하여 마음으로 느낀다.

동맥 쪽으로 나감이 불규칙하면 마음 또한 안정이 되지 않고 혈액의 나감이 불안한 만큼 마음 또한 불안하고 초조하여 안정이 안 되며 불면증, 협심증으로 나타난다.

이렇게 각 장기의 체세포가 느끼는 마음은 그대로 뇌에 전달이 되고 마음 작용에 직접 관여한다.

여기서 구분을 해야 할 점은 특정 한 장기의 체세포 기분만 뇌에 전달되는 것과 몸 전체의 체세포 기분이 뇌에 전달이 되는 것은 구분을 해야 한다. 즉 한 장기의 고장 의사 전달이 다르고 몸 전체의 체세포의 의사 전달이 다른 것을 구분해야 된다는 것이다. 그래야 치유 방법을 도출할 수 있다. 즉 인체의 장기 기능을 기능적 이치로 보면 신장은 혈액 속의 요산을 걸러주는 역할을 한다.

이 기능이 떨어지면 피는 탁해지고 피가 탁해진 만큼 산소 부족이 되는데 혈액 속 산소 부족이 되면 인체의 모든 체세포는 산소 부족으로 힘을 쓰지 못하고 답답함을 느끼는데 이러한 환경은 마음은 무겁고 답답하며 움직이기를 싫어하는 성격으로 나타나고 좁은 공간에 들어가면 마음이 답답해져 안정을 취하지 못하며 잠을 잘 때에는 이불을 덮으면 답답함을 느낀다.

또 매사에 부정적이고 나태한 성격으로 나타난다.

여기에 간 기능까지 떨어져 혈액 속에 독성분의 농도가 진해지면 그 독성분이 체세포의 신경을 자극해 체세포의 신경이 예민해지고 과민반응을 일으킨다. 이러한 사람은 화를 잘 내고 포악한 성격으로 나타난다.

이렇게 성격과 몸의 건강상태는 직결하며 피의 탁도, 건강의 척도가 마음 안경 빛깔을 결정하여 성격과 직결된다.

이러한 현상은 조금만 관찰하면 금방 알 수가 있다. 대부분 우울증이나 조울증 환자는 그 병이 오기 전에는 온순하고 게으르며 부모나 주변 사람의 말을 잘 듣고 순한 편이다. 하지만 정신과 질환을 치유한다고 신경안정제(마취제)를 장기 투여하여 그 마취기능이 간 기능을 떨어뜨리면 일차적 몸에 종기나 뾰루지가 먼저 생긴다. 이것은 간 기능이 떨어졌다는 신호로 혈액 속에 GOT, GPT 성분의 농도가 높아졌다는 신호다.

이때가 되면 그 순하기만 하던 사람이 갑자기 포악해지고 반항적 성격으로 돌변한다. 이것은 간 기능과 성격과는 직결한다는 증거다. 성격이 포악해 진다해서 신경안정제를 더 강하게 쓰면 결국은 바보가 되어 정신적 폐인이 되고 조금 지나면 고혈압, 간염, 간경화, 간암이 되어 죽고 만다.

이렇게 성격과 건강, 피의 탁도는 그 사람의 성격과 밀접한 관계가 있는데, 난 이 말을 줄여서 건강의 척도가 마음 안경의 색이 되어 마음 작용이 다르게 나타난다고 정의한다.

하지만 본인 자신은 전혀 느끼지 못한다. 왜냐, 자신은 항상 현재 자신의 영성 그대로를 기준하여 사물을 보고 판단을 하기에 항상 자신의 생각이 척도로 느껴지는 착시 때문이다.

이 논리를 연계하면 육신의 건강을 지키지 못하는 이상 마음 건강 또한 찾을 수 없고 참 진리의 깊은 공부는 깨우칠 수가 없다는 결론이 나온다.

성격은 각 장기의 기능과 체세포가 느끼는 감정이 뇌에 전달되고 종합되어 나타나기에 각 장기의 건강상태와는 직결된다. 이 말은 오장 육부의 건강을 유지시키지 못하면 육신만 병이 드는 것이 아니라 마음까지 병든 것이 되기에 건강한 생각을 유지하려면 오장 육부의 건강을 유지해야 되고, 병든 사람의 성격은 평상심의 성격이 아니라 정신까지 병든 것으로 보아야 하기에 환자의 행동을 보고 화내는 마음을 갖는다면 그 자체가 바보의 생각이 된다.

10. 체세포 복제 기술의 문제점(치매)

요즘 체세포 복제술이다, 줄기세포 복제술이다 해서 무슨 새로운 것이나 발견한 듯이 요란하다.

한치 앞도 분간하지 못하는 행동을 보면 과학자들의 인격에 의심이 간다. 과학이 아무리 발전을 해도 손을 대야 할 것이 있고 알아도 손을 대지 말아야 할 분야가 있다. 물불 가리지 않고 상업성에만 몰두하는 과학자들에게 물어보고 싶다. 당신들은 인격이나 자식들의 사랑과는 아무 관련이 없는 사람이고 오로지 연구해서 돈만 벌면 된다는 사고를 가지고 있는 사람이냐고 물어보고 싶다. 자신이 하고 있는 일이 인간의 영성파괴에 앞장서고 있다는 사실을 아는지 모르는지 한심한 사람들이다.

앞으로는 식물의 체세포를 복제하듯, 공장에서 인간을 상업적으로 복제하여 공장에서 만든 제품이니 인체의 장기를 장기별로 떼어 팔겠다고 주장할 사람들이다. 그 주장의 핵심은 환자를 위해서일 것이고, 정상적으로 태어난 사람이 아니고 인위적 공장에서 생산했으니 짐승 다루듯 인체의 각 부위를 떼서 팔아도 법적인 문제는 없다 주장을 하고도 남을 사람들이다.

진리와 이치, 인간의 몸속 영성은 보이지 않으니 없는 것이고, 눈에 보이는 것만이 존재하는 것이니 상대의 고통쯤이야 내 알바 아니고 돈만 벌면 그만이라는 이기심이 극에 다다른 사람들이다. 이러한 사람이 이 땅에 남겨줄 일은 인간의 영성을 파괴하고 인명경시 풍조를 만연하게 하여 인류의 파멸만 앞당기게 하는 역할만 한다. 난 이러한 부류의 과학자를 경제동물이라 표현한다.

자연계의 생명이치는 모두 같은 것이라서 식물의 체세포를 나누어 배양하면 수많은 같은 종류의 식물을 만들어 낼 수 있듯이, 인간의 체세포를 복제해서 한 인간으로 분열시키는 일은 얼마든지 기술적으로 가능한 일이다.

남자의 체세포를 배양하면 남자가 나오고 여자의 체세포를 배양하면 여자만 나온다.

하지만 정자와 난자가 만나면 주변 환경에 따라 자연의 섭리 법에 따라 남·녀 결정을 스스로 하여 나오는 것이 생명의 이치다.

체세포 배양기술이 대단한 발견이라고 착각을 하면 안 된다. 난 혼자서 명상만으로 터득한 의술만 가지고도 남·녀의 성 조정을 간단히 할 수 있는 의술을 가지고 있다. 하지만 안다고 해서 그 공부를 모두 밝히고, 그 기술로 상업적 목적을 하는 행동은 동물보다도 못한 행동이다.

더불어 공생 공존의 삶을 사는 사회에서는 자신의 공부가 이 사회에 도움을 줄 것인지 피해를 입힐 것인지는 스스로 알고 가려서 발표를 해야 한다. 남이야 죽든 말든 자신만 물질적으로 풍요만 누리면 그만이라는 행위는 인간으로 대접을 해 줄 가치가 없다고 생각을 한다. 체세포 복제 기술, 배양기술, 이식수술은 얻는 것보다는 잃는 것이 많기에 인간의 건강한 삶을 유지시키는 일과는 전혀 무관하다는 것을 명심해야 한다.

왜냐, 이식수술 복제기술이 필요하게 된 근본 원인은 기존의 장기를 복원 치유할 수 없다고 하는 무지에서 출발된 기술이기 때문이다. 기존의 장기를 망가지지 않게 예방하는 의술, 다소 망가져 있는 장기라도 재생 복원시킬 수 있는 의술이 있다면 필요 없는 기술이 되고, 오히려 기존의 장기를 보전하기 위한 예방의술 재생하는 의술만 사장시키는 쪽으로 작용할 것이기 때문이다.

그 결정적 이유는 재생의학은 노력에 비해 많은 돈을 받을 수 없고, 이식 수술은 한 번에 많은 돈을 받을 수 있으며, 수술 후에도 관리란 명목으로 죽음에 이를 때까지 병원 고객으로 묶어 놓는 장점이 있기 때문이다.

현재 기존의 장기를 복원 재생시키지 못하는 결정적 원인은 현대의학의 잘못된 시각, 잘못된 치유법, 자신들만이 최고라는 고정관념 때문이지, 결코 기존의 장기를 재생시키는 의술이 어려워서만은 아니다. 여기에 인술이 아닌 상술이 된 현 시점에서 체세포 배양기술과 수술적 기술이 발달하면 한 번에 많은 돈을 벌 수 있는 기술을 놓아두고 환자를 위하여 기존의 장기를 재생시키는 의술을 행하겠느냐 하는 것이다. 지금 현재도 어혈만 뽑아주어도 간단히 치유가 될 증세를 두고 오만 협박성 겁을 주고 수술로 유도하는 현실에서 이식 수술이 더 발전하면 재생의술은 알아도 멀리할 수 밖에는 없다.

왜? 돈 벌이가 안 되니까. 이러한 이유는 기존의 장기를 오히려 약물로 망가뜨리고 나서 이식수술을 해야 된다는 쪽으로 몰아가는 현상으로 발전을 하고 말 것이다.

요즘 각종 동물에 세포를 배양해서 인체에 이식을 한다고 난리들인데 왜 그러면 안 되는지 설명을 하겠다. 우리 인체는 8조 마리나 되는 생명체가 모두 독립 생명체로 공생 공존하는 구조로 이어져있다.

이 말은 세포 하나하나가 모두 한 사람이 가지고 있는 영성(생각)을 다 각자 가지고 있다는 이야기인데 이 각 세포의 생각들이 뇌에 전달이 되어 우리가 생각하고 행동에 옮기는 구조로 몸이 움직인다.

마치 우리나라 4500만 인구가 한 국가로 살지만 국민 개개인이 독자적 인격체로 되어 있는데 국민 개인의 목소리가 대통령(뇌)에 전해지면 대통령이 그 내용을 통합하여 생각하고 그 생각대로 몸을 움직인다는 이야기다.

이러한 인체 구조는 인체의 모든 장기는 각 장기마다 자신이 처한 환경에서 살아남는 방법을 깨우쳐 영성으로 각 체세포마다 각각 다 지니고 있다. 쥐는 쥐로써 살면서 깨우친 영성, 돼지는 돼지로 살아가면서 깨우친 영성이 다 다르게 지니고 있다.

이 말은 인간과 동물은 삶에 방법이 다르기에 각 체세포 속 영성은 같을 수가 없다는 것이다. 만약 쥐, 돼지, 개의 영성이 인간과 같다면 그 외모는 인간의 모습이어야 한다. 왜냐, 모든 생명체의 외형은 그 영성(성격)따라 바뀌어지기 때문이다.

이 말은 모든 생명체가 외형이 다른 것은, 하는 행동이 다르기 때문이고, 그 행동은 성격이 결정짓기 때문이다.

가볍게 육식동물과 채식동물의 외형을 비교해보라.

채식동물보다는 육식동물이 날카롭고 포악하게 보일 것이다. 그 외형 생김새는 성격과 일치하는 것이다. 이러한 각 생명체의 체세포의 영성은 무시하고 동물로써 살 때 축적된 영성을 인간의 몸속에 혼합시켜 보라는 것이다. 외형적 모습은 비슷해 보여도 성격 마음 자리가 바뀌는 것은 어떻게 할 것이냐 하는 것이다.

물론 기존의 체세포의 수보다 새로 들어온 세포의 수가 월등히 작으니 당장 육안으로 감지하기는 힘들 것이다.

하지만 이식이 대중화되고 대물림 이식이 계속 시행이 되면 마치 빨간 채송화 꽃과 흰색 채송화 꽃을 함께 심어 둔다면 다음해에 분홍색 꽃이 나오듯, 인체의 장기 중 한 장기만 동물의 장기를 이식해도 우리에 인성도 동물의 영성과 혼합되어 서서히 동물과 같은 영성으로 변하게 된다는 것은 피할 수 없다. 의술이, 의학이 아무리 발달하여도 체세포의 외형을 볼 수 있어도 체세포 속 영성, 즉 컴퓨터 파일 속의 내용은 현미경으로 볼 수 없다.

눈에 보이는 육체의 단면만을 보고 공부한 시각은 인체의 생리이치 중 반쪽만 보고 공부한 시각이라는 점을 명심해야 한다.

지금 현재도 남이야 죽든 말든 자신만 잘 살면 된다는 영성이 강한데 동물적 영성까지 혼합시킨다면 다음은 인간 스스로 파멸의 길로 간다는 것은 너무나 당연한 이야기다.

우리의 성격은 각 세포의 생각들과 직접 연결되어있다.
이 실험의 결과는 직접 체험이 가능하다.

만약 신장 기능이 떨어져 혈액 속에 요산 수치가 높아짐으로 인해 산소가 부족해지면 인체의 세포들은 산소부족으로 힘을 쓸 수 없고 무기력해진다. 이러한 각 체세포들이 느낌은 그대로 뇌에 전달이 되고, 곧바로 성격으로 나타나 외형상 소극적이고 비관적이며 움직이기를 싫어하는 게으른 형태로 나타난다.

또한 간 기능이 떨어져 혈액 속에 독성분이 많아지고 이 독이 세포를 자극하면 성격이 포악해지고 신경질적이며 날카롭게 나타난다.

이런 사람을 중산해독제를 섭취시키며 2-3-6-8번을 순서에 맞게 사혈한 다음 5번 협심증혈을 사혈을 해주고 3개월 뒤쯤 지켜보라.

성격이 소극적이고 비관적인 사람은 진취적으로 바뀌며 무엇인가 새로운 일을 하기 위하여 움직임이 활발해진다.

또 성격이 급하여 화를 잘 내고 스트레스를 잘 받는 사람은 정신적 편안함을 느끼며 오히려 농담을 할 정도로 여유로워 질 것이다.

이처럼 인체의 체세포가 느끼는 감정이 사람의 뇌에 전달이 되어 행동으로 나타나는데 동물의 체세포가 인체에 들어와서 영성이 혼합이 되면 다음 나타날 성격은 포악하고 저 밖에 모르는 이기적 폭군으로 변한다는 것은 해보지 않고도 미리 알 수 있는 일이다.

지금 현재의 과학자들이 자연의 이러한 섭리 법을 생각해 보았는지 묻고 싶다. 단순히 현미경적 보이는 외모가 같으니 이상이 없을 거란 생각은 영성의 작용 이치를 모르는 생각에서 나온 발상이다. 여기에 정자 생성 이론을 접목하여 보자.

남자가 한번 사정을 할 때 약 1억 5천 마리에서 3억 마리나 되는 정자가 나온다.

이중에 한 인간으로서 세포 분열을 하는 정자는 한 마리 뿐이다. 그런데 왜 3억 마리나 되는 정자가 나왔느냐? 하는 것이다. 그것은 인체의 8조 마리나 되는 세포들이 모두 독자적 생명을 이어나가기 위한 본능으로 세포 분열과 동시에 알을 낳는데 그 알들이 혈관을 타고 낭심에 모여 부화를 한 것이 정자이기 때문이다. 쉽게 풀어주면 체세포 한 마리의 수명은 약 45일이다. 이러면 8조 마리 나누기 45일하면 하루에 그만큼 죽고 그만큼 태어난다는 말과 같은데 한 마리의 체세포가 수명을 다하기 전 청년기에 하나의 알을 낳기 때문에 정자의 수가 많다는 이야기다.

이 논리를 그대로 접목시켜 만약 이식한 동물의 장기 세포가 알을 낳고 그 알이 부화를 하여 난자와 만나 수정이 되었을 때를 가정해 보라는 것이다. 정말 끔찍한 일이다.

영성도 외형도 다르다 하여 사람 몸속에서 나온 생명체를 죽일 수 있느냐 하는 것이다.

물론 이식된 장기의 체세포의 숫자가 적은만큼 성공을 하기 쉬운 내용은 아니다. 하지만 영성 자체가 혼합이 되는 것은 막을 수가 없다.

현재 과학자들이 연구하여 발표하는 내용들이 알고 보면 별 가치가 없는 내용들이다.

요즘 권투선수 알리의 치매 치유를 위하여 쥐에게 인간

뇌세포를 배양하여 넣어주면 치유가 된다는 학설로 요란한데 인체의 생리구조를 제대로 볼 줄 모르기에 복잡하게 쥐에게 뇌세포를 배양하고 이식을 하는 방법을 떠올리는 것이지 인체의 생리구조를 제대로 볼 줄 안다면 간단히 해결 할 방법이 있다.

권투선수 알리의 뇌세포가 왜 고사되어 소멸되었을까를 생각해 보자. 그 원인은 권투의 심한 충격으로 어혈이 많이 생겼는데 그 어혈이 뇌 쪽으로 들어가는 혈관을 막아 피가 못 도니 영양 공급이 이루어지지 않아서 뇌세포가 고사되었다고 보아야 한다. 여기에 앞의 논리를 그대로 적용해보자. 기존에 남아 있는 뇌세포에는 정상적 숫자의 설계도면은 이미 다 가지고 있다. 그러면 남아있는 뇌세포에 영양 공급을 해주면 스스로 알아서 분열하여 복원시키는데 무엇때문에 외부에서 배아세포를 만들어 넣어줄 필요가 있느냐 하는 것이다.

배아 뇌세포를 넣어주기 위해서는 마취에다 수술을 해야 되고 기존의 뇌세포를 분열시키는 방법은 1번 두통혈과 9번 간질병혈 두 곳만 사혈해주면 된다.

하나의 뇌세포를 떼어내서 영양 공급을 시켜 배양시키는 것이나 그대로 두고 영양 공급을 시켜 배양하는 것이나 무엇이 다른가 하는 점이다.

과학자들이 몇 십년 고생하여 뇌세포 배양기술을 연구했다고 하지만 그 효능이란, 몇 만 원짜리 사혈기 하나 효능만 못하다. 왜냐, 뇌세포를 배양하여 이식하였다 가정을 해보자. 기존의 뇌세포가 고사된 원인이 어혈이 혈관을 막아 피가 못 돈 것이 원인인데 이식 수술이 혈관을 막고 있는 어혈을 제거하는 효능이 있느냐 하는 것이다.

이식을 했다 해도 영양 공급이 이루어지지 않으면 또 다시 고사되어 재발을 하면 그때 가서 또 이식을 하는 것을 반복할 것인가 묻고 싶다.

나의 이론이 맞는지는 직접 임상 실험을 해보라. 치매 환자의 경우 조혈기능만 문제가 없다면 1-9번 혈 두 곳만 집중적으로 사혈을 해보라. 혈관을 막고 있는 어혈을 뽑아주면 혈관이 열리고 피가 돌아 영양 공급이 이루어지면 다시 뇌세포는 분열하여 복원되니 치매는 저절로 치유가 될 것이다. 권투선수 알리 같은 경우는 권투의 충격에 의한 것이니 먼저 2-3-6번을 사혈하여 6번 혈에서 생혈과 어혈이 반반 비율로 나오면 그 때부터 2-3번 혈을 기준 사혈 하면서 2-3-1-9번 혈을 동시에 사혈을 한다. 이곳만 사혈을 해도 치유가 될 가능성은 많지만 그래도 치유가 되지 않으면 40번 귀울림혈과 20번 시력혈을 사혈해주면 사혈만으로도 치유가 될 가능성은 높다. 40-20번 혈을 추가 사혈하라는 것은 권투의 충격에 의한 것을 고려했기 때문이다.

2. 위장혈 3. 뿌리혈

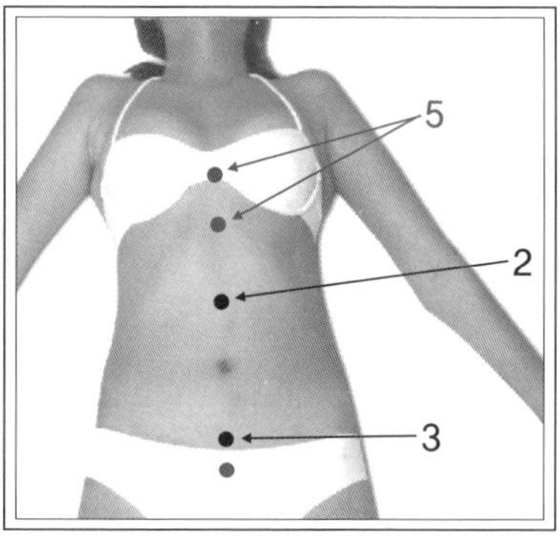

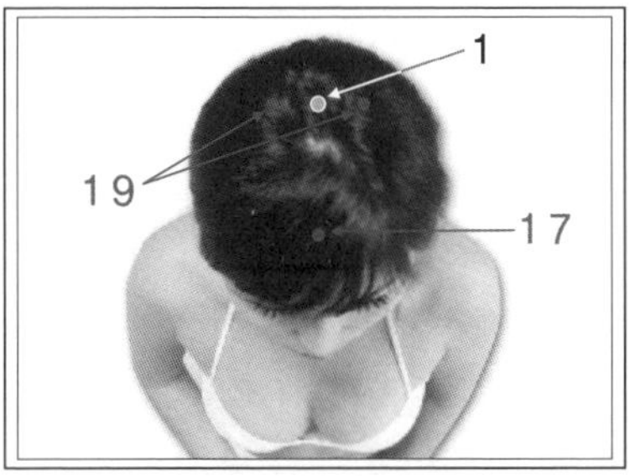

1. 두통혈

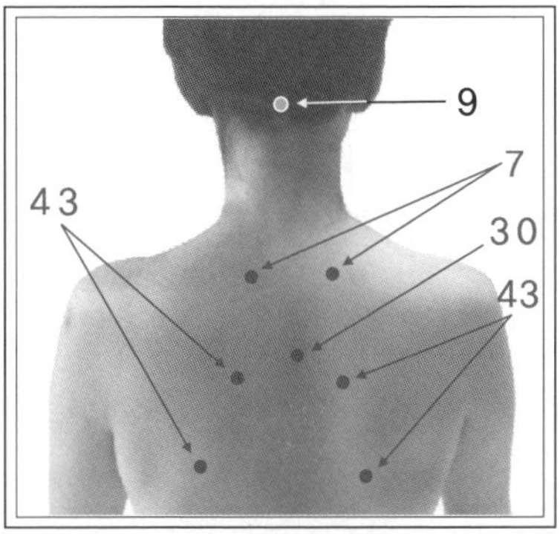

9. 간질병혈

과학의술은 인체의 구조를 성분수치학으로 쪼개고 또 쪼개는 쪽으로는 연구했지만 인체의 생명의 이치 쪽으로는 아직 멀었다. 치매환자만을 놓고 보자. 치매는 뇌세포가 영양 공급이 이루어지지 않아서 뇌세포가 서서히 괴사되어 없어지는 것이 치매다.

이 간단한 치매 증세 하나 현대과학은 아직 풀지 못하고 있다. 단순한 생각으로 뇌세포가 못 먹어서 굶어죽어 없어졌다면 영양 공급만 시켜주면 다시 복원될 것이 아니냐는 것이다. 그럼 남아있는 뇌세포에 뇌 전체 설계도면이 있으니 스스로 복원이 되는 것은 상식이 아니냐는 것이다.

여기에 더욱 간단한 방법이 있다. 혈관이 막히는 원인이 어혈 때문이라면 혈관이 아주 막히기 전에 미리 뽑아버리면 간단히 예방이 가능하다. 기억력이 떨어지기 시작하면 뇌혈관이 막히기 시작했다는 신호다.

이때만이라도 2-3-6-8번 혈을 순서에 맞게 사혈을 한 다음 1번 두통혈만 미리 사혈을 해보라. 치매정도는 오라고 고사를 지내도 못 오는 것이다.

인체의 질병은 보는 각도에 따라서 치유 방법도 다르게 나타난다. 과학이 보는 각도와 진리에 눈으로 심천사혈 요법이 보는 각도는 다르다. 누구의 생각이 옳은지는 치유의 결과에 따라야 할 것이다.

11. 정자 생성 이론과 이식 수술의 문제점

지금 내가 주장하는 이론은 과학이 한 단계 더 발전을 해야 입증이 가능할 것이다.

정자 생성 이론은 이식 수술이나 복제 인간을 연구하는 사람들에게 참고 자료가 되었으면 한다.

진리와 이치를 언어로만 풀이를 하려면 막연하게 들릴 수도 있다. 하지만 일상적 우리 주변에 늘 일어나고 있는 현상들이라서 조금만 주위를 기울이면 쉽게 이해를 할 수 있는 것이 자연의 이치이기도 하다. 정자 생성 이론과 문제점을 쉽게 이해하려면 자연계의 모든 생명의 이치는 같다 하는데서 출발하면 이해가 쉽다. 동물, 식물, 곤충, 인간을 따로 떼어놓고 보면 서로 다르게 보일 수도 있다.

하지만 삶의 이치의 눈으로 보면 지구상 모든 생명체는 먹이사슬의 연결고리 속 한 틀에서 공생 공존의 법칙으로 이어져 살아가고 있기에 삶의 이치는 모두가 같다.

이 속에서 알아야 할 점은,

1) 육체적 적응적진화.
(주변 환경에 살아남기 편리한 구조로 육체가 변화하는 것.)

2) 영적인 적응적진화 깨우침.
(주변 환경에 따라 살아남는 방법을 깨우쳐 영성(성격)으로 가지고 있는 것.)

3) 영성의 작용 반응 이치.
(마음 작용 상호 교행의 이치)

4) 영성 혼합 작용의 이치, 이 4가지의 작용 이치를 알고 있어야 질병을 치유할 때 오류를 범하지 않을 수 있다.

이러한 작용 이치를 모르는 시각으로 보면 개나 돼지 같은 동물을 이용해 세포조직 배양을 하고, 인체의 각 장기를 공장에서 제품 만들 듯 만들어, 망가진 장기를 떼어내고 이식 수술을 하여 질병만 빨리 치유하면 될 것 아니냐 하는 극단적인 생각을 할 수도 있다. 하지만 이것은 생명의 이치를 모를 때 기준한 생각으로 바둑으로 보면 꼼수를 두는 생각과 같다. 한치 앞은 보지 못하고 당장 코앞의 이익만을 보고 생각하는 발상이라는 것이다.

자연계의 생명흐름 이치는 모른 채 한 단면만을 보고, 인체의 장기를 동물을 이용하여 배양하는 의술이 발달한다면 인간 사회는 인성이 파괴되어 동물처럼 포악해지고 인명 경시 풍조가 강하게 나타나 서로가 서로를 죽여 파멸의 길로 가고 말 것이다. 왜 이러한 결론을 내리는지 풀어보자.

이 문제를 이해하려면 먼저 정자 생성 이론부터 풀어 들어가야 한다.

모든 생명체가 외형은 달라도 삶의 이치는 같다. 크게 보면 동물, 식물, 인간의 외형이 다르고, 몸속을 보면 신장, 간장, 위장, 각 장기들의 세포 조직이 외형상 다르게 보이지만 먹이사슬 연결고리의 삶의 이치로 보면 생명의 이치는 같다. 먹이사슬의 연결고리로 보면 앞 단계의 생명체가 나를 존재시키는 나는 다음 단계의 먹이사슬 연결고리 중간에 있다. 이러한 연결고리 속을 조금 더 깊이 들여다보면 각 장기마다 외형이 다르고 필요로 하는 영양분도 다 다르고 성격 또한 각 생명체마다 모두 다르다.

우리는 이점을 깊이 생각해야 한다. 인체의 8조 마리나 되는 체세포는 모두 독자적 영성, 독자적 수명을 따로 갖고 있고, 각 장기 그룹별로 성격이 다 다르다. 사람의 성격은 각 장기마다 다 다른 성격들의 의견을 종합해 도출된다. 이러한 마음 작용 구조에서는 성격이 다른 장기를 이식했을 경우, 오색의 물감 중 한 가지 색만 바꾸어 주어도 새로운 제3의 색이 나오듯, 표출되는 성격이 달라짐을 알아야 한다.

영과 육의 교류관계를 보면 인체가 본래 가지고 있던 장기마저, 장기의 기능 환경 정도에 따라 성격변화가 일어난다.

1) 간 기능이 떨어지면 성격이 급하고 포악해진다.

2) 신장 기능이 떨어지면 판단력이 흐려지고 게을러진다.

3) 심장 기능이 떨어지면 안정이 안 되고 불안 초조해진다.

4) 장의 영양분 흡수기능이 떨어지면 무엇이든 자꾸 모으려는 욕심이 많아진다.

5) 폐 기능이 떨어지면 늘 마음이 답답하고 좁은 공간에서는 답답함을 느끼는 정도가 강해진다.

이렇게 각 장기의 건강 상태가 마음 작용을 다르게 나타나게 한다는 것이다. 이것은 각 장기의 성격은 다 다르다 함과 일치한다. 여기에 인체의 각 장기 체세포 속 영성들은 인간의 몸으로 살면서 축적된 영성을 지니고 있다.

그런데 이러한 생명의 이치를 무시하고 동물의 몸속에다 장기 배양을 하여 이식을 했다 가정을 해보라는 것이다. 같은 사람도 환경에 따라 성격이 다 다르다. 외형이 같다 하여 영성까지 같다고 생각을 하는 것은 무지다. 동물의 몸으로 살며 축적된 영성과 사람의 몸으로 살면서 축적된 영성은 다르다. 현미경으로 외형만 보고 DNA가 같다하여 그 체세포 속 영성도 같다 생각을 하면 안 된다는 것이다.

오색의 물감 중 한 가지 색만 바꾸어도 전체의 색이 달라지듯 동물의 몸으로 살면서 축적된 영성이 장기 이식을 통해 한 장기만 인간의 몸속에 이식을 해도 동물의 영성이 인체의 영성과 혼합이 되어 인간의 성격 자체가 바뀐다는 것은 당연한 결과다.

여기에 정자 배양의 생리이치를 보태어 보자.

정자 배양론

남자가 한번 사정하는 정액 속에는 약 1억 5천에서 3억 마리의 많은 정자가 나오는데 그 중 한 인간으로 끝까지 세포분열을 완성하는 정자는 단 하나뿐이다. 식물을 보면 수꽃의 꽃가루(정자)는 수없이 많다. 하지만 인간처럼 수많은 꽃가루 중 씨방에 들어가 한 알의 씨앗이 되고 한 나무로 성장하는 꽃가루는 수억 개 중 불과 몇 개에 불과하다.

여기서 생각을 키워 가야할 대목은 왜 필요 이상 많은 꽃가루(정자)를 만들게 되었느냐 하는 점이다.

기존의 고정관념은 수많은 정자 중 서로 경쟁을 하여 강한 놈이 난자 속에 들어가 착상을 해야 건강하고 강한 생명체를 유지시켜 나가기 때문이라 했지만 이 속에는 빠진 것이 있다.

정자 숫자가 많은 것은 경쟁을 하기 위해서 많은 것이 아니고, 인체의 8조 마리나 되는 모든 체세포가 모두 독자적 2세를 남기기 위한 본능으로 주기적으로 알을 낳기 때문이다.

이 말을 체계적으로 설명하면 인체의 체세포가 8조 마리이고 한 마리의 체세포의 독자적 수명은 45일이다. 이 말은 8조 마리 나누기 45하면 하루 그만큼의 체세포는 죽어 나가고, 죽은 만큼 새롭게 태어난다는 말인데, 각 체세포는 청년기 약 20-30일경 하나의 알을 낳으면 혈관을 따라 낭심에 모이고 낭심에서 부화를 거쳐 개구리 알처럼 한 생명체로 부화가 되면, 성 욕구를 일으켜 자궁 속으로 들어가 난자와 수정이 되면, 난자는 세포 분열을 하여 아기집으로 자라 태반이 되고, 정자는 탯줄을 통해 산모의 피로 영양 공급을 받아 2차 세포 분열을 하여 한 인간으로 태어난다.

이 말은 인체의 8조 마리나 되는 모든 체세포가 독자적 2세를 남기기 위한 본능으로 알을 낳기에 정자수가 많은 것이지 경쟁에서 강한 생명체만 살아남으라고 강한 종족 보전을 위함은 아니라는 것이다. 나무, 식물, 모든 꽃가루 정자가 많은 것은 각 생명체의 체세포 수가 꽃가루 숫자를 결정짓고 같은 이유에 의해서 정자 꽃가루가 만들어 진다는 것이다.

이것이 정자의 숫자가 많은 이유와 정자가 난자와 만나 한 생명체로 자라는 과정인데 이 속에서 중요시할 점은,

1) 8조 마리나 되는 체세포의 알 중 어떠한 알이 부화되어 난자와 만나도 한 인간으로 성장된다는 점.

2) 각 장기 체세포 그룹마다 성격이 각자 다르다는 점.

이러한 사실을 근거로 생각을 해보자. 만약 쥐, 돼지, 개의 장기 일부를 이식했을 때 이식된 체세포의 알이 부화되고 난자와 수정되어 태어난다면 어떻게 될 것이냐? 하는 것이다. 물론 이식된 체세포의 숫자가 상대적으로 적으니 난자와 만날 확률은 떨어지지만 그 확률을 무시 할 수는 없다. 그 뒤의 일은 상상에 맡긴다.

3) 적응적진화 깨우침이란 대상에 대한 깨우침이라 했다.

이 말은 인간이 인간으로 살며 깨우친 영성과, 개나 돼지가 짐승으로 살며 깨우친 영성(성격)은 서로 다르다는 것이다.

현대과학은 이 두 가지 생명의 이치는 모른 채 눈에 보이는 물질 형상만 보고 키운 생각들이다. 이러한 인체의 생리이치를 무시하고 생명만을 연장시킨다는 이유로 짐승에게 세포 배양을 하여 마치 공장에서 장기 생산을 하고 이식수술을 하려 함은 인간의 영성을 동물의 영성과 혼합하여 동물처럼 자신밖에 모르는 이기심 소유자로 황폐화 시킴으로써 인명 경시 풍조가 만연해 결국은 인간 사회의 영성을 동물의 세계처럼 황폐화시켜 이기심 천국, 약육강식의 사회로 만들고 만다는 것이다.

나의 이러한 주장이 보이지 않는 영혼 성질의 세계라서 질량으로 증명할 길이 없으니 진리 법을 깨우치기 전까지는 믿음이 약할 것이다. 하지만 눈에 보이는 모든 사물은 보이지 않는 성질의 세계의 일정한 룰의 지시에 의해 생성된 화현물이라 함을 알아챈다면 가볍게 들어 넘기지는 못 할 것이다.

무엇보다 중요한 점은 고정관념만 버리면 기존의 장기를 얼마든지 회복, 복원시킬 수 있는 방법이 있다는 점이다. 잘못된 방법으로 치유하니 치유가 안 되는 것을 두고, 장기가 망가졌으니 어쩔 수 없이 이식수술을 해야 된다는 발상이 커지면 기존의 장기를 회복시키는 치유법은 소홀히 할 수 밖에는 없다.

내가 이러한 주장을 하면 이왕 망가진 장기는 어떻게 해야 할 것이냐? 반문하고 싶을 것이다.

하지만 고정관념만 버리면 장기 기능 저하 예방은 더욱 쉽고, 중증으로 장기가 망가져 있다고 하더라도 제대로만 치유를 해주면 우리 인체는 스스로 복원 치유할 능력을 이미 다 가지고 있음을 명심하라는 것이다.

12. 유전자 조작의 문제점

이 글을 쓰는 나 자신도 현대 과학의술에 대해 사사건건 문제를 제기하는 것 같아 마음이 편하지는 않다. 하지만 새로운 각도에서 인체를 바라보기 시작하니 잘못된 점이 너무도 많이 보인다.

초야에 묻혀 사는 필자의 말이 고정관념을 바꾸는데 얼마나 기여가 될지는 미지수지만 독자들은 새로운 각도에서 인체를 보면 '이렇게도 볼 수 있구나.' 하는 생각을 키우는데 도움이 되었으면 한다.

요즘 언론 매체를 보면 게놈 프로젝트가 부각되면서 식물이나 동물, 인간의 유전자를 조작하려는 움직임이 강해지고, 곧 많은 증세를 유전자 조작만 해주면 치유가 될 것 같이 보도하는 모습을 보며 새로운 각도에서 보는 시각을 넓혀주려한다.

진리의 눈으로 보면 유전자 조작을 통해 얻을 수 있는 득과 실은 시행하기 전부터 이미 결론이 나와 있다. 유전자 조작이 기술적으로 가능하다고 한들, 유전자 조작으로 얻을 수 있는 것은 말 그대로 특정 유전인자, 기형세포는 떼어내고 정상 세포 유전인자로 바꾸어 주는 것뿐이지 피를 맑게 해주거나 피를 잘 돌게 해 주거나 하는 점과는 전혀 관계가 없다.

그럼 잠시 유전 인자란 무엇인가? 잘못된 유전 인자(기형세포)는 왜 생기는지부터 살펴보자.

인체의 8조 마리나 되는 모든 체세포는 모두 독자적 영성을 다 가지고 있다 했다. 독자적 영성 속에는 한 사람 전체 육체의 설계도면과 자신 한 몸 살아남는 방편의 성격을 동시에 가지고 있다. 마치 한 사람의 육체와 성격의 설계 도면이 동시에 저장되어있는 컴퓨터 파일을 연상하면 된다.

이러한 유전 인자 체세포는 세포 분열을 할 수 있는 환경, 즉 영양 공급과 산소 공급, 온도만 맞추어 주면 여건에 따라 때로는 한 장기 전체, 한 사람 전체로 세포 분열이 가능하기에 유전인자라 한다.

질병 치유와 유전자 조작 또는 이식 수술로써 질병을 치유한다는 생각을 하기에 앞서서, 현대의학이 돌연변이 세포, 잘못된 유전인자라 표현을 하는 것이 무엇을 두고 하는 말인지부터 풀어야, 필자가 왜 유전자 조작을 통해서는 질병을 치유할 수 없다는 결론을 내리는지 이해가 쉬울 것이다.

쉽게 표현을 해주면 현대의학이 잘못된 유전인자라 표현을 하는 것은 유전인자의 팔이나 다리가 잘려나간 세포를 돌연변이 유전인자라 표현하고, 필자는 기형세포라 칭한다. 그럼 돌연변이 기형세포는 왜 생기고 왜 유전이 되는지 살펴보자.

필자의 진리적 사고는 돌연변이 기형세포가 생긴 원인은 신장 기능이 떨어진 사람이 특정 부위에 혈관이 막혀 피가 못 돌면 그 부위는 다른 신체 부위보다 월등히 산도가 높아지게 된다. 이때 높아진 산에 의해서 체세포 유전인자의 팔이나 다리가 녹아 없어진 것이 돌연변이 체세포, 즉 유전인자다 정의한다.

그럼 특정 질병을 가진 사람이 잘못된 유전인자를 왜 대물림 하느냐 하는 것이 의문일 것이다. 그 해답은 유전자의 특성 때문이다.

예를 들자면 한 마리의 유전자 몸통 전체는 마치 컴퓨터 파일처럼 구성되어 있다. 이때 컴퓨터 프로그램이 입력된 파일 일부가 잘려 나가면 남아있는 내용만 그대로 다음 파일로 넘겨주듯, 기형세포가 된 그대로 똑같은 형태로 세포 분열을 하여 대물림 되는 것을 유전이라 한다.

이러한 지적을 해주는 이유는 특정 질병을 가진 사람이 기형세포가 현미경으로 보인다 해서, 그 기형세포가 질병의 원인은 아니다 하는 점을 지적해주기 위함이다.

특정 질병이 발생한 원인도 잘못된 기형세포 유전인자가 생기게 된 원인도 그 근본 원인은 신장 기능 저하로 피가 혼탁해졌고, 그 합병증으로 어혈이 생겼는데 그 어혈이 특정 부위를 막기에 어느 위치가 막히느냐에 따라 질병의 이름이 달라지고, 다른 부위에 비해 월등히 피가 못 돌아 산도가 높아진 곳에서 산에 의해 유전인자의 팔, 다리가 녹아 없어진 것이 잘못된 유전인자가 생긴 원인이라는 것이다.

필자의 이러한 생명의 이치 주장이 언어상으로는 그럴듯해 보이지만 현미경으로 직접 보고하는 소리도 아니고 과학적 입증이 된 주장이냐 하고 의문을 가질 수도 있다. 이러한 의문점은 과학적 입증보다 더 확실한 증거로 보여줄 수 있다.

얼마 전 언론 발표를 보니 습관적 자연유산이 되는 사람을 검사해보니 특정 유전인자가 잘못된 것을 발견했다.

이 사실을 과학적으로 입증을 했기에 앞으로 잘못된 유전인자를 바꾸어 주는 의술이 실용화되면 습관성 자연유산을 치유할 길이 있다는 발표를 들었다.

과학적 사고력만으로 습관성 유산을 하는 환자를 현미경적 시각으로 관찰을 하면 정상인에 비해 특정 부위에 잘못된 유전인자가 많다는 것이 분명하게 보일 수 있을 것이다.

하지만 정상인과 다른 유전인자 분포가 많다고 해서 잘못된 유전인자가 원인이 되어 자연유산이 되는 것은 아니라는 주장이다.

이 실험은 간단하게 입증해 보일 수가 있다.

습관성 자연유산이 되는 환자를 2-51-6번 혈만 사혈을 해준 다음 임신을 시켜보라는 것이다.

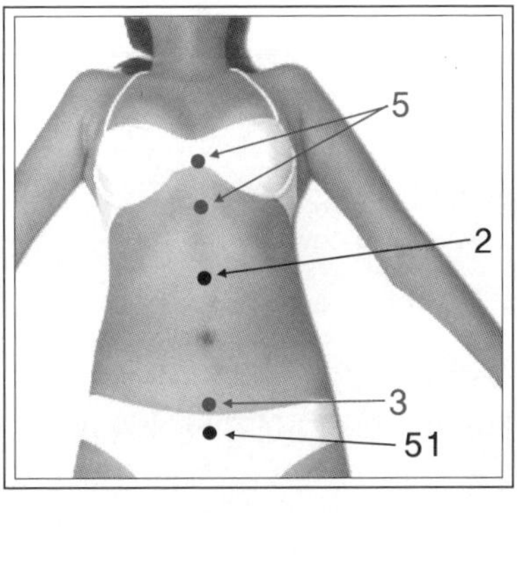

2. 위장혈 51. 생리통혈

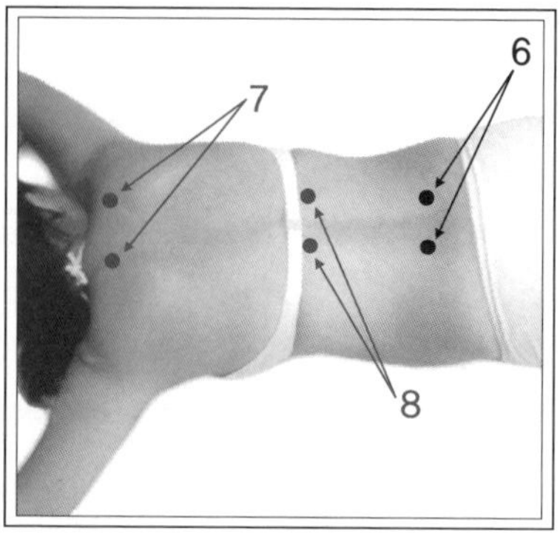

6. 고혈압혈

분명 치유 행위로서 시술을 한 것은 모세혈관을 막아 피를 못 돌게 해준 어혈 밖에는 빼준 것이 없고 자궁 쪽에 피를 잘 돌게 해준 것 밖에는 없는데 태아는 정상적으로 자라고 정상 분만을 할 것이다. 그럼 왜 단순히 사혈만 해 주었는데 왜 유산이 되지 않았느냐 하는 것이다.

2-51-6번 혈의 사혈로 몸에 변화를 일으킬 수 있는 것은 2가지다.

1. 자궁으로 피를 잘 돌게 하여 영양분과 산소 공급이 잘 되게 해준 것.
2. 피가 잘 돌기에 자궁 안에 산도를 떨어뜨려 준 것.

이 사실이 무엇을 의미하는지 풀어본다면 해답을 얻을 것이다.

기형 유전인자가 만들어진 원인은 혈액 속 산도가 높아진 것이 원인이요, 자연유산이 된 원인은 태아 쪽으로 들어가는 혈관이 막혀 태아에게 영양 공급이 부족한 것이 자연유산의 원인 제공이다 하는 것을 입증하는 것이다.

여기에 자궁문의 탄력성이 약하여 아이가 아래로 처져서 자연유산이 되는 직접 원인도 자궁문을 구성하고 있는 근육세포 쪽으로 피가 못 도니 산소 부족이 원인이 되어 자궁 근육세포가 힘을 잃었다 보는 것이 올바른 시각이다.

이 경우는 29번 치질혈(항문) 사혈을 추가해 주는 것으로 치유가 가능하다.

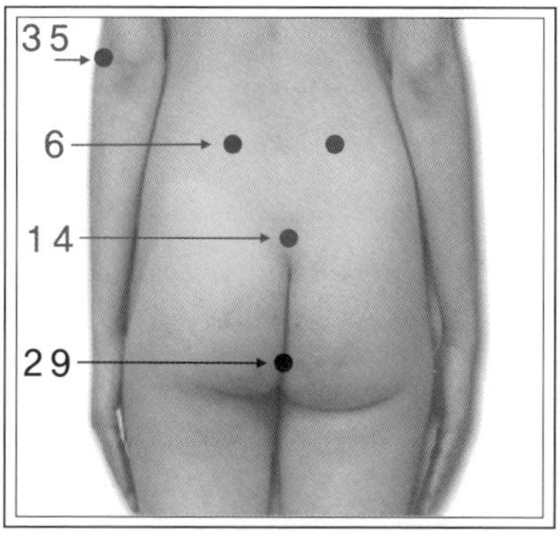

29. 치질혈

암, 당뇨, 중풍, 치매, 신부전증, 백혈병 모두 신장 기능과 간 기능이 떨어진 합병증으로 어혈이 생기고, 그 어혈이 혈관을 막아 피가 못 돌고 피가 혼탁해진 것이 앞에 나열된 증세가 발병한 원인이다. 이러한 환자들이 기형세포 즉, 잘못된 유전인자가 많은 것은 모두가 신장 기능 저하의 합병증으로 혈액 속 산도가 높아진 것이 잘못된 유전인자가 많이 생긴 원인이라는 것이다. 이러한 진리적 사고로 본다면 순환기 장애로 생기는 모든 질병 중 유전자 조작을 통하여 치유될 증세는 아무것도 없다는 점을 지적해주는 것이다.

이렇게 과학이라는 색안경만 벗어버리면 간단히 치유할 수 있는 증세를 두고 끝없이 잘못된 시각으로 질병을 몰아가고, 환자를 고통속으로 몰아가는 현실을 보면 답답한 마음 뿐이다.

만약 앞에 나열된 증세들이 100% 유전이 원인이라면 잘못된 유전인자를 바꾸어 주기 전에는 치유가 되지 않아야 하고, 심천사혈요법으로 치유가 된다면 유전병이 아니고 유전자 조작을 하여 준다고 치유가 될 증세가 아니라는 반증이 된다.

13. 아들, 딸의 성(性) 결정

나에 모든 치유 논리가 그러하듯 아들과 딸의 성 결정을 마음대로 조절할 수 있다면 신비하고도 황당하다 할 것이다. 하지만 생명의 순환 이치를 알고 원인을 바꾸어 결과를 바꾸는 일은 의외로 쉬운 일이다.

난 이 글을 쓰기는 쓰되 발표를 할 것인지는 미지수다.

인간을 파멸의 길로 이끌어가는 현대 과학의술의 오만함을 보면 경종을 울려 주고싶고, 욕망을 자제 못하는 인간을 보면 이것을 안다고 하여 쉽게 공개할 이치는 아니라고 생각하기 때문이다.

과학이란 진리가 포함되지 않은 의술이다. 과학적 사고 역시 마찬가지다. 왜냐, 과학은 전체를 보는 시각이 아니고 한 부분만을 세밀히 확대하여 보는 것이 과학인데 부분적 시각에다 인간에 욕심을 보태어 돈 버는 도구로만 사용이 될 때는 인간의 영성을 파괴하여 인류를 파멸의 길로 유도하고 말기 때문이다.

내가 안타까워하는 것은 현대 과학자들이 자신이 연구

하고 있는 일들이 우리의 다음 세대에게 어떠한 치명적 피해를 주는지 조차 모르고, 오로지 과학을 이용해 돈 버는 대에만 집착을 하고 있다는 점이다. 진리에 눈으로 보면 과학적 의술은 뛰어봐야 벼룩이다.

나에 말을 공박하고 싶다면 현실을 보라. 과학의술을 공부하는 사람은 이 시대의 천재들이다 해도 반론은 못할 것이다. 천재들만 모여서 200년이 넘도록 연구하여 만들어 놓은 치료법들이 인간의 질병을 치유하는데 얼마나 공헌을 하느냐 따져 본다면 한심한 수준이다.

간단히 사혈기 하나만 가지고 치유할 증세를 가지고 만성병이다, 유전성 질환이다, 불치병이다, 하여서는 작은 병을 키워서 수술을 해 놓고는 수술이 대단한 의학 발전 인양 떠드는 모습을 보면 한심하지만, 그 잘못됨을 지적하는 목소리는 너무도 미약하다.

의술이 상술이 된 현실에서는 수술을 하지 않으면 매상이 오르지 않으니, 작은 병을 키워서 수술을 하고 매상을 많이 올리는 의사가 명의가 되고 유능한 의사가 된다.

이러한 나의 공박에 스스로 자신을 변명하고 싶은 말로 의사가 되기 위해서는 많은 시간, 많은 돈이 들어갔으니 본전을 뽑아야 된다는 생각이 앞설 것이다. 하지만 15년 공부한 의사보다, 6개월 심천사혈요법을 배운 사람이 병을 잘 고친다면 어떻게 받아들일 것이냐 하는 것이다.

현재 현대 과학자를 총 동원한다 해도 올해는 아들만 분만하게 하고, 내년에는 딸만 분만하게 할 능력이 있는지 묻고 싶다. 과학의 시각만으로 접근해 풀려면 100년을 연구해도 풀지 못할 것이다.

이제는 과학적 입증만을 논하는 어리석음에서 벗어나야 한다. 과학은 아무리 발달을 하여도 자연의 한 일부이지 전체의 생명의 이치를 보는 시각이 아니라는 점을 받아들여야 한다.

과학적 사고라는 고정관념을 버리고 아주 가까이 있는 생명의 이치를 보라. 눈에 보이는 모든 사물은 보이지 않는 율법의 세계 화현물이다. 모든 사물을 생명의 이치로 접근하고 보이는 사물을 역으로 풀면 생명의 이치가 보인다.

가까이 있는 물고기의 생리이치를 보자.

물고기가 알을 낳아 놓으면 처음에는 암수 결정이 되지 않고 암수 중성으로 있다가 주변 환경에 따라 암컷이 될 것이냐 수컷이 될 것이냐가 결정지어진다. 이것이 자연의 음양의 조화이고 모든 생명체가 자신이 살 방편의 깨우침 영성은 다 가지고 있다는 증거다.

모든 생명체는 본능적으로 주변 환경을 알고 2세를 많이 번식해도 살아 남을 수 있을 것인가, 숫자가 많으면 자연 도태될 것인가를 미리 알고 스스로 암수를 조율한다.

물고기만을 비유하면 물고기 입장에서 보라. 물의 온도가 높으면 플랑크톤이나 미생물이 많이 번식을 하기에 먹이가 풍부하니, 암놈을 많이 번식해도 새끼가 살아남을 확률이 높을 것이다. 하지만 수온이 차다면 물속의 미생물의 숫자가 적어진다는 것을 알기에 인위적으로 새끼의 숫자를 줄여주지 않으면 먹이 고갈로 죽을 수 밖에는 없을 것이다. 물고기의 잠재적 영성은 이 점을 알고 있기에 먹이가 부족한 조건에서는 새끼를 낳더라도 수컷을 많이 낳고, 먹이가 풍족할 여건이면 암컷을 많이 낳는다.

이러한 자연의 섭리이치를 알고 이 이치를 응용하면 물고기 알을 채취해서 인공수정을 시킨 다음 수온을 낮추어주면 수컷이 많이 나오고, 수온을 높여 주면 암컷이 많이 나오게 함은 인위적 조절이 가능한 것이다. 이러한 자연의 이치는 모두 같은 것이라서 이러한 이치를 인간에게 적용하면 아들과 딸은 인위적으로 간단하게 바꿀 수 있는 것이다.

진리와 생명의 이치로 접근을 하면, 부부간에 금슬이 좋은 부부일수록 딸을 많이 낳고, 부부간에 정이 없을수록 아들을 많이 낳는다. 인체의 생리이치, 마음 흐름 이치를 알고 있다면 이 말이 당연하게 들리지만, 과학적 사고로 접근하면 황당한 말이 된다. 아들과 딸의 성 결정은 남자가 하는 것이 아니고 여자가 결정을 한다. 너무 상세히 풀어주는 것은 옳지 못하니 막연히 짐작을 할 정도만 풀어보자. 어느 부부이든 부인이 성 불감증이 걸린 경우 부부간에 금슬이 좋은 부부는 드물다. 성 불감증이 걸린 여성이라면 성 감각 기관의 신경이 무디어졌다는 결과인데, 왜, 성 감각이 무디어졌을까 하는 원인을 안다면 성 불감증 증세의 치유도 가능하고, 왜 아들을 많이 낳는지 그 속에 해답이 있다.

자연계의 모든 현상은 원인 결과로 이어진다. 과학은 이러한 논리적 시각이 없기에 눈에 보이는 것만을 생각할 수밖에 없기 때문에 100년 연구한 실적이 내 한순간 떠올린 생각을 앞서갈 수 없는 것이다.

만약 내 손으로 직접 치유해 보이라면, 자연유산, 불임, 생리불순, 요실금, 생리통, 냉, 아들과 딸의 성 교정 정도는 적어도 90% 이상 완벽히 치유 교정이 가능하다. 하지만 아들, 딸 성 교정 방법은 알아도 행하면 안 된다.

자신의 공부가 이 사회에 피해가 되는 줄 알면서도 돈을 위하여 행한다면 의술인이라 말 할 자격이 없는 사람이다.

만약 대학에서 심천사혈요법을 받아들여 보급시킨다면 의술은 한 단계 더 발전하고, 현재의 의료비용 1/10만 들여도 국민 건강은 지금보다 크게 향상될 것이다.

하지만 지금에 현실은 알아도 모두를 전수 해줄 길이 없고, 옳고 그름을 논해보자는 기관도 없으며 무면허 의료행위로 잡아 가둘 기관만이 존재하는 것이 우리의 현실이다.

14. 콜레스테롤, 혈전, 고지혈증과 어혈(청국장환)

콜레스테롤, 혈전, 고지혈증, 어혈이란 단어는 자주 들어 보았을 것이다. 하지만 부르는 이름이 다르다하여 성분학적 성분이 다른 것은 아니다. 굳이 분류를 하자면 같은 성분을 두고, 혈액 속에 흐르는 피 속에 함유되었으면 고지혈증, 굵은 동맥이나 정맥, 혈관 벽에 절어 붙어 있으면 콜레스테롤이나 혈전이라 부르고 모세혈관에 쌓여 움직이지 않으면 어혈, 적당한 농도 즉, 모세혈관을 통과하기 적당한 농도일 때는 체세포들의 영양분인 식량이 된다.

이렇게 분류를 하면 굳이 분류할 필요가 없지 않느냐? 하는 의문도 갈 것이다. 하지만 진리와 이치가 없는 과학의 시각으로 질병을 진단할 때, 혈액 성분 분석을 하였을 때 육안으로 알아 볼 수 있는 제일 흔한 증세가 혈액의 농도가 걸쭉해진 고지혈증 증세다.

인체의 생리이치를 제대로 모르는 시각으로 접근을 하면 고지혈증, 콜레스테롤 수치가 높은 증세는 만병의 원인으로 보인다. 왜냐, 고혈압, 저혈압, 협심증, 심근경색, 돌연사, 중풍, 심장마비 이러한 증세를 가진 환자 모두 혈액검사를 하면 고지혈증 또는 콜레스테롤 수치가 높게 나오기 때문이다.

문제는 성분학 검사로 이러한 수치가 높다는 것을 확인하면 앞에 나열된 모든 증세가 콜레스테롤 수치가 높은 것이 발병 원인이라 진단하고, 콜레스테롤 성분만을 녹이려는 데만 노력을 하지 왜 콜레스테롤 수치가 높아졌느냐 하는 것은 모른 채 단순히 콜레스테롤 성분이 많이 함유한 식품을 많이 먹었기 때문이라고만 진단하고 멈춘다는데 있다. 이러한 진단으로 나올 수 있는 치유법이란 약으로 콜레스테롤 성분을 녹이려 하는 발상, 콜레스테롤 성분이 많이 함유된 식품은 먹지 말라 하는 말 외에는 나올 말이 없다. 이러한 시각 접근으로는 영원히 치유법도 예방법도 나오지 못하고 끝없는 환자를 양산할 수 밖에는 없다.

고지혈증, 콜레스테롤 수치가 높아진 직접 원인은 신장 기능이 떨어짐으로 연쇄적으로 일어난 합병증이기에 근본적인 신장 기능을 회복시키기 전까지, 살아서 음식을 먹는 한 콜레스테롤 수치는 높게 나올 수밖에 없다. 왜냐, 장에서 흡수한 영양분을 신장 기능 저하로 혈액 속 산소 부족이 원인이 되어 체세포가 활동이 둔화됨으로서 소화 능력이 떨어져 먹어 치우지 못하면 먹어 치우지 못한 영양분의 농도가 혈액 속에 축적된 것을 고지혈증 또는 콜레스테롤 성분이 높다 하기 때문이다.

여기에 책 1권 속의 어혈이 생기는 원인을 함께 연계해서 생각해보라. 현재의 고정관념 시각 접근으로 순환기 장애성 질병을 치유한다는 생각 자체가 모순이다. 하지만 기존의 과학적 시각이라는 고정관념을 버리고 새로운 각도, 인체의 생리이치는 먹이사슬 연결고리로 되어 있다는 시각으로 접근해보라. 고지혈증, 콜레스테롤 수치가 높아진 직접 원인은 신장 기능이 떨어진 합병증이고 신장 기능이 떨어진 직접 원인은 신장 쪽으로 들어가는 혈관이 막혀 혈류가 적게 들어간 것이 원인이기에 8번 신간혈 위치에 쌓인 어혈을 뽑아내어 피만 잘 돌게 하는 방법으로 근본 치유를 하여 고지혈증, 콜레스테롤 성분 수치를 정상화 시킬 수 있다. 여기에 2-3-6-8번 혈을 책의 순서대로 주의점을 지키며 청국장환을 함께 섭취시키며 사혈을 해보라. 치유 시간을 현저히 앞당길 수 있다.

하지만 막상 현대의학의 모순점을 알고는 있지만 심천사혈요법으로 2-3-6-8번 혈을 순서에 맞게 사혈하기에는 많은 시간이 걸려 형편상 당장 사혈을 할 수 없을 때는 임시 응급처리로 청국장환 만을 3개월 정도 섭취를 한 후 병원에 가서 혈액 검사를 해보라. 고지혈증, 콜레스테롤 수치가 정상으로 돌아와 있고 피의 농도가 묽어지니 만성피로는 현격히 줄어들 것이다.

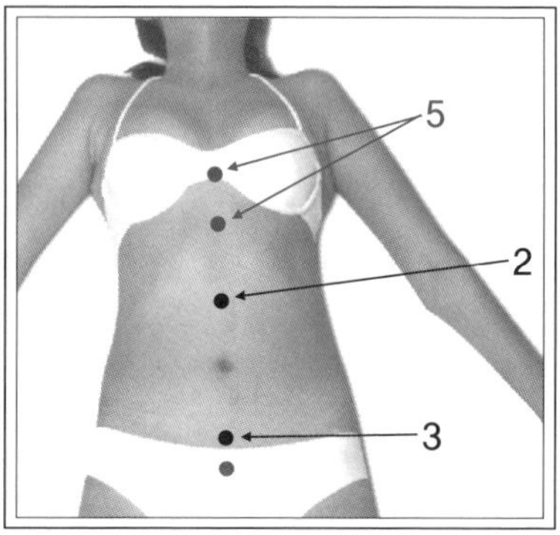

2. 위장혈 3. 뿌리혈

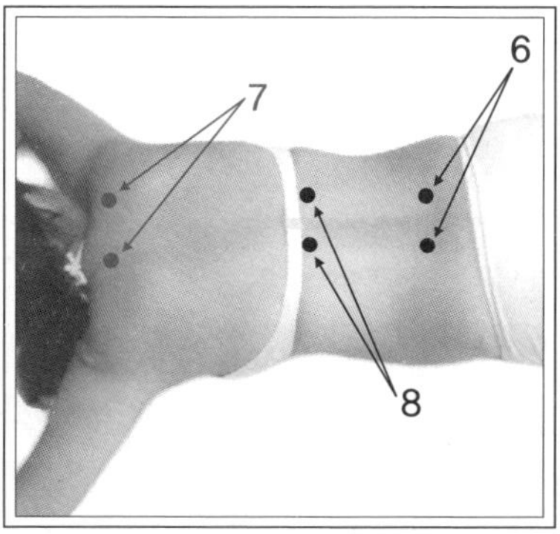

6. 고혈압혈 8. 신간혈

하지만 이것은 어디까지나 원인에 의한 결과치유에만 효능을 나타낸 것이기에 청국장환을 계속 섭취할 때만 나타나는 현상으로 청국장환 섭취를 3개월 정도 중단하면 다시 원위치로 돌아갈 확률은 80% 정도 된다.

이러니 형편상 당장 사혈은 할 수 없고 고지혈증, 콜레스테롤 수치가 높아 다른 합병증의 발병 위험이 높은 사람이 임시 방편용으로 섭취를 해야 한다.

고지혈증, 콜레스테롤 성분을 녹이는 방법은 여러 가지가 있다. 지방, 단백질을 분해할 수 있는 성분을 소량씩 장기 복용을 하면 서서히 녹아내리기 마련인데, 쓴맛이나 일종의 신맛, 떫은맛이 나는 약재를 장기 복용을 해도 되고 양약처럼 화공약품으로 산을 제조해 복용을 해도 녹아내린다.

하지만 화공약품은 인체에 피해를 줄 위험이 높고 약재는 장기적으로 달여 복용하기는 번거로움이 많아, 필자는 그 방법을 성분학적 음양이론으로 접근하여 자연식품으로 혈전과 요산을 동시에 녹이는 방법을 택했다. 그 적용

논리의 설명은(약성의 음양이론과 처방원리)편에 상세히 설명이 되어있으니 이곳에서는 간단히 설명을 하련다.

인체의 구성원은 아주 작은 미생물인 체세포로 구성이 되어있다. 이 작은 미생물체는 혈전, 콜레스테롤 성분을 녹이기 위하여 각종 화공약품을 만들어 복용시키면 아무리 잘 만들어도 치명적 손상을 입을 위험이 높다. 너무 강하게 녹이면 혈전이 떠돌다 다른 혈관을 막을 위험이 있기에 가장 안전한 방법은 시간이 조금 더 걸리더라도 자연의 섭리와 음양이론의 약리이치로 접근해서 서서히 녹여 내리는 방법이 안전하다.

인체의 먹이사슬 연결고리는 앞 생명체가 먹고 난 배설물을 다음 생명체가 먹이로 먹는 연결고리라고 했다.

인체를 구성한 모든 생명체는 작은 미생물체다. 이러한 생명 구조에서 제일 안전한 방법은 비슷한 미생물의 배설물을 성분학적 음양이론으로 접근하여 이용하는 방법이다.

그 방법 중 하나가 콩을 삶아서 발효시키면 작은 미생물들이 콩을 갉아먹고 배설을 하는데 그 배설물을 이용하면 된다는 것이다. 삶은 콩을 미생물이 갉아먹고 배설하면 그 배설물은 일종의 산 성분으로 바뀌는데 그 산은 혈액 속의 고지혈증, 콜레스테롤 성분을 분해하는 기능을 한다.

여기에 콩 속의 지방, 단백질이 미생물의 소화 발효 과정에서 제2의 성분으로 바뀌는데 그 성분은 기름이 기름을 잘 분해시키듯이 혈액 속의 혈전보다 한 단계 낮은 불포화 성분이라서 여기에 몇 가지 한약재를 끓여 농축시켜 첨가하면 혈전은 녹이고 혈액 속의 독성분까지 동시에 중화시킬 수 있는 기능을 할 수 있다.

마음 같아서는 제조법과 처방전을 상세히 적고 싶지만

그동안 심천사혈요법을 보급시켜 본 바 공부와 사혈요법 보급은 등한시하고 처방전만을 외워서 장사를 하겠다고 본사를 등지는 경향이 많고 여기에 그치지 않고 자신의 장사행위를 합리화시키기 위하여 본사를 역으로 비방하는 쪽으로 작용하기에 앞으로는 배움원장들의 교육을 통해서만 발표하기로 하였음을 이해해주기 바란다.
(그 일환으로 요산해독제, 청국장환의 제조법은 책에 공개를 하지 못한 것임.)
요산해독제는 한약재를 달여 농축시켜 환으로 만들어 보급할 계획이다. 하지만 경제적 부담이 큰 처방전은 가급적 공개를 하여 집에서 적은 비용으로 책만 보고도 자신이 직접 만들어 섭취를 할 수 있게 할 것이다.

막상 처방전과 제조 과정을 공개하지 않으니 원고를 쓰는 내 자신도 힘이 빠지지만 심천사혈요법을 각 가정에서 한 사람 정도는 시술을 할 수 있게 보급하기 위해서는 전국의 각 배움원이 필요하고 무면허 치료 행위를 하는 곳이 아니고 보급을 위해 교육으로 유도하는 장소로써의 통제의 힘이 필요하기에 이러한 조치를 취하게 된 점 넓은 아량으로 이해를 바란다.

*** 심천사혈요법은 진리와 이치의 생리학이며 한약, 침술, 사혈요법을 하나의 진리 법에 의해 같은 논리로 연결한 의술이다. 책이나 월간지의 처방전이나 약명을 밝히지 않은 제품은 심천생리학의 처방전이 아님을 밝혀 둔다.**
전국의 배움원이 많다보니 그 중 일부가 상업적 금전 이득을 위하여 여러가지 고가의 약들을 권한다는 말들이

전해 온다. 이점을 참고 하여 착오 없길 바란다. 심천사혈요법에서 직접 처방한 제품은 심천식품이란 상호로만 판매되고 있다.

심천사혈요법을 보급하는 분명한 취지는 숨어서 몰래하는 무면허 의료행위자를 양산하기 위함이 아니다.

책을 보고 공감하여 찾아오는 분들에게 올바른 시술법을 지도해주기 위하여 전국의 배움원를 운영하는 것이다.

그런데 책에 처방전을 공개하다 보니 제각각 본인이 만든 제품을 제가 만든 것 처럼 중구난방으로 가격을 정하여 팔고는 그것도 모자라 이름도 모르는 처방의 약을 자기 마음대로 만들어서는 마치 내가 처방전을 내준 약처럼 팔고 부작용이 나면 그 책임은 심천사혈요법으로 돌리고 여기에 자신이 만든 제품을 팔기 위하여 경쟁을 하고 이제는 그것도 모자라 심천사혈요법을 앞 단어 심천자만 빼고 자신의 의술인양 중국에서 배워온 의술인양 나의 이치가 중국에서 건너온 이치인양 진실을 왜곡하고 다니는 실정이 되고 말았다. 현재 심천사혈요법 본사 차원에서 중국 대학에 직접 가서 교육을 하고 자격증까지 내주고 있는 현실에서 이러한 행위는 심천사혈요법을 중의학으로 만드는 매국행위나 같은 행동이다. 만약 심천사혈요법의 책이 발표되기 전에 세계 어떠한 의학 서적 중 심천생리학의 논리와 치료법이 동일한 책이 먼저 나와 있다면 내가 모방을 한 것이라고 인정을 하겠다.

이 자리를 통해 분명히 해두는 것은 책의 내용대로 시술을 하면 심천사혈요법이 되고 자신의 임의로 마음대로 변형시켜 시술하는 행위는 그 사람의 개인 의술이지 심천사혈요법이 아니라는 점을 분명히 밝혀 둔다.

15. 혈관과의 전쟁

이 원고는 TV에서 방영한 혈관과의 전쟁 프로그램을 보고 강의한 내용을 옮긴 글이다. 깊은 이해를 위해서는 방송국에 문의하여 비디오 테이프를 보고 읽으면 이해가 빠를 것이라 생각한다.

오늘 강의 주제는 TV에서 방영한 혈관과의 전쟁 프로그램을 기준해서 현대의학의 시각과 심천사혈요법의 시각 차이를 비교해서 그 차이점들을 설명하겠다.

과학적 시각은 성분수치학이기에, 눈으로 보고 수치적 입증이 되는 것만을 기준해서 발전을 했기에 진리나 이치, 상식이라는 생각은 접목 자체가 되지 않는 의술이다.

이러한 의술은 스스로는 병의 근본 원인을 보고 치유 방법을 찾는다 생각을 하지만 진리의 눈으로 기준하면 부분적으로 끊어서 치유하는 방법 밖에는 되지 못한다.

고혈압, 당뇨, 비만 환자가 뇌졸증(중풍)으로 전이되는 비중이 높다고 보는 것은 정확하다. 하지만 앞의 질병이 오는 연쇄적 이치는 모르고 하는 말이다. 앞의 증세는 전체가 하나이고 하나가 전체임을 이해한다면 협심증, 심근경색을 수술로서 치유한다는 발상은 하지 않았을 것이고, 고통을 당하는 환자가 갈수록 늘어가지는 않았을 것이다.

고혈압, 동맥경화, 협심증, 심근경색, 중풍 다음에는 심장마비가 오는 이유가 분명하기에 예방은 더욱 쉽고 치유도 지금처럼 어렵지는 않다. 다만 잘못된 치유 방법을 쓰면서 치유가 안 되니 어렵다고 표현을 할 뿐이다.

현대의술이 이러한 현실에서 빨리 벗어나지 못하는 첫째 원인은 고정관념 때문이다. 과학은 일부분을 수치로 계산을 해보는 것이고, 진리는 전체를 이해한 시각인데도 과학적 입증이 되지 않는 것은 믿을 수 없다는 고정관념 말이다.

우리의 인체는 진리에 의해 움직이고 있는데, 근시안적 짧은 과학적 시각만으로는 현실이 말해주듯 질병을 풀 수가 없게 되어있다. 여기에 잘못된 의학지식이 고정관념화되어 거기에 맞지 않는 것은 입증이 안 된 의술로 취급해버리는 현실이 그 간단한 고혈압, 통풍, 지루성 피부병, 심장마비 정도를 치유 못하고 환자를 고통스럽게만 한 것이다. 순환기성 질병을 기존의 과학의술로 치유를 한다는 것은 꿈에 불과하다.

상식의 시각으로 질병을 접근해보자. 인체의 어떠한 증세도 원인 없는 결과는 없다. 그런데 질병이 오는 원인을 모르니 질병의 발생 원인은 병이 아니라 진단을 하다가, 원인에 의한 증세가 나타나야만 병명을 붙이고 치유법을 찾는 식으로는 효과적인 치유법이 나올 수 없는 것이다.

혈관과의 전쟁 프로그램을 눈여겨보자. 사혈요법 하나로 간단히 해결 볼 일을 가지고 그 많은 의학 박사들이 속수

무책인 것을 보면 이것이 오늘의 현실이고, 우리는 잘못된 의술에 피해자가 되어 고통만 당하고 있음을 알아야 한다.

어떠한 증세이든 원인을 제대로 이해하지 못한 상태에서는 올바른 치유법이 나올 수 없고, 잘못된 의술은 그 방법이 잘못되었다는 증거로 증세만 악화시킬 뿐이다.

우리 인체구조를 과학적 시각으로만 보고 치유법을 만들어내면 그 방법은 임시 현상유지도 어렵게 되어있다.

이 말 뜻이 쉽게 공감이 가야만이 심천사혈요법을 깊이 있게 이해했다고 볼 수 있다.

심천사혈요법을 기준한 시각으로 보면 동맥경화가 왜 오는지, 혈전(어혈)이 혈관에 왜 누적되는지, 모세혈관이 왜 소멸되어 없어지는가 하는 것은 원인도 분명하고 치유법도 분명해지며, 그 합병증으로 오는 연쇄적 증상들은 이미 순서가 정해져 있기에 앞으로 올 증세도 예측이 가능하다. 여기에 이러한 증세들에 대한 치유법, 예방법도 쉽게 나온다. 진리의 시각으로 보면 아주 간단한 것을 두고, 과학적 시각으로 보면 자신이 무엇을 잘못하고 있는지조차 모르고 헤매고 있다.

현대 과학의술이 모르고 있는 부분은 아주 간단하다. 혈전, 콜레스테롤이 왜 쌓이는가 하는 점과 막힌 혈관을 눈으로 보면서도 뚫는 방법을 모르는 것 두 가지다. 그럼 먼저 왜 혈전이 쌓이고 혈관이 막혀 소멸되는지부터 살펴보자. 우리의 인체구조는 신장 기능이 떨어지면 그 합병증으로 혈액 속 요산 수치가 높아지고, 요산 수치가 높아진 것이 원인이 되어 혈액 속에 산소 부족이 오고, 산소 부족은 인체의 모든 세포의 활동을 둔화시켜 소화

불량 세포가 되게 한다. 이것이 원인이 되어 장에서 흡수된 영양분이 에너지로 승화되어 발산되지 못하면, 혈관을 떠돌다 좁은 모세혈관에 쌓여 축적이 되고 유속이 느린 혈관 벽에 절어 붙어 혈관이 좁아지게 되면 동맥경화가 된다.

이것이 혈전(콜레스테롤) 즉, 어혈인데, 이때 일차적 증세는 만성피로와 비만 증세로 나타난다. 이 과정에서 요산 수치가 더 높아지면 요산에 의해 간 기능은 필수적으로 떨어지고, 간 기능이 떨어진 합병증으로 혈액 속에 독성분의 함유량이 높아지면 이것이 원인이 되어 피가 극도로 혼탁해져 혈액 속에 사는 미생물, 백혈구, 적혈구들의 활동이 둔화되며 약한 놈 순서로 죽어 이놈이 모세혈관을 막는 공범이 된다. 이때 나타날 수 있는 증세는 지방간, 간염, 통풍, 당뇨, 관절염, 각종 피부병 등이 생기고, 피가 더욱 혼탁해지면 간경화, 간암이 되고 그 중간 어혈의 양이 더 형성되어 이 어혈이 6번 고혈압혈 위치에 쌓이면 고혈압이 되고, 그 어혈이 5번 협심증혈에 쌓이면, 저혈압, 협심증, 심근경색이 되고, 더 차올라서 32번 기관지혈 위치까지 쌓이면 천식, 폐결핵으로 나타난다.

각 장기는 먹이사슬의 연결 구조이기에 한 장기가 고장이 나면 먹이사슬 연결고리에 혼선이 와서 연쇄적 질병이 오는 순서는 이미 정해진 것에 불과하다.

그럼 잠시 심근경색이 되고 혈관에 혈전이 쌓이는 과정을 살펴보자. 혈관을 나무 밑둥치를 자른 모양으로 가정하고, 밑둥치는 굵은 혈관인 동맥이고 가지끝은 모세혈관이라 가정해보자.

혈전과 어혈이 생겼을 때 어느 곳에서 먼저 걸릴지…,

물론, 가지 끝인 모세혈관에서부터 쌓여 양이 많아질수록 차츰 굵은 가지로 쌓여 들어오며 혈관을 소멸시킨다. 이 과정에서 동맥 주변에 있는 모세혈관에 쌓인 어혈은 그 부위에 온도를 떨어뜨려 혈관을 수축시키고, 좁아진 동맥 혈관 벽에 어혈이 절어 붙은 것을 동맥경화라 부른다.

모세혈관에 어혈이 쌓이고 혈관이 소멸되어 없어지는 이유가 이러함을 알고 혈관 속의 피의 흐름 이치를 안다면 막힌 혈관을 뚫는 방법은 아주 쉽게 나온다.

생각해보자. 피의 흐름을 보면 동맥 입구에는 심장이 붙어있고, 동맥 끝에는 모세혈관이 있다는 것은 현실인데, 그럼 외부 모세혈관에서 사혈을 해주면 뒤에서 밀고 앞에서 당기는 형식이 되니 혈관을 막고 있는 어혈은 안 나오면 잘못되는 것이 된다.

이러한 논리의 실험은 간단하다. 중풍(뇌졸중), 협심증, 심근경색, 치매, 심장마비, 식물인간을 심천사혈요법으로 치유를 해보라. 현대 서양의학의 방법을 기준하여 겸손히 말을 해도 10배 정도는 치유 효능이 뛰어날 것이다. 여기에 고혈압 다음 병이 중풍이라는 것은 상식일 것이다. 하지만 과학의 시각은 그 간단한 고혈압 증세마저도 죽을 때까지 약을 먹어야 한다는 불치병으로 분류를 한다. 만약 고혈압 단계에서 치유를 해버린다면 중풍은 맞지 않아도 된다는 것은 상식일 것이다. 현재 중풍으로 고생을 하는 모습을 보자. 만약 그 당사자가 본인이나 가족이라 생각을 해보고 현재 과학의술의 수준을 보자. 지금 눈으로 보는 그대로가 현실이다.

진리를 무시한 현실은 혈관이 막히면 혈관을 막고 있는 어혈을 뽑아내면 된다는 생각 자체도 못하면서 한술 더 떠 사혈을 하면 부작용만 온다고 환자를 현혹시킨다. 현실이 이러한데 이 잘못된 관행을 바꾸려는 힘은 너무도 나약하다.

의술이 상술이 아니고 인술이라고 주장을 하려면 자신의 방법보다 효능이 있는 의술이라면 받아들이고 응용할 수 있는 열린 마음이 있어야 할 것이다. 이러한 마음이 없고 행동하지 않는 의사라면 스스로 자신은 의술인이 아니고 상술인이라고 시인하는 것이 된다. 심천생리학 심천사혈요법을 입증이 안된 의술로 몰고 싶고, 예전부터 피 빼는 방법이 있었다는 구실로 격하시키고 싶다면 지루성 피부병, 고혈압, 통풍, 협심증 등 책에 나열된 증세를 공개된 장소에서 치료 효능을 견주어 이길 자신 있으면 과학의술이 입증된 의술이고 뛰어난 의술이라 주장을 해도 합당하다. 말로는 "과학의술이고 입증된 의술인데 병은 못 고친다."라고 시인하는 것과 같다.

질병이 오는 원인도 모르고, 치유는 더욱 못하는 과학의술을 기준해서 무엇을 입증할 수 있을까? 정답도 잘못된 답안지를 기준하면 틀린다. 잘못된 답안지 즉, 잘못된 의술을 기준해서 과연 무엇을 입증할 수 있을까? 입증을 논하는 자체가 모순이라는 것이다.

가장 확실한 입증은 증세가 치유된 것이다. 치유는 되어도 잘못된 과학의술로 입증이 안 되었으니 근거가 없다는 말이 어떻게 통할 수 있는지를 생각해 보아야한다. 여기에 통계 수치까지 동원하여 오보를 하는데, 상식적 시각으로 생각을 해보자. 의술이 올바르게 발달을 하고 약이 제대로 발달을 했다면 왜 갈수록 순환기성 환자는 늘어만 가고 고통 받는 사람은 늘어만 가는가?

환자가 늘어나는 이유를 애매한 스트레스, 술, 담배, 식생활로만 원인을 돌려 변명하려 하는데, 진정 올바른 원인 통계 수치를 내려면, 항생제, 스테로이드, 진정제(마취제), 호르몬제 사용 양이 많아진 수치와, 고혈압, 당뇨, 비만, 암, 중풍, 신부전증 환자가 늘어난 수치를 대조해 발표해보라. 두 가지가 일치할 것이다.

이러한 근거는 앞의 약들이 신장을 망가뜨리는 주범이고, 신장이 망가진 것이 앞의 증세를 오게 한 주범이라는 것이다. 그럼 앞의 약들이 신장을 망가뜨린다는 증거는 무엇일까? 그 약을 사용하고 난 후 몸이 붓는 증세, 체중이 갑자기 느는 증세를 신장이 망가진다는 증거로 제시한다.

몸이 붓고, 뜻밖에 체중이 늘고, 폐에 물이 차고, 무릎 관절에 물이 차는 모든 증세는 신장 기능이 떨어지면 합병증으로 나타나는 증세다. 그럼 앞의 약들을 쓰기 전에는 없던 증세가 앞의 약을 쓴 후에 나타난 증세라면, 목적이야 치유를 위함이지만 결과는 만병의 원인 자체만 악화시켜놓은 결과만 초래한 것이다. 이것이 진리가 없는 과학의술의 최고 맹점이다. 이것을 두고 하나를 얻고 둘을 잃는다는 표현을 쓰는 것이다. 그리고 과학적 성분학의 시각으로는 마음을 측정할 수 없듯이 제대로 파악 못한 시각은 치유의 근본 해답이 나올 수 없음을 인식해야 한다.

작은 로봇이 혈관에 들어가 촬영을 하고 작업을 하는 세상이 되었지만 그 방법으로 생각할 수 있는 것은 이미 정해져 있다. 혈관이 막히면 혈전을 긁어내고, 혈관이 오므라든다고 스프링 넣고, 작은 풍선을 혈관에 통과시켜 굴뚝 청소하듯 하고, 그것도 안 되면 건강한 혈관을 이식해 우회 혈관을 이어주는 방법이다. 기술적으로만 보면 대단한 발전이다. 하지만 이러한 방법을 총 동원해도 혈전이 혈관에 쌓이게 된 원인, 혈관이 좁아지게 된 원인, 모세 혈관이 소멸되게 된 원인 자체 치유에는 전혀 치유 효능이 없다는 점이다. 다만 이러한 치유 방법은 임시방편의 응급 기능만 있다는 점을 주장을 하는 것이다.

왜 이러한 현실이 되는가 하는 것은 간단하다. 과학의 성분학 시각을 기준하면, 어혈(혈전)이 쌓이는 원인은 진단을 할 수도 없고, 그 자체를 병으로 진단할 능력이 없기 때문이다. 어혈이 만병의 원인인데 이 어혈 자체를 인정하지 않고 이것이 만들어지는 원인 자체를 모르니 그 시각을 기준으로 진단을 하면, 환자는 몸이 아파서 병원에 갔는데도 의사는 정상 판정을 하고 의사가 정상이라니 괜찮아지겠지 하고 있다가 그 증세가 악화되어 참기 어려울 정도가 되어 병원에 가면 그때 가서야 기계적 검사로 수치가 나타나니 병명이 붙고 그것을 기준하여 치유법을 찾는 방식이다. 이러니 모든 사람이 환자가 될 수 밖에는 없는 구조적 약점을 가지고 있다. 이러한 현실을 두고 왜 간단한 치유 방법은 놓아두고 어렵게 풀면서 어렵다는 핑계만 늘어놓으며 환자만 양산하고 고통을 주느냐 하고 지적을 하는 것이다.

담배연기를 흡수하면 혈관이 수축되는 이해력도 잘못된 시각부분을 지적해준다.

인체의 모든 세포는 모두 독자적 영성을 가지고 있다.

사람도 음식에 독이 있다는 사실을 알아채면 어떻게 할까? 당장 먹는 행위를 중단할 것이다.

이 논리를 그대로 적용시켜 보자. 담배연기가 폐를 통해 혈액과 혼합이 되면 그 순간 세포들은 독이라는 사실을 알아채고 스스로 그 독성분을 못 들어오게 행동을 취하는데, 세포 스스로 취할 수 있는 방법은 무엇일까? 혈관을 수축시켜 독성분이 혼합된 혈액이 못 들어오게 하는 것은 본능이다. 이 설명을 하는 이유는 담배연기가 혈관을 순간적으로 수축시키고 그 곳에 혈전이 모이게 하는 원인은 제공하지만, 혈전 자체를 만들어지게 하는 주원인은 신장 기능 저하가 더 큰 비중, 주범이라는 사실을 설명하기 위함이다. 담배는 분명 건강을 해치는 백해무익한 존재다.

하지만 올바른 의술을 공부하려면 있는 그대로를 알아야 한다.

주변 사람을 보라. 평생 40-50년 담배를 피고도, 폐렴, 폐결핵, 폐암, 기관지 천식이 걸리지 않는 사람이 있는가 하면 2-3년 담배를 피우고도 앞에 나열된 증세가 발병하기도 한다. 이 차이는 무엇일까? 똑같이 담배를 피워도 신장과 간 기능 정도에 따라 부작용의 차이가 다름을 지적해주는 것이다.

담배는 분명 해로운 것인데 이러한 지적을 해주는 분명한 이유가 있다.

앞에 나열된 증세 대부분의 근본적 원인은 신장과 간 기능이 떨어짐으로써 면역 기능이 떨어진 것이 결정적 원인 제공이고, 신장과 간 기능을 떨어지게 한 원인 제공은 각종 양약, 방부제 등이 결정적 원인 제공인데 이러한 결정적 원인 제공은 언급하지 않은 채 담배에 모든 책임이 있는 듯 부각시키는 것이 올바르지 못함을 지적해주는 것이다.

우리 인체는 정상일 때의 방어능력, 면역기능, 복원능력과 신장과 간 기능이 떨어져 면역기능이 떨어져 있을 때의 복원능력과는 큰 차이가 난다. 이러한 근본적 이치를 알고 질병을 치유하고 예방법을 도출해야 근본적 해결책이 나오는 것이다.

근본적 원인은 숨기고, 질병이 오는 원인은 모른 채 눈에 보이는 결과만을 보고 결론을 내리고 치유법, 예방법을 찾으면 질병 치유는 끝없는 싸움이 되고 만다.

그리고 스트레스를 혈전의 주범, 질병의 원인으로 생각하는 것도 짚고 넘어가야 한다.

스트레스가 순간적 증세를 악화시키는 일을 주도하기는 한다. 하지만 왜 스트레스가 순간적 증세를 악화시키는지를 정확히 알아야 질병을 제대로 풀 수 있다. 책의 내용 중 나는 사람의 얼굴만 보면 어느 부위에 어느 정도의 어혈이 쌓여있는지를 알 수 있다는 말이 있을 것이다.

사람의 얼굴은 그 사람의 성격이 쓰여 있다. 성격에 따라 화를 잘 내는 사람도 이미 정해져 있다. 우리 인체는 화를 내면 자신도 모르게 몸에 힘이 들어간다. 어느 부위이든 힘을 주면 근육은 경직되고, 근육이 경직되면 혈관은 필수적으로 수축되게 되어있다. 혈관이 수축되어 좁아지면 어혈은 필수적 좁아진 혈관에 쌓이게 되고, 그 어혈이 발판이 되어 그 곳에 집중적 어혈이 쌓이고 혈관이 막히게 되어있다. 이러면 그 곳으로 피가 잘 돌아서 영양 공급을 받아야 제 기능을 할 장기는 필연적 피가 적게 돈만큼 기능이 떨어지는 것은 필연이다.

이 설명을 하는 이유는 스트레스가 특정 부위에 어혈을 모이게 하여 장기의 기능을 떨어뜨리게는 하지만 어혈을 직접 만들어지게 하는 비중은 적고, 어혈(혈전)이 만들어지는 결정적 역할은 신장 기능 저하가 주범임을 강조하기 위함이다.

이러한 설명을 하는 이유는 병이 치유가 안 되는 이유는 치유 방법 자체가 잘못되었기 때문인데, 치유 방법이 잘못된 점은 인정하지 않고, 술, 담배, 스트레스, 음식에 원인을 돌려 환자한테 책임을 떠넘기려 하는 것이 강하기 때문이다. 술, 담배, 잘못된 식습관, 스트레스가 몸에 해롭고 증세를 악화시키는 것은 사실이다. 하지만 그것 때문에 질병 치유 자체가 어려운 것은 아니다.

기존의 과학의술을 기준하면 혈관이 막히고 퇴화되는 증세는 속수무책이지만, 인체의 생리이치를 진리의 눈으로 보면 혈관이 막히는 증세, 혈전, 콜레스테롤 수치가 높아진 것을 해결하는 것은 간단하다. 혈전이 혈관을 막는 원인이라면 혈전 자체를 청국장환을 섭취시켜 녹여버리거나 직접 빼내버리면 해결이 나고, 혈전이 다시 생기는 원인이 신장 기능 저하가 원인이라면 신장 기능만 회복시키면 간단히 해결되는 것이다.

하지만 상식적으로 현대의학으로 시술하는 방법이 치유가 될 수 있는지를 생각해보자.

혈관 벽에 혈전이 쌓여 있는 것을 긁어낸다고 혈전이

쌓이게 된 원인 자체인 신장 기능이 회복될까? 긁어 내본들 혈전이 쌓이는 원인 자체를 그대로 둔 이상 또 쌓이는 것은 당연한 결과가 된다. 여기에 동맥혈관은 굵으니 혈전을 긁어낼 수 있다 하지만, 모세혈관에 쌓인 어혈도 긁어낼 수 있을까?

요즘, 당뇨 합병증 환자의 발이 썩어들어 가면 피를 잘 돌게 한다며 작은 풍선을 혈관에 통과시켜 일시적 혈관을 팽창시키는 방법을 쓴다고 한다. 동맥혈관이 좁아지고 피가 못 도는 것도 원인에 들어가 보면 모세혈관이 어혈로 막고 있는 것이 원인인데, 굵은 혈관에 작은 풍선을 통과시켜 혈관을 팽창시킨다고 모세혈관을 막고 있는 어혈이 없어질 수 있을까?

이렇게 논리에 맞지 않는 시술을 하니 치유가 안 되는 것은 인정하지 않고, 피가 못 돌아 발가락이 썩는다고 발을 잘라내고는 잘라 낸 상처가 아물지 않는다는 이유로 그 윗부분인 무릎을 잘라내고 또 다시 좀 더 윗부분을 잘라내어 죽음에 이르는 모습을 보면, 이러한 지적을 하지 않을 수가 없다. 피가 못 돌아 발이 썩는다면 혈관이 막혔다는 점은 상식이 되고, 혈관을 막고 있는 어혈을 뽑아주면 피가 돈다는 것 역시 상식이 된다.

이러한 기초상식마저 알지 못하고 심천사혈요법을 부정하는 이유는 무엇 때문일까? 이것은 내가 의사인데 하는 권위의식과 의술이 상술이 된 현실 때문이다.

견비통 환자를 7번 견비통혈만 한두 번 사혈하면 대부분 치유가 되는데 그 치유 행위로 얼마의 돈을 받을 수 있을까? 신경근육이 녹았다 하고 수술을 하면 큰 매상 올릴 수 있고, 물리치료를 하면 할 때만 시원하고 안하면 다시 통증이 오니 두고두고 매상 올릴 수 있는 방법을 놓아두고, 한번 치유가 되면 재발을 하지 않아 손님이 끊기는데 상술을 기준하면 알아도 시술은 할 수 없는 것이 당연한 것이고 심천사혈요법을 안 하려하니 부작용 쪽으로 물으려 하는 것도 당연한 결과인 것이다.

그리고 혈전을 녹여서만 치유를 한다는 개념도 깊이 생각을 해야 한다.

혈전(어혈)이 많이 만들어진 직접 원인이 신장 기능 저하가 원인이면, 어혈이 많다는 자체가 이미 신장 기능이 떨어졌다는 증거인데, 혈전을 약으로 녹여만 놓으면 어느 장기가 몸 밖으로 배출할까? 신장이다. 신장 기능이 떨어진 합병증으로 혈전이 생겼다면, 이미 기능이 떨어져 있는 신장이 어혈, 혈전을 녹일 수 있는 성분을 배출할 기능이 있을까? 혈전을 녹이는 약과 사혈을 동시에 병행을 하면 큰 효능이 있지만, 녹이는 약만으로 고지혈증(혈전, 콜레스테롤)을 치유한다는 것은 이미 시작하기 전부터 불가능하다는 답은 이미 나와 있는 것이다. 하지만 단순 과학의 시각만 기준을 하면 지방, 단백질을 녹이는 기능만으로 치유가 된다는 착각을 할 수 있다.

인체를 논리적 유기연결 고리로 보지 않고 증세로 나타난 한 가지만 가지고 과학적 성분학 시각으로 보려하면 그동안의 실수만 반복될 뿐이다.

그리고 화면 속의 환자를 보면서 물리치료의 개념도 다시 한번 생각을 해야 한다.

물리치료의 목적은 무엇일까?

근육을 이완시키고 피를 잘 돌게 함으로서 경직된 근육을 풀어주고, 마비된 신경을 되살리기 위함이 아닐까? 목적이 그렇다면 피가 못 돌고 있는 것은 어혈이 혈관을 막고 있기 때문인데, 물리치료를 해 준다고 모세혈관을 막고 있는 어혈이 없어질까? 혈관을 막고 있는 어혈을 직접 뽑아내버린다면 물리치료만 하는 것보다 10배 이상 피를 잘 돌게 할 수 있고 치유 효능도 그만큼 빠르다는 것은 상식이 된다.

어혈은 운동만으로는 소멸되지 않음을 알아야 한다.

10~20년 운동을 전문으로 한 분을 직접 사혈해보라. 자신의 눈으로 직접 어혈을 보면 반론을 제기하지는 못할 것이다.

운동이 근육 이완을 시키므로 모세혈관 속에 가라앉아 있던 어혈을 떠올려 생혈과 섞여 돌게 하여 일시적 피를 잘 돌게 하고 어혈, 혈전을 적게 형성되게 하는 기능은 할 수 있지만 이미 형성된 어혈은 소멸시킬 수 없음을 알아야 한다.

현재 시행하고 있는 물리치료에다 심천사혈요법을 병행하면 치유의 효능이 적어도 10배 정도는 빨리 회복이 될 것이다. 인체의 생리구조는 사고에 의해 마비가 되던, 중풍으로 인해 마비가 되던, 일단 마비 증세가 있는 분은 정상인보다 어혈의 양이 배 이상 된다. 그 이유는 어떠한 이유이든 마비로 피가 못 돌면 그 부위는 산소 공급이 되지 않고 온도가 떨어지기에 혈액 속의 미생물은 죽을 수 밖에는 없고, 혈액 속 영양분들은 응고되어 어혈로 변하기에 그 양은 상상을 초월할 정도로 많다는 것을 알아야 한다.

나 자신이 환자이거나 내 가족이 환자라 할 때에 어떠한 방법으로 치유 받기를 원하겠는지 생각해 보아야 한다.

2년여 동안 물리치료를 하여 나타낼 치유 효능을 단 3개월 사혈하여 효과를 낼 수 있다면 어떠한 치유법을 선택해야 된다는 것은 스스로 결정할 일이다.

근육 신경마비, 뇌졸중, 치매 모두가 직접 원인은 어혈이다. 그런데 그 어혈을 성분학으로 검사를 하면 지방질과 단백질이 주를 이루고, 생혈도 같은 성분으로 나오기에 성분학만으로는 진찰도 치유도 불가능함을 알아야 한다.

16. 적응적진화와 면역기능

진리탐구에서 적응적진화란 우주 만물의 이치를 탐구하는 공부로 수학의 구구법처럼 중요하다. 하지만 그 내용이 생명의 이치 전반적이다 보니 내용이 방대해서 각 내용들 모두를 따로따로 설명하려면 너무 많다.

하지만 진리와 이치는 같은 것이라서 한 가지만 깊이 있는 이해를 하면 나머지는 저절로 알 수 있는 것이 진리이기도 하다.

오늘은 세균학을 새로운 각도로 설명하려 하는데 이 글은 외우려 하기보다는 내가 주장하고자 하는 원 뜻이 무엇인지를 이해하는 시각을 키워야 이치 공부가 될 것이다.

어떠한 사물이던 한 부분만을 끊어서 보는 시각과 전체를 보는 시각은 다를 수 밖에는 없는데, 나는 그 다른 점을 일깨워 주려한다. 세균학에 있어서도 한 부분만 끊어서 접근을 하면 현재와 같이 5만 종류나 되는 세균 하나하나를 파헤쳐 그 하나하나를 따로 해결하려는 방법이 나오게 되고, 자연의 생명체 전체를 하나의 유기적 연결고리로 보고 그 삶에 이치를 파고들어 접근하면 침입 균의 종류와는 상관없이 왜 몸을 지키는 백혈구가 병원균을 물리치지 못하였느냐 하는 단순한 답이 나오게 된다.

이렇게 같은 증세를 두고도 보는 각도에 따라서 치유 방법은 단순할 수도, 복잡할 수도 있는 것이 의술인데 질병을 보는 시각은, 시작이 잘못되면 첫 단추를 잘 못 끼듯 갈수록 엉뚱한 방향으로 흘러서 고정관념화되면 바꾸기 힘들게 된다. 나는 이 고정관념을 깨는데 목적이 있기에 많은 설명을 할 수밖에 없는데 누구의 생각이 옳고 그른지의 판단 기준은 진리, 상식, 이치로 밖에는 판별을 할 수 없다. 진리, 이치, 상식은 자연의 법을 두고 하는 말인데 이 말은 듣기에 따라 막연할 수도 있지만 나는 그 부족분을 증거와 실체로써 보완하며 설명하려고 한다.

나의 주장을 쉽게 이해하려면 열린 마음이 되어야 한다. 인간의 두뇌 특성상 바보든 천재든 자신이 앞서 배운 지식을 기준하여 사물을 판단하기에 한번 고정관념화된 생각을 바꾸기란 쉽지가 않다. 인간의 이러한 특성 때문에 오히려 의술에 때 묻지 않은 순수한 사람이 양쪽을 객관적으로 놓고 보아야 정확한 판단과 이해가 쉬울 것이다.

단순한 접근으로 의술을 전혀 모르는 사람의 눈으로 볼 때에 수많은 과학자가 수억 짜리 의학 장비를 가지고 같은 증세의 환자를 치유해도 갈수록 증세를 키우고 만성병이다, 신경성이다, 유전적 질환이다 하며 키우는 증세를 일반인이 심천사혈요법을 6개월 정도 배우고 사혈기 하나 가지고 책에 기술한 50가지 증세를 가정에서 재발하지 않게 치유해버린다면 객관적인 시각으로 볼 때 어떠한 판단을 할 것이냐 하는 것이다.

그 자체만 보아도 현대의학이 무엇인가 크게 잘 못가고 있다는 증거이기도 한데, 고정관념의 무서움은 많이 배우고 의사니까 병을 잘 치유하겠지 하는 생각에 마음의 문을 닫고 작은 병을 키워서 중병을 만들고 고통을 받는 분들을 보면 안타깝고 답답하다. 나는 이 잘못된 고정관념을 지적하고 새로운 질병 치유 방법을 제시하는데 오늘은 세균학을 중심으로 설명을 해보려한다. 자연계의 생명이치로 보면 인간도 엄연한 자연계의 일부이고, 자연계의 먹이사슬 연결고리의 한 부분에 지나지 않는다.

그렇다면 인간의 육신 역시 자연계와 더불어 같은 생명 이치로 진화했음도 당연한 결과이다.

이러면 인간의 질병 역시 자연계 생명체의 삶의 이치로써 질병 치유의 탐구를 해야 하고, 세균학 역시 적응적진화 과정의 이치로 접근하여 풀어 들어가야만 올바른 해답을 얻을 수 있다. 지구상 모든 생명체 동물, 식물, 곤충, 미생물, 인간, 모두를 세분화시켜보면 결국은 작은 미생물의 독립된 생명체에 불과하고, 각 생명체가 외관상 서로 다른 모습으로 진화를 한 것은 주변 환경에 살아남기 위한 적응, 진화하는 과정에서 환경에 적합하게 진화했기에 외형이 다를 뿐이다. 각 생명체의 차이점은 작은 미생물이 다량으로 모여 한 몸으로 공생 공존의 역할분담을 하고 사느냐, 적은 수가 모여 역할 분담을 하고 사느냐 하는 차이점뿐이다. (다량이란 표현은 다수와 다량의 뜻을 함축해 말하는데 역할 분담이란 다양한 성질을 가진 미생물이 한 몸속에 살며 삶에 필요한 일들을 나누어 분담을 하며 사는 공생관계를 말한다.) 인체 내의 다양한 생명체

(미생물)의 차이점은 숲의 나무를 볼 때 포괄적으로 보면 나무이지만 자세히 보면 나무마다 종류가 다르듯 인체 내의 미생물 역시 포괄적으로 보면 미생물이라 하지만 숲에 나무의 종류가 다양하듯 다양한 생명체들이 모여 공생 공존을 하며 먹이사슬의 연결고리의 삶으로 이어져 산다. 먹이사슬의 연결고리란 앞 생명체가 먹이를 먹고 배설하면 그 배설물을 먹이로 하는 생명체가 집단으로 모여 한 장기를 이루고 살고, 먹고 배설을 하면 또 그 바뀐 성분 배설물을 먹이로 사는 생명체가 집단으로 한 장기를 이루고 사는 것을 먹이사슬의 연결고리다 표현한다.

이렇게 다양한 종류가 서로 모여 한 몸으로 살며 먹이 공급을 받고 몸을 지키는 일, 공생에 필요한 일들을 나누어 하는 일을 역할분담이라 하는데 외관상 보이는 현상을 기능적 이치라 하고, 내면의 세계 영성의 생명의 이치를 진리법이라 한다.

각 장기 체세포들이 모두 독자적 자신 한 몸 살아남기 위한 방편들을 깨우쳐 성격으로 지니고 있고, 이러한 성격들이 뇌에 전달이 되고 통합되어 나타나는 것이 성격 마음이다.

그 삶에 방법을 터득해 성질로 지니고 있는 것을 적응적영성 깨우침이라 하고, 주변 환경에서 살아남기 편리하게 몸을 적응 변화시키는 것을 적응적진화라 표현을 한다.

인체의 생명체를 크게 나누면 두 종류로 구분을 하는데 한 곳에서 일생을 마치는 생명체를 체세포라 하고, 혈관을 떠돌며 이동을 하며 사는 생명체를 미생물이라고 칭한다.
(백혈구, 적혈구, 혈소판, 헤모글로빈)

체세포와 미생물의 관계를 비유법으로 표현을 하면 체세포는 고추밭의 고추나무로 보고 백혈구(미생물)는 무당벌레로 보며 공생관계의 삶의 이치를 연상하면 된다. 여기에 질병을 일으키는 침입 병원균은 진딧물로 보고 체세포, 몸속의 미생물, 병원균(진딧물)은 몸을 지키는 백혈구(무당벌레)로 보고 각 생명체의 삶의 방식 환경을 연상하고 병원균이 인체에 침투했을 때 몸에서 일어날 수 있는 현상들을 연상해 들어가면 각 증세마다 응급적 치유 방법과 근원적 치유 방법은 저절로 얻어진다.

인체의 생명체는 크게 체세포와 미생물 2종류로 분류할 수 있다.

두 가지 생명체가 한 몸속에 살기는 하지만 그 삶의 방법은 식물과 곤충의 차이만큼 다르다. 체세포의 삶은 앞 체세포가 먹고 난 배설물을 먹이로 먹고 생명을 유지하고 살고, 백혈구는 모공을 통해 들어오는 병원균을 먹이로 살기 때문이다. 체세포와 백혈구의 삶의 차이점을 비유하면 나무와 곤충 정도의 차이가 난다. 즉 고추밭에 무당벌레가 고추나무에는 전혀 피해를 주지 않고 고추나무와 서로 돕고 사는 공생 관계에 있기는 하지만 고추나무를 위하여 사는 것은 아니다. 다만 고추나무의 수액을 빨아먹기 위해 들어오는 진딧물을 먹이로 잡아먹고 살기 위하여 존재하듯, 백혈구 역시 인체의 체세포와 서로 돕고 사는 공생 관계에 있기는 하지만 몸을 지키기 위하여 체세포를 위하여 존재하는 것은 아니다. 다만 먹이사슬의 연결고리에 의해 피 속의 영양분을 먹기 위해 침투하는 미생물(병원균)을 먹이로 먹고 살기 위해 존재한다는 것이다. 나의 이러한 주장은 의술이 더 발달하면 큰 논란거리가 될 것이다.

이러한 삶에 관계 때문에 우리가 살균기능을 하는 항생제를 먹고도 죽지 않는 결과가 나오는데 그 이치는 이러하다.

고추밭에 벌레를 죽이기 위하여 농약을 치면 벌레는 죽지만 고추나무는 피해를 입지 않는 이치와 같다.

즉, 체세포는 죽지 않고 미생물만 죽이는 기능을 하기 때문이다. 인체의 질병이 오는 것도 크게 두 가지로 분류를 한다.

1) 체세포의 기능이 떨어져 발병한 증세.

2) 미생물의 기능이 떨어져 발병한 증세.

로 구분을 한다. 하지만 질병의 근본적 원인에 들어가 보면 마치 계란이 먼저냐 닭이 먼저냐 할 정도로 체세포와 미생물은 상호 연결이 되는 것을 볼 수 있다. 간단히 예를 들어보면 몸에 고열이 난다 할 때에 고열의 직접적인 원인은 침입 균과 몸을 지키는 백혈구가 서로 전쟁을 하면 고열이 난다. 이때 싸움을 직접 하는 생명체는 미생물(백혈구)이지만 고열이 나게 함은 체세포라는 것이다.

고열이 나는 과정을 보면 침입 균과 몸을 지키는 백혈구가 전쟁으로 활발하게 활동을 하게 되면 평소보다 많은 산소 소모가 일어나고, 산소 부족은 체세포나 미생물 둘 다 산소 부족으로 제 기능을 못하게 하는 원인 제공이 된다.

이러면 심장은 산소를 보충하기 위하여 빨리 뛰게 되고, 체세포들은 원활한 산소 공급을 위하여 몸속에 흐르는 전류를 신경선을 통해 전쟁터에 보내서 누전의 원리로 온도를 상승시켜 혈관을 팽창시키려 한다. 이렇게 인체의 생리현상은 연쇄적 반응이면서 질병이 오는 원인 제공 역시 상호 원인 제공자가 된다.

즉, 두 생명체 중 신장은 체세포에 해당하는데 신장 기능 저하로 피 속에 산소 부족이 오게 되면 체세포의 기능 저하가 곧 미생물인 백혈구의 기능 저하로 이어진다는 것이다.

이러한 현상은 지구상 모든 생명체가 결국은 거대한 먹이사슬과 공생관계로 묶여 있기 때문이다.

여기서 적응적진화 원리를 정리하면 된다. 적응적진화란 대상에 대한 적응진화이다. 우리가 싸움을 잘 하고 싸움하는 방법을 터득함도 상대 없이는 터득할 수 없듯이 자연계의 모든 생명체의 적응적진화도 대상에 대한 진화란 이야기다. 이러함을 기초로 적응적진화의 시각으로 보면 현존하는 모든 생명체는 적응진화과정에서 살아남았기 때문에 존재한다고 보아야 한다.

이 부분에서 모든 생명체는 더불어 같이 진화를 했다는 사실을 이해하면 현재 실시하고 있는 복제인간, 세포 배양 의술, 이식 수술의 문제점, 유전자 조작 등 한 단면만 보고 과학발전이 인간을 나약한 존재로 만들었고, 인간의 영성까지도 서서히 파괴시켜 인류를 파멸의 길로 몰고 간다는 사실들이 보인다. 이 공간은 세균학을 설명하는 공간이니 본론으로 돌아가면 인간 역시 먹이를 구하고 적과 싸우고 질병을 물리칠 방법을 터득하며 적응적진화를 하지 못하였다면 벌써 멸종되고 없어야 한다. 현재 인간이 살아있다는 자체가 어떠한 질병도 스스로 물리칠 힘과 능력을 다 가지고 있기 때문이다.

더불어 진화란 세균이 우리 몸속에 들어오기 위한 방법을 터득했다면 몸은 그것을 물리칠 방법을 같이 터득했다는 이야기다.

이러한 나의 논리가 옳다고 인정을 한다면 세균성 질병이 왔을 때 5만 종류나 되는 미생물의 실체를 밝히고 그놈을 죽이는 약을 개발함은 의술의 내용은 방대해도 그 치유 효능은 미약할 수밖에 없고 질병을 물리치는 면역기능만 떨어뜨린다는 말이 이해가 쉬울 것이다. 더불어 진화 논리를 적용시키면 우리 인체는 이미 어떠한 세균이 침입을 해도 물리칠 자생력은 다 가지고 있으니 차라리 왜 침입 균을 물리치지 못했는가 하는 원인을 찾아 없애 줌으로써 인체 스스로 침입 균을 물리치게 해주는 것이 올바른 치유 방법이고 새롭게 탄생할 돌연변이 세균성 질환을 대비해 면역기능을 키우는 더불어 상호 적응적진화의 자연의 섭리법에 맞는 치유법이 된다.

이 단순한 논리 적용이 세계 그 많은 과학자들이 2백여 년 동안 연구하고도 치유를 못하는 증세를 사혈기 하나로 치유할 수 있는 힘을 발휘하는 것이다.

단순한 논리, 단순한 치유 방법이지만 그 치유 효능은 특정 증세만을 치유하는 기능만 있는 것이 아니라, 인체의 본래 기능 자체를 회복시키는 방법이라서 현대의학이 불치 내지는 만성질환이라 하는 증세의 90% 이상을 치유하고 몸 전반적 기능회복이 가능한 것이다. 늘 반복하는 말이지만 과학은 진리와 생명의 이치가 없음을 명심해야 한다. 진리와 생명 이치가 없으면 눈에 보이는 현실부터 접근을 하니 병의 근본 원인은 볼 수가 없다. 눈에 보이는 것만을 기준하여 접근을 하면 침입 균의 종류가 무엇이냐 어떠한 약을 쓰면 그놈이 죽느냐 하는 생각이 나와서 그 놈이 잘 죽는 약을 개발해서 주사하거나 먹여서 치유를 하려는 방법 밖에는 나오지 않게 되어 있다. 이러면 그것이 잘못되었다는 증거로 항생제의 살균기능은 죽이라는 침입 균은 죽이지 않고 몸을 지키는 백혈구를 죽이거나 약화시켜서 몸의 면역기능을 떨어뜨리니 목적은 병을 치유함이지만 그 결과는 엉뚱하게 몸의 저항력을 떨어뜨려 인간을 갈수록 면역기능이 약한 존재로 만들어 약의 노예로 만들고 약의 한계점에 다다르면 전염병이란 대재앙을 불러들여 속수무책으로 죽고 만다. 자연계 전반적 생명이치는 보지 못하고 과학의 한 단면만을 보고 약과 예방접종으로 건강을 유지시키려 함은 인간을, 마치 야생초를 온실 속 화초처럼 나약한 인체가 되게 하여 약의 노예로 만들 뿐이다. 현대 과학의술이 복잡하고 어려운 것은 이 때문이다. 5만 종류나 되는 세균의 종류를 밝히고 그 종류마다 약을 만들자니 복잡하고 내용은 방대할 뿐 올바른 의술이라서 내용이 방대한 것은 아니다. 상식의 시각으로 생각을 해보자. 더불어 적응진화론을 적용시키면 현재의 세균의 종류가 영원히 같은 종류로 있는 것이 아니다. 주변 환경에 따라 끊임없이 새로운 종류가 탄생하게 되어 있다. 현대 과학의 고정관념대로라면 환자는 당장 죽어 가는데 안전한 약을 만들어 내겠다고, 새로운 세균이 발생할 때마다 7년에서 10년의 세월을 거쳐 임상실험을 하고 부작용이 적다는 인증을 받아야 약을 쓸 수 있으니, 환자는 의사의 실험 대상은 되어도 치유는 불가능하게 되어 있다.

이 잘못된 고정관념이 환자가 의사를 위해 존재하는지, 의사가 환자를 위해 존재하는지 혼동을 하게 만드는 원인을 제공하게 된 것이다.

내가 굳이 이러한 지적을 하는 이유는 분명하다. 의술이란 환자의 생명을 보호하기 위하여 존재를 하는 것인데 현재는 잘못된 고정관념때문에 잘못된 과학적 입증만을 내세워 과학적 입증이 안 된 의학은 무조건 불신부터 하고 여기에 한술 더 떠 다른 방법이 부각되면 자신들의 기존의 이권만을 지키기 위하여 의료법이란 칼로 무참히 잘라버리니 새로운 의술, 새로운 이론이 설 자리가 없으니 의술은 후퇴할 수 밖에는 없고, 국민은 갈수록 병들어 가고 의사를 불신하는 마음은 커질 수밖에 없는 것이다. 의술인으로써 존경을 받고 싶으면 질병을 치유하는 실력과 의술인의 인격으로 존경을 받고, 경제적 보답을 받아야지 법으로 인격과 물질적 보호를 받으려 함은 집단 이기심일 뿐이다.

만약 지금이라도 양의는 양의대로 한의는 한의대로 민의는 민의대로 경쟁을 하게 하고 그 중 치유 효능이 뛰어난 치유법들을 선별하여 정부 보건정책 차원에서 의과대학을 통해 대중화되는 체제로 전환을 시킨다면 의술의 발전 속도가 현격히 빠를 것이고 내가 굳이 양의학의 잘못만 꼬집어 지적할 필요는 없어진다.

왜냐, 직접 심천사혈요법의 치유 효능 결과를 보여주고 배우고자 하는 사람에게만 지도를 해주어도 경쟁 사회에서 전 인류에 심천사혈요법을 보급시키는 것은 시간문제라고 생각하기 때문이다.

나는 논리 공부를 하는 사람이라서 내가 양의학을 공격하지 않으면 내가 공격받지 않는다는 점은 상식으로 알고 있다.

양의학 역시 질병 치유를 잘 하고 인술을 베푸는 체제라면 나의 공격의 대상이 되지는 않는다. 올바른 돈의 이동이란 상대에게 이로움을 주고 그 대가로 돈을 받아야 한다. 하지만 현실은 질병을 키워주고 죽이고도 돈을 받는 것이 당연시 되어가고 있는데도 그 잘못을 지적하는 사람이 없으니 인명경시 풍조만 갈수록 늘어나고 이제는 한술 더 떠 의사 개인 이기심이 커져서는 의학공부를 하는데 많은 시간과 돈이 투자가 되었으니 본전을 뽑아야 된다고 생각하는 것을 당연한 말로 받아들이는 실정까지 되고 말았다.

스스로 민주국가라 자부하는 나라에 살면서 공부도 자유, 직업도 자유다. 자신 스스로 결정하고 선택한 공부 직업의 책임은 자신이 책임을 지는 것은 당연한 것이다.

어떠한 공부 어떠한 직업이든 자신이 결정하고 선택한 일은 자신이 책임을 지어야 한다. 많은 시간, 많은 돈을 들여 의학공부만 했으니 높은 보수를 받아야 된다고 생각을 하는 것은 의사 개인의 이기심이라는 것이다.

민주국가에서 적응적진화는 경쟁의 결과로 대접이 결정 지어져야지 법과 제도로서 물질적 보장을 받으려 하면 퇴보 밖에는 나올 것이 없다. 만약 6개월 정도만 시간을 투자하고 백분의 일도 안 되는 비용을 들여 배운 의술이 10년 공부한 현대의술보다 부작용도 없고 재발률도 적고 적은 비용으로 쉽게 치유하는 방법이 있는데도, 기존 의사들의 이권을 보장해 주기 위하여 막는 행위가 누구를 위한 행동인가 묻는 것이다.

질병을 효율적으로 치유하는 의술은 접근조차 못하게

법으로 막아놓고 잘못된 의술만을 배우며, 배우는데 많은 돈이 들었으니 본전을 뽑아야 된다는 생각을 한다면 그 의술은 공부를 위한 공부일 뿐 인간의 질병을 치유하기 위한 의술공부라 주장하면 안 된다. 아직도 깨우침의 단계에 있는 우리는 완벽함이 없기에 어떠한 공부를 할 것인가는 자신만의 선택이고 그 선택의 책임은 자신이 지는 것이지 남에게 보상을 요구함은 잘못된 것이다. 그래도 주장을 한다면 사업에 실패하는 사람마다 정부가 보상을 해주어야 된다는 논리와 같으니 힘든 일 할 사람은 아무도 없게 된다.

만약 지금이라도 의사들이 심천생리학을 받아들이고 응용을 한다면 현재의 의료비의 10분의 1만 가지고도 국민은 지금보다 월등히 건강한 삶을 살 수 있을 것이다. 의사들의 이권을 보장해 주기 위해 국민은 환자가 되어 주어야 하고 자신들이 키워놓은 질병을 치유한다고 많은 돈을 요구함이 합당한지 생각을 해 보아야 한다.

나의 이러한 주장이 잘못되었다 지적을 하고 싶다면 책에 기술한 50가지 정도의 증세를 현대의학과 심천사혈요법으로 동등하게 치유를 해서 그 결과로 말을 해야 할 것이다.

이 잘못된 관행을 바로 잡으려면 언론과 정부가 앞장을 서야한다. 내가 주장하는 내용들이 과장인지 현실인지는 언론이나 국가에서 통계를 잡아보면 간단히 밝혀진다.

의사에게 묻지 말고, 환자를 기준해서 병원에 가기 전 상태, 퇴원하는 시점의 상태, 퇴원 후 3개월 후에 상태를 있는 그대로 통계를 내어 언론이 발표를 한다면 병원이

병을 치유하는지 병을 키우고 있는지 입증이 될 것이다.

앞의 논리를 기준하여 주변 현실과 비교를 해보자.

인간도 결국은 동물의 일종이다. 하이에나는 썩은 고기를 주식으로 하고, 가까이 있는 개도 썩은 쥐를 먹고도 병이 나지 않으며 썩은 고기를 먹고 사는 동물은 아주 많다.

여기서 잠시 왜 인간도 같은 동물에 속하는데 동물은 세균에 대한 저항력이 강하고 인간은 나약해졌는지 살펴보아야 한다. 썩은 동물 속에는 수많은 미생물, 병원균이 득실거린다. 그런데 아무런 살균처리 없이 먹는 동물들은 왜 병에 걸리지 않는가 하는 점이다.

이것이 바로 적응적진화의 결과다. 어려서부터 부모 때부터 부패한 고기를 먹으면 그것을 먹고 소화시킬 수 있는 신체로 적응적진화를 하는 것이 자연의 섭리인 것이다.

그럼 우리는 왜 조금만 상한 음식을 먹어도 배탈이 나고 식중독이 걸리는 나약한 존재가 되었는가 하는 점이다.

적응적진화란 대상에 대한 진화이기 때문이다. 그동안 우리의 삶의 방식은 미생물에 대한 위생관리가 너무 철저해 미생물, 대상을 접하지 못했기에 그 만큼 그 미생물을 이기는 방법을 우리 몸이 키우지 못했기 때문이다. 가까이 거지 김춘삼을 책이나 영화로 보았을 것이다. 버려진 음식, 부패한 고기를 먹어도 배탈이 나지 않고 소화시키는 것을 보았을 것이다. 그렇다. 인간 역시 본래의 기능은 어떠한 침입 세균이 들어와도 스스로 방어할 적응적진화, 깨우침 기능은 다 가지고 태어났다. 우리 인체 본래의 기능이 이러함을 안다면 여기에 맞는 합당한 방법으로 질병 치유의 접근을 했어야 했다.

인체의 본래 기능이 이렇다 함을 알고 거기에 합당한 치유법으로 제시하는 것이 백혈구가 약하게 된 원인을 제거하는 방법으로 8번 신간혈을 사혈해주면 되고, 어혈이 혈관을 막아 백혈구가 도달하지 못해 병원균이 자리를 잡은 곳은 혈관을 막고 있는 어혈을 뽑아주어 핏길을 열어주는 방법을 제시하는 것이다.

이 두 가지 치유 방법의 효능 입증은 간단한 실험으로 가능하다.

1) 종기나 뾰루지 일종의 침입 균이 자리를 잡고 세력을 키운 경우인데 환부를 직접 사혈해보라.

분명 혈관을 막고 있는 어혈이 나올 것이다. 혈관을 막고 있는 어혈을 뽑아주면 핏 길이 열리고 피가 돌면 피를 따라 들어간 백혈구가 침입 세균을 잡아먹으니 치유가 되는 것은 상식이 된다.

2) 백혈구가 침입 세균을 물리치지 못할 정도로 나약해진 직접 원인은 혈액 속 산소 부족이 원인이고, 산소 부족의 원인은 신장 쪽으로 혈류가 적게 들어가 혈액 속 요산 수치가 높아진 것이 원인이다. 현재 면역기능이 떨어졌다 표현을 하는 말은 혈액 속에 산소 부족이 되었다는 말과 같고, 면역기능 강화는 핏속에 산소 함유량을 높여주고 피를 잘 돌게 하는 방법으로 가능하다.

어떠한 약도 예방접종도 기존의 면역기능인 백혈구가 활동하기 좋은 환경을 만들어 주는 방법보다는 못한 것이다.

17. 구제역, 콜레라, 광우병과 면역기능 풀이

구제역이나 콜레라, 광우병 같은 각종 전염병을 풀려면 자연의 섭리 법부터 풀어 들어가야 해답을 얻을 수 있다.

자연계의 모든 현상 중 원인 없는 결과는 없다. 자연의 섭리 법으로 접근하면 구제역, 콜레라, 광우병, 각종 전염병의 발병 원인이 분명해지지만 진리가 없는 과학만을 기준하면 각종 전염병의 밖으로 나타난 증세만을 보고 접근하기에 그 발병 원인도 해법도 없고, 결국은 자연재해가 되어 끝없는 싸움이 되고 만다.

문제는 구제역, 콜레라, 광우병을 자연재해로 결론이 나면 영원한 해답이 없지만 진리와 이치 원인 결과 법으로 바라보면 해법을 구할 수 있다는 것이다.

구제역, 콜레라가 전염이 된다하여 세균학적으로만 접근을 하면 세균의 종류에 매달리게 되고 그 끝은 세균을 죽이는 방법이나 예방접종 방역을 하는 것으로 끝을 맺고 만다. 이러한 시각 속에는 결정적 오류가 숨어 있다.

자연의 섭리 법인 생태계의 생명의 이치가 빠져 있기에 아무리 좋은 약으로 예방접종하여 방제를 하여도 그 방법은 시작부터 반쪽 공부이기에 영원히 끝나지 않는 싸움이 되고 만다. 왜냐, 자연계의 5만 종류나 되는 미생물체는, 적응적진화 과정에서 끝없이 새로운 돌연변이 생명체들을 만들어내는데 그 종류를 종류별로 다 분류하고 죽여서 없애기란 시작단계에서부터 불가능하다는 답이 나와 있기 때문이다.

자연의 섭리 법, 공생 공존 법, 적응적진화, 적응적영성 깨우침(면역기능)이란 단어가 아직은 생소한 단어로 들리고 이러한 이치로 어떻게 질병을 치유하고 예방할 수 있느냐? 하고 의문이 갈 것이다. 하지만 자연의 생명이치 흐름을 이해한다면 감히 거대한 생명흐름의 연결고리 일부를 인위적으로 바꿀 생각은 하지 못할 것이다. 왜냐, 바꾸려 한다고 바뀔 내용이 아니고 잘못 손을 대면 생태계 교란이 도미노처럼 이어져 인과응보의 대재앙을 스스로 불러들인다는 점을 알기 때문이다.

기계인 일개 자동차도 어떠한 이치로 만들어져서 조립되었는지 그 전반적 이치는 모른 채 수많은 부속 하나 하나를 따로 떼서 공부를 하고, 부속 하나만을 생각하고 수리를 한다면 완전한 수리를 할 수 없듯이, 자연의 생태계 생명의 이치를 모르고 5만 종류나 되는 생명체를 따로 따로 끊어 풀어서 세균학적으로 구제역이나 콜레라를 풀려고 한다면 그 공부는 영원한 반쪽 공부에 지나지 않는다는 지적을 해준다.

구제역, 콜레라 각종 전염병 광우병을 따로 떼어서 풀기 전에 차분한 마음으로 상식의 생각을 키워보자.

지난 80년대 우리의 토종 흑돼지의 사육환경을 돌이켜 보자. 돼지의 배설물을 제때 치워 주지 않아 돼지의 무릎

까지 배설물이 찼고, 돼지가 누우면 돼지 배설물에 잠겨서 잠을 잘 정도가 허다했다. 여기에 파리나 모기는 극성을 부렸고 먹이통은 한 번도 청소를 한 적도 없으며 예방접종도, 항생제도 복용시키지 않는 환경에서 돼지를 사육했지만 설사도 피부병도 구제역이나 콜레라, 각종 전염병이 지금처럼 심하게 발생하지 않았다.

이 속에 모든 해답이 있는 것이다. 지난 80년대의 환경과 지금의 돼지 사육 환경을 비교해보자.

먼저 돼지우리를 비교하면 지금은 호텔급 정도로 좋아졌으며 충분한 영양 공급, 쾌적한 환경, 예방접종, 방역, 사료에 상시 항생제 혼용복용, 여기에 예전에는 적어도 1년 정도는 돼지를 키워야 잡았고, 지금은 6개월 정도면 돼지를 잡는다. 이 모든 여건을 예전과 비교해보면 현재 사고력 기준으로도 지난 80년대가 구제역, 콜레라, 각종 전염병이 더 많이 발생했어야 한다. 그런데 왜, 여건과 환경이 좋아진 현재에 구제역이나 콜레라 등 각종 전염병이 더 극성을 부리느냐 하는 점이다.

이 해답은 적응적진화론 속에 있다. 적응적진화란 대상에 대한 진화이다. 즉 질병에 대한 면역기능, 적응적진화 기능은 대상과 마주쳐야만 그 상대를 이기는 힘(면역기능)이 진화 발전한다는 것이다.

여기에 적응적진화(면역기능)는 이 한생에서 모두 형성된 것이 아니고 오랜 세월 태초의 하나 작은 미생물에서 지금에 이르기까지 수만 종류가 서로 상호보완적으로 동시에 같이 진화를 했다는 사실이다. 그런데 이러한 생태계를 무시하고 다른 나라, 다른 환경에서 적응적진화

(면역기능)한 돼지를 가져다 키웠을 때 우리나라 세균에 대한 면역기능이 있겠느냐 하는 것이다.

조상 대대로 이 땅에서 자란 돼지는 이 땅의 모든 세균들과 접하며 그 세균들과 싸워서 이기는 면역기능을 키워왔고, 외국에서 자란 돼지는 그 땅 그 환경에서 기생하는 세균에 대한 면역기능을 키워왔다는 것은 상식이 된다.

이렇게 단순한 진리의 생명이치를 무시하고 빨리 크는 돼지, 소가 경제성이 좋다하여 외래종의 돼지나 소를 가져다 대량으로 길러보라는 것이다.

환경과 세균의 종류가 다른 이 땅의 세균에 대한 면역기능이 약하다는 것은 상식이라는 것이다.

여기에 빨리 자라야 많은 경제성이 있다고 품종개량까지 했다면 그 돼지나 소는 면역기능이 더 약할 수 밖에는 없다. 왜냐, 면역기능, 적응적진화 깨우침(면역기능)은 이 한생에서 모두 형성되는 것이 아니고, 하나의 작은 미생물이 수많은 윤회의 삶을 살며 현재에 모습이 되기까지 한생 한생 조금씩 축적되어 쌓여가는 것이기 때문이다.

마치 사람이 자꾸 같은 사람과 싸움을 하다보면 싸움이 거듭될수록 요령이 늘어가듯 싸움하는 요령의 발전이 면역기능인데, 갑자기 외래종의 돼지를 들여다 놓고 오랜 세월 조금씩 축적되는 면역기능이 바로 축적될 수가 있겠느냐 반문하는 것이다. 여기에 세균 감염성 질병을 막는다며 사료에 섞어 상시 복용시키는 항생제가 어떠한 작용을 할 것인지 생각을 해보자. 사람한테 미약하게 살균제를 상시 복용시켜 보라. 당장은 죽지 않지만 전혀 힘을 쓸 수가 없을 것이다. 면역기능을 하는 백혈구 역시 마찬가지이다. 목적이야 침입 세균을 죽여 질병을 예방한다고 상시 복용시키지만, 그 항생제의 살균기능은 백혈구에게 치명적 저항력(면역기능)을 떨어뜨린다는 생각은 왜 하지 못하느냐 하는 것이다. 항생제의 살균기능에 의해 이미 힘을 잃은 상태에서 외부에서 새롭게 들어오는 침입 세균을 물리칠 수 있는 힘(면역기능)을 가질 수 있겠는지 생각을 해보라는 것이다. 현재의 행위는 인위적으로 돼지나 소의 면역기능을 최대한 떨어뜨려 놓고는 자신이 한 행위는 전혀 의식을 못한 채 방역이다, 새로운 약을 개발한다, 자연의 대재앙이다 하고 아우성친다.

여기에 설상가상으로 돼지나 소가 빠른 시간에 빨리 자라야만이 경제성이 있다는 생각만으로 인위적 유전자 조작이나 품종개량까지 해보라는 것이다. 그 생명체가 외형은 갖추었지만 주변 환경과 접한 시간이 짧기에, 적응적 진화와 면역기능은 약할 수 밖에는 없는 것이다. 왜냐, 적응적진화(면역기능)는 한순간 만들어지는 것이 아니고 오랜 세월 사는 동안 연륜이 쌓여가듯 조금씩 축적이 되어 가는 것인데, 유전자 조작이나 품종개량을 통해 새롭게 창출 되어진 생명체 속에 오랜 세월의 연륜, 적응적진화의 깨우침 면역기능이 있을 수 있겠느냐 하는 것이다.

그동안 체세포 복제를 한 생명체가 아무리 질병 예방을 철저히 해주어도 질병으로 빨리 죽는 것을 지켜보았을 것이다. 체세포 복제, 유전자 조작을 하지 말아야 될 이유가 여기에 있는 것이다. 이렇게 인위적으로 돼지와 소의 면역기능을 이중 삼중으로 떨어뜨려 놓고 그 사실은 모른 채,

침입한 세균의 종류가 무엇이냐, 예방접종을 하였느냐, 방제 방역은 제대로 하였느냐며 법석을 떠는 모습을 스스로 지켜보라는 것이다.

자연의 섭리인 생명의 이치법은 모른 채, 체세포 배양 이다 복제다 하는 기술이 대단한 기술로 착각의 자만에 빠져있는 현실을 생각해 보라는 것이다. 이것이 자연의 생명이치법을 모르는 과학의술의 한계점이다.

현재 구제역, 콜레라, 각종 전염병, 광우병이 크게 발생하는 근본 원인 제공자는 진리와 이치를 모르는 과학자들이 원인 제공자며, 그 후유증으로 돼지나 소가 본질적 면역기능 자체가 약화되었기 때문이다.

자연계 모든 생명체가 더불어 공생 공존 법으로 더불어 상호 발전적 진화한다는 사실만 알고 있어도 이러한 오류는 범하지 않아도 된다.

동물이든 식물이든 그 생명체는 대상과 만난 시간이 짧으면 상대와 싸워서 이기는 힘, 면역기능은 떨어질 수 밖에는 없는 것이다.

이러한 자연의 법칙을 어긴 죄가 구제역, 콜레라 등 각종 전염병을 불러들인 원인 제공이다.

즉, 질병을 예방한다고 사료에 상시 섞어 복용시키는 항생제, 빨리 자라야 돈벌이가 된다고 인위적 품종개량을 한 것이 결정적인 원인 제공이다.

이러한 결론을 내리고 해법을 찾으면 그 해결책은 단순한 곳에 있다. 이 땅에서 오랜 세월 적응적진화로 면역기능을 키워온 우리의 토종 돼지나 소를 다시 번식시켜 사육을 하는 것이 각종 전염병의 대재앙을 막는 제일 현명한 방법이다.

이러한 자연의 섭리 법을 무시하고 기존의 과학적 세균학의 고정관념에 사로잡히면 스스로 모든 동물의 면역기능을 떨어뜨려 놓고는 그 사실을 모른 채, 예방접종이다 방제다 하며 소란만 피울 뿐 근본적 해결책은 찾지 못할 것이다.

그동안 대재앙을 수없이 두 눈으로 지켜보면서도 지난 실수를 경험적 스승으로 승화시켜 깨우침을 얻지 못한 결정적 원인은 과학 속에는 진리적 사고가 없기 때문이다.

자연의 섭리 법은 어떠한 현상도 원인 없는 결과는 없다는 점을 명심해야 한다. 원인 자체를 모르며 그 나타난 결과만을 임시방편으로 해결하려는 것은 무지일 뿐이다.

모든 생명체가 더불어 공생 공존으로 상호 보완적 진화를 한다면 인위적으로 한 생명체의 생태계를 바꾸면 자연의 생태계는 보이지 않는 도미노 현상처럼 연쇄적 생태계 변화가 일어나, 생태계의 대재앙이 온다는 것은 너무나 당연한 결과다.

알량한 과학적 기술만을 앞세워 경제적 이득만을 위해서 인위적으로 품종을 바꾼 벌을 받는 것이 지금의 구제역, 콜레라, 각종 전염병의 대재앙을 불러들였다는 것이다.

하지만 진리와 생명의 이치법이 없는 과학적 사고로는 수없이 많은 소, 돼지, 인간이 죽어가는 것을 두 눈으로 지켜보면서도 깨우침을 얻지 못하고 끝없이 대재앙을 불러들인 일만 지금도 골라서 하고 있다. 그 일은 유전자 조작, 품종개량, 체세포 복제, 배양 등이다.

유전자 조작을 하는 행위를 자신들은 인간의 건강 발전을 위함이라 변명하고 싶겠지만 그 행위는 자연의 섭리 법을 모르는 무지에서 나온 발상이다. 그 행위로 이익을 보는 사람은 본인 혼자 경제적 부이지, 인간의 건강한 삶에는 전혀 도움을 주지 못한다. 오히려 인간 및 동물들의 면역기능을 파괴하고 인간의 영성까지 파괴하여 전 인류를 파멸의 길로 인도하는 역할만 할 뿐이라는 점을 명심해야 한다.

자연의 섭리 법을 기준하면 현재 인간 동물들의 구제역, 콜레라, 광우병, 각종 전염병은 인간이 스스로 불러들인 결과인데 그 원인 제공의 순서를 나열하면,

1. 유전자 조작과 복제기술 발달로 동물과 식물의 품종을 인위적으로 개량하여, 자연의 먹이사슬 연결고리를 교란한 죄.

2. 질병을 예방 치유한다고 항생제를 남용하여 항생제의 살균기능으로 면역기능인 백혈구의 힘을 상실하게 한 죄.

3. 고소득을 위하여 좁은 공간에 많은 동물을 길러 운동, 근육 이완 부족으로 피 흐름이 원활하지 못하게 하여 전반적 모든 기능이 퇴화되게 한 죄.

나의 이러한 주장을 현실적으로 유전자 조작 기술이나 체세포 복제 배양기술이 발전하지 못하면 망가진 장기를 이식하는 방법이 없지 않느냐? 하고 반박하고 싶을 것이다.

하지만 질병을 보는 시각만 조금 바꾸면 기존의 장기를 망가지기 전에 충분히 예방할 수 있고 어느 정도 망가져도 그 장기를 그대로 두고 재생시킬 수 있는 방법이 있다는

말로 대신하고 싶다.

유전자 조작이나 복제 기술이 필요하게 된 직접 원인은 현대 과학의술의 시각이 병을 생기게 하는 원인은 진찰할 능력이 없으니 정상이라 진찰하고, 지켜만 보다가 장기가 가시적으로 망가져야만 질병이라 진찰하고, 수술로 잘라 내고 이식을 하는 방법에서 치유법을 찾으려는 마음이 강한 무능함의 원인이다.

만약 장기가 망가지게 된 원인 자체를 질병이라 진찰할 능력이 있고, 치유할 능력이 있다면 왜, 장기를 망가질 때까지 방치하여 이식을 하는 것인가?

광우병도 마찬가지다. 광우병의 증세를 보면 뇌세포가 스폰지처럼 녹아 소멸되어 온몸이 마비가 오는 병으로 알고 있고, 광우병에 걸린 소를 사람이 먹으면 사람도 똑같은 광우병이 걸리는 것으로 알고 있다.

구제역, 콜레라, 각종 전염병이 면역기능 저하로 인한 세균감염에 의해 발생한 병이라면 광우병은 인간의 성분학의 발달로 잔꾀를 부린 것이 원인이 되어 광우병을 불러들였다 진단한다. 쉽게 풀어주면 채식보다는 육식이 영양학적 칼로리가 높다고 소 사료에 육고기의 사료를 혼합한 것이 원인 제공이라는 것이다. 이 문제의 해답을 풀려면 적응적 진화론과 성분학을 동시에 풀어 연결해야 해답을 얻을 수 있다. 성분학의 상호반응 이치는 약성의 음양이론과 처방 원리편에 상세히 그 이치가 설명이 되어있으니 이곳에서는 간단히 설명을 하겠다.

먼저 적응적진화론으로 간단히 풀면 모든 생명체는 적응적진화 과정에 의한 깨우침의 영성, 즉 습관이 있다.

이러한 습관은 소를 크게 한 생명체로만 보아서는 안 된다.

소의 모든 체세포는 모두 독자적 영성 본질적 습관을 다 따로 가지고 있다. 소는 오랜 세월 초식만을 해왔기에 소의 각 체세포들은 초식 속의 영양분만을 소화시키는 쪽으로 적응적진화를 하여왔는데 갑자기 육식의 영양분을 복용시키면 어떻게 될 것이냐 하는 것이다. 식물성 영양분과 동물성 영양분이 만나서 화학반응을 일으키면 혈액의 농도가 걸쭉해진다. 비유를 하자면 초식만 했을 때의 혈액의 농도는 생쌀을 분말하여 물에 풀었을 때의 물의 농도와 비슷하고, 육식과 채식을 혼용했을 때는 쌀 분말을 물에 풀어 열을 가해 끓였을 때의 농도의 끈기로 바뀐다는 것이다. 이러한 현상은 각 생명체들의 먹이 속, 영양분 중 휘발성 물질이 유지방, 단백질과 만나 화학반응을 일으켜 녹는 과정에서 발생한다.

이러면 그 끈적해진 혈전은 소의 체세포가 먹기에 불편함을 느껴 먹어치우지 못하게 되면 그 탁해진 혈전이 혈관을 타고 돌며 혈관 벽에 절어 붙거나, 또는 모세혈관 벽에 붙기 시작해 혈관이 막히면 뇌 속에 영양 공급이 이루어지지 않아 뇌세포가 굶어죽어 서서히 소멸되어 가는 증세가 광우병이라는 것이다. 그럼 광우병에 걸린 소를 사람이 먹으면 왜 똑같은 광우병에 걸리느냐 하는 것인데 그 해답은 광우병이 걸린 소의 영양물질이 사람의 혈액 내에서도 같은 작용을 하기 때문이다.(책의 약성의 음양 논리와 처방 이치편을 참고하면 이해가 쉬울 것이다.)

이 논리를 정리하면 광우병은 세균학의 전염병이 아니고 성분학의 문제로 생기는 병으로 뇌혈관이 막혀 뇌 속에 영양 공급이 이루어지지 않아서 발병하는 증세다 정의를 내리면 된다.

그럼 소의 광우병을 예방하기 위해서는 소에게는 육식성 사료는 절대 금해야 한다.

이미 사람이 광우병 증세가 있다면, 불포화지방이 많이 함유한 생선을 많이 섭취시키며 신맛, 떫은맛, 쓴맛이 많이 함유한 약제를 복용시키며 중풍치유 사혈점으로 6-1-9-31번 혈을 사혈해주어 몸 전체 또는 뇌 속 피에 흐름을 잘 흐르게 해주는 것이 예방법이고 치유법이 된다.

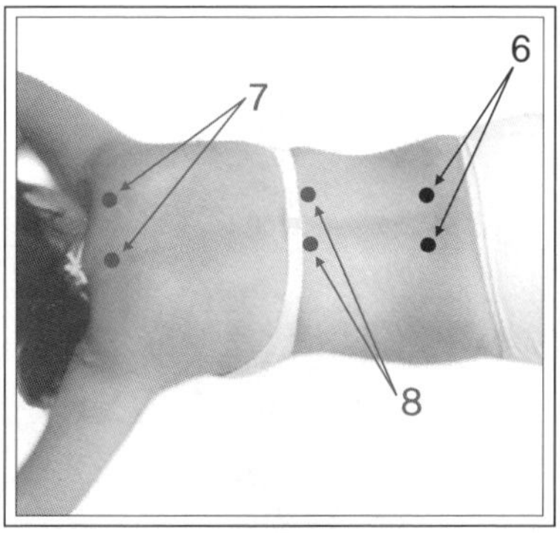

6. 고혈압혈

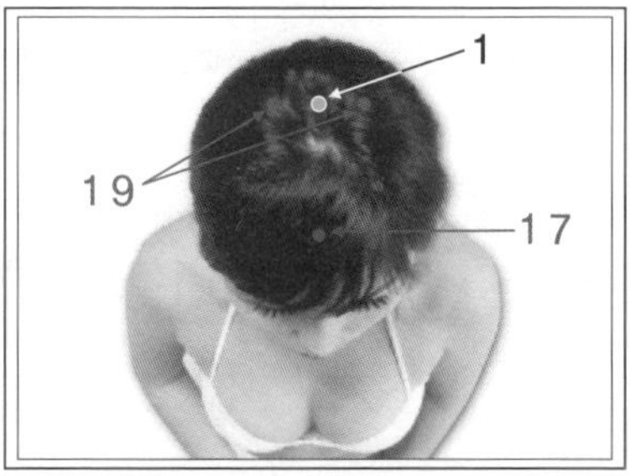

1. 두통혈

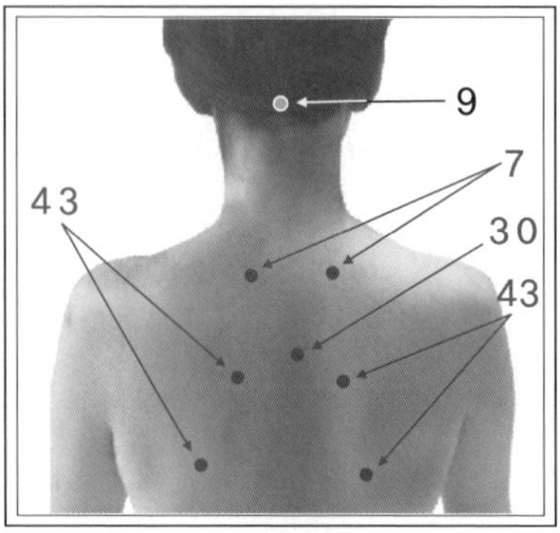

9. 간질병혈

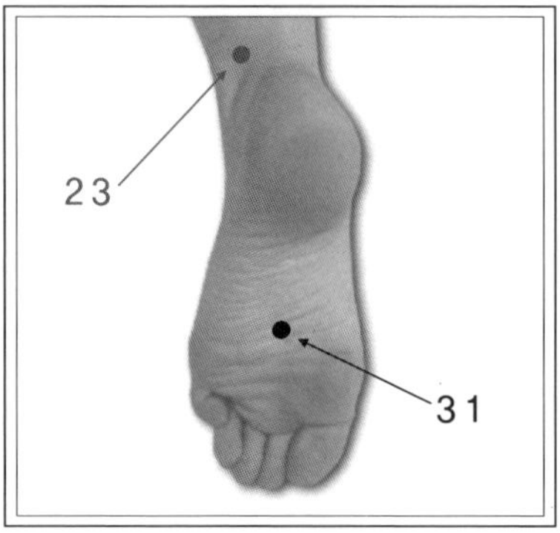

31. 중풍혈

이렇게 자연의 섭리 법을 기준하여 구제역, 콜레라, 광우병을 풀어보면 그 원인이 뚜렷이 보이기에 해결의 방법이 보이지만, 단면만을 보는 과학적 사고만으로는 전체의 생명이치를 연결시키는 것에는 한계점이 있다는 것이 보일 것이다.

우리 속담에 경찰 열 명이 도둑 한 사람을 막지 못한다는 말이 있다. 하나도 아니고 5만 종류가 넘는 미생물이 끊임없이 돌연변이 미생물을 생산하고 많은 미생물들이 물로 공기로 사물에 붙어서 퍼져 나가는데 그 세균을 약으로서 죽이고, 예방접종을 하는 방법으로 막을 수 있다고 생각을 하는 자체가 모순이고 욕심이다.

오히려 자연에 순응하고 부딪히며 자연의 섭리 법에 맡기고, 인체 스스로 알아서 면역기능을 깨우쳐라 하고 맡겨주는 것이 현명하다. 그리고 우리는 그 조건을 충족시켜주는 방법으로 인체에 필요한 영양분을 공급해주고, 피에 흐름을 원활하게 잘 돌 수 있도록 모세혈관을 막고 있는 어혈을 뽑아주어 피가 잘 돌 수 있는 여건을 갖추어 주고 면역기능은 인체 스스로 알아서 키워라 하는 것이 가장 지혜로운 방법이 된다.

자연의 생태계는 나 하나와 5만개를 섞으면 하나는 5만개 속에 묻혀버리는 것이 상식이다.

모든 질병을 풀어갈 때 자연의 생리이치 법은 꼭 필요하다.

먹이사슬 연결고리, 적응적진화, 영성 깨우침은 모든 생명체가 더불어 상호 발전을 깨우쳐 면역기능을 키워 감을 안다면 인위적 한 두 생명체를 변경시키는 죄가 얼마나 큰 재앙을 불러들인다는 것을 알 수 있을 것이다.

자연계의 생명체는 수만 종류이고 유전자 조작을 통하여 인위적으로 품종을 바꿀 수 있는 생명체는 극소수라 할 때에 인위적으로 바꾼 몇 개의 생명체가 수만 종류의 공격에서 살아남지 못한다는 것은 상식이다.

면역기능이 적응적진화 깨우침이고, 그 깨우침은 대상에 대한 깨우침의 진화라는 단순한 이치만 깨달아도 인위적으로 생명체의 품종을 바꾸려 함은 스스로 재앙을 자초하는 일이 된다는 것은 상식이 된다. 그런데도 두 눈으로 그 피해를 지켜보면서도 자신의 어리석음은 깨닫지 못하고, 인간까지도 유전자 조작을 하여 질병을 치유한다는 무지를 바라볼 때 과학자들의 행동이 한심하고 측은한 생각마저 든다.

나의 이러한 주장을 현실적 유전자 조작기술을 동원하지 않고는 질병 치유의 길이 없다고 주장을 하고 싶다면 그 말은 과학적 사고만을 기준할 때로 한정된 시각이라는 점을 명심해야 한다.

100년을 노력하여 체세포 복제나 배양 기술로 인공적 각 장기를 만들어 내었다 해도, 그 기술은 기존의 장기를 재생시키는 의술보다는 못하다는 것을 명심해야 하고, 유전자 조작 기술이 아무리 발달하여도, 정상 세포 일부가 기형세포, 돌연변이 세포가 되는 원인이 신장과 간 기능 저하로 혈액 속 산도가 높아지면 그 산에 의해 체세포 일부 몸체가 녹아 기형세포, 비정상 돌연변이 세포가 된다는 사실을 안다면 유전자 조작 기술 효능의 미약함으로 인하여 허무함을 느낄 것이다. 유전자 조작 기술로는 피를 맑게 하는 기능, 막힌 혈관을 뚫어 피를 잘 돌게 하는 기능이 없어도 심천사혈요법으로 2-3-6-8번 혈과, 환부를 직접 사혈해주는 효능은 각 장기의 기능을 회복시켜 근본적 피를 맑게 하여 줄 수 있고, 일부 체세포가 산에 의해 돌연변이 체세포가 된 원인 자체를 치유할 효능이 있다.

18. 공해 독(중금속)

욕망과 이기심만이 팽배해있는 이 사회!

남이야 피해를 입든 말든 나만 금전적 이득을 보면 그만이라는 이기심, 결국 자신의 이기심이 자신을 망치는 지름길이 되지만, 그 사실을 아는 사람은 드물다. 이기심의 시각으로 사물을 보면 그 이기심이 자신에게 이익이 되게 보이기 때문이다.

오래전의 일이다. 분명 이틀 전에 배추밭에 농약을 치는 것을 보았는데 배추를 뽑아 차에 싣고 있는 것이다. 화가 나기에 항의성 말을 하였다.

농약이 인체에 얼마나 큰 해를 입히는데 농약치고 이틀 만에 내다 파냐고…, 며칠 후 되돌아 온 말이 가관이다.

이제 어떤 놈 무서워서 배추 농사도 못 지어 먹겠다는 것이다. 그 말을 듣고 다시 찾아가 농약의 해로움을 설명하니 하는 말, 잘 씻고 살짝 데쳐서 먹으면 아무 이상 없다고 답변을 한다.

물론 농약의 피해를 모르는 무지에서 나온 말이거니 위안을 삼고 싶지만 자신이 먹을 채소나 자식에게 보낼 채소에는 농약을 하지 않거나 적게 하고 내다 팔 제품에는 마구 잡이 농약을 하는 농심은 무지일까 이기심일까? 나와 내 자식은 먹지 않으니 상관없다 생각할 수 있지만 그러한 이기심은 자신만 갖고 있는 것이 아니고 남도 갖고 있다면 나는 남의 자식에게 농약 먹이고, 남은 내 자식에게 농약 채소를 먹인다는 사실은 왜 모를까?

뜨거운 태양 볕 아래 한푼 더 벌겠다고 땀 흘려 농사 짓고 먹고 싶은 음식 참아가며 한푼 두푼 저축해 놓았다가 자식이 병들어 몽땅 병원비로 갖다 바치고는 아이고 내 팔자야 하는 신세타령…, 남이 나에게 준 고통인지 자신이 자청해서 스스로 받는 고통인지 생각해 보아야 한다.

자신에게 주어진 어떠한 고통도 남이 나에게 주는 고통은 없다. 자신은 그 원인 제공을 하고 그 결과를 업으로 되돌려 받는 것이 인과응보요, 자업자득인 자연의 순리 법인 것이다.

어리석음으로 자초한 일이던 서로의 이기심 때문에 자초한 일이던 각종 농약, 중금속, 공해 독은 몸 안에 들어오면 현대 과학의술로는 치유가 불가능하다. 왜냐, 현재 고정관념 이기심의 의술 시각으로 공해 독을 바라보며 떠올릴 수 있는 생각은 이미 정해져있다.

과학의 기초는 성분수치학이기에 이 기준으로 치유 방법의 생각을 키워가면 먼저 몸에 축적된 중금속의 종류가 무엇이냐를 따져야 하고, 그 중금속을 약으로 만들어 복용시켜서 치유를 하려는 생각이 앞설 것이다.

진리가 없는 생각을 기준하면 이러한 생각이 옳다고 느껴지지만 생명의 이치와 약의 약리이치를 연결하면 이러한 시각으로는 치유가 불가능하다는 답이 나온다.

약의 약리작용 이치는 이독제독, 독과 독이 만나 중화

되는 원리이기에 몸 안의 중금속을 해독하기 위해 그 해독 물질을 만들고 나면 그 해독 물질 자체가 독약이기에 사람이 먹으면 통째로 죽을 수 밖에는 없다. 이러한 약리이치 때문에 중금속(공해 독)이 서서히 축적되어 생긴 증세는 현대 과학의술로는 세계 어느 곳에서도 치유에 성공한 예가 없다.

하지만 고정관념을 버리고 적응적진화, 생명의 이치로 질병을 풀어 들어가면 치유의 해답이 어렵지만은 않다.

과학적 사고를 버리고 상식과 진리, 이치로서 풀어보자.

호흡기를 통해서 들어왔던, 각종 음식물에 섞여 들어왔던, 일차적으로 중금속이 축적이 되는 곳은 혈액 속이 된다. 그렇게 되면 체세포와 백혈구는 먹이사슬 특성에 따라 그 중금속을 먹고 죽을 수 밖에는 없다. 그 죽음의 과정을 이치로 풀면 그 속에서 해답이 나온다. 여기서 잠시 체세포의 죽음과 백혈구의 죽음의 과정을 짚고 넘어가자. 체세포는 정상일 때 약 45일을 살고 세포분열로 동질성의 2세를 남기고 죽으면 녹아 일부는 유지방이 되어 소변으로 나가고, 대부분은 모공을 통해 몸 밖으로 밀려나와 말라붙어 때가 된다. 이 과정을 머릿속에 정리해놓고 백혈구를 살펴보자.

백혈구는 혈액 속에 살며 모공을 통해 침입해 들어오는 미생물을 먹이로 잡아먹고, 혈관을 따라 이동하며 먹이 사냥을 한다. 이때에 혈액 속에 중금속이 들어오면 어떻게 될 것이냐 하는 것이다. 백혈구는 어쩔 수 없이 중금속을 먹고 죽을 수 밖에는 없다.

이러면 중금속은 백혈구 장기 속 중앙에 위치하게 된다.

즉 중금속을 중앙에 놓고 백혈구의 시체가 유막으로 감싸안아 마치 중금속을 코팅 처리를 한 듯이 된다. 그리되면 그 표면에 지방질이나 단백질이 달라붙어 이중 삼중으로 포장을 하게 되어서는 작은 알갱이 형태가 된다. 이것이 혈관을 떠돌다 좁은 모세혈관에 걸리면 그것이 발판이 되어 뒤에 생기는 어혈들이 그곳에 집중적으로 쌓이게 되고, 이 어혈이 어느 혈관을 막느냐에 따라 병의 이름과 증세가 다르게 나타나게 되는 것이다.

중금속으로 인해 어혈이 이러한 과정으로 만들어진다는 사실을 안다면 어떠한 약으로도 약만 가지고는 중금속 누적으로 생긴 병을 치유한다는 말은 할 수가 없는 것이다.

만약 중금속으로 인해 생긴 어혈이 혈관을 막아 피가 못 돌아 질병이 온다하여 약으로 어혈을 녹여버리면 어떻게 될 것이냐 하는 것이다. 어혈을 녹이는 기능은 지방질과 단백질을 분해하는 기능으로 이 기능이 중금속을 감싸안은 유막을 녹여 버리면 중금속은 다시 혈액 내에 노출되고 다시 백혈구가 중금속을 먹고 죽는 악순환은 피해갈수가 없는 것이다. 이러한 생리이치, 약리이치 때문에 기존의 치유 방법으로는 중금속 누적으로 발병한 증세는 치유가 불가능한 것이다. 하지만 시각을 바꾸어 중금속이란 단어부터 풀어 들어가지 말고 중금속이 인체에 들어왔을 때 몸 안에서 일어나는 생리작용의 이치에서부터 치유의 해답을 찾으면 심천사혈요법처럼 중금속과 어혈을 동시에 몸 밖으로 뽑아내버리는 방법이 나오기에 단순한 방법이 그 치유 효능은 현대 과학의술이 총동원된 것보다 치유 효능은 높게 나타난다.

각 치유 결과를 알아보기 전에 미리 구분 지을 일이 있다.

각종 중금속 공해 독, 농약, 살충제, 항생제 대부분은 백혈구를 죽이는 기능을 하고, 제초제나 월남전에서 사용한 고엽제는 체세포를 죽이는 기능을 한다.

이 구분의 이해를 해야 사혈을 했을 때 그 치유 효능의 결과가 어떻게 나올 것이냐 하는 것을 미리 알 수 있다.

쉽게 정리를 해주면 백혈구는 혈관을 떠돌며 사는 생명체라서 중금속을 먹고 죽어도 모세혈관에 쌓이기에 모세혈관 속 어혈만 뽑아주어도 중금속 자체가 몸 밖으로 나오기에 치유 효능이 빠르지만 체세포를 죽이는 제초제나 고엽제는 치유 효능이 느리게 나타날 수 밖에는 없다는 것이다. 왜냐, 체세포가 소량의 제초제나 고엽제 성분을 먹으면 먹이사슬 특성상 수면세포가 되기 때문이다.

수면세포란, 말 그대로 정상적 세포분열 기능을 못하고 잠자는 세포를 말함인데 이 수면세포는 장속에 잔류하고 있는 제초제나 고엽제 성분은 사혈을 하여도 곧 바로 나올 수가 없기 때문이다. 하지만 혈관을 막고 있는 어혈을 뽑아내주어 피를 잘 돌게 해주면 수면세포는 다시 세포분열을 하게 되고, 체세포가 분열을 할 때마다 그 성분은 희석되어 묽어지기에 힘은 들지만 치유가 불가능하지는 않다는 것이다.

이러한 약리작용 이치 때문에 일반 농약을 먹고 자살을 기도한 사람은 치유 가능성이 높지만, 체세포를 죽이는 제초제를 먹고 자살을 기도한 사람은 살리지 못하는 것이다.

나의 이러한 논리가 옳고 그른지의 실험은 간단히 할 수 있다. 어혈을 빼내어 그 성분 검사를 하여 보면 답이 나온다.

어혈 알갱이 중앙에 중금속이 있기에 어혈 속에는 틀림없이 중금속이 들어있을 것이다.

생혈도 온도가 내려가면 굳는다는 시각으로 어혈을 부정하고 싶다면 생혈을 응고시킨 것과, 내가 주장하는 어혈을 비교하여 중금속 함유 검사를 해보면 내가 주장하는 어혈 속의 중금속 함유량이 20배 정도는 높게 나타날 것이다. 여기에 어혈이 혈관을 막고 시간이 오래되면 산에 의해 섬유질화되어 비계층(지방층)으로 바뀌고 모세혈관이 소멸된다는 나의 주장을 연계해서 검사를 하면, 인체에 누적된 각종 중금속이 머무는 곳은 어혈과 지방층 속에 집중적으로 쌓여 있을 것이다. 이것이 각종 중금속을 먹고도 쉽게 죽지 않고 살아남는 적응적진화이기도하다.

나의 이러한 주장은 월남전에서 고엽제 즉, 제초제의 후유증으로 고생을 하는 사람에게 적용해 치유를 하면 큰 효능을 볼 것이다.

이제 우리 모두는 기존의 고정관념의 틀에서 벗어나야 한다. 자신이 현재 질병을 보고 있는 시각, 자신이 앞서 배운 의료지식이 잘못된 것은 알아채지 못하고, 잘못된 방법으로 치유를 하니 치유가 되지 않는 것을 두고는 치유가 안 되니 치유가 어렵다 하는 고정관념 말이다.

우리 인체는 적응적진화, 적응적영성 깨우침, 자연의 진리 법에 의해 현재의 모습으로 진화되었기에 진리 법으로 풀어야 올바른 치유법을 찾을 수 있다. 과학적 사고로는 눈으로 보이는 현상만 믿으려 하는데, 새로운 각도로 사물을 보라.

진리 법이란 아침 다음은 점심이요, 점심 다음에 저녁이 오는 것처럼 이미 정해진 사실이다. 아침 다음에 점심이 온다는 사실을 두고 점심때가 되어 보아야 다음이 점심때라는 것을 믿음으로 받아들이겠다는 사고가 얼마나 무지한 생각인지 알아채야 한다. 과학적 입증 사고가 얼마나 무지한지는 간단히 입증이 가능하다. 현대 과학의술을 하는 모든 사람의 의술을 합해도 신부전증, 백혈병 치유를 재발하지 않게 완벽히 치유할 자신이 있다는 의사는 나오지 못할 것이다. 하지만 일반인이 단순히 수혈만 해줄 수 있는 조건만 갖추어 주고 중산해독제 두 병과 사혈기 하나로 재발하지 않게 완벽히 치유할 수 있는 증세를 두고, 환자를 금전적, 정신적, 육체적 고통으로 몰아가는 현실을 두고 아직도 과학의술이 입증되고 발달된 의술이다 하고 주장하고 싶은지 묻고 싶다.

현실이 이러한데도 아직도 일부 의사는 심천사혈요법으로 백혈병이나 신부전증 치유를 집에서 하다가 병원에 가서 수혈을 부탁하면 수혈을 거부한다. 이유는 간단하다.
병원치료만 받든지 사혈만 하든지 선택하라는 것이다
이러한 행동이 환자를 위한 행동인지 의사를 위한 행동인지 생각해 볼 일이다.
만물의 영장이라 자처하는 인간의 삶 중에 인간의 정신을 제일 황폐화시키는 일이 남의 약점을 이용해 물질적 이득을 취하는 행동이기에 의술은 인술이 되어야 한다. 의술이 진정 인술이 되고 인간의 이기심이 사라지지 않는다면 우리 인류가 질병의 고통에서 벗어날 길은 묘연하다. 이러한 이기심 천국에서 자신의 건강을 책임질 사람은 오직 자신밖에 없음도 명심해야 한다.

어떠한 중금속이 인체에 들어와도 생기는 것은 어혈이요, 그 어혈이 혈관을 막아 피가 못 돌아 제2의 병이 발병함을 알았다면 그 어혈의 양이 많아져 모세혈관을 50% 이상 막기 전 자꾸 뽑아내버리는 것이 가장 지혜로운 방법이 된다. 사혈하기가 번거롭다면 사혈 효능만은 못하지만 중금속 피해를 완화시키는 방법을 쓰면 많은 도움이 된다.

중금속이 들어오는 만큼 해독제를 섭취해주는 방법인데 그 방법을 성분학적으로 접근하여 약으로 만들어 복용하면 그 약 자체가 독이 되기에 부작용이 심하지만, 생태학적 적응적진화의 생리를 이용하면 장기섭취를 하여야 하는 약점은 있지만 부작용은 없다. 모든 중금속의 원천은 흙이다.

이 말은 어떠한 중금속도 그 원천은 흙 속에서 나왔다는 이야기다. 이독제독이란, 독과 독이 만나면 중화가 됨을 말하는데 이 원리를 이용하면 된다. 적응적진화란 대상에 대한 진화다. 즉 독을 자주 접하는 생명체는 그 독을 해독하는 쪽으로 적응적진화한다. 이러한 생리이치를 적용하면 흙을 많이 먹고 사는 생명체는 흙 속에 함유한 각종 중금속을 해독하는 쪽으로 적응적진화하였기에 그 기능을 이용하면 된다는 것이다.

우리 주변에 대량 구입이 가능한 동물 중 대표적 동물이 오리다. 오리는 먹이 습관상 흙과 뻘을 많이 먹기에 흙 속의 각종 중금속을 해독하는 쪽으로 적응적진화를 하였다.

오리의 장기 중에서 중금속 해독기능을 담당한 장기는 간이고, 간이 각종 독, 중금속을 먹어 치워 중화한 다음 배설한 물질이 담즙(쓸개물)이다. 이러하기에 오리간과 담즙은 각종 중금속을 해독하는 물질이 다량 들어있다. 이러한 물질은 이미 오리가 먹고 일차적 중화시킨 독이기에 사람이 먹어도 독으로 작용하지 않고 해독의 기능으로 작용을 한다. 오리가 각종 중금속을 해독하는 적응적진화를 어디까지 하였는지는 쉽게 알아 볼 수 있다. 오리는 쥐약을 먹어도, 공장 폐수가 나오는 개울에서 사육을 하여도 죽지 않는다.

이러한 약리이치를 적용하여 만든 식품이 중산해독제이다.

과학이 아닌 진리의 접근으로 이러한 처방을 만들어 놓고, 그 효능의 실험은 어떻게 증명할 수 있느냐 하는 것이 의문일 것이다.

하지만 그 실험은 몸의 느낌으로도 육안으로도 식별이 가능하다.

술을 마시면 알콜성분은 독이고 그 알콜 성분을 간이 해독한다는 것쯤은 누구나 다 알 것이다. 실험삼아 중산해독제를 만들어서 술을 마시기 전 30알 정도 섭취하고 난 다음 술을 마셔보고, 술을 마시고 잠을 자기 전 30알 정도를 섭취하고 아침에 일어나 보라. 평소 주량보다 술을 배 정도 더 마셔야 술이 취하고, 아침에 일어나보면 숙취가 현격히 줄어들어 몸이 가벼울 것이다. 그리고 생리혈이 검은 사람과, 눈 밑, 입술이 검은 사람은, 피가 검푸른 사람으로 간의 해독 기능이 약한 사람인데 이때 아침, 저녁 30알씩 3개월 정도를 섭취해보라. 생리혈은 선홍빛으로 바뀌어 있을 것이고, 눈 밑, 입술이 검은 사람은 붉은 빛으로 변해 있을 것이다. 이것은 혈액 속의 독성분을 중산해독제가 중화시켰기 때문이다.

이러한 자연의 해독기능을 이용하여 어쩔 수 없이 마시는 각종 중금속, 독을 완화시키고 이미 중금속으로 인해 만들어진 어혈을 몸 밖으로 뽑아내버린다면 심천사혈요법이 건강을 지키는 파수꾼으로 큰 힘을 발휘할 것이다.

치유편

1. 책을 보지 않고 성급하게 하는 질문

심천사혈요법 책은 국문만 깨우친 분이라면 누구나 쉽게 이해할 수 있도록 어려운 의학용어나 한문은 없습니다. 각 가정에서 가족끼리 시술할 수 있도록 하기 위한 책이기에 소설처럼 쉽게 읽을 수 있고, 사혈요령, 자리 잡기, 주의점 등이 상세히 설명이 되어 있습니다.

책을 꼭 읽어보신 후에 사혈에 임하셔야 되고 홈페이지의 자주하는 질문, 체험사례 등을 보시면 모든 궁금증에 대한 해답을 얻을 수 있을 것입니다. 이 공간은 사혈요법으로 치유가 잘 되느냐 하는 궁금증을 풀기 위해서 치유가 잘 되는 증세와 혈 이름만 기록 하겠습니다. 왜 치유가 되느냐 하는 궁금증은 1-2권 책의 이치편을 보시고 푸시길 바랍니다.

1. 허리통증 : 6번 고혈압혈, 10번 알통혈.

2. 견비통, 40-50견 : 7번 견비통혈을 사혈하고도 치유가 되지 않을 경우 30-9번 혈 추가 사혈.

3. **각종 두통, 탈모증, 비듬, 머리에 개기름** : 1번 두통혈.

4. **모발이 노래지고 가늘어지고 꺾이는 증세** : 2-3-6-8번 혈을 사혈한 다음 1번 두통혈.

5. **헛배부름, 소화불량, 속 쓰림, 위하수, 위염, 설사, 변비** : 2번 위장혈, 3번 뿌리혈, 30번 급체혈 사혈.

6. **고혈압, 간염, 지방간, 간경화 초기, 신부전증 초기, 아토피성 피부병, 지루성 피부병, 백선원반증, 통풍, 각종 피부병** :
중산해독제, 요산해독제 (약산해독제) 섭취하며 2-3-6-8번 혈 사혈.

7. **발가락 무좀** : 26-27번 무좀혈.

8. **손바닥 주부습진** : 22번 팔기미혈을 사혈하고도 치유가 되지 않으면 2-3-6-8번 추가 사혈해주고 그래도 치유가 안 되면 손바닥을 직접 추가 사혈.

9. **찬물을 마실 때 이가 시린 증세, 잇몸 염증이나 붓는 증세, 치통이나 이가 솟는 증세** : 39번 풍치혈 사혈(치석을 제거한 후에 사혈해야 재발을 하지 않는다) 근본 치유는 2-3-6-8번 사혈.

10. **눈곱이 많이 끼는 증세, 충혈, 시력감퇴, 백내장 초기, 눈물이 많이 나는 증세, 안구 건조증** : 1-20번 혈 사혈.

11. **안압통** : 6-1-20번 혈 사혈.

12. **녹내장 초기** : 중산해독제를 섭취하며 2-3-6-8번 혈을 순서에 맞게 사혈을 한 다음 1-20번 혈 사혈.

13. 팔목이 아프고 힘이 없을 때는 : 7-22번 혈 사혈.

14. 발에 열이 많이 나거나, 땀이 많이 나는 증세, 발이 냉한 증세 : 6-10번 혈 사혈.

15. 앞정강이 부분이 가렵거나, 알레르기 증세, 마른 비늘이 떨어질 때, 피부과 질환 : 중산해독제를 섭취하며 2-3-6-8번을 순서에 맞게 사혈을 한 다음 44번 혈 사혈.

16. 발톱이 살 속을 파고들어 염증이 생길 때 : 44-26-27번 사혈.

17. 귀에서 진물이 나는 증세, 염증, 가는귀먹은 증세 : 40번 귀울림혈 사혈.

18. 알레르기성 비염, 콧물이 나는 증세, 축농증 : 47번 축농증혈 사혈을 하고도 치유가 되지 않을 경우 4-18번 추가 사혈.

19. 발기 부전, 조루증 : 51-6번 혈 사혈.

20. 기침 감기, 편도선염, 쉰 목소리 : 4-18번 혈 사혈.

21. 가래가 많은 증세 : 32-4-18번 혈 사혈.

22. 위경련, 급체 : 30번 급체혈을 사혈한 다음 2번 사혈.

23. 감기 몸살로 허리가 아프며 고열이 날 때 : 6-8-1번 혈 사혈.

* 어떠한 원인에 의해서건 고열이 날 때는 8번 신간혈을 추가로 사혈할 것.

24. 뒷목이 뻐근하고 열이 날 때, 빈혈증세, 두통을 동반하고 고혈압 증세를 가지고 있다면 : 곧 중풍이 온다는 예고편이다.

이때에 31번 중풍혈을 진찰삼아 사침을 해보고 전기로 지지는 듯한 통증이 온다면 중풍이 코앞에 닥쳤다는 신호다.

이때는 응급사혈로 6-1-9번 혈을 충분히 사혈을 한 다음 진찰삼아 다시 31번 중풍혈을 사침하여 통증이 현격히 줄었다면 위급상황은 넘긴 것이니 기본 사혈부터 순서를 지키며 사혈을 하면 된다.

25. 마음이 불안하고, 가슴이 답답한 증세 : 5번 협심증혈 사혈.

26. 몸에 식은땀이 많이 나는 증세, 더위나 추위를 많이 타는 증세 : 2-3-6-8번 혈 순서에 맞게 사혈.

27. 몸살이 자주 오고, 열이 많은 사람, 심장이 필요 이상 빨리 뛰어 혈관이 육안으로도 뛰는 것이 보이는 증세 : 간염, 신부전증, 고혈압 전초전으로 중풍으로 전이될 위험이 큰 사람.

중산해독제를 섭취하며 2-3-6-8번을 순서에 맞게 사혈, 혈관 뜀이 2-3-6-8번을 사혈하고도 멈추지 않으면 1-9번 추가 사혈.

28. 갑상선이 있는 사람은 이미 신장 기능이 오래 전부터 떨어져있는 사람으로 대부분 저혈압, 빈혈증세도 동시에 가지고 있다. 이러한 경우 조혈기능이 안 좋은 사람이다. 조혈에 필요한 조치를 충분히 하고 사혈에 순서를 철저히 지키며 : 2-3-6-8번

혈을 순서에 맞게 사혈을 한 다음, 4-18번 사혈.

29. 골다공증 있는 사람은, 다음은 저혈압, 관절염, 퇴행성 관절염, 류마티스 관절염, 갈수록 진행이 되고 심하면 당뇨병까지 동시에 오는데, 이 모든 증세는 : 신장 기능 저하로 혈액 속의 요산의 농도가 높은 정도에 따라 오는 증세이다. 중산해독제, 요산해독제(약산해독제)를 섭취하며 2-3-6-8번 혈을 순서에 맞게 사혈.

30. 발뒤꿈치에 굳은살이 많고 갈라지는 증세 : 6-10번 혈 사혈.

31. 사춘기에 얼굴이나 등에 뾰루지, 여드름이 많이 나는 증세 : 2-3-6-8번을 순서에 맞게 사혈을 하면 대부분 치유가 되나, 사혈 후에도 얼굴의 여드름이 가라앉지 않으면 39번 풍치혈 추가 사혈.

32. 얼굴에 개기름이 심하게 끼는 증세 : 2-3-6번 혈 동시 사혈.

33. 발목을 삔 증세 : 23-24 발목통혈 사혈.

34. 심장마비 : 119에 전화를 건 다음 차가 올 동안 5번 협심증혈, 2번 위장혈, 30번 급체혈 사혈.

35. 중풍(뇌출혈) : 6-1-9-31번 혈 순서대로 사혈.

36. 의식불명, 식물인간 : 병원에서 치유 불가판정을 하면 곧바로 6-1-9번 혈 사혈(의식을 잃은 시간이 오래 될수록 효능이

떨어짐)

37. 생리통, 냉 : 51번 생리통혈-6번 고혈압혈 사혈.

38. 요실금, 불규칙한 생리, 노화로 인한 생리중단을 복원하려고 할 때(10년 이내) : 2-3-6-8번을 순서에 맞게 사혈.

39. 자연유산이 잘 되는 경우 : 임신 전에 2-51-6번 사혈을 끝내고 임신할 것.

40. 치질, 탈장 : 2-3-6번 혈을 사혈한 다음 14-29번 혈을 사혈해야 재발을 하지 않는다.

41. 백혈병, 암, 당뇨, 신부전증, 중풍, 근육신경마비, 치매, 간경화 예방사혈 : 2-3-6-8번을 순서에 맞게 사혈한 다음 1번 두통혈, 9번 간질병혈 사혈.

42. 습관성 탈골 : 탈골 뼈에 붙은 근육에 직접 사혈.

43. 각종 염증, 종기 : 염증 부위에 직접 사혈.

44. 종아리를 가늘게 하고 싶을 때 : 10번 알통혈 사혈.

45. 엉덩이나 허벅지를 가늘게 하고 싶을 때 : 2-3-6-8번을 순서에 맞게 사혈을 끝낸 다음, 옆으로 퍼진 곳을 좁게 하고 싶으면, 41-42 골반통혈 사혈, 허벅지 자체를 가늘게 하고 싶다면 12-13-33번 사혈.

46. 팔뚝을 가늘게 하려면 : 7-15-22번 사혈.

47. 손등이나 팔목의 검버섯을 제거하고 싶다면 : 7–22번 혈 사혈.

48. 팔목의 힘을 강하게 하고 싶으면 : 7–22번 사혈.

49. 마라톤 선수가 달리다 근육 경직이 되는 경우 : 허벅지 쪽이라면 33–38번 사혈, 종아리 쪽은 10번 알통혈, 앞 허벅지는 12–13–37번 사혈 (달리는데 숨이 쉽게 차는 것을 완화하려면 2–3–6–8번을 순서에 맞게 사혈을 한 다음 5번 협심증혈 사혈. 단, 경기 3개월 전에 모든 사혈을 끝낼 것)

50. 책만 보면 두통이 오는 경우 : 1번 두통혈 사혈. (가슴이 답답해지며 두통이 오는 경우는 : 6–1–5번 혈 사혈)

51. 긴장을 하면 복통, 딸꾹질이 나는 증세 : 2–3–6번의 사혈을 끝낸 다음, 5–30번 사혈.

52. 대중 앞에서 발표를 할 때 심하게 떨리고 가슴이 뛰거나 긴장이 심한 증세 : 2–3–5번 사혈.

53. 종아리 혈관 팽창(정맥류) : 6–10–26–27번 사혈.

54. 가려움증을 유난히 많이 타는 증세 : 2–3–6번 사혈.

55. 목, 앞가슴 주위가 검붉은 증세 : 간염, 통풍, 고혈압이 곧 온다는 예고편, 2–3–6–8번을 순서에 맞게 사혈을 한 다음 32–4번 사혈.

56. 만성피로, 무력감 : 2–3–6–8번 혈 사혈.

57. 뜻밖에 고열이 나는 증세 : 죽염을 혀로 녹여먹으며 8번 신간혈 사혈.

58. 고열이 나며 두통을 동반할 때 : 8-1번 혈 사혈.

59. 고열이 나고, 뒷목, 뒷머리가 아프거나 뻐근할 때 : 6-8-1-9번 혈 사혈.

60. 갑자기 두드러기가 날 때 : 8번 신간혈 사혈.

61. 식중독성 두드러기나 가려움증 : 2-30-8번 혈 사혈.

62. 사혈 중 갑자기 체중이 불어날 때 : 8번 신간혈 응용 사혈.

63. 안면 근육 경련, 눈 떨림 : 6-9-1번 혈을 사혈하고 멈추지 않으면 39번 풍치혈 추가 사혈.

64. 수족 냉증 : 2-3-6-8번 혈을 순서에 맞게 사혈을 한 다음, 손 쪽은 7-22번 사혈, 발 쪽이면 44번 앞쥐통혈을 사혈하고, 그래도 온기가 돌아오지 않으면 26-27번 사혈.

65. 와사풍 : 입이 돌아간 쪽의 39-20-1번을 사혈. 사혈 후에도 입이 돌아오지 않으면 귀 수직 위쪽으로 7센티 지점 49번 입돌이혈 추가 사혈.
(발병 즉시 사혈을 해야 효능이 크다. 앞의 증세에 해당 사혈점을 사혈해주면 왜 치유가 되는지, 왜 그 사혈점 위치를 사혈해야 되는가 하는 이치를 이해해야 깊은 공부를 할 수 있다.)

위 내용은 인체의 잔잔한 질병을 이름과 치유 사혈점만

설명한 글이다.

특정 질병 한곳만을 응급 사혈 개념으로 응용을 하는 것은 무방하나, 장기적 사혈을 해야 될 경우는 기본 사혈, 조혈에 필요한 조치를 취하며 2-3-6-8번 사혈의 순서로 사혈을 마친 다음 사혈을 해야 피 부족으로 오는 고생을 적게 겪으며 치유할 수 있다는 점을 명심해야 한다.

2-3-6-8번 사혈을 끝마치지 않은 상태에서 응급 사혈을 할 경우는 말 그대로 응급 사혈이니 한 증세만 통증이나 증세를 완화시킨 다음에는 기본 사혈로 돌아가야 한다는 점을 명심하고, 부득이 기본 사혈을 하지 않은 상태에서 다른 증세를 치유하려 할 때는 한 증세를 치유하고 난 후 2~3개월 충분한 휴식을 취한 후 혈액 보충이 된 다음 또 다시 응급 사혈을 할 수 있다는 점 명심해야 한다.

사혈점 자리 잡기 설명을 책마다 똑같이 나열하는 것은 내용의 반복을 막기 위하여 3권에는 빼기로 하였다.

▶ 사혈점 자리 잡기 설명: 심천사혈요법 책 1-2권 참고.(전국 서점에서 구입 가능)

▶ 홈페이지 주요 사혈점, 심천사혈요법 혈자리영상 USB.

2. 오늘의 심정 (가스중독, 의식불명)

가지 많은 나무에 바람 잘 날 없다는 우리 속담이 있듯 필자의 바람과는 정 반대의 삶 속에 빠져 들고 있음을 느낀다.

오늘따라 마음이 무겁다. 수없이 반복되어 전해지는 일들, 집단 이기심이 팽배해 있는 이 사회에서는 당연한 일이고 자주 접하는 일이지만, 매번 소식을 들을 때마다 마음이 무거워지는 것은 왜일까? 아마 나 자신이 이루고자 하는 집착의 마음이 강함 때문이리라.

LPG 가스로 중독되어 입원한 환자를 의사 몰래 사혈을 하였다는 이유로 병원에서 쫓겨났다는 소식은 의사들의 이기심과 권위의식을 보는 것 같아 마음이 착잡하다. 난 이러한 소식을 들을 때마다 의사들을 상대로 지금의 고정관념을 바꾸어주는 일이 계란으로 바위를 깨는 정도로 어렵다는 것을 느끼지만 언제나 최후의 승리는 진리라는 것을 의심하지 않는다.

그렇다고 의사들의 이기심을 충족시켜 주기 위하여 국민이 생 환자가 되어주고 고통을 받아야 한다는 사실도 방치

해서는 안 될 일이다.

어찌 보면 의술의 발전이란 말 자체가 어제의 의술은 잘못되었다고 시인을 하는 말이 되는데 그 사실을 아는 자는 드물고, 어제의 잘못된 고정관념의 지식을 기준으로만 사물을 보려함의 아집이 성벽처럼 느껴진다. “모순은 모순을 낳고 이기심은 이기심을 낳는다.” 는 단순한 진리는 자신이 빨간색 안경을 끼고 사물을 보니 세상이 붉게 보인다는 사실은 전혀 의식을 못한다.

고정관념을 깨는 열린 마음이 적응적진화 깨우침의 지름길이고, 생명의 이치가 곧 자연의 섭리 법이다. 자연의 섭리 법에 순응하여 적응적진화를 한 것이 인간의 육신이라면 눈에 보이는 자연에 생명의 이치가 곧 인간의 육신 설계도면이 되는 것이다.

눈에 보이는 모든 사물은 보이지 않는 성질의 율법 세계 화현물이다. 이 말을 그대로 풀어 주면 눈에 보이는 모든 사물은 율법의 성질의 세계 설계도면이 정해진 대로 모였다 흩어지기를 반복하며 육을 통하여 율법의 성질의 세계를 깨우쳐가는 도중이 적응적진화 깨우침이고, 모든 생명체는 육을 통하여 대상과 마주치며 상호 발전적 깨우침으로 진화를 하며 율법의 세계로 여물어 가는 것이다.

이 과정 속에 모든 생명의 이치 해답이 있는 것이다.

눈에 보이는 모든 사물이 보이지 않는 성질의 세계 설계도면의 화현물이라 함은, 눈에 보이는 생명의 이치가 곧 보이지 않는 성질의 세계 율법인 것이다. 진리의 율법, 생명의 이치, 인간의 모든 질병을 치유할 수 있는 길을 바로 코앞에 놓아두고 먼 곳의 기적과 신비의 치유법을 찾아 돌아가려고만 한다.

자연의 이치, 적응적진화, 적응적영성 깨우침, 공생공존 먹이사슬 연결고리의 이어짐, 생명의 이치를 있는 그대로만 볼 줄 알아도 감히 모든 생명체의 삶의 설계도면인 율법을 손댈 엄두는 못 낼 것이다. 차라리 있는 그대로 대상은 놓아두고 내 자신이 대상에 적응하는 방법만이 살길임이 보일 것이다.

이 말은 인체의 8조 마리나 되는 다양한 생명체가 더불어 역할 분담을 하며 공생을 살아가는 각 독자적 생명체의 삶의 이치를 안다면 차라리 몸 스스로 알아서 해라 하고, 각 체세포가 스스로 노력하여 복원할 수 있도록 여건만을 갖추어 주는 일이 인간이 할 수 있는 최선의 방법이라는 것을 알아챌 것이다. 그 방법이 바로 심천사혈요법이다.

우리 속담에 선무당이 사람 잡는다는 말이 있다.

자연계의 생명의 이치 1/10000도 밝히지 못한 과학적 입증을 가지고 그 1이 자연의 섭리 법 전체인척 자만에 빠져있는 현실을 보면 할 말이 없어진다.

삶과 죽음, 생명의 윤회이치, 영혼의 나이를 알고 나면 인간사 80년은 하루 밤낮의 삶에 불과하다.

육의 세계 하루, 영혼의 세계 하루의 삶을 반복하며 적응적영성 깨우침으로 율법의 세계로 여물어가는 인간의 삶 중 이 한생 80년 육을 보전하기 위한 이익 다툼으로 한생을 바치는 자신의 삶을 돌이켜 볼 줄 안다면 이기심의 고정관념 아집에 사로잡힌 자신의 모습이 부끄러울 것이다.

진리, 욕심, 욕구, 고통, 이기심, 사랑, 행복, 지혜, 율법 모두가 자신의 몸 안에 존재한다. 사람의 성격과 운명은 이 중에 어떠한 영성을 키워 자신의 육신을 지배하게 하느냐 하는 것이 결정하는 것이다. 하지만 인간의 특성상 제 1영성, 이기심의 아집이 제일 강하기에 진리의 양심과 이기심의 싸움에서 어떠한 영성이 이기느냐에 따라 운명이 바뀌어 진다.

즉, 인간의 삶이란 남과의 싸움 경쟁이 아니라 자신의 내면의 세계, 양심과 이기심의 싸움 결정이 운명을 결정 짓는다는 것이다. 진리의 마음흐름 법은 자신의 양심이 이기심의 아집과 싸워 이기지 못하는 한 남과의 삶의 경쟁에서 이길 사람은 아무도 없기 때문이다.

의사와 환자 모두가 잘못된 고정관념의 아집에 빠져있는 현실에서 자신의 건강마저 돈 몇 푼주고 거저 얻으려는 게으름을 지켜보면 질병으로 고통받는 것도 타고난 운명이려니 하고 넘겨 버리고 싶은 마음도 일어난다. 하지만 현실의 잘못됨을 알고 있으면서도 나 자신만 편하고자 입 다물고 있는 것도 양심의 마음이 놓아 주지를 않는 것은 나 자신 타고난 팔자거니 하고 받아들인다.

삶에 경쟁, 이기심 경쟁 사회에서는 자신의 건강을 책임질 사람은 자신 밖에 없다는 것을 명심해야 한다. 육과 영을 동시에 지니고 있고 이기심 천국이 된 현실 세계에서 고정관념의 아집을 버리지 못하여 고통의 삶을 사는 것도 자신의 성격에 의한 팔자요, 마음의 문을 열어 자신의 건강을 돌 볼 지혜를 깨우쳐 건강한 삶을 사는 것도 자신의 성격에 의한 팔자니 그리 마음 아파할 일은 못된다.

자신의 양의학 말고는 모든 치유법에 과학적 입증을 논하고 부작용의 핑계를 대며 자신들의 이기심 처사를 합리화 시키고 싶다면, 상식의 생각으로 접근을 해보자.

* 혈액 부족으로 발생한 증세는 피가 보충되는 순간 사라진다는 논리를 반박할 수 있는지.

* 심천사혈요법에서 빼내야 된다고 주장하는 것은 정상적 생혈이 아니다. 부득이 기존의 혈액이 묽어지고 일부 생혈이 딸려 나오기는 하지만, 모세혈관에 쌓여 움직이지 않는, 죽은 혈액으로써, 전혀 영양학적 도움은 주지 못하고 피의 흐름만을 막는 어혈을 빼내는 것을 두고 부작용을 논할 수 있는지.

* 만약 혈관을 막고 있는 어혈을 빼내고 피가 잘 돌아서 다른 합병증이 온다 라고 주장을 하고 싶다면, 만병의 원인이 피가 못 돌아서 발병한다는 자신의 주장과 합당한 생각인지.

* 혈관을 막고 있는 어혈을 빼주어 피가 잘 돌아서 합병증이 온다는 논리는 어린아이도 웃을 일이다. 현재의 주장대로 피력하면 인체의 모든 생명체의 먹이가 되는 생혈은 헌혈로 빼내도 이상이 없는 것이고, 혈관을 막고 있는 죽은 피를 빼내면 위험하다는 말이 되는데, 이 논리를 자신의 양심의 마음에 물어보라는 것이다.

이번 환자의 경우도 상식의 생각으로 생각해보자.

LPG 가스로 중독되어 의식이 없는 환자를 일단 병원에서 고압 산소로 치유를 하였다. 하지만 부작용이 생겨 구토를 하여 치유를 중단한 상태에서 영양제만 투입하며 지켜만 보는 상태였다. 환자는 계속 의식이 희미한 상태이고 눈이 보이지 않는 상태다.

이러한 현상이 왜 일어났는지 먼저 살펴보자. 가스는 산소보다 무겁기에 바닥에 깔리면 자동으로 산소는 위로 밀려 올라간다. 이러면 호흡기를 타고 들어온 가스가 폐 속의 산소는 밀어내고 계속 가스만 들여보내니 몸속의 산소는 고갈이 되고 만다. 이때 제일 시급한 일은 산소 공급이다.

이때 환자가 의식을 잃었다면 이미 뇌세포는 산소 결핍으로 질식 상태에 있다는 증거가 된다. 만약 이 상태가 지속되면 환자는 뇌세포가 죽어 식물인간이 되거나 죽음을 맞이하는 응급상황의 순간이다.

이때 가장 빠르게 뇌를 비롯한 전신에 산소 공급을 해주기 위하여 취할 수 있는 행위 중 가장 지혜로운 방법이 무엇인지 살펴보자. 현재 고압 산소통에 환자를 넣고 밀도가 높은 산소 공급을 해주는 일이 일반화되어 있는데, 이러한 치유 방법을 인체의 생리이치와 견주어 상식의 생각으로 풀어보자.

이러한 치유 방법으로 치유 효능을 낼 수 있는 범위는, 환자의 상태가 정상적 호흡을 하고 피가 정상적으로 돌고 있을 때로 한정되어 있다는 것을 알아야 한다. 왜냐, 아무리 고농도의 산소도 호흡기를 통해 폐 속에 들어가고 피와 섞여 전신에 돌아주어야만 치유 효능을 발휘할 수 있기 때문이다.

하지만 이미 시간이 경과하여 호흡기능이 약화되고 피가 정상적으로 돌지 못하는 상태에서는 고압 산소통 치유 효과를 볼 수 없다는 것은 시행을 하기 전에 이미 정해진 사실이다.

이때에 가장 상식적 지혜로운 치유 방법을 생각해보자.

만약 산소 공급은 산소 마스크로 대신하고, 사혈을 해주면 어떻게 될 것이냐 하는 것이다.

우리 인체 혈관구조는 어느 곳을 사혈해주던 혈액이 빠져나간 쪽으로 피가 밀려가는 기능을 한다.

어느 곳의 혈액을 빼던 보일러 호스의 공기를 빼주면 물이 빠져나간 공간은 압력이 떨어지기에 순간적 물이 빠져 나간 쪽으로 이동하여 잘 돌 듯, 인체의 혈관구조도 혈액을 빼준 공간 쪽으로 피가 이동하기에 일시적 피를 돌려주는 효과가 발생한다는 것이다.

여기에 심천사혈요법은 인체 혈관구조를 참작하여 사혈의 위치, 순서까지 정해 놓았으니 6-1-9-31번 혈 위치를 먼저 사혈을 해준 다음, 심장의 활성화는 5번 협심증혈, 폐의 활성화를 위해서는 32번 기관지혈을 사혈해 준다면 각 장기 전신에 피의 흐름을 원활하게 강제로 돌려주는 작용을 한다는 것은 조금만 생각을 해보면 알 수 있는 일이다. 인체의 생리구조로 보면 심천사혈요법이 가장 강력하고 빠른 치유 효능을 나타낼 수 있는 치유법이기에 그 치유 효능은 곧바로 나타나게 되어 있다.

가스 중독이나 충격에 의한 뇌진탕, 중풍, 심장마비, 의식을 잃은 환자의 경우 응급상황일 때 어떠한 치유법을 적용하느냐의 차이는 환자를 일생동안 식물인간으로 살게 하느냐, 정상의 몸으로 살게 하느냐 하는 분수령이 되는 것이다.

가스 중독으로 의식을 잃었을 때 빨리 회복을 시키지 못하면 식물인간이 된다는 사실은 의사 자신이 더 잘 알고 있을 것이다. 고압 산소 치유를 하다 부작용으로 구토를 하여 시술을 못하고, 영양제만 맞고 의식이 없는 상태에서, 단 한차례 사혈을 해주니 의식이 돌아오고 사람을 구분하지 못하던 시력 상태가 명함을 볼 정도로 회복이 되었다면, 인술을 하는 의사 입장이라면 단순히 어혈만을 뽑아주는 치유법이 왜, 어떠한 이치에 의해서 이렇게 빠른 회복을 보일까 하는 원인을 이해해서 다음 환자부터 어떻게 응용치료를 해 볼까 하는 마음이 들어야 의사로서 존경을 받을 수 있는 것이지, 자신의 권위의식에 손상을 입혔다하여, 자신 모르게 사혈을 했다는 것을 이유로 환자를 내쫓은 행위는 자신의 권위의식만을 생각한 이기심의 행위이며, 자신의 인격에 스스로 먹칠하는 행위가 된다.

의사의 동의를 구하지 않고 사혈을 한 것은 분명 가족의 잘못이다. 하지만 가족이 그러한 행위를 할 수밖에 없게 원인 제공을 한 사람은 의사 자신이라는 점도 받아들여야 한다. 왜냐, 보호자 입장으로 보면 현실적으로 자신의 생각을 의사에게 말하고 그 의견이 받아들여질 것이라 생각을 했다면 담당의사 모르게 사혈은 하지는 않을 것이기 때문이다. 현대 과학의술만을 공부한 의사 입장으로 보면 자신들의 치유 방법이 가장 입증된 과학의술이다 생각하지만, 그 생각은 과학을 기준하였을 때의 생각인 것이고, 보호자 입장으로 보면 심천사혈요법의 치유 효능을 더 믿을 수도 있다는 것이다. 일단 입증된 과학의술 먼저 치유를 해보고 치유 효능이 나타나지 않은 상태에서 보호자가 사혈을 했기에 보호자로서는 당연히 할 행동을 한 것이지

나무랄 일은 못 된다는 것이다.

만약 심천사혈요법의 치유 효능을 알고 있는 입장에서 자신의 가족이 의사들의 권위의식을 지켜주기 위하여 식물인간이 되더라도 바라만 보고 있으라면 어떻게 대답을 하려는지 묻고 싶다. 자신들만 옳다고 생각하는 이기심 때문에 손쉽게 치유할 수 있는 방법을 외면해서 자신의 가족이 식물인간이 되었다 가정을 해보라. 자신들의 가족들한테도 그렇게 하겠는지 묻고 싶다.

자신 가족한테는 감기약마저 해롭다고 먹지 못하게 하면서 왜 남들한테만, 왜 양의학만을 강요하는 것인지 생각을 해 보아야 한다. 자신들의 의술만이 가장 입증된 과학의술이라 생각하는 것은, 의사 자신들의 생각이지 모든 사람의 생각이 될 수는 없다는 것을 받아들여야 한다.

이러한 지적을 하는 필자의 마음 역시 편치만은 않다.

하지만 자신들만 옳고, 자신의 의술만 입증된 과학의술이며 자신들만 환자를 볼 수 있다는 이기심, 아집이 원인 제공이 되어 필자의 공격을 받는다는 것도 인정을 해야 한다. 만약 필자의 의술을 정식으로 받아들이고 치유 효능 실험을 해보는 기관이 한 곳만 있어도, 동등한 입장에서 치유 효능만 가지고 경쟁할 여건만 되어도, 필자는 양의학을 공격할 필요가 없어진다. 왜냐, 만약 우리나라 의료법이 시장원리를 적용하여 경제적 효율성, 치유 효능 우수성으로 자율경쟁 체제가 되어 있다면 아쉬운 것은 내가 아니고 현대의술이 되기 때문이다. 하지만 이 땅의 의료법은 의술의 발전보다 환자의 권익보다 의사들의 이권을 보장해 주는 것이 우선한 법이기에 새로운 의술은 발 붙일 공간을 없게 만들어 놓았다.

필자는 이러한 생각을 가지고 있기에 우리의 의료법은 국민을 위한 환자를 위한 의료법이라 말하면 안 된다 말을 한다. 우리의 의료법은 의사들의 이권을 보장해주기 위해 의사들의 의견을 존중해 특별히 만든 특별법이다 라고 해야 정확한 표현이다.

필자는 이 공간을 통하여 "제발 고정관념을 버리고 마음의 문을 여시오." 하고 부탁드린다.

그것도 안 되면 성급한 사혈을 하다가 피 부족으로 고통받는 환자가 병원을 찾으면 영양제, 알부민, 수혈을 원하면 그것만이라도 환자의 요구에 따라 쉽게 조치를 해주길 부탁드린다.

심천사혈요법의 특성, 인간의 성급한 본성을 미루어 보면 심천사혈요법을 충분히 이해하지 못하고 성급한 사혈을 하여 피 부족으로 고생을 하는 사람이 있을 수 밖에는 없다.

의술이 질병을 치유하기 위하여 존재한다는 사실만 인정해도 고정관념을 버려야 할 분명한 근거가 있다.

지금 현대의학의 고정관념은 심천사혈요법의 치유 이치를 모르며, 심천사혈요법으로 치유를 해보지 않은 상태를 기준하여 떠올린 생각임을 인정해야 한다. 필자는 심천사혈요법으로 13년이란 시간동안 2천명이 넘는 환자를 직접 치유하며 임상 경험을 거친 후 심천사혈요법, 민간요법, 한의학, 양의학의 장, 단점을 파악하여 각 치유법의 장점만을 응용 병행하라 하는 것이기에 양의학적 사고력보다는 필자의 사고력이 질병을 치유함은 더 정확하다는 것을 받아들여야 한다.

사혈을 하지 않았을 때를 기준으로 하면 영양제, 알부민, 수혈이 인체의 질병 치유에 큰 도움이 되지 못한다. 하지만 필자가 앞에 나열된 제품을 맞으라 하는 이유는 분명 다르다.

영양제는 일반화되어 있으니 접어두고 알부민부터 설명을 해보자. 특히 저혈압, 협심증, 천식, 악성 빈혈환자들 대부분은 신장 기능이 떨어진 합병증이기에 이미 조혈기능이 망가져 있는 경우가 대부분이다. 조혈기능이 약한 환자 중 사혈의 순서 조혈에 필요한 조치를 소홀히 하고 과다 사혈을 하였을 경우 여러가지 현상이 일어날 수 있다.

불필요한 상열, 숨 가쁨, 가려움증, 부종 등은 자가 조치로 해결을 할 수 있지만 혈액 속 헤모글로빈 수치가 과다하게 떨어진 경우는 증세의 강약에 따라 영양제, 알부민, 수혈 순서로 강도를 맞추어 맞아주면 하루 정도면 회복의 변화를 볼 수 있다.

양의학적 치유 개념으로만 보면 알부민은 질병을 직접 치유하는 치유 효능은 별 의미가 없다.

사고나 그 밖의 이유에 의해 혈액 속 영양분이 극도로 부족한 경우 일시적 보충하는 용도로 쓰이는 것이 알부민이지만 심천사혈요법은 모세혈관 속의 어혈을 직접 빼내는 치유법이고 피를 잘 돌게 하여 인체 스스로 복원치유하라 하는 치유법이기에 허기진 사람에게 음식을 주는 것처럼 소중한 작용을 하는 것이 알부민이다.

알부민을 맞는 목적은 혈액 속의 백혈구, 혈소판, 헤모글로빈 각종 혈액 속 생명체를 빨리 복원시키기 위함인데 그 치유 이치는 다음과 같다.

우리 속설에 물이 너무 맑으면 물고기가 못 산다는 말이 있다. 맞는 말이다.

물고기는 물속의 미생물인 각종 플랑크톤이 있어야 플랑크톤을 먹이로 하여 살 수 있고, 플랑크톤은 물속에 각종 유지방, 단백질 등 영양소들이 있어야 번식을 할 수 있기 때문이다. 혈액 속도 마찬가지다. 혈액 속의 각종 미생물이 빨리 복원이 되기 위해서는 알부민 같은 영양물질의 농도가 적당히 있어 주어야 하는데 신장 기능 저하로 혈액 속 산도가 높은 사람은 그 산이 혈액 속의 각종 영양 물질을 산화, 녹여 버리기에 영양 물질의 농도가 낮을 수 밖에는 없다.

이때에 알부민을 맞아주면 그 영양분을 먹이로 먹고 각종 혈액 속 미생물체들이 빨리 복원되기에 알부민을 맞으라 하는 것이다.

하지만 환자에 따라 혈액 속 미생물들이 이미 숫자가 너무 적거나 산도가 너무 높을 때는 수혈을 받는 것이 가장 빠르게 복원된다. 과다사혈로 피 부족의 합병증으로 나타난 증세와 사혈을 하지 않았을 때에 나타난 증세는 구분을 해야 한다. 사혈을 해보지 않은 경험을 기준하면 환자의 현 증세가 수혈을 해준다고 어떻게 치유가 될 수 있느냐 하는 의문점도 가질 수 있다. 이 의문점은 환자의 현 상태를 진찰한 다음 수혈을 해주고 2시간 정도만 지나 현 증세를 물어보면 그 즉시 의문이 풀릴 것이다. 피 부족으로 나타난 일시적 현상은 피가 보충되는 순간 사라진다는 것은 상식이다.

하지만 사혈 환자가 수혈을 요구하는데 현대의학적 사고력으로는 도저히 이해 못할 일을 접할 수 있다.

드물기는 하지만 과다사혈을 하여 전체적 피의 양은 부족해져도 헤모글로빈 수치가 떨어지지 않는 사람이 종종 있다.

이 경우는 신장이 요소는 과하게 거르고 요산 수치가 정상보다 40% 정도 높을 때 나타나는 현상으로 성분학적 시각으로는 이해할 수 없는 상황이 벌어진다.

이때 환자는 피가 부족함으로서 일어날 수 있는 증세가 나타나 고통스러운 반면 의사 입장으로 보면 혈액 수치가 정상이니 수혈을 해줄 수 없다는 시각으로 기울 수 있다.

하지만 그 생각은 잘못이다.

왜냐, 환자의 몸 상태로 보면 상당히 고통이 따르는데 그 이유는 인체의 혈관구조 어혈의 특성 때문이다. 비유를 하자면 벼를 심기위해 논바닥을 아무리 잘 골라도 높은 곳과 낮은 곳이 있을 것이다.

이때 물의 양이 많을 때에는 높은 곳의 벼 포기까지 물이 차지만 물이 적을 때에는 높은 곳은 물이 가지 못할 것이다. 인체의 혈관구조도 마찬가지다. 사혈을 하기 전에 이미 어혈이 모세혈관을 많이 막고 있는 곳은 피가 풍족할 때는 혈관이 열린 부분이라도 피가 돌지만, 사혈로써 전체의 피의 양이 적을 때에는 혈관이 60% 정도 막고 있는 곳은 피가 돌지 못하고, 혈관이 열려 있는 쪽으로만 피가 돌기에 피가 못 도는 쪽의 근육세포가 경직되거나 산도가 높아져 일어날 수 있는 현상이 다양하게 나타날 수 있다.

이때는 헤모글로빈 수치와 관계없이 환자의 요구대로 수혈만 해주면 현 증세가 감쪽같이 없어지지만 성분학적 헤모글로빈 수치에만 고정관념에 빠져 수혈을 거부하면 환자는 증세가 악화되거나 고통을 당할 수 밖에는 없다.

단순히 성분학만을 기준하면 헤모글로빈 수치가 정상인 상태에서 수혈을 할 경우 부작용이 생길 것이다 하는 생각도 가질 수 있다. 하지만 그러한 우려의 마음은 접어도 된다. 왜냐, 이미 환자는 사혈로 인해 전체적 피의 양이 부족한 상태이고, 커피 두 잔을 합친다 해서 커피의 농도가 진해지는 것이 아니라 전체의 양만 많아지는 이치와 같이 헤모글로빈 수치가 13일 때, 헤모글로빈 수치 13인 혈액을 수혈해도 전체의 혈액의 양이 많아지지 헤모글로빈 수치가 26이 되지는 않기 때문이다.

현대 과학의술은 지식의 교육이라서 필자의 논리의술이 쉽게 이해하기는 어려울 것이다.

하지만 인체를 새로운 각도에서 보면 필자와 같은 주장도 할 수 있구나 하고 열린 마음이 되길 바랄 뿐이다.

3. 각종 피부병(아토피)

필자 역시 처음 의술을 공부할 때만 하여도 필자 정도 생각은 모두 가지고 있는 것으로 알았다. 하지만 많은 환자를 접하며 현대의술이 인체의 생리현상을 아직도 이해를 못하고 있구나 하는 것을 실감했다.

사실 현대의학의 잘못된 시각, 잘못된 방법으로 질병 치유를 하여, 치유가 안 되니 수없이 많은 질병 이름을 나열해 놓았지만, 질병 이름에는 큰 의미는 없다. 왜냐, 현존하는 피부병 모두에 왜 그 병이 발병을 하게 되었는가? 하고 그 원인을 파헤쳐 보면, 결국 모든 질병의 근본 원인은 인체의 오장 육부의 장기 중 어느 장기가 얼마나 제 기능을 못하느냐에 따라 병명과 증세가 다르게 나타나기 때문이다. 이 말을 역으로 풀면, 어떠한 증세이던 오장 육부의 기능만 활성화해주면 모두 치유가 된다는 말과도 같다. 문제는 우리의 성급한 성격에 있다. 그동안 양의학의 항생제, 진통제, 호르몬제, 스테로이드의 빠른 치유 변화에 습관이 되어 치유를 하면 당장 치유의 변화가 일어나야 믿음이 가는 성급함이 더 큰 질병이다. 상식적으로 생각을 해보라. 과일나무에 거름을 주고, 당장 과일이익어 따 먹어야 된다는 성급한 생각이 합당한 생각인지 해보라는 것이다. 인체의 질병 중 어떠한 증세도 사람이나 약이 치유를 하는 경우는 없다. 사람은 여건을 제공해주고, 복원치유는 인체가 본래 가지고 있는 기능에 의해 스스로 치유가 되는 것이다.

이러한 이치를 조금만 생각을 해보아도, 약 한 첩, 주사 한방에 당장 치유의 변화가 일어나는 현상은 무엇인가 큰 부작용을 낼 수 있다는 생각은 쉽게 할 수 있는 것이다.

인체의 생리구조는 신비할 것도 새로울 것도 없다.

마치 한 국가의 국민이 살아가는 이치와 같다. 일할 수 있는 여건만 갖추어 주면 국민 스스로 알아서 자기 살길을 찾아서 일을 하듯, 인체의 많은 생명체 역시 마찬가지다.

사람이 살다 태풍으로 집이 떠내려 갔다 하자. 이때 집을 지을 수 있는 여건만 갖추어 주면, 스스로 알아서 자신이 살 집을 짓는다. 이 기능은 인체의 모든 생명체가 다 가지고 있다. 다만 사람도 집을 지으려면 집 지을 자재와 일정 시간이 필요하듯 인체의 모든 생명체들도 파괴된 곳을 다시 복원하려면 재료와 일정기간 시간이 필요하다는 것이다.

심천사혈요법은 기적이나 신비의 치유법이 아니다.

인체의 생리이치를 안다면 지극히 상식의 치유법이 심천사혈요법이다. 차분한 마음으로 심천사혈요법을 이해하고 서두름 없이 사혈의 순서, 주의점들을 지켜가며 사혈 해준다면, 수술적인 의술을 빼면 치유하지 못하는 증세가 드물 것이다. 인체의 모든 증세가 원인에 의한 결과라면, 원인치유를 하여 주고 그 장기의 기능이 회복될 때까지 기다려 주어야 된다는 것은 상식이다. 인체의 수많은 증세 중 그 발병 원인, 인체의 생리기능을 이해하면 사혈을 했을 때 얼마정도 시간이 지나야 치유가 된다는 것은 각 증세마다 이미 정해져 있다. 예를 들어, 급체, 만성두통, 심장마비, 위경련, 근육통, 무좀, 고열이 나는 증세, 가슴이 답답한 증세 등은 단 한 차례 시술로 어혈만 나와 주면, 적어도 80% 정도는 그 증세가 감쪽같이 없어지는 경우가 많다. 하지만 증세에 따라 장기의 고장으로 제2의 합병증, 제3의 합병증으로 발생한 증세는 그 근본적 원인인 장기의 기능이 회복된 다음 치유 효능이 나타나는 것은 상식이다.

그동안 이치는 없고 암기식 교육만을 공부한 시각으로 심천사혈요법을 바라보면 보는 각도에 따라 황당하게 보일수도 있다. 하지만 인체의 생리이치, 자연의 섭리 법을 안다면 인류가 질병의 고통으로부터 해방될 수 있는 치유법으로 보일 것이다.

심천사혈요법은 모두가 배워서 “자신의 병은 자신이 고쳐라.” 하는 취지로 공개한 의술이기에 배워서 자신의 것으로 만들지 않는다면 무용지물이 되고 만다. 차분한 마음으로 각종 피부병이 어떻게 진행이 되어 나타나는지 살펴보자.

아토피성 피부병의 경우 소장, 신장, 간장, 세 장기가 동시에 제 기능을 하지 못하면 발병하는 증세다. 소장은 영양분을 흡수하는 기능을 하기에, 기능 저하가 되면 몸 전체에 영양분 부족이 된다.

잘 먹는 것과는 관계없이 피부가 건조해지고 마른 비늘이 떨어지며, 기미, 검버섯, 굳은살 등이 복합적으로 생기기에 피부가 거칠어지고 딱딱해지며 가려움증을 동반한다.

이 경우 설사와 변비를 반복하는 경우가 대부분이다.

여기에 신장 기능이 떨어진 것이 합쳐지면 혈액 속의 요산 수치가 높아지는데, 이러면 혈액 속의 산소 부족이 원인이 되어 체세포의 소화 능력이 떨어지면, 소화시키지 못한 영양분을 모공으로 밀어내기에, 피부에 개기름이 끼는 현상이 겹쳐진다. 이러한 피부의 환경은 피부에 영양분이 많기에 공기 중 미생물들이 달라붙어 세력을 키우는 환경적 원인 제공을 하고, 침입 세균을 잡아먹는 백혈구는 이미 산소 부족에 의해 힘을 쓸 수 없는 상태가 되어, 침입 세균이 피부에 자리를 잡으면 일차적 피부병이 시작된다. 이때만 하여도 초기 증세라 환자는 가볍게 넘길 수 있다. 이 상태가 악화되어 혈액 속에 산도가 높아지면, 피의 유속이 느린 곳부터, 산에 의해 피부 보호막이 녹으면 그 곳에 침입 세균이 집단적으로 배양이 되고 높은 산도에 의해 짓무름이 시작되며 그 범위가 넓어진다.

이때부터는 혈액 속의 산이 체세포를 자극해 신경과민이 되어, 조그만 자극에도 가려움증을 느끼게 하여 긁으면 상처가 나고 피부 짓무름이 심화되고 과민반응을 일으켜 조그마한 자극에도, 가렵고 붉게 상기되며, 긁으면 두드러기와 함께 진물이 흐르는데 그 상처는 쉽게 아물지 않고 번져나간다. 이 단계가 지속되면 혈액 속의 산도가 높아진 것이 원인이 되어 간 기능마저 떨어져 혈액 속의 GOT, GPT 수치가 올라간다. 이러면 어혈이 만들어지는 속도가 빨라지고, 피부 빛깔에 푸른빛과 붉은 반점, 종기나 뾰루지가 급속히 늘어난다. 이 상태가 지속되면 부분적 산도 높이에 따라 체세포가 생명의 위협을 느끼면, 특정 부위부터 딸기피부로 바뀌며 그 범위가 갈수록 넓어진다. 이것이 각종 피부병이 진행되어 가는 과정이다. 물론 초기증세에 백선 원반증, 홍선 원반증이 나타나지만 발병 원인은 중간 단계에 불과하다. 이 진행 과정을 쉽게 이해하려면, 소장 기능만 떨어졌을 때, 신장 기능만 떨어진 것이 보태졌을 때, 간 기능까지 떨어진 것이 보태졌을 때를 나누어 이해하면 된다. 피부병의 정도 차이점은 3가지 장기의 기능이 각기 떨어진 정도의 차이다 보면 된다.

피부병이 이렇게 장기의 기능이 떨어진 정도에 따라 원인이 되어 발병한다면, 원인치유는 당연히, 소장, 신장, 간장을 회복시켜, 피를 맑게 해주어 피부병을 치유해야 한다는 것은 상식인데, 현재의 치유법, 치유 개념이 소장, 신장, 간장의 기능을 회복시키는 기능을 하고 있느냐? 하는 것이다. 기존의 고정관념은 피부병 치유에 장기의 기능을 회복시킨다는 개념도 없으며, 피부에 약을 바른다고 항생제 주사, 호르몬제 주사를 맞는다고, 스테로이드 연고를 바른다고 소장, 신장, 간의 기능이 회복되겠는지 생각을 해보라는 것이다. 염증을 치유한다고 쓰는 항생제는 백혈구의 힘을 더 못쓰게 하거나 죽여 어혈을 만들며 혈관이 막혀 피를 더 못 돌게 하고, 가려움증을 막는다고 신경안정제를 쓰면 그 마취기능이 소장, 신장, 간장의 기능은 더 떨어뜨리고, 약의 부작용으로 신장과 간 기능 저하가 심화되어 피가 더 탁해지면 혈액 속의 산도가 더 높아지니 짓무름과 가려움증은 더 심해지고 하는 악순환이 반복될 뿐이다.

하지만 안타깝게도 모든 증세를 약으로만 그것도 배운

대로만 처방하는 시각 속에는 진리와 이치가 없기에 약의 부작용을 두 눈으로 지켜 보면서도 무엇이 왜 잘못되어 갈수록 부작용이 커지는지 아는 의사는 없다. 약을 잘못 써서 부작용이 나면, 그 해독제를 하나 더 첨가하고, 그 첨가된 약이 부작용을 내면 그 약의 해독약을 또 하나 더 추가하는 방법만 알 뿐, 인체의 생리이치 자체를 모르니 끝없는 실수만 반복하고 있다. 조금만 상식적인 시각으로 생각해보자. 아토피 초기 증세에 피부 각질이 일어나는데 피부 각질이 왜 일어나는지 생각을 해보자. 심천생리학은 장에서 영양분을 흡수하는 기능 저하가 피부가 건조해지고 각질이 일어나는 원인이다 진찰을 한다. 이 진찰은 불변으로 바뀔 내용이 아니다. 피부가 건조하고 각질이 일어나는 증세에 2-3-6번 혈을 사혈해주고 치유가 안 된 경우는 없기 때문이다. 장에서 영양분을 잘 흡수하여 지방질, 단백질, 유지방 성분을 모세혈관 끝 피부까지 공급해 유지방 성분의 촉촉함이 사라졌기 때문이다.

피부에 유지방이 아닌 수분만 공급되니 수명을 다한 세포가 따로 떨어져 나가기 전 중간단계, 즉 나무껍질 각질 단계에서 유막의 기름 성분의 촉촉한 끈기가 수명을 다한 세포 각질을 붙잡아 주어서 피부 보호막 역할을 해야 하는데, 장 기능 저하로 혈액 속 영양 부족이 되니, 모세혈관 끝 피부까지 영양분이 도달하기 전, 중간에서 영양분(유지방, 지방질, 단백질)은 고갈되고 영양가 없는 수분만 공급이 되니, 수분이 외부공기에 쉽게 증발하여 각질과 피부 접착력이 떨어지기에 각질이 일어나는 것이다.

어혈을 빼 주었다면 피부 각질을 유지방의 습기로 잡아 주기에 건조해질 이유가 없다. 피부가 건조해지고 각질이 일어나는 직접 원인은 소장의 영양분 흡수기능이 떨어져 피부를 보호, 보습하는 기능이 떨어졌기 때문이다. 아마 여기까지는 현대과학적 시각과 별 차이는 없을 것이다. 하지만 이 똑같은 증세를 두고 겉에 나타난 증세만 원인으로 보고 접근을 하면, 피부의 보습을 위하여 물속에 30분 이상 몸을 담가 피부 속까지 수분이 배이게 하라. 피부 건조를 막기 위하여 콜드크림 같은 유막을 형성하는 크림을 바르라 하고, 집 먼지 진드기, 꽃가루, 먼지 등 갖가지 피부에 자극을 줄 수 있는 물질을 피하라 하는 처방만을 한다. 여기에 혈액 속에 산도가 높아질 수 있는 음식을 피하라. 호르몬제, 항생제, 스테로이드, 신경 안정제 등 갖가지 약, 치유법 등을 동원하는데, 이중에 소장, 신장, 간 기능을 근본적으로 복원 치유할 수 있는 처방이 한 가지라도 있는지 생각을 해보라는 것이다. 정답은 없다. 모두가 아토피 피부병이 발병하게 된 원인 장기 회복에는 효능이 없고, 각 장기의 기능이 떨어진 것이 원인이 되어 이차적으로 나타난 결과에만 임시 효능이 나타나는 치유법뿐이다.

기존의 갖가지 약들 중 아토피성 피부병을 발생시키게 한 원인, 장기를 악화시키는 치유기능의 약은 많아도 근본적 원인, 장기를 치유 회복시키는 기능의 약은 없다.

다만 원인 장기 회복에는 효능이 없고, 눈에 나타난 결과치유 효능만 일시적으로 나타나는 처방만 하니, 아무리 전문가라도 아토피 증세를 일시적으로 호전은 시킬 수 있어도, 근본적 재발을 하지 않게 치유할 수 있다고 장담할 수 있는 의사는 아무도 없을 것이다. 이러한 잘못된 시각은 우리나라만 그런 것이 아니다. 과학적 시각으로 질병 치유를 하려하는 국가는 모두 마찬가지다. 그 증거로 지금 현재 세계 어떠한 의사도 아토피성 피부병을 재발하지 않게 치유한 사례가 없으며 그 발병 원인은 더 모른다.

여기서 잠시 생각할 것은 왜 수많은 과학자들이 연구하고, 약을 만들어 내면서도 지금껏 치유의 해답을 찾지 못하고 있느냐? 하는 점이다. 결정적 이유는 과학적 사고력 속에는 진리와 이치, 몸 전체의 생리이치를 연결하여 푸는 진리적 생명의 이치가 결여되어 있기 때문이다.

인체의 생리이치를 기능적 이치, 성분학적으로만 보는 시각으로는 약이 치유제로 보일 수 있다. 하지만 인체 생명의 이치를 먹이사슬 연결고리의 상호 보완적 삶의 구조로 보면 어떠한 약도, 그 약의 효능은 한 장기의 기능이 떨어진 것이 원인이 되어 외관상 나타난 결과치유에만 효능을 발휘하지, 병의 근본 원인치유에는 효능을 발휘하지 못한다는 것은 상식이다. 자신들이 인체의 생리이치를 보는 시각 자체가 잘못된 줄은 모르고 아무리 약을 써보아도 치유가 되지 않으니 이제는 유전성 질병으로 몰아가서는 유전자 조작을 하면 질병을 치유할 수 있다는 근거도 없는 말로 환자들을 우롱하고 있다. 아토피성 피부병을 치유하기 위하여 혈액 성분 검사만으로 접근을 하면 약물치유법 밖에는 나오지 않고, 약으로 임시치유가 되었다 해도 또 재발을 하는 것은 시간문제다.

제일 쉽게 접근하는 방법은 두 가지다.

1. 자연의 적응적진화 깨우침은, 모든 생명체가 존재함, 자체가 어떠한 경우도 스스로 복원 치유할 능력은

다 가지고 있다.

2. 오장 육부의 장기 기능만 회복시켜주면 인체는 저 스스로 알아서 모두 복원 치유할 능력은 다 가지고 있다.

이것을 기준하면 각 장기의 기능을 회복시켜주어 피를 맑게 해주고 피가 잘 돌게 해준 다음 치유는 인체 스스로 알아서 하라! 하는 치유법이 가장 지혜로운 치유 방법이며, 자연의 섭리법에 맞는 치유 방법이 된다. 왜냐, 인체의 모든 체세포는 독자적 제 살 궁리의 깨우침은 모두가 가지고 있기 때문이다.

의술에 첫 단추를 잘못 끼운 현대의술의 시각이 아무리 치유를 하여 보아도 치유가 되지 않으니 유전성 질병으로 몰아갈 소지는 있다. 여기에 갈수록 피부병 환자의 연령층이 낮아지니 유전적 질병으로 시각을 돌리는데 그것은 큰 착각이다. 아토피성 피부병, 소아 당뇨, 소아 신부전증, 소아 백혈병 환자가 갈수록 늘어나는 원인은 각종 양약, 중금속, 방부제 식품의 남용으로 전반적 산모의 신장과 간 기능이 떨어져 피가 혼탁해졌고, 태아가 산모의 탁혈을 먹고 자랐기 때문에, 그 탁혈이 소아의 좁은 모세혈관 8번 신간혈 위치를 막고 있기에 어려서부터 신장과 간이 제 기능을 하지 못하기에 피가 혼탁하여 발병하는 증세지, 결코 질병 자체가 유전이 되는 것은 아니다.

나의 이러한 이론적 뒷받침, 입증은 가정에서도 실험이 가능하다. 6세 미만의 아토피 증세, 신부전증, 소아 당뇨병, 소아 백혈병 아이를 중산해독제 10알 정도를 물에 풀어 1일 2회 정도 섭취시키고, 6번 고혈압혈, 8번 신간혈 위치를 한 달 정도만 아침 저녁 한 시간씩 마사지를 해주어 보라는 것이다. 적어도 90% 정도는 임시적으로나마 치유가 될 것이다.

하지만 마사지를 시작하면 근육 이완으로 모세혈관에 침착되어 있던 어혈과 요산이 떠올라 일시적 가려움 증세나 붉은 반점이 나타날 수 있다. 이러한 현상은 마사지로 인해 모세혈관 속 침전물이 떠올라 왔다는 증거일 뿐 부작용이 아니며 일시적 현상이다. 치유가 된 다음은 7-10세 정도가 되면 2-3-6-8번 혈 위치를 사혈해주지 않으면 또 재발을 한다. 만약 마사지로 인해 가려움증이 너무 심해지면 요산해독제를 달여 섭취시키면 된다. 여기서 잠시 유전성 질병으로 보이는 현상을 짚고 넘어가자.

소아 당뇨, 소아 신부전증, 소아 백혈병, 소아 각종 피부병들을 예를 들면, 어려서 이러한 증세가 발병했다면 40-50세 정도 되면, 간염, 간경화, 간암, 천식, 갑상선, 악성빈혈 등은 필연적으로 발병할 것이다.

이러한 병은 어머니, 할머니가 그 나이에 앓았던 질병을 그대로 답습하는 경우가 대부분이다. 윗대부터 손자에 이르기까지 같은 증세의 병을 앓고 병의 발병 연령층이 낮아진다고 해서 유전성 질병이냐 하는 것이다.

정답은 아니다. 이러한 증세를 유전적 질병이라 진단하고 유전자 조작을 통해 질병을 치유하려는 발상은 무지에서 나온 발상이다.

왜냐, 같은 증세의 대물림은 산모가 신장과 간 기능이 떨어진 상태에서 임신을 하면 피가 혼탁해지는데 태아가 자랄 때 산모의 탁혈이 태아의 8번 신간혈 위치에 좁은 모세혈관을 막으면 그 아이는 소아 때부터 신장과 간이 제 기능을 못하기에 어려서부터 피가 탁할 수 밖에는 없는데, 신장과 간 기능을 회복시키지 못하고 피가 혼탁해진 상태에서 임신을 하고, 아이에게 탁혈을 물려주는 악순환이 반복되기에 같은 질병이 대물림되는 것이지, 결코 질병 자체가 유전적 대물림이 되는 것은 아니다.

나의 이러한 논리를 받아들이면 질병의 대물림을 차단할 방법은 두 가지가 있다. 임신을 하기 전 2-3-6-8번 혈을 사혈하여 신장과 간 기능을 회복시켜 피를 맑게 한 다음 임신을 하여 태아에게 산모의 탁혈을 물려주지 않는 방법과 이 방법을 몰라서 태아에게 이미 탁혈을 물려주고 질병이 발병한 경우는 중산해독제를 10알 정도 물에 녹여 섭취시키며 6-8번 혈 위치를 마사지를 해주어 임시라도 근육이완을 시켜주어 신장과 간 쪽으로 피를 잘 돌게 하여 응급 치유를 한 다음 7-10세 정도가 되면 2-3-6-8번 혈 위치에 쌓인 탁혈(어혈)을 몸 밖으로 뽑아내버리는 방법이다. 이러한 시각적 접근으로 치유를 하면 산모, 태아, 소아까지 건강을 지킬 수 있다. 하지만 할머니, 어머니, 손자가 같은 질병이 발병한다 하여 유전이라 정의하고 수많은 과학자가 연구해서 잘못된 유전인자를 떼어내고 정상적 유전인자를 이식해보라. 기술적으로는 엄청난 발전이다. 하지만 그 노력으로 얻을 수 있는 치유 효능은 사혈기 하나 치유 효능만 못하다. 왜냐, 기형 유전인자를 떼어내고, 정상적 유전인자로 바꾸어 주었다 해서 신장과 간 쪽으로 들어가는 혈관 속 어혈이 사라져주겠는지, 신장과 간 기능이 회복되겠는지, 어혈이 혈관을 막고 있어 신장과 간이 제 기능을 못하고 있는 한, 피는 혼탁할 수 밖에는 없고, 피가 혼탁해서 발병한 증세는 치유가 될 수 없다는 것은 이미 정해져 있기 때문이다. 여기에 특정 유전인자의 팔 다리가 잘려 기형(돌연변이) 세포가 된 근본 원인은 피가 못 돌므로 해서 특정 부위의 산도가 높아지고 그 산이 유전인자의 팔 다리를 녹여버렸기에 돌연변이 세포(기형 세포)가 된 것인데, 팔 다리가 잘려 기형 세포가 된 것을 정상의 세포로 바꾸어준다 해서 혈액 속 어혈이 사라지고 피가 잘 돌아 산도가 떨어질 수 있느냐? 반문하는 것이다.

진리와 이치의 시각으로 풀어보면 연구하고 임상 시험을 하기 전에 이러한 답이 나오는데, 단순 과학은 끝까지 실험을 해보고 치유가 안 되는 것을 두 눈으로 지켜 본 다음 자신의 실수를 깨닫는다. 특정 질병을 가진 사람이 기형 세포 잘못된 유전인자를 가지고 있는 것은 피가 혼탁해진 것이 원인인데, 피가 탁해진 원인, 기형 세포가 된 원인은 보지 못하고 잘못된 유전인자만 바꾸어 주면 질병이 치유될 것으로 보는 착각은 진리가 없는 눈의 어리석음이라는 것을 지적해주는 것이다. 눈에 보이는 사물은 보이지 않는 원인에 의한 결과물이라 했다. 현대의학이 첫 단추를 잘못 끼워 갈수록 잘못된 방법으로 빠져 들어가는 결정적 원인은, 보이지 않는 원인 제공, 진리의 생명 이치를 인정하지 않는 부분에서부터 출발하였기 때문이다. 이렇게 같은 증세도 생리적 이치, 원인을 보고 키운 생각과, 눈에 보이는 결과를 보고 원인이라 키운 생각이 왜 갈수록 시각 차이가 달라지고 치유 방법이 달라질 수 밖에는 없는지, 독자들도 조금은 이해가 될 것이다.

나는 이러한 진리적 사고로 질병을 보기에 기존의 고정관념을 버려야 된다는 말을 반복하는 것이다.

문제는 아토피성 피부병 환자의 경우 환자 특성상 상당한 인내심과 노력이 필요하다. 이미 태아 때부터 탁혈을 물려받아 그 어혈이 8번 신간혈 위치에 쌓이고 어려서부터 신장과 간이 제 기능을 하지 못하여 어혈이 만들어졌고, 그 어혈이 오랜 세월 모세혈관 속에 절어 붙어 있었기에 상당한 이해와 인내가 필요하다는 것을 알고 사혈에 임해야 한다.

아토피성 피부병 환자가 사혈을 시작하면 많은 고통을 감수해야 한다. 왜냐, 아토피성 피부병이 발생했다는 자체가 이미 2-3-6-8번 혈 위치가 막혀 있다는 증거이고, 그 증세가 오래된 만큼, 그 혈점이 막힌 시간이 오래 되었다는 증거이기에 어혈이 쉽게 나와 주지 않는다. 어혈이 모세혈관을 막고 있는 시간이 길어질수록, 어혈의 농도가 빽빽해지기 때문이다. 여기에 신장과 간 기능 저하로 혈액이 탁해지면 세포들은 환경적 스트레스를 받아 신경이 예민해져 있기에 사침 시 일반인보다 통증이 심하고, 부항기의 압을 걸면 통증이 더 심하게 나타난다. 왜냐, 모세혈관을 어혈이 막고 있으면 피가 못 돌기에 근육이 경직되어 있는데, 경직된 근육을 당기면 쉽게 이완되어 주지 않기에 통증이 배가 되는 것은 어쩔 수 없다. 여기에 조혈기능까지 망가져 있다면 사혈 시 고통은 더 따르게 된다. 하지만 이 모든 고통을 다 합쳐도 피부병으로 오는 스트레스와 가려움증에 비하면 아무것도 아니다. 사혈 시 많은 시간과 인내력은 필요하지만, 노력한 만큼의 대가는 어혈이 나온 만큼 얻는다. 마치 집안의 쓰레기를 내다

버린 만큼 집안이 깨끗해지는 이치와 같다. 처음 사침 시에 오는 통증이 심하다 하여 너무 걱정할 필요는 없다.

사혈을 반복할수록 어혈이 나와 주는 만큼 통증은 감소하기 때문이다. 어떠한 피부병에 의해 상처가 남아있어도, 피부병에 의해 발생한 상처는 95% 이상 없어지는 것이 상식이다. 왜냐, 인체의 체세포는 45일을 주기로 기존의 세포는 떨어져 나가고 새로 분열된 세포가 자리를 잡기 때문이다.

염증에 의해 파괴된 세포이던, 사혈로 인해 파괴된 세포이던, 정상적 피만 잘 돌게 해주면 남아있는 정상세포가 세포 분열을 하면, 파괴되고 잘못된 세포는 모두 떨어져 나가기에 뱀이 허물을 벗어 버리듯 정상 피부로 돌아온다.

의술은 신비도 기적도 아니다.

메마른 밭에 거름(퇴비)을 주는 것이 심천사혈요법이다.

그동안 혈관이 막혀 피가 못 돌므로 영양 공급을 받지 못하여 체세포들이 정상적으로 자라지 못하였다면 막힌 혈관을 열어 피를 잘 돌게 하여 주는 것이 영양분을 공급하여 주는 것이기 때문이다. 2-3-6번 혈 사혈을 하는데 어혈이 쉽게 나와 주지 않는다면, 그 동안 몇 년을 노력하였는데도 갈수록 증세만 더욱 악화되었는지를 생각해 본다면 2-3-6-8번 혈의 사혈 순서를 지키며 어혈이 나올 동안 기다리는 시간이 기존의 치유법보다 오래 걸리지는 않는다.

심천사혈요법의 최대 장점은 오장 기능을 근본적으로 회복시키는 방법이라서, 피부병 한 증세만 치유가 되는 것이 아니다. 장기의 기능 저하로 발생한 모든 합병증은 약한 순서대로 치유가 되어 지고, 한번 치유가 되면 쉽게 재발을 하지 않는다는 장점이 있다. 사혈에 임할 때는 많은 주의점들이 있다. 이 글을 접하고 자신의 병을 직접 치유해 보고 싶다면 전국의 심천사혈요법 배움원에 가서 일주일 1회 교육 3개월 기본과정, 12일만이라도 배울 것을 권하고 싶다. 남들을 지도하기 위해서는 상당 기간 배워야하지만 집에서 가족들의 건강만 돌볼 정도라면, 한 가정 한 사람이 하루 3시간 12일 정도만 투자하면 된다.

※ 이 지면을 통해 부탁드리고 싶은 것은 전국 심천사혈요법 배움원은 심천사혈요법을 지도해 주는 곳이지 치유를 해주는 곳이 아니라는 점을 밝혀 둡니다. 여러분의 사정에 못 이겨 치유를 해주다 문제가 발생하면 모두 무면허 의료행위로 문을 닫을 수 밖에는 없습니다. 막상 배워보면 12세 정도의 아이가 부모님을 사혈해 줄 정도로 쉬우니, 배움을 목적으로 가시고 심천사혈요법을 사랑하시는 분들의 만남의 장소로 이용해 주실 것을 부탁드립니다.

4. 고혈압

의술에 대한 기초지식이 없으니 의술은 신비하고 어려운 것으로만 알고 살았다. 이러다보니 현재 시행되고 있는 치유법들 중 어느 것이 옳고, 어느 것이 그른지 판단할 능력도 없이 그저 시술자의 말을 막연히 믿을 수 밖에는 없었다. 생각해보라. 하나 밖에 없는 소중한 육신을, 치유란 미명 아래 상대가 망치고 있는지 치유를 잘하고 있는지 알지도 못하는 상태에서 몸을 맡기고, 상대는 치유란 이름으로 몸을 망치고 있는데 정작 본인은 그 사실을 전혀 모르고 서서히 몸이 망가져 들어가고 있다면 이 얼마나 끔찍한 일인가?

자신의 건강이 소중하다면 그 소중한 건강을 지키기 위한 노력은, 자신 스스로 할 의무가 있다. 온 국민이 편안히 잘 살 수 있도록 돌봐야 할 책임은 대통령에게 있듯이 인체의 8조 마리나 되는 작은 생명체를 보호할 의무는 각자의 영혼(마음)에게 책임이 있다. 그런데 상대에게 돈 몇 푼 주면 나의 건강을 지켜주겠지 하는 게으름으로 8조 마리나 되는 인체의 생명체를 고통 속으로 몰아넣고 있다면 당신은 자신에게 큰 죄를 짓고 있는 것이다.

자신의 건강이 소중하고 자신의 육신을 사랑하는 마음이 있다면 건강의 기초 상식쯤은 스스로 노력하여 알아야 한다. 책 한번 읽어볼 성의도 없이 무엇을 얻을 수 있을까? 심천사혈요법도 예전처럼 돈 몇 푼으로 얻으려 하는 건지…, 심천사혈요법은 진리의 이치이기에 노력한 만큼만 얻을 수 있다. 필자는 모든 질병을 예방할 수 있고, 치유할 수 있는 내용을 다 내주었다. 그런데 현실은 받아들이는 사람의 성격에 따라 모두 다르게 나타나 안타까운 마음이 크다. 심천사혈요법을 공개한 입장으로 보면, 책 속의 내용 중 십에 하나나 둘만을 가지고 그것이 전부인 양 아는 사람, 시술을 해보지도 않고 불신부터 하는 사람, 일정 기준량을 사혈해야 치유가 된다 했는데도, 한 두번 사혈해 보고는 그 결과를 논하려 하는 사람, 사혈을 하면 분명 명현반응을 예측해 주었고 대처법, 또는 2-3개월 지나면 사혈을 하기 전보다 월등히 좋아진 상태로 회복이 된다고 예측해 주었는데도 의심하고 불신하는 사람, 명현반응의 고통을 줄이기 위해 사혈의 순서가 중요한 기본사혈의 순서를 지키라 2-3-6-8번 혈은 노래처럼 말했는데도, 그 말은 귀 기울이지 않고 자신 맘대로 시술을 해 놓고는 명현반응이 오면 불신하는 마음을 키우는 사람, 여기에 한술 더 떠 사혈요법을 보급하는 이들을 무면허로 들먹이며 협박하고 부작용을 들먹이며 돈을 우려내려는 사람들, 심천사혈요법을 보급하는 시각으로 보면 안타깝고 원망스럽기도 하다.

모두 각자의 지식을 기준한 생각으로 사물을 판단하니 어쩔 수 없지만 더불어 사는 세상에서 이웃을 사랑하는 마음으로 봉사하는 사람들에게 성급한 무지로 고통을 주는 것은 자신을 욕되게 하는 생각들이다. 책을 제대로 이해하고 시술에 임하면 이러한 생각들은 할 수가 없을 것이다.

심천사혈요법은 신비나 기적을 강조하는 치유법이 아니다. 지극히 상식적인 진리, 이치이다. 세상이 혼탁하여 속이고 속는 세상이 되다보니 이제는 하늘의 법칙인 진리와 상식마저 믿음이 안가는 세상이 되었는데, 이것은 그동안 싸워서 이기는 주입식 교육만을 해왔기 때문이라 생각한다. 진리와 상식이치는 아주 가까운 곳에 있다.

내가 친구를 욕하면 친구도 화가 나니 나를 욕하는 것은 지극히 간단한 상식인데도, 내가 친구를 욕하는 것이 다르고, 친구가 나를 욕하니 화가 나고 스트레스를 받는 식이 되고 말았다. 이러한 이치를 아는 것이 왜 중요한가는 간단하다.

친구가 화가 나서 나를 욕하게 한 원인 제공자는 나 자신이다. 그럼 친구가 나에게 욕을 못하게 하기 위해서는 나 자신이 바뀌어야 한다는 것은 진리다.

이러한 진리는 자연의 법칙인데 자연의 작은 일부인 인간이 아무리 머리를 써서 바꾸려 해도 진리의 법칙은 영원히 바뀔 수 없는 것이 진리, 상식, 이치다.

진리의 시각은 인체의 건강마저도 원인 없는 결과는 없게 한다. 인체의 어떠한 증세도 반드시 원인 결과로 이어져 있다. 인체의 질병을 보는 시각도 신비나 기적의 시각으로 보아서는 안 된다. 책에서도 언급했듯이 신비나 기적은 이루어지는 과정은 모르고 결과만 볼 때 쓰는 용어이고, 병이 오는 이치, 치유가 되어 지는 이치의 과정을 알고 있다면 모든 치유법은 상식이 되고, 시술을 하면 당연히 낫는 것 정도로 생각이 들어야 올바른 치유법이 될 수 있는 것이다. 그런데 안타깝게도 과학의 특성상 현대의술은 진리 의술이 아니고, 성분수치 의학 쪽으로 발전하여 고정관념화 되었기에 진리란 용어 자체를 생소하게 생각하는 쪽으로 변하고 말았다.

이 결과는 의술의 내용은 복잡해져서 10년을 배우고도 못 다 배울 정도로 방대해졌고, 이 결과는 환자를 치유하다 안 되면 자신이 아직 못다 배워서 치유가 안 되는 것으로 생각을 하게 만들었으며, 현재 무엇이 잘못되어 있는지 판단조차 할 수 없게 만들고 말았다.

생각해보라. 과학의 발전이란 이름 아래 오늘은 이것이 맞고, 내일은 새로운 이론이 나와서 어제 것이 틀리는 일이 반복되는데, 끝없이 바뀌는 과학을 기준하여, 과학의 입증을 논하는 현실에서 올바른 판단이 나올 수 있을지 의문이다. 완벽한 기준점을 정할 수 있는 것은 영원히 변하지 않는 기준인 진리, 이치, 상식뿐이다.

오늘 강의는 차분한 마음으로 내가 하는 말을 외우려 하지 말고, 내가 전해주려는 원 뜻이 무엇인지를 생각해 보기 바란다. 요즘 아주 흔하고, 갈수록 환자가 늘어나는 고혈압 환자와, 아토피성 피부병을 예로 들어보자.

고혈압이 오게 된 원인은 신장과 간 기능이 떨어진 합병증으로 어혈이 생겨 그 어혈이 6번 고혈압혈 위치의 모세혈관을 50% 이상 막거나, 신장 기능 저하로 피가 혼탁함으로 혈액 속 산소 부족이 오면 심장은 산소 공급을 위해서 빨리 뛰고, 심장이 빨리 뛰니 혈관의 피의 압력이 높아져 고혈압이 온 경우 두 가지다. 이러면 치유법은 당연히 막힌 혈관을 뚫어주어 혈관의 피의 압력을 낮추어 주거나, 신장 기능을 회복시킴으로 해서 피를 맑게 하고, 산소가 풍부하게 해서 심장 스스로 천천히 뛰게 함으로써 혈관의 피의 압력을 떨어뜨려 치유를 해야 된다는 것은 상식인데, 과학의술은 이러한 상식마저 이해 못하는 시각으로 고정관념화되어, 무조건 입증이 안 된 의술로 외면하는 시각으로 굳어져 있다.

그럼 이러한 과학의술로, 우리나라를 포함한 세계 어느 국가든 고혈압 증세를 재발하지 않게, 완벽히 고칠 수 있는 치유 방법이 있느냐 하는 것이 문제다. 현재까지는 세계 어느 나라도, 고혈압약은 죽을 때까지 먹어야 된다고 되어 있다.

왜 이러한 결론이 나오는가 하는 원인은 간단하다.

증세의 원인 결과 전체를 보지 못하는 과학의술의 특징 때문이다. 인체의 생리구조를 먹이사슬의 유기적 연결고리로 보지 않고, 증세마다 따로 병명이 붙고, 증세마다 약을 따로 만들어 내려 하기 때문이다. 그 결과는 심장이 피를 뿜어 주는 역할을 하니, 심장을 마취하여 천천히 뛰게하면 혈압이 떨어진다는 근시안적인 생각이 나올 수 밖에는 없다는 것이다. 그 결과 약 하나의 마취시간이 24시간이면 하루 한 알, 12시간이면 하루 두 알을 먹고, 마취기능이 떨어지면 심장은 다시 빨리 뛰니 또 약을 먹고 죽을 때까지 약을 먹을 수밖에 없는 결과를 초래한 것이다.

이러한 생각이 더 발달할 수 있다. 약이 몸속에서 한꺼번에 녹지 않고 시간을 두고 서서히 녹게 해서 3-5일에 한 번씩 약을 먹게 할 수도 있다. 하지만 이것 역시 마취하는 시간이 길어진 것 외에는 변할게 없다. 그런데 문제는 따로 있다. 마취기능이 심장만 마취를 해서 천천히 뛰게 하고 마느냐 하는 것이다. 어떠한 약물이던 혈액에 섞이면 몸 전체에 퍼지는데 그 중 혈액이 제일 많이 통과하는 장기는 신장과 간이다. 신장과 간을 끊임없이 마취를 하면서 제 기능을 하라 한들 제 기능을 할 수 있을까?

고혈압의 직접 원인이 신장과 간 기능이 떨어진 합병증이라 했다. 그런데 고혈압약의 마취기능이 신장과 간 기능을 더 떨어뜨린다면, 고혈압을 치유하는 걸까? 아니면 고혈압이 오게 된 원인을 악화시켜 갈수록 혈압이 더 오르게 한 약일까? 정답은 고혈압이 오게 된 원인만 악화시켜 놓은 것이다.

그 증거로 두 가지를 제시하는 것은,

1. 고혈압약을 6개월 정도 먹다가 약을 끊어 보아라.

그러면 분명 약을 먹기 전보다 혈압은 더 높아진 상태로 나타날 것이다.

2. 처음 시작은 고혈압 약을 한 알로 시작을 하다가, 갈수록 2-3알로 늘어나는 것을 증거로 제시한다. 고혈압약을 한 알 먹다 두 알을 먹는다면 고혈압약의 약리작용이 신장과 간 기능을 더욱 떨어뜨려서 피가 더욱 혼탁해졌다는 결과다. 피가 혼탁하면 혈액 속 산소 부족은 더 심해지고, 산소가 부족해진 만큼 심장은 더 빨리 뛰니

혈압은 더 오르고 심장을 마취하는 강도는 더 강하게 써야 하는 악순환이 반복된다는 것이다. 이러다 뇌출혈(중풍)을 맞는다면, 중풍은 새로운 병일까? 아니다. 고혈압약이 신장과 간 기능을 더 약화함으로써 피가 더욱 혼탁해져서 피 속에 산소 부족이 더 심해지니 심장은 더 빨리 뛰고, 피의 압력이 높아져있는 상태에서, 요산은 혈관벽을 부식시켜 더욱 약화하고, 그 중 약한 혈관이 터져 중풍이 온 것이니 고혈압을 오게 한 원인만 악화시켜 놓은 결과를 낳은 것이다. 인체의 생리기능을 먹이사슬의 연결고리로 이어져 있다는 시각으로 보면, 한 장기의 고장을 치유 못하면 연쇄적 다음 장기가 망가지게 되는 것은 상식이다.

고혈압 환자는 이미 신장과 간 기능이 제 기능을 못하는 상태인데, 고혈압 상태에서 신장과 간 기능을 회복시키지 못하면 다음에 오는 증세는 이미 정해져 있다.

간염, 지방간, 당뇨, 중풍 또는 통풍, 관절염, 류머티스 관절염, 간경화, 간암으로 커지는데 이 모든 증세는 신장과 간 기능이 떨어진 정도, 피의 맑기의 차이가 앞의 병명을 결정한다. 이러한 이치로 보면 고혈압 환자를 두고, 고혈압은 고혈압약으로 혈압은 잡았는데, 암이 발병해서 어쩔 수 없이 사망했다는 표현이 얼마나 환자를 우롱하는 말이 될까?

현대의술은 그동안 당뇨 따로, 신부전증 따로, 병명마다 따로따로 보고, 증세마다 따로 약을 쓰려는 큰 실수를 했다. 논리가 없는 성분학의 맹점이라 할 수 있다.

이렇게 보면 처음에는 고혈압 증세만 있다가 당뇨병이 왔다면 고혈압약의 부작용이 당뇨병을 불러 들였다 정의를 내리는 것이 정확하다. 그런데도 현실은 어떠한가? 고혈압약으로 고혈압은 잡았는데 당뇨병이 와서 치유가 어렵다는 표현을 한다면 정말 눈감고 아웅 하는 것이 아닌가? 이러한 현실을 두고 현대의학은 병을 치유하는 것이 아니고, 작은 병을 키워서 중환자 만들고, 수술을 해놓고는 실력이 발달했으니 의술이 발달했다 한다. 나의 시각으로 보면 의술이 이대로 흐르면 가면 갈수록, 고혈압, 중풍, 당뇨, 관절염, 골다공증, 암 환자는 필연적으로 늘어날 수 밖에는 없는 구조적 약점을 가지고 있다. 이렇게 보는 이유는 현대 과학의술의 양약 대부분은 신장과 간 기능에 치명적 손상을 주는 역할을 한다고 보기 때문이다.

여러분이 꼭 알아야 될 것은 모든 병은 피가 탁해짐으로 출발을 하고, 피의 탁함은 신장 기능이 떨어짐으로 시작을 하고, 신장 기능 저하는 간 기능을 필수적으로 떨어뜨리고, 신장과 간 기능이 떨어지면, 어혈이 만들어지는 속도가 급격히 빨라지고, 그 어혈이 어느 혈관을 막느냐에 따라 질병의 이름이 달라진다 하는 진리의 생각이다.

여기서 조금 더 들어가면 피가 탁해지게 하는 원인, 즉, 신장 기능을 떨어뜨리게 하는 약은 만병을 부르는 원인 제공을 하며, 그 약으로 신장의 기능이 떨어지느냐? 하는 판단은 그 약을 복용하는 도중에, 갑자기 살이 찌는 증세, 자고 나면 몸이 붓는 증세, 관절이나 폐에 복수가 차는 증세가 신장 기능이 더 떨어지면 일차적으로 나타나는 증세다 라고 알고 있으면 된다.

이 정도의 기초 상식만 가져도 현재 쓰고 있는 약의

기능이 치유기능을 하는지, 증세를 더욱 악화시키는 기능을 하는지 스스로 판단이 가능할 것이다.

우리 인체구조는 재생 복원 치유가 아주 잘 되는 구조로 되어 있다. 이유는 인간이나 동물이나 세균이나 모든 생명체들은 서로 살아남기 위한 적응적진화를 같이 했기에 어떠한 경우이든지 여건만 갖추어주면 스스로 복원 치유할 본능적 능력은 태어날 때부터 가지고 태어났기 때문이다.

우리가 치유란 단어 풀이도 정확한 표현은 사람이 치유를 하는 것이 아니고, 사람은 여건을 만들어 주고, 치유는 몸 스스로 복원 치유한다고 정의를 내려야한다.

그 조건이란,

1. 피를 맑게 해주는 것.

2. 피의 흐름을 원활하게 잘 돌 수 있도록 혈관을 열어주는 것.

3. 몸에서 필요한 영양분을 알맞게 공급해주는 것으로 요약할 수 있다.

이 세가지의 조건만 잘 갖추어주면 어떠한 증세도 우리 몸은 스스로 치유할 능력은 다 가지고 있다.

나의 이러한 논리 의술이 얼마나 신빙성이 있느냐 하는 것은 직접 임상 실험을 해보면 된다. 요즘 아토피성 피부병으로 장기간 고생하고 있는 환자가 많은 것으로 안다.

이 증세 역시 신장과 간 기능 저하로 피가 탁해짐으로 오는 병인데 중산해독제를 섭취하며 2-3-6-8번만 순서에 맞게, 책의 기준 양만큼 사혈해보라. 치유가 안 된다면 안 되는 자체가 잘못된 것이 된다. 피부병만 치유가 되는 것이 아니고, 간염, 지방간, 알레르기 증세, 가려움증, 만성피로까지 보너스로 치유가 되고, 피부병으로 망가진 피부도 시간이 지나면 백옥같이 저절로 재생이 될 것이다.

치유가 되는가 하는 것은 간단하다. 2-3-6-8번 위치를 사혈해주면 위, 장, 신장, 간, 췌장 기능이 회복이 되는데, 이 장기의 기능 회복이 아토피성 피부병을 치유하는 원인인 장기를 회복시키는 효능이 있다.

앞의 장기가 회복이 되어, 치유가 안 된다면 안 되는 자체가 문제다. 피부에 감염된 세균은 백혈구가 강군이 되어 있을 테니 열린 혈관을 따라 스스로 쫓아가 잡아먹을 것이고, 요산에 의해 피부를 보호하는 호르몬이 녹아 진물이 나는 것은 요산 수치가 떨어지니 원인치유가 될 것이고, 염증으로 파괴된 세포는 장 기능의 회복으로 영양 공급이 좋아지면, 파괴된 세포는 떨어져 나가고 새로 분열된 세포가 자라서 메우니 저절로 없어질 것이며, 간 기능 저하로 혈액 속의 독성분에 의해 검은빛을 띠던 혈액은 간 기능 회복으로 붉은 선홍빛으로 바뀌니 검게 보이던 피부는 희고 연분홍빛으로 바뀌는 것은 당연한 결과가 되는 것이다.

우리가 실제 두려워해야 되는 것은 고정관념이다.

많이 배웠으니 많이 알 것이란 생각은, 그 공부가 틀릴 수도 있다는 생각을 해야 하고, 올바른 의술이라면 병이 쉽게 나아야 된다는 상식적인 생각이다. 진리와 상식으로 인체의 생리구조를 보고 거기에 합당한 방법으로 치유를 하면 고혈압, 아토피성 피부병, 간염, 간경화 초기 정도는 치유를 하면 당연히 낫는 것 정도 밖에는 되지 않는데, 이치에 안 맞는 방법으로 치유를 고집하면서,

치유가 어렵다, 과학적 입증이 되었느냐는 등을 논하며 환자를 양산하고 10년이 넘게 고생을 시키는 모습을 보면서 어떠한 생각을 할 수 있을까?

의술이 무엇을 위해 존재하는지 조차 의심스럽다. 그럼 이러한 치유법으로 치유를 하면 치유의 효능은 언제부터 나타날 것이냐 하는 의문이 갈 것이다. 이 문제도 상식적으로 접근을 해보라. 모세혈관을 어혈이 막고 있기 때문에 질병이 왔다면 어혈이 빠지고 피가 잘 돈 후 45일 정도면 된다. 왜 45일이냐? 세포가 새로운 동질성의 2세 세포를 분열하여 남기는 시간이 약 45일 이기 때문이다.

그럼 모든 증세가 어혈이 빠지고 난 후 45일이 지나야 효능이 나타나느냐? 그것은 아니다.

근육통, 두통, 피의 유속이 느림으로써 발생한 증세는 어혈이 나오고 혈관이 열리는 즉시 효능이 나타나고, 골다공증 같이 요산이 뼈의 보호막을 녹이고 뼈 속의 칼슘, 석회질, 철분 등이 요산에 의해 분해가 되어 발생한 골다공증은, 신장 기능이 회복이 되어 요산 수치가 떨어진 다음, 영양 보충이 되고, 다시 골세포가 삭아 없어진 부분을 복원하려면, 신장 기능이 회복된 후 약 3개월 정도 시간이 필요하다. 이렇게 각 증세마다 언제 치유가 될 것이냐?는 이미 정해진 수순에 불과하다.

여러분이 현대 과학의술과, 심천사혈요법을 쉽게 구분할 수 있는 것을 농사로 비유하면, 심천사혈요법은 자연에 순응하는 유기농법이고, 현대의술은 농약농법이다 라고 보면 될 것이다. 식물에 거름을 주어도 그 효능이 나타나려면 일정 시간이 필요하다. 막힌 혈관을 열어 주어 피가 잘 돌므로 영양 공급이 되어도 일정 시간이 필요하다는 것은 상식이다.

생각해보라. 고혈압, 아토피성 피부병만 놓고 보아도 10년을 노력하여도 갈수록 증세가 악화되는 것은 현실이다. 10년을 치유해도 악화만 되던 증세를 1년이 걸려 재발 않는 완벽한 치유가 된다면, 1년이 긴 시간일까?

나무에 오늘 거름을 주고 내일 과일이 열릴 것이라는 생각은 성급한 생각이다. 성급한 마음은 지혜의 눈을 가린다.

차분한 마음으로 이치와 진리의 생각을 키워 보라.

의술에 있어서 신비나 기적은 없다.

대체로 3개월 정도 열심히 사혈을 하면 그 치유 효능이 육안으로나, 본인 자신이 직접 느낄 정도로 회복이 시작된다.

5. 당뇨병

불과 15년 전만 하여도 당뇨병하면 부자들만 걸리는 병이고, 희귀병 정도로 분류하였다. 하지만 요즘은 그 숫자가 기하급수적으로 늘어나고 그 발병 연령층도 소아에게까지 내려와 있다. 이러한 현실은 분명 현대의술이 무엇인가 크게 잘못하고 있다는 증거인데도 그 원인을 아는 사람도 없고, 그 해결책을 제시하는 사람은 더더욱 없다.

난 우리의 의술이 이대로 흘러 간다면 가면 갈수록 당뇨병 환자는 급속히 늘어나지 줄어들 소지는 없다고 단언한다.

왜냐, 당뇨병의 발병 원인은 신장 기능이 떨어진 합병증으로 연쇄적으로 일어나는 병인데, 병의 원인은 모른체 겉에 나타난 증세마다 병명을 따로 붙이고 그 병명마다 따로 약을 만드는 방법의 의술로는 당뇨병 환자를 양성할 수는 있어도 줄일 수 있는 능력은 없다고 단정하기 때문이다.

만약 언론이 통계를 내어 그래프를 그린다면 일치하는 것이 있을 것이다.

80년대를 기준해서 소고기 소모량과, 양약 중에서 신경

안정제, 마취제, 진통제, 고혈압약, 호르몬제, 스테로이드 등 사용 양의 증가를 그래프로 그리고, 그 그래프에 고혈압, 당뇨, 중풍, 암, 신부전증, 백혈병, 아토피성 피부병 등 환자의 증가율을 그래프로 그려 대조해본다면 꼭 일치할 것이다.

하지만 이 사실을 인정하는 사람은 없고 알고 있다고 한들 용기 있게 그래프로 대조해 그 심각성을 일깨워 줄 용기 있는 사람은 없다. 위 모든 내용이 경제적 이득과 맞물려 있기에 알고 있는 자는 자신의 치부를 스스로 들어내어 손해를 보지 않으려 하고 자신에게 경제적 도움이 되지 않는 일에 휘말려 손해를 스스로 자처할 사람은 없기 때문이다.

앞에 나열된 소고기, 각종 양약들은 모두 신장 기능을 망가뜨리는 결정적 원인 제공을 하고 신장 기능이 떨어지면 그 합병증으로 각종 만성질환을 만들어 내기에 근본적 원인 제공을 해결해 주지 않고 눈 가리고 아웅 하는 식의 현대과학의술의 사고력으로는 가면 갈수록 만성질환의 중환자는 늘어날 수 밖에는 없다.

그 증거를 입증으로 제시하는 것이 앞의 약들을 장복하면 한결같이 몸이 붓고 체중이 늘어나는 것을 제시한다.

양약의 부작용으로 소변 배출이 되지 않으니 이뇨제를 첨가하여 임시로 붓지 않게 하는 행위도 신장을 망가뜨리는 것은 마찬가지다. 이러한 이유에 의해서 신장 기능이 망가지고 그 합병증으로 간 기능이 망가지고 신장과 간 기능이 망가진 합병증으로 췌장 기능이 떨어지면 그 합병증으로 당뇨병이 발생하는데, 각종 양약으로 신장 기능을 망가뜨려놓고 그 합병증으로 일차적 비만이 오면 살찐 사람이 당뇨병이 많이 발생을 하니 체중을 빼야 된다고 주장을 하는 모습을 지켜보면 웃어야 할지 울어야 할지 국민을 우롱하여도 분수가 있는 것이지 하는 생각에 화가 치민다.

자신들이 약을 잘못 사용해 신장 기능을 망가뜨려놓고, 그 사실은 숨긴 채, 그 합병증으로 살이 찌니, 신장 치유는 할 줄 모르고 살을 빼야 당뇨병을 예방할 수 있다는 말을 어떻게 하는지 생각을 해보라는 것이다. 지금 우리의 현실은 먹는 음식, 약, 생활양식 모두가 신장 기능에 치명적 손상을 입히고 있다. 이제는 약은 치료제가 아니라는 개념, 자신의 건강은 자신밖에 돌볼 수 없다는 개념을 바로 잡아야 건강을 유지할 수 있다.

하지만 지금이라도 기존의 고정관념적 의술의 틀에서 벗어나면 건강을 유지하고 치유할 길은 있다.

난 이 원고를 쓰기에 앞서 많은 갈등을 하였다.

글이란 한 번 쓰고 나면 수정이 불가능하고, 그 글 내용에 대한 책임은 글쓴이의 책임이 있기 때문이다. 만약 나에게 당뇨병 초기 환자가 와서 당뇨병 초기인데 치유가 가능할까요? 하고 묻는다면, 난 그 정도 증세는 여기까지 올 필요도 없이 전국 심천사혈요법 배움원에 가서 기본과정 일주일에 3시간 교육 (1개월 4회) 총 12회 교육만 받으면 교육과정 중 실습과정에서 대부분은 치유가 되며, 12회 정도 교육만으로도 집에서 가족끼리도 치유 가능한 증세가 당뇨병 초기요 할 것이다. 하지만 잘못된 치유 방법으로 치유를 하여 이미 악화될 대로 악화된 상태에서도 치유가 가능하냐 묻는다면 치유가 될 확률은 양심의 마음으로 답을 한다면 60% 정도 될 것입니다 하고 답할 수 있다.

왜 이러한 답변을 할 수밖에 없는지 그 이유를 살펴보자.

당뇨병이 발병하는 원인은 크게 두 가지로 나눌 수 있다.

1) 신장 기능이 떨어진 것을 방치하면 혈액 속에 요산 수치가 높아지고 산도가 높아지면 그 합병증으로 간 기능이 떨어지는데 이러면 어혈이 만들어지는 속도가 빨라져 이 어혈이 췌장 쪽으로 들어가는 혈관을 막아 췌장에 영양 공급이 안 되면 췌장의 체세포가 먹지 못하기에 인슐린을 배설하지 못하면 당뇨병으로 나타난다. 인슐린의 인 성분은 혈액 속의 영양분들을 분해하는 기능을 하는데 인 부족으로 영양소들이 걸쭉해지고 체세포들이 소화시키기 어려워지면 즉, 고지혈증 또는 혈액 속에 콜레스테롤 수치가 높아져 피의 흐름에 장애를 주면 혈액 속의 산소 부족이 되고, 체세포들이 산소 부족까지 겹쳐 소화시키지 못한 당이 소변 속의 요소에 섞여 나오는 것이 당뇨병이다.

이러하기에 당뇨병 환자는 소변에서만 당이 섞여 나오는 것이 아니라 사혈을 하여 피를 만져 보아도 농도가 걸쭉하고 당에 의해 끈적거린다.

이 경우는 당 수치가 얼마이던 간에 큰 변동이 없이 일정 수치를 유지하는데, 췌장 쪽으로 들어가는 혈관 자체가 막힘으로 발병을 한 것이기에 치유의 효능이 떨어진다.

현재까지는 어혈을 분해하는 사혈 처방전을 섭취하며 외부의 2-8번 혈의 사혈을 끝낸 후 어혈이 녹아 나와 열리기를 기다려주는 수밖에 없는데, 여건이 되어 초음파

파장기로 췌장에 직접 자극을 주고 사혈을 해준다면 치유의 효능을 배가시킬 수 있다고 본다.

2) 두 번째 경우는 췌장이 인슐린을 배설하지 못하는 것은 똑같은데, 췌장 쪽의 혈관은 열려있는데 혈액 속의 산도가 높아 영양분이 파괴되어 부족하고, 여기에 산소 부족으로 췌장 세포가 소화 기능까지 떨어진 것이 겹쳐 인슐린을 배설하지 못하여 오는 경우다. 쉽게 표현을 하면 췌장 쪽으로 들어가는 혈관은 열려있는데, 신장 기능 저하의 합병증으로 산소 부족이 되어 췌장 세포가 소화 기능이 떨어져 있는 상태를 말한다.

이 경우는 당 수치의 높고 낮음의 기복이 심하다는 특징이 있다.

혈액 속의 산소 부족으로 인해 심한 피로를 느낄 때는 당 수치가 높다가도, 피로도가 낮을 때는 당 수치가 저절로 떨어진다.

이러한 경우는 대부분 중산해독제, 요산해독제를 섭취하며 2-3-6-8번 혈의 사혈이 끝나고 3개월 정도 휴식기를 갖고 나서 당 수치를 재보면 정상으로 돌아와 있다.

초기 당뇨는 대부분 여기에 해당한다. 치유가 되는 이치는 간단하다.

당뇨병의 근본 원인은 신장 기능 저하로 높아진 요산에 의해 혈액 속의 산소 부족이 되면, 산소 부족으로 체세포들의 활동이 둔화되고 소화 기능이 떨어짐으로 연쇄적 일어난 증세이기에 2-3-6-8번 혈의 사혈로 위장, 소장, 대장, 신장, 간장이 회복이 되면 피가 맑아지기에 혈액 속의 산소 함유량이 높아지면 체세포들의 활동이 왕성해져 소화기능이 향상되면 췌장 기능도 동시에 살아나기에 당뇨병은 저절로 치유가 된다. 당뇨병은 신장 기능 저하가 원인이 되어 연쇄적 일어난 질병이기에 당뇨 초기에, 중산해독제와 약산해독제(요산해독제)를 섭취하며 2-3-6-8번 혈만 순서에 맞게 사혈을 해준다면, 적어도 95% 이상 재발하지 않고 완벽히 치유가 되기에 췌장 쪽의 혈관이 막혀 고착 당뇨병이 되고, 당뇨 합병증으로 실명과 다리를 자르고 죽음에 이를 일은 발생하지 않는다.

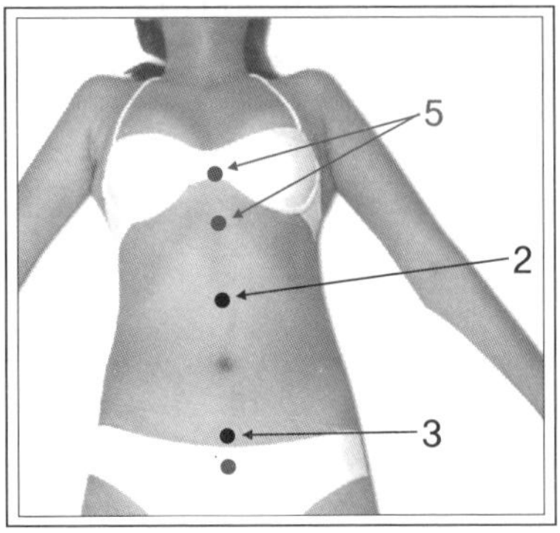

2. 위장혈 3. 뿌리혈

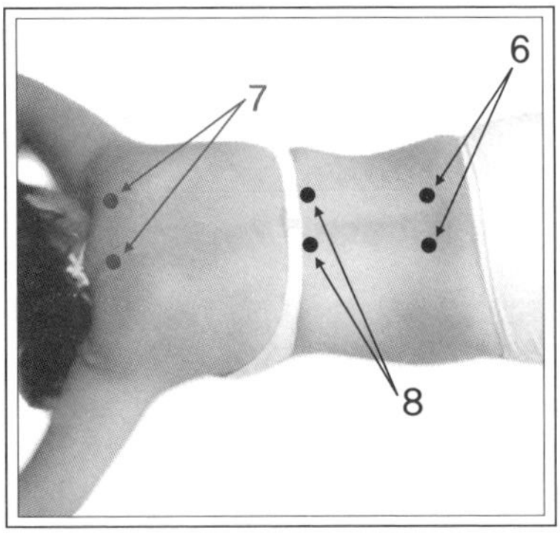

6. 고혈압혈 8. 신간혈

문제는 잘못된 시각 잘못된 방법으로 치유를 하여 신장과 간 기능을 최악의 정도로 망가뜨려 놓으면 조혈기능이 뒤따라 주지 않기에, 사혈 중에 일시적 피 부족으로 오는 고생을 감수해야 된다는 점이 있다. 하지만 이 부분도 양의학의 마음 문만 연다면 문제는 간단하다. 피가 부족하므로 일시적 나타나는 증세들은 수혈을 받아 피가 보충되는 순간 사라지기에 문제는 없는데 양의에서는 자신들의 시각만 내세워 수혈을 쉽게 해주지 않는다는데 문제가 있다.

당뇨병이란 단일 병으로 보면 안 된다. 앞에서도 말했듯이 신장, 간장, 췌장의 기능이 동시에 떨어져야만 당뇨병이 나타나기에 당뇨병이 왔다함은 이미 세 가지 장기가 제 기능을 못하고 있다는 증거이기도 하다. 이러하기에 3가지 장기의 기능 저하의 정도에 따라 고혈압, 관절염, 골다공증, 중풍, 암 등으로 전이가 되는 것은 시간문제다.

현실이 이러한데도 잘못된 시각 잘못된 방법으로 치유를 하니 치유가 안 되는 것을 두고, 당뇨병이 악화되어 합병증으로 발가락이 썩어 들어가면 발목, 무릎 하는 순서로 절단을 하고 죽음에 이르는 모습을 지켜보면, 안타까움을 지나 화가 치민다.

만약 현대의학이 심천사혈요법만 받아들여도 당뇨병 정도의 치유에 어려움을 느끼지는 않을 것이고, 여기에 발목을 자르는 일은 더더욱 생기지 않을 것이다. 당뇨 합병증으로 발가락이 썩어 들어가는 문제도 짚고 넘어가자. 앞에 설명을 연계하면 당뇨병 특성상 혈액은 걸쭉할 수 밖에는 없다. 혈액이 걸쭉해졌을 때 걸쭉해진 혈액이 좁은 모세혈관을 막겠는지 굵은 동맥, 정맥혈관을 막겠는지 생각을 해보라. 분명 좁은 모세혈관이 막힐 것이다. 이러면 동맥혈관 끝에는 모세혈관이 연결되어 있기에 모세혈관 속 어혈만 뽑아내 버려도 임시로 피가 돌기에 발가락이 썩을 염려는 없어진다. 그런데 발끝까지 피가 못 돌아 발가락이 썩는다고 동맥혈관을 굴뚝 쑤시듯 뚫어 열어준다고 동맥 끝 모세혈관이 열리겠는지 생각을 해보라는 것이다. 아무리 동맥, 정맥의 혈관을 뚫어 주어도 동맥 끝 모세혈관이 막혀 있는 한 발끝까지 피는 돌 수 없다. 이렇게 잘못된 방법으로 치유를 하니 치유가 되지 않는 것을 두고 발가락이 썩는다고 잘라내는 의술이 올바른 의술인지 생각을 해보라는 것이다. 심천사혈요법이 허망한 공상적 주장이다 생각이 든다면 실험삼아 시술을 해보라. 당뇨 합병증으로 발가락의 상처가 아물지 않을 초기 증세 때, 44번 앞쥐통혈과 26-27번 무좀혈만 실험 사혈을 해보라. 발가락이 썩으라 하고 고사를 지내도 썩지 못할 것이다. 증세가 악화되어 일부 썩어 들어가는 증세가 보일 정도로 악화되어 있어도 50번 앞쥐통 보조혈, 24번 발목통혈, 31번 중풍혈을 추가 사혈해주면 썩어 들어가는 증세는 멈추고 다시 체세포는 복원을 시작한다.

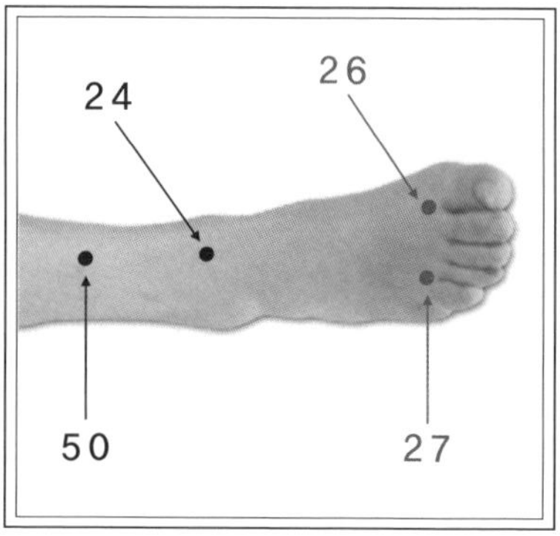

24. 발목통혈 50. 앞쥐통 보조혈

일단 썩어 들어가는 증세를 치유한 다음, 발가락을 썩어 들어가게 한 원인 제공인 당뇨병을 체계적으로 사혈을 하여 치유한다면 발목을 절단하는 일은 발생하지 않는다.

기존의 질병을 보는 시각, 고정관념을 버리기 전까지는 자신의 건강을 돌볼 사람은 자신밖에 없음을 알아야 한다.

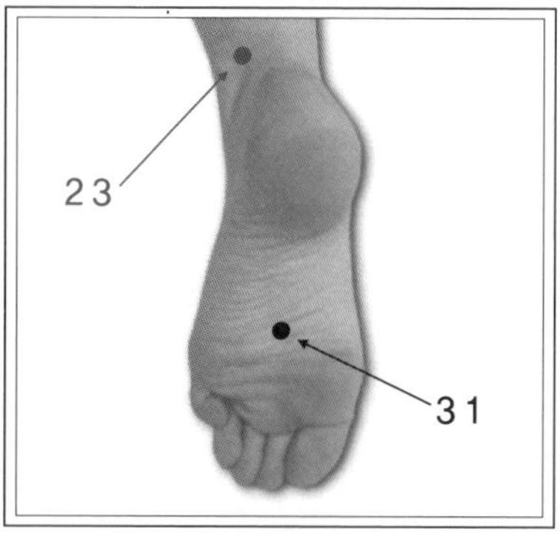

31. 중풍혈

당뇨 합병증으로 발을 자르는 것이 두렵다면 미리 예방 사혈을 해주면 된다. 현재 12세 정도만 되어도 부모님의 사혈을 해줄 정도로 마음만 먹으면 가족끼리도 사혈을 할 수 있다. 건강 보험을 든다 생각하고 2-3-6-8번 혈을 책의 순서대로 사혈해준 다음 1번 두통혈만 사혈을 해보라. 그러고도 고혈압, 당뇨, 중풍, 암, 신부전증, 백혈병, 치매가 80세 이전에 걸린다면 날 사기꾼으로 몰아도 인정할 것이다. 하지만 기존의 방법으로 당뇨병이 치유가 되겠는지 생각을 해보라.

인슐린은 췌장의 체세포가 혈액 속의 영양분을 먹이로 먹고 배설한 일종의 인물질이며, 이 배설물은 혈액 속에 섞여 혈액 속의 영양분들을 산화하여 잘게 분해하는 기능을 한다.

이러한 인슐린 인성분을 인위적으로 넣어 준 것이 떨어지면 또 넣어 주어야 된다는 잠시 응급 기능만을 하는 것을 두고, 치료제라 할 수 있느냐 하는 것이다.

여기에 음식 조절로 당뇨병을 치유한다며 당이 함유된 식품을 먹지 못하게 하는데, 당을 함유한 식품을 안 먹이니 당 수치가 떨어지는 것이지, 당뇨병 자체가 치유가 되어 당 수치가 떨어지는 것은 아니다. 이러한 사실은 숨긴 채, 당 수치만을 제어하여 일시적 당 수치가 떨어지면 치유를 잘하여 호전이 된 것처럼 말을 하고, 잔뜩 굶겨서 당 수치를 떨어뜨려 퇴원을 시켜놓고, 집에서 허기진 것을 참지 못하여 음식의 양을 늘려 당 수치가 오르면, 주의사항을 지키지 않아서 재발을 한 것처럼 환자를 우롱한다.

병원 입원 치유 시 잠시 당 수치가 떨어지는 것은 안 먹어서 일시적 당 수치가 떨어진 것이지, 당뇨병 자체가 치유되어서는 아니다. 음식을 마구 먹어서 당 수치가 높아지는 것은 재발이 아니고, 처음부터 치유가 되지 않았다 해야 올바른 이야기다.

혈액 속의 당이란 인체의 체세포의 먹이, 식량이나 마찬가지다. 당 수치가 높다하여 당 수치가 높아진 원인치유는 하지 않고 당이 함유된 식품을 먹지마라 하는 것은 사람으로 보면 굶어 죽어라 하는 말과 같다. 이 말을 염두에 두고 당뇨병 초기 몸이 무거워 진찰을 한 후 당뇨병 진단을 받고, 병원 지시에 따라 음식 조절을 해보라. 불과 한 달 정도 만에 중환자가 되고 말 것이다. 이렇게 잘못된 생각, 잘못된 방법으로 치유를 하니 갈수록 증세가 악화되어 가는데, 생각을 바꾸어 왜 혈액 속에 당 수치가 높아졌을까! 하는 원인을 생각해보라. 당이 체세포들의 먹이라면 혈액 속 당의 농도가 높아졌다 함은, 인체의 체세포가 소화 능력이 떨어진 것이 원인이고, 소화 능력이 떨어진 것은 혈액 속의 산소 부족이 원인이며, 산소 부족의 원인은 혈액 속에 요산 수치가 높아진 것이 원인이요, 요산 수치가 높아진 것은, 신장 기능이 떨어진 것이 원인이 되기 때문에, 당뇨병 초기 2-3-6-8번 혈만 사혈을 해보라는 것이다. 초기 당뇨라면 적어도 90% 이상은 치유가 될 것이다.

여기에 소아(6세 미만)의 당뇨병, 신부전증, 백혈병이라면 중산해독제 10알 정도만 물에 녹여 1일 2회 섭취시키고, 6-8번 혈 위치에 마사지만 1개월 정도만 해주어도 치유가 된다.

※ 참고 ※

소아 당뇨, 백혈병, 신부전증의 경우 마사지로 일시적 치유가 되어도, 10세 정도 자라면 2-3-6-8번 혈을 사혈해 주어야 재발을 하지 않는다.

6. 중풍

사람이 살아가면서 나이 들어 제일 무서운 병이 중풍일지도 모른다.

의식은 정상인데, 돌보아 줄 사람 없이 누워서 움직일 수가 없다는 생각만 해보아도 끔찍한 증세가 중풍이다.

중풍으로 누워있고 반신불수의 몸을 이끌고 증세를 회복시켜 보겠다고 모진노력을 하는 모습을 지켜보면 애처로운 마음에 가슴이 쓰리다. 하지만 우리의 현실을 보면 중풍 좀 빨리 오게 해주시오 하는 행동만 골라서 하는 격이다.

난 이 답답한 마음을 어떻게 설명을 해줄까 하는 생각만 하면 머리가 아파진다. 왜냐, 기존의 고정관념만 버리면 중풍의 예방은 99% 가능하고 이미 중풍을 맞았다 해도 중풍 초기(3일 이내)에 심천사혈요법으로만 치유를 하여도 지금보다 치유 효능은 10배 이상은 뛰어나다. 확신을 하지만 병원이나 국가기관 어디에도 관심을 가져주는 곳이 없다는 것이다. 현재의 고정관념 의술이 바뀌지 않는 한 고혈압, 중풍, 당뇨, 암, 백혈병, 신부전증, 지루성 피부병 환자는 급속도로 늘어나게 되어 있다. 이 모두가 신장 기능이 떨어진 합병증으로 연쇄적으로 발병하는 증세인데 식생활, 양의학적 치유 방법은 결정적으로 신장 기능을 망가뜨리는 행위를 골라서 하기 때문이다. 치유를 하는 쪽도, 치유를 받는 쪽도 전혀 의식을 하지 못한 채 신장 기능을 망가뜨리고 있는 일을 반복적으로 하고 있다는 것이다. 어떠한 약도 잠시 증상을 호전시키는 응급기능은 있어도 치유기능은 없다는 것을 염두에 두고 중풍을 풀어보자. 중풍을 맞는 경우는 크게 4가지로 구분을 할 수 있다. 갑자기 피의 압력이 높아져 뇌혈관이 터지는 경우를 살펴보자.

1. 운동선수가 과격한 운동으로 심장이 빨리 뛰어 피의 압력이 높아져 뇌혈관이 터져 뇌출혈이 되는 경우.

2. 교통사고나 그 밖의 사고로 뇌에 큰 충격에 의해 뇌혈관이 터져 뇌출혈이 된 경우.

3. 고혈압에 의해 피의 압력이 높아져 뇌혈관 일부가 풍선처럼 커진 경우.

4. 고혈압약을 장복하여 그 약의 부작용으로 신장과 간 기능이 떨어진 합병증으로 피가 탁해지고 어혈의 양이 갑자기 많아져 그 어혈이 31-6-1-9번 혈 위치를 60% 정도 막고 있는 상태에서 무거운 물건을 들거나 심한 충격에 의해 갑자기 혈압상승에 의해 뇌출혈이 된 경우. (쉽게 표현을 하면 고혈압약을 장복한 후 중풍을 맞는 경우)

1~3번의 원인에 의해 중풍이 된 경우는 비교적 신장과

간 기능은 양호하기에 치유는 아주 쉽고 치유 기간도 짧게 걸린다. 그러나 4번 같은 경우 나를 제일 난감하게 하고 화나게 하는 부분이다. 그 이유는,

첫째 : 치유의 성공률이 떨어지기 때문이고,

둘째 : 약으로 인해 신장과 간 기능이 떨어진 사람은 조혈기능이 안 되기에 치유 시간과 노력을 배 이상 해야 된다.

셋째 : 신장과 간 기능 저하가 심화되어 피가 극도로 혼탁하여 이미 죽음 직전에 다다른 경우가 많기 때문이다.

문제는 왜 죽음 직전까지 증세가 악화되었는지는 훤히 보이는데 그 진행 과정을 설명하고 이해시켜서 양약의 양을 줄이게 하고 양의의 도움을 받아야 소생시킬 수 있다는 점을 생각하면 미리 겁부터 난다. 왜냐, 첫째 심천사혈요법으로 치유를 해야 된다는 설명을 하자니 많은 말을 해주어야 된다는데 겁이 나고, 고혈압약을 장복하고 그 약의 부작용으로 신장과 간 기능이 망가진 합병증으로 중풍을 맞은 환자는, 어혈의 양이 상상을 초월할 정도로 많으며 이미 조혈기능까지 망가져 있다. 여기에 이미 중풍을 맞은 환자한테 고혈압 증세를 완화시킨다고 복용시키는 고혈압약은 마취의 기능이 강하기에 그 약을 복용시키면서는 신장과 간 기능은 회복시킬 길이 없고, 약을 중단하면 중풍 특성상 중풍을 맞은쪽은 피가 못 돌기에, 통증이 심하게 나타나는데, 약을 중단시키면 그 고통을 참기 힘들다는데 문제가 있다. 이러한 내용을 훤히 알고 있는 입장으로 보면 겁부터 난다는 것이다.

문제는 이렇게 한심한 의술이 어떻게 국민 건강을 책임지고 있으며 자신의 의술이 최고라는 착각에 빠져 있고, 새로운 의술은 법의 칼날로 새순부터 자르느냐 하는 것이다. 여기에 이 잘못된 관행을 바로 잡으려는 힘마저 빈약함을 보면 현대 과학의술의 모순점을 지적하지 않을 수가 없다.

이 모든 현상은 집단 이기심에서 나온 부작용들이다.

상식의 시각으로 생각을 해보자. 어떠한 증세를 진찰하든 진찰을 마친 후 왜 이러한 질병이 왔는지 물어보라.

의사들의 공통적 답변이 있다. 현재까지 그 증세의 발병 원인은 뚜렷이 밝혀진 것이 없다. 이 말은 아직까지 어떠한 의사도 질병의 발병 원인을 알아낸 사람이 없다고 시인을 하는 말이다. 이렇다면 질병의 발생 원인을 모르는 사람이 어떻게 그 병의 원인을 치유하여, 질병을 치유할 수가 있는지 생각을 해보라는 것이다.

인체의 생리이치, 질병의 발생 원인을 모르고 치유를 하니 치유는 못하고 증세를 악화시키는 것은 당연한 것이다. 이렇게 질병의 발생 원인도 모르는 의술이 과학의술이고, 이러한 의술을 기준하여 치유 효능의 입증을 논할 수 있는지 생각을 해보라는 것이다. 과학적 시각만을 기준하면 진리와 이치란 단어가 생소할 것이다. 하지만 인체도 자연의 일부임을 인정한다면, 인체 역시 자연의 섭리에 따라 적응적진화의 이치로 구성되어 있다는 것은 상식이다. 이러하다면 인체의 질병을 풀어 나가는데 있어서도 생명의 원리인 자연의 섭리를 이해하지 못하고는 풀어나갈 수 없다는 결론이 나온다. 나는 인체를 과학적 시각이 아닌 자연의 섭리 법의 시각으로 풀어야 올바른 치유법이 나온다고 주장을 하는 것이다. 자연의 생태계는 모두가 더불어 공생 공존하며 더불어 상호적응 발전하기에 인위적으로 생명 현상을 바꾸면 연쇄적 부작용이 생기는 이치로 이루어져 있다. 인체의 어떠한 증세도 사람의 힘으로 치유되는 일은 없다. 사람은 여건만 제공해주면 인체는 스스로 복원 능력에 의해 치유가 되어 진다. 그 여건이 피를 맑게 해주고 잘 돌게 해주는 것뿐이다. 이러한 논리가 얼마나 정확한지의 입증은 곧바로 알 수 있다.

중풍을 맞고, 곧바로(3일 이내) 6-1-9-31번 혈을 순서대로 사혈을 해보라.

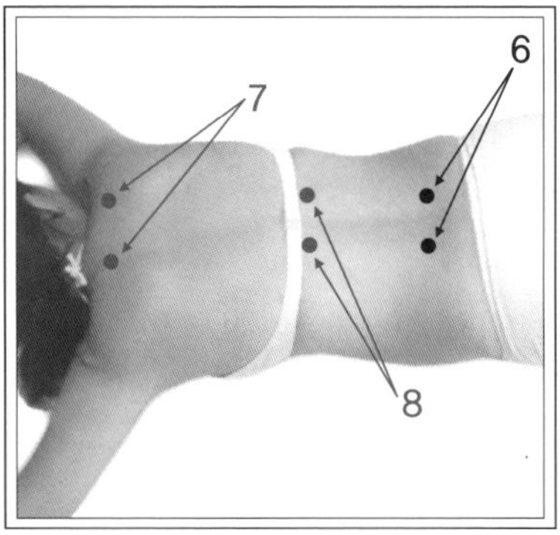

6. 고혈압혈

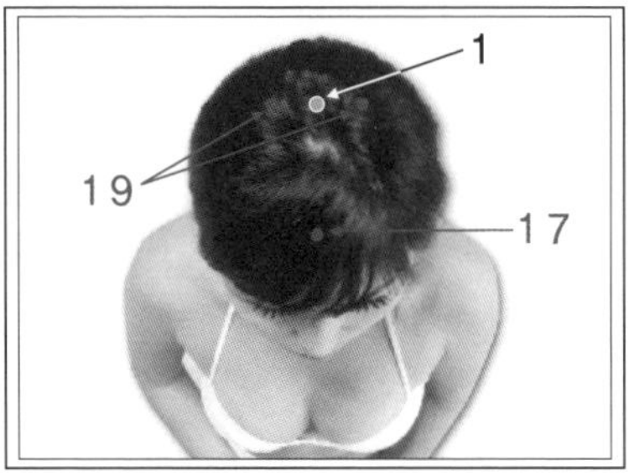

1. 두통혈

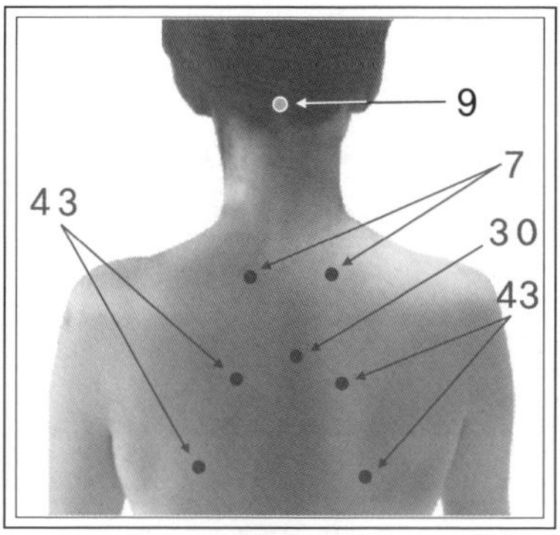

9. 간질병혈

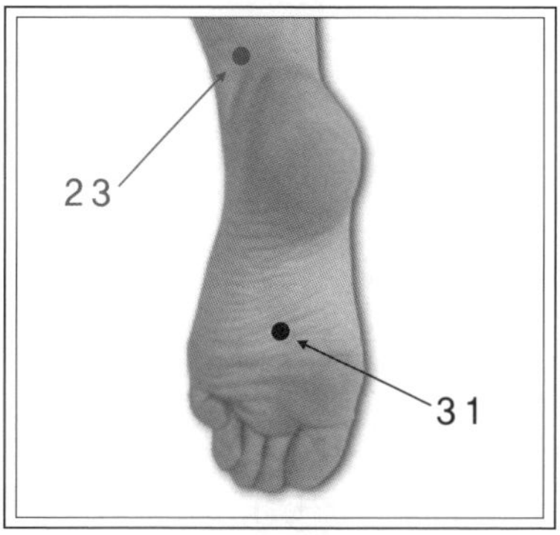

31. 중풍혈

현재 약물과 수술요법의 치유 효능보다 10배 이상 치유 효능이 높게 나타날 것이다. 6번 고혈압혈을 먼저 사혈하는 이유는, 상압을 떨어뜨려 뇌출혈이 더 심화되는 것을 막기 위함이고, 1번 두통혈을 2순위로 사혈을 하는 이유는 혈관 밖으로 세어 나온 혈액을 빨리 흡수하게 하기 위함이며, 3순위로 9번 간질병혈을 사혈하는 이유는, 중풍의 특성, 생활 습관상 이미 그곳은 어혈이 많이 쌓인 곳이라 피가 못 돌아 산도가 높아져서 산이 신경선의 피복을 녹여 누전시키면 전신마비가 되기에 그 부작용을 막기 위함이며,

4순위로 31번 중풍혈을 사혈하는 이유는 인체의 특성상 모세혈관이 제일 많은 곳은 손끝, 발끝, 머리끝이며 피의 흐름에 장애를 제일 많이 받는 곳이다. 6-1-9-31번 혈의 위치는 상하 피의 흐름에 주 통로 역할을 해주기에 전신에 피의 흐름을 원활하게 해주기 위함이다. 인체의 생리이치를 모르는 시각으로 보면 이미 뇌 속으로 세어 나온 혈액이 피를 잘 돌게 해준다고 다시 흡수가 되겠느냐 하는 의문이 갈 것이다. 하지만 몸 밖에도 모공이 있듯이 몸 안에도 모공이 있으며, 인체의 모든 체세포는 모두 독자적 영성이 있기에, 자신의 살길은 스스로 알아서 할 수 있는 기능이 있음을 알아야 한다. 다만 뇌출혈로 세어 나온 혈액이 응고되기 전에는 쉽게 흡수를 하고 응고가 되어 버리면 스스로 흡수시킨다는 한계점이 있을 뿐이다.

이렇게 말을 하면 내버려 두어도 스스로 알아서 할 것이 아니냐 하는 생각도 할 수 있을 것이다. 하지만 중풍을 맞았다는 자체가 이미 혈관이 막혀 있다는 증거이기에 피가 못 돌면 산소가 고갈되어 체세포는 반쯤 수면세포 상태를 하고 있기에, 스스로 노력할 힘이 없다. 사람도 먹지 않고 숨 쉬지 않고 일을 하라면 할 수 없을 것이다.

이러한 치유 이치는 가스를 마시고 식물인간이 된 상태나, 머리의 충격에 의해 식물인간이 된 것이나 같은 논리, 같은 치유법을 적용하면 된다. 문제는 심천사혈요법의 논리를 얼마나 이해를 하고, 순간순간 대처하며 사혈에 임하느냐 하는 것이다. 조혈에 필요한 조치, 사혈의 양, 약 끊는 시기를 잘 맞추어 주느냐 하는 것인데 이러한 부분은 이 공간에 글로 설명하기에는 한계점이 있다.

하지만 이미 전국의 심천사혈요법 각 배움원장들은 충분한 교육을 받아 알고 있으니 그분들의 지시에 따르고, 책을 보며 하고자 하는 마음만 있다면 건강을 되찾을 길은 있다.

여기에 더 좋은 길은 소 잃고 외양간 고치는 식으로 중풍을 맞은 다음 고생하지 말고 미리 예방사혈을 하여 주는 것이다. 2-3-6-8번 혈을 책의 순서대로 사혈해준 다음 1번 두통혈만 예방사혈을 해준다면, 고혈압, 중풍, 암, 당뇨, 치매, 신부전증, 백혈병 정도는 오라고 고사를 지내도 오지 못한다. 이 말을 역으로 풀면 앞의 모든 증세는 2-3-6-8-1번 혈 위치에 어혈이 쌓여 피가 못 돌면 발생하는 질병이다. 돈보다 명예보다 소중한 것이 건강이다. 그 소중한 자신의 건강, 가족의 건강을 지키기 위하여 일주일에 1회 3시간 12회 교육으로 가능하다면, 심천사혈요법을 접하고도 중풍이나 앞에 나열된 증세로 고생을 하고 있다면 자신의 고정관념과 아집이 강하고 게으르기 때문이다.

7. 해소 천식

해소 천식하면 이름만 들어도 힘든 증세다.

난 원고를 쓸 때마다 심한 강박관념에 사로잡힌다.

심천사혈요법의 주장대로 시술을 해서 치유가 되는 쪽의 사람은 긍정적 표현을 하지만 10에 1명만 치유가 되지 않아도, 치유가 되지 않는 쪽의 사람을 기준하면 자신은 100% 치유가 되지 않는 것이 되기 때문이다. 여기에 인체의 생명의 이치를 정확히 보았다 주장을 하려면 적어도 치유 효능이 100명을 치유하였을 때 95명 정도는 완치가 되어야 진리에 합당한 치유법이라 보기 때문이다.

책을 보아도 1, 2권은 의도적으로 깊이 있게 다루지 않은 것이 보일 것이다. 이러한 망설임 뒤에는 첫째, 현재 나의 입장으로 양의학적 도움을 전혀 받을 수 없다는 문제가 있고 둘째, 천식 자체가 신장 기능이 떨어진 합병증으로 발병한 증세가 대부분이기에 이미 증세가 깊어진 경우, 저혈압, 악성빈혈, 협심증을 동시에 앓고 있기에 갑자기 심장마비에 의해 돌연사할 가능성이 높은 증세이기 때문이다.

이론적, 기술적으로 천식초기 환자를 치유해보라면 전혀 부담을 느끼지 않지만 이미 죽음 직전에 온 사람을 치유해보라면 마음 부담이 큰 증세이기도하다. 하지만 심천사혈요법을 공부함에 있어서 나의 주장을 확실히 해주어야 되겠다는 생각에 원고를 쓰기로 하였다.

먼저 천식을 풀기 위해서는 기침과 가래부터 풀어 보자.

가래는 인체에 없어도 병이고 너무 많아도 병이다. 가래가 하는 일은 호흡기를 통해 폐 속으로 들어오는 먼지나 이물질을 흡착하면 기관지 내벽에 있는 섬모근의 활동에 의해 가래를 밖으로 밀어내는 기능을 한다. 보통 건강한 사람은 이러한 과정을 의식하지 못한 채 가래는 위 속으로 넘어가지만 기관지, 천식 환자는 강한 기침을 하여 강한 공기압으로 가래를 밀어내야 밀려 나오고, 가래의 양도 건강한 사람의 몇 배가 나온다.

그럼 먼저 천식 환자의 경우 왜 건강한 사람보다 가래의 양이 많은지부터 살펴보자. 가래는 모든 사람이 일정하게 나오는 것이 아니다.

가래는 기관지 내벽의 모공을 통해 나오는데 호흡기를 통해 들어오는 먼지나 이물질이 섬모근을 자극하면 그 반응 정도에 따라 가래가 나온다.

이 말은 가래는 일정량이 꾸준히 나오는 것이 아니라, 기관지 내벽의 반응정도에 따라 많을 수도 적을 수도 있다는 것이다. 그럼 기관지, 천식환자의 경우 왜 가래의 양이 많아지는지 살펴보자.

그 결정적 원인은 기관지 내의 체세포가 과민반응을 하는데 있다.

어혈이 5-32번 위치에 쌓여 피가 못 돌면 피부 외부의 온도가 떨어지고, 여기에 호흡기를 통해 들어오는 찬 공기는 내부를 냉각시키는데 이러면 안과 밖에서 온도 저하의 원인 제공을 하게 된다.

이러면 온도 저하에 의해 기관지 내의 혈관이 수축되고 피의 흐름에 장애를 받으면 두 가지 장애요인이 발생한다.

1. 피의 흐름양이 적어져 먹이 공급양이 적어진다.
2. 피의 유속이 느려진 것이 원인이 되어 혈액 속의 산도가 높아진다.

이 환경은 기관지 체세포들에게 먹이 부족과 환경적 스트레스를 주어 과민반응을 하게 한다. 이러면 호흡기를 통해 들어오는 먼지나 이물질의 작은 자극에도 과민반응으로 피부 수축이 되면 가래가 나오며 기침을 하게 된다.

과민반응의 이해를 돕기 위해 비유를 해보면, 발바닥에 손만 대도 유난히 가려움증을 많이 타는 사람이 있을 것이다. 이 역시 피의 흐름이 원활하지 못한 것이 원인이 되어 과민 반응을 나타내는 것인데, 이때 6-10번 혈을 사혈해보라. 피가 잘 돌고 나면 가려움증을 느끼는 정도가 현격히 줄어들 것이다.

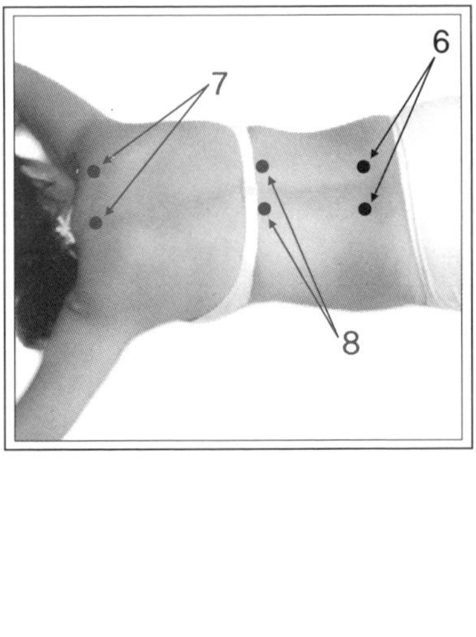

6. 고혈압혈

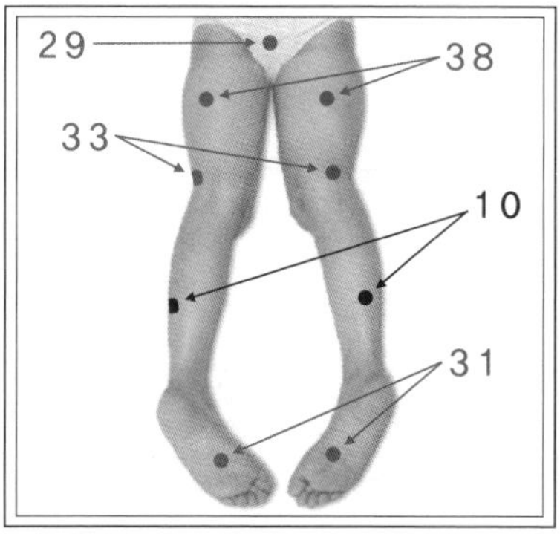

10. 알통혈

이 과정이 더 악화되면 오히려 가래의 양은 적어지는 반면 기침을 심하게 하게 된다. 그 원인은 가래의 양이 적어지면서 농도가 뻑뻑해지기 때문인데 가래의 양이 줄어들고 농도가 뻑뻑해지는 원인은 인체의 모든 감각 기관의 반응은 피의 흐름양이 결정한다. 정상적일 때는 외부의 자극 정도에 맞게 반응을 하다가 피가 중간쯤 돌면 과민반응을 하고, 너무 적게 돌면 아주 감각이 무뎌진다.

5-32번 혈 위치의 모세혈관을 어혈이 더 막아버리면 온도 저하가 더 심화되어 가래의 농도가 뻑뻑해지면서 감각이 둔화됨으로 인해 가래의 양은 오히려 줄어든다는 것이다.

이러면 뻑뻑해진 가래가 기관지 내벽에 붙어 있는 사이에 호흡으로 공기가 들어오고 나가며 가래의 수분을 증발시켜 버리면 가래의 농도는 더 뻑뻑해져서 가벼운 기침 정도로는 가래가 밀려 나오지 않아 그 가래를 밀어내기 위한 기침을 반복하게 되는 것이다.

이러하기에, 저혈압이나 협심증, 악성빈혈만 동반하지 않고 천식, 기침 증세만 있다면, 응급사혈로 5-32번 혈

2곳만 사혈을 해주어도 당장 가래의 양이 줄어들며 기침이 멈춘다.

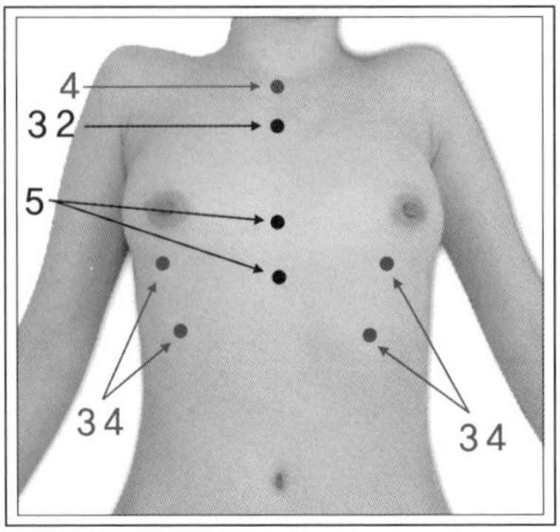

5. 협심증혈 32. 기관지혈

가래가 줄어들고 기침을 멈추는 이치는 간단하다.

가래는 묽은 지방질과 단백질로 구성이 되어 있기에 온도에 민감하다. 온도가 오르면 묽어져 의식을 못한 채 식도를 통해 위 속으로 자연스럽게 넘어가고, 온도가 떨어지면 빽빽해져서 강한 기침을 해야 밀려 나온다. 이러면 가래의 농도가 빽빽해진 원인도 피가 못 도는 것이 원인이요, 영양 공급이 적게 되고 혈액 속의 산도가 높아진 것도 피가 못 돈 것이 원인이기에 5-32번 혈 두 군데 사혈만 해주어도 간단히 치유가 되는 것이 초기 천식이다.

이 논리의 입증은 손만 대 보아도 진찰이 가능하다.

책의 치유편을 보면 피가 못 도는 곳은 습기가 많고 온도가 차다 했다. 습기가 많고 온도가 찬 곳은 피가 못 도는 곳이다.

천식 환자의 5-32번 혈 위치에 손을 대어보라. 피가 못 돌고 있다는 증거로, 습기가 많고 싸늘할 것이다.

이렇게 간단한 증세를 현대의학이 왜 치유를 못하고 갈수록 증세를 악화시키고 있느냐 하는 원인은 간단하다.

현대의학도 가래의 농도가 뻑뻑하기에 기침을 한다는 것은 알고 있다. 다만 현대의학은 가래가 뻑뻑한 것 자체를 병의 원인으로 진찰하고 중단하기에, 가래의 농도가 왜 뻑뻑해졌느냐 하는 생각은 하지 못하고 뻑뻑해진 가래를 약으로 녹여서만 치유를 하려하니 끝없는 치유가 되고 말았다. 먼지와 이물질이 기관지의 섬모근을 자극하는 한 가래는 끝없이 나올 수 밖에는 없고, 기관지 주변의 온도가 떨어져있는 한 가래는 뻑뻑할 수 밖에는 없는데 뻑뻑해진 가래를 약으로 녹이는 방법만으로 치유를 하려하니 죽을 때까지 약을 복용시켜도 현 증세를 일시 완화는 시켜도 치유가 되지 않는 것이다.

하지만 생각을 바꾸어 가래의 농도가 왜 뻑뻑해졌느냐? 하는 원인을 찾았다면 기관지 주변의 온도 저하가 원인이란 답이 나오고 온도 저하의 원인은 어혈이 혈관을 막고 있기 때문에 하는 답은 쉽게 나온다.

이 조그만 시각 차이가 현대의학은 가래 자체를 녹이는 쪽에서만 치유 방법을 찾으니 죽을 때까지 약을 먹어야 하고 약을 중단하면 당장 증세가 심해지니 천식 치유가 어렵다 결론을 내리고는 천식은 치유가 안 되는 만성질환이다 하고 결론을 내린 것이다. 문제는 천식초기 증세는 이렇게 간단히 치유가 되는데, 이미 저혈압, 협심증, 악성빈혈 증세를 동반한 경우는 어떻게 할 것이냐 하는 것이 문제다.

이 경우 제일 큰 문제는 이미 신장 기능 저하로 조혈기능마저 떨어져 있다는데 문제가 있다.

저혈압과 협심증 증세만 가볍게 동반을 했다면 먼저 응급사혈로 5-32번 혈 두 군데만 4일 간격 1일 한군데 7컵 정도씩, 4회 정도를 사혈하여 증세를 완화시킨 다음, 2-3-6번 혈 기본사혈을 반복한다.

6번 혈에서 어혈과 생혈이 반반 비중이 되면 그 다음은 2-3-8번 혈을 일주일 간격으로 사혈을 하다가 8번 혈에서도 어혈과 생혈의 비중이 반반 정도가 되면 그 다음은 격주로 2-3-6번, 2-3-8번 혈을 사혈해주다가 2-3-6-8번 혈의 사혈이 끝난 다음 다시 5-32번 혈을 확인 사혈을 해주면 된다. 사혈 중간에 갑자기 가래가 많아지면 32번 혈만 응급사혈을 해주고, 협심증 증세로 호흡이 곤란해지면 5번 협심증혈 만을 응급사혈을 해주면 된다. 이 경우 사혈의 순서, 조혈에 필요한 조치는 필수적이다.

악성빈혈까지 겹쳐 있을 경우는 주변사람을 총 동원해서라도 의사의 힘을 빌려야 한다. 사혈에 임하기 전 의사와 충분한 대화를 하여 이해를 얻은 다음 사혈 중간에 헤모글로빈 수치가 7정도 떨어지면 알부민과 수혈을 받을 준비를 해둔 다음 사혈에 임해야 낭패를 면할 수 있다.

만약 5번 협심증혈 응급사혈을 하는 동안 호흡 장애가 온다면 그 환자는 갑자기 심장마비로 죽을 위험이 높은 환자다. 하지만 환자 입장으로 보면 심천사혈요법이 아니면 치유될 가능성은 거의 없다. 이 점을 안다면, 사혈 시 일시적 호흡곤란이 와도 사혈 횟수가 거듭될수록, 어혈이 나와 줄수록, 그 증세는 완화된다는 확신을 가지고 임하지 않으면 중도 포기할 확률이 높다.

시술자가 명심할 것은 단번에 강한 압을 걸지 말고 사혈 전에는 충분한 마사지를 한 다음 사침을 하고 압을 걸었다 풀었다를 반복하며, 어혈이 나오지 않으면 곧바로 압을 풀고 다시 사침을 하고 압을 거는 것을 반복하며 사혈을 하면 된다. 만약 저혈압이 심화되어 의식을 잃으면 곧바로 압을 풀고 협심증혈을 마사지 한 다음 손가락 끝 10선혈을 따주면 소생한다.

사혈 중 의식을 잃을 정도면 이미 죽음에 임박할 정도로 현 증세가 악화된 경우라 드문 경우긴 하다.

신장 기능 저하로 악성빈혈을 동반한 경우 빠른 회복을 위해서는 중산해독제와 약산해독제(요산해독제)를 동시에 섭취하는 것이 현명하다. 만약 체력이 딸려 도저히 사혈을 할 수 없을 경우는 5-32번 혈 위치에 안티프라민을 바르고 마사지를 해주어도 임시 효능은 나타난다. 안티프라민을 바르고 마사지를 해주는 목적은 그곳의 체온을 상승시키기 위함이니 온열기로 체온만 상승시켜 주어도, 환자의 호흡곤란 고통을 상당히 완화시켜 줄 수 있다.

건강을 논하며 진리와 이치란 단어가 아직은 생소할 것이다. 하지만 인체도 자연의 일부임을 인정한다면 치유법 역시 진리와 이치에 맞는 치유법이라야 부작용도 줄이고 질병을 쉽게 치유할 수 있다.

8. 간염, 지방간, 간경화, 간암

간염, 지방간, 간경화, 간암, 각기 병명(病名)은 다르지만 이러한 병이 왜 생기는가 하는 원인에 들어가 보면 결국은 신장 기능이 떨어져 요산 수치가 높아진 것이 원인이 되어 연쇄적으로 일어난 합병증에 불과하다.

이러한 시각은 대단히 중요하다. 이러한 시각이 기초가 되지 않으면 각 증세마다 겉에 나타난 증세가 다르기에 겉에 나타난 증세를 병의 원인으로 보는 착각에 빠지면 각 증세마다 약을 다르게 만들어야 하고 치유 방법 또한 달라져 치유 방법은 복잡해지는 반면 그 치유 효능은 미약할 수 밖에는 없게 된다.

왜냐, 현대 과학자들이 제일 큰 실수를 하는 부분이 겉에 나타난 증세를 병의 원인으로 본다는 사실이다. 겉에 나타난 증세를 병의 원인으로 진단을 하고 아무리 약을 잘 만들어본들 그 약의 약리기능은 결과인 현 증세를 완화시키는 기능은 할 수 있어도 그 증세가 나타나게 된 원인치유에는 전혀 효능을 발휘할 수 없기 때문이다.

겉에 나타난 증세나 성분학적 수치로 접근을 하지 말고 시각을 바꾸어 인체의 생리구조가 먹이사슬의 연결고리로 이어져 있다는 곳부터 출발을 해보자.

단순하게 간을 기능적 이치로만 보면 간은 혈액 속의 독을 해독하는 기능을 한다. 하지만 먹이사슬 연결고리로 풀면 간은 혈액 속의 독을 먹이로 먹고 소화시켜 배설한 물질이 담즙(쓸개)이다. 이 과정을 세심하게 설명을 하면, 자연계의 모든 생명체는 자신을 보호하는 기능은 다 가졌다. 동물은 은폐 색깔이나 빠른 이동 능력으로 자신을 보호하기에 육체 자체에 큰 독을 지니지 않지만, 식물은 다르다. 자신의 몸을 노리는 동물이나 곤충에게 도망을 칠 능력이 없기에 자신을 방어할 수단으로 토양에서 자신을 노리는 적이 싫어하거나 해를 입힐 수 있는 성분을 흡수해 몸에 지니고 있는데 그 성분을 독이라 한다. 이러한 독 성분은 대부분 떫은맛, 신맛, 쓴맛이 주를 이루고 아린 맛은 적을 마취하는 기능을 한다. 하지만 이러한 식물을 먹고 살아야 하는 생명체들은 이러한 독을 해독시켜서 먹이로 먹고도 살 수 있는 방법으로 적응적진화를 했다.

그 깨우침은 이러한 독성을 띤 물질이 혀끝에 닿는 순간 뇌에서 알아차리고 그 해독 물질을 내보내 해독을 하는 데까지 발전을 했다. 이 물질이 담즙이다. 담즙의 생성은 간의 체세포들이 혈액 속에 있는 독성분을 먹이로 먹고 소화시켜 배설을 하면 방광에 소변이 고이듯, 담낭에 고여 있다가 쓰레기 재활용처럼 음식물 속에 독성분이 함유되어 들어오면 혀의 체세포가 알아채고 뇌에 전달을 해주면 뇌는 독성분이 들어온 만큼만 담즙을 내보내 이독제독의 이치로 해독을 한 다음 대변을 통해 밖으로 나간다. 이 과정에서 담즙이 나오는 균형을 잃고 과다하게 나오는 것이 위산과다라 한다.

이 과정에서, 신맛, 떫은맛, 아린 맛이 독이고 현대의학은 타닌성분 또는 산이라 표현을 하고 이러한 독을 해독하는 기능을 하는 장기가 간인데, 여기서 좀 더 깊은 이해를 하여야 한다. 모든 생명체는 자신 앞 단계의 먹이가 없으면 존재할 수가 없다. 간 역시 앞의 독성분을 먹이로 먹고 사는 생명체다. 이러면 독을 어떻게 먹고 사느냐? 하는 의문이 갈 것인데 먹이사슬 연결고리와 식성을 이해하면 답이 나온다. 앞 장기가 먹기 전 성분과 먹고 난 배설물은 소화 과정에서 달라지는데 성분이 바뀌면 그 바뀐 성분을 먹이로서 좋아하는 생명체가 먹이 공급의 양과 비례하여 한 집단으로 한 장기를 이루고 산다.

사람도 식성이 다 다르듯 인체의 각기 다른 장기 체세포들도 필요로 하는 성분이 다 다르다.

간이 먹이로서 독을 먹는다 하는 것을 정리하면, 지구상 현존하는 생명체 모두는 적, 대상에 대한 적응적진화를 하지 못하였다면 존재할 수가 없다. 현존하는 생명체 모두는 각자 살아남는 방법을 다 깨우쳐 알고 있다는 것을 기준으로 풀면 된다.

그럼 본론으로 들어와서 간의 해독 기능, 즉 먹이 소화 기능이 떨어지면 어떻게 될 것이냐 하는 것이 질병을 치유하는 열쇠가 된다. 간이 혈액 속의 독성분을 먹어 치우지 못하면 어떻게 될 것이냐 하는 것이다. 간이 먹어 치우지 못한 성분은, 먹어 치우지 못한 만큼 그 성분은 혈액 속에 그대로 축적되고 시간이 지나 일정 농도로 높아지면, 혈액 속의 칼슘, 석회질, 질소, 각종 영양소 등이 화학반응을 일으켜 담석 또는 간을 화석화시키면 간경화가 되고, 어혈을 급속도로 빠르게 만들어 좁은 모세혈관에 쌓이면 어느 곳의 혈관을 막느냐에 따라 연쇄적 제2, 3의 병을 만들어 낸다.

이 간의 먹이 성분을 나는 독이라 호칭을 하고 현대의학은 타닌, 또는 GOT, GPT 성분이라 하며 맛으로는 신맛, 떫은맛, 쓴맛, 아린 맛이 주다. 이러한 성분 모두는 합성에 의해 변형된 산의 일종이다. 이러한 성분의 빛깔은 검푸른 빛을 띠기에 혈액 속에 이 성분의 함유량에 따라 피의 빛깔이 검푸름의 진함을 결정한다.

이때 외관상 나타나는 증세는,

1) 눈 밑, 입술, 엄지손가락 안쪽 또는 몸 전체가 은은하게 검거나 푸른빛을 띤다.

2) 독성분이 체세포의 신경을 자극하기에 성격이 예민해지고 성격이 포악성을 띠며 그 후유증으로 위장장애를 일으킨다.

3) 얼굴을 비롯한 몸 부위별로 피의 유속이 느린 곳부터 뾰루지, 종기가 나기 시작한다.

이러한 증세는 분명 간 기능 저하로 나타나는 증세이지만 현대의술로 진찰을 하면 혈액 속에 GOT, GPT 성분의 수치가 약간 높게 나타나거나 간은 정상이란 진단을 할 것이다. 왜냐, 현대과학 장비로 진찰을 하여 병이라 진단을 받으려면 염증, 간의 변형이 눈에 보일 정도가 되어야 병으로 진찰을 할 수 있고, 성분학적 뚜렷한 변화가 있어야 하는데 혈액성분 검사를 위하여 빼는 혈액은 정맥 속에 흐르는 피고, 어혈이나 독성분들은 강바닥의 뻘처럼 모세혈관에 침착되어있기에 초기 증세에서는 정맥의 흐르는 피 만을 검사해서 알아내기는 불가능하기 때문이다.

이러한 과정을 머릿속에 정리한 다음 지방간, 간염, 간경화, 간암으로 어떻게 진행이 되어가는지 살펴보자.

먼저 지방간부터 풀어 보자.

1) 간의 체세포 역시 살아있는 생명체다. 살아있는 생명체는 산소가 부족하면 정상적 활동을 할 수 없게 된다.

신장 기능 저하가 원인이 되어 혈액 속 요산 수치가 높아지면 산소 함유량이 떨어지고 산소가 부족한 만큼 간의 체세포 활동이 둔해지고 소화기능이 떨어진다. 이러면 혈액 속에 함유된 유지방, 단백질의 농도가 갈수록 뻑뻑해지고 이 뻑뻑해진 성분이 간의 모세혈관에 끼고 시간이 흐르면 산화 합성이 되어 지방층으로 바뀐 것이 지방간이다. 이 상태가 간의 기능이 떨어진 초기상태 지방간 상태다.

2) 이 단계는 간 속의 모세혈관이 막힌 만큼, 요산 수치가 높아진 만큼, 산소 함유량이 떨어진 만큼 간의 체세포 소화기능이 떨어지고 그 먹이가 되는 성분이 갈수록 높아져 일정 수치가 되었을 때 산, GOT, GPT, 석회질, 칼슘, 철분 등이 일정 수치 이상이 되면 화학반응을 일으켜 화석화 되어 간이 돌처럼 굳어지면 간경화가 된다.

3) 혈액 속의 독성분, 산소 부족, 먹이 부족이 합쳐져 간의 체세포가 환경적 생명의 위협을 느껴 본능적 2세를 남기려는 마음이 작동해 갑자기 세포분열을 정상보다 빠르게 하면 암이 된다.

4) 간염은 지방간의 다음 단계로 신장 기능 저하로 혈액 속 요산 수치가 높아지므로 해서 산소 부족이 되면 백혈구는

무기력해지고 그 사이 침입 세균이 간에서 자리를 잡고 세력을 키우면 간염이 된다. 이렇게 신장 기능이 떨어지면 연쇄적으로 지방간, 간염, 간경화, 간암으로 진행이 되는 것은 인체의 모든 장기는 먹이사슬 연결고리로 이어져 있기에 한 장기의 기능이 떨어지면 혈액의 성분이 연쇄적으로 바뀌기 때문이다. 이러한 인체의 연결고리를 이해하지 못하고 겉에 나타난 증세를 병의 원인으로 보면 각 증세마다 다른 약을 만들고 증세마다 다른 방법으로 치유하려 하니 치유는 복잡한 반면 그 치유 효능은 무시해도 좋을 정도로 미약한 것이다.

만약 지방간, 간염, 간경화 초기 정도에서 저혈압, 악성 빈혈만 동반하지 않았다면 중산해독제와 2-3-6-8번 혈의 기본 사혈만 끝내도 간단히 치유가 된다.

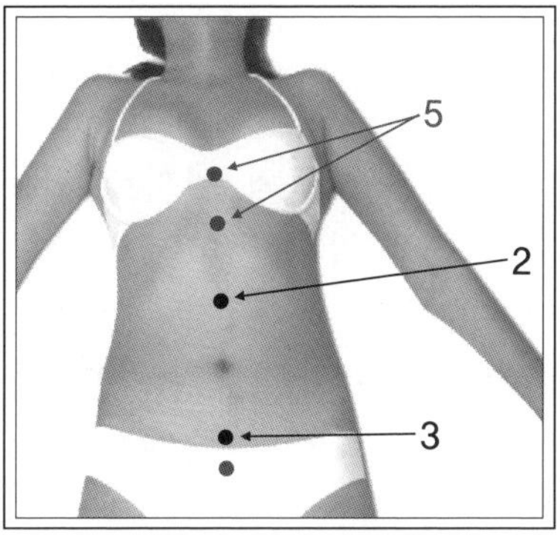

2. 위장혈 3. 뿌리혈

저혈압과 악성빈혈만 없다면 하는 전제조건을 다는 이유는 저혈압과 악성 빈혈까지 동반하고 있다면 이미 조혈기능이 많이 망가져 있다고 보기 때문이다.

하지만 이미 조혈기능이 악화되어 있다고 하여도 알부민과 수혈만 받을 수 있는 조건만 갖춘다면 치유가 된다.

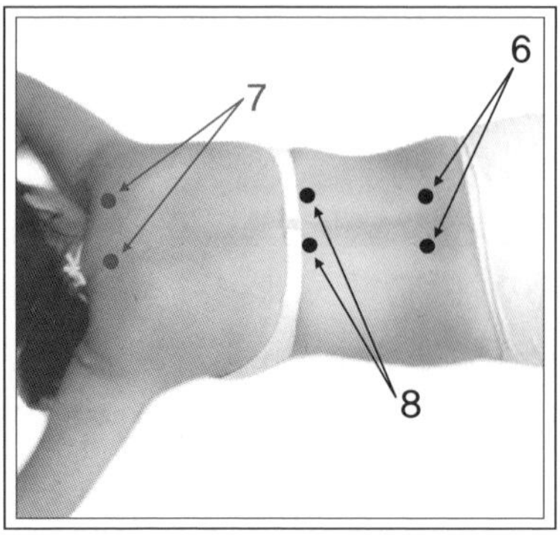

6. 고혈압혈 8. 신간혈

그럼 중산해독제를 섭취하고 2-3-6-8번 혈을 사혈해주면 왜 치유가 되는가 하는 것인데, 그 이유는 이렇다.

간 기능이 떨어졌다 함은 간이 혈액 속의 독성분을 먹어 치우지 못하였다는 말이 되고, 이것은 배설물인 담즙이 생산되지 않는다는 말과도 일치한다.

담즙이 생산되지 않으면 음식물에 혼합된 독성분이 해독되지 않은 상태에서 그대로 소장이 흡수해 혈액 내에 혼합되기에 혈액 속의 독성분은 빠른 속도로 높아지게 한다.

이러한 기능을 기능적 이치로 설명을 하면 음식물 속의 독성분이 혀끝에 닿는 순간 뇌에 전달되면 그 강도에 따라 음식물에 섞인 독성분을 해독할 양 만큼 담낭에 고여 있던 쓸개즙이 나가 음식물과 혼합되어 이독제독의 원리로 해독을 시킨다. 그런데 간 기능 저하가 되었다면 이미 담즙을 생산할 능력이 없다는 말과 같기에, 인위적으로 음식을 먹고 난 후 곧바로 돼지나 오리 쓸개 물을 먹어주면 그 일을 대신하는 기능을 한다. 이러하기에 중산해독제는 식후 곧바로 섭취하라 하는 것이다.

인위적으로 먹은 쓸개즙의 해독 기능은 이미 설명이 되었으니, 간경화로 이미 간이 돌처럼 굳어있는데 중산해독제를 섭취시키고 2-3-6-8번 혈을 사혈한다 하여 굳어진 간이 어떻게 원상회복이 되는가 하는 의문점을 풀어 보자.

만약 간경화가 악화되어 반 이상이 돌처럼 굳어 있다면 사혈요법을 권하지 않는다. 하지만 간 속에 남아있는 정상적 간 체세포가 반 이상만 된다면 남아있는 정상적 간 체세포는 모두 독자적 영성 즉, 각 체세포마다 간의 원상태 전체 설계도면은 가지고 있기에 여건만 갖추어주면 남아있는 정상 체세포는 이미 망가진 체세포는 뜯어내고 스스로 복원을 해나간다. 마치 벌집 한주먹을 떼어내도 남아있는 벌들이 다시 원상복원을 하듯 말이다.

그럼 간이 이러한 기능을 본래 다 가지고 있으면서 왜 스스로 복원을 하지 못하였느냐 하는 것인데, 그 원인은 간 쪽으로 신선한 혈액이 충분히 공급되지 못한 것에 있다.

하지만 중산해독제로 탁해진 피를 맑게 해주고 그 맑은 혈액을 막힌 혈관을 열어 충분히 공급을 시켜주면 간은 제 스스로 복원을 하는 것이 자연의 섭리다. 지방간, 간염, 간경화 초기까지는 모두 같은 방법으로 치유가 된다.

나의 이러한 논리가 허망하게 들리고 이해가 되지 않는다면 직접 실험을 하면 된다. 시술을 하기 전 혈액 속의 GOT, GPT 성분검사를 하여 그 수치를 적어 놓고 간의 사진을 찍어둔 다음 사혈을 끝낸 후 3개월 후에 다시 성분검사와 간의 사진을 대조해보라는 것이다. 사혈을 마친 후 3개월 후에 검사를 하라 하는 이유는 사혈을 하는 동안은 피가 만들어지면 빼고, 다시 만들어지면 빼고 하여 혈액 속의 갖가지 성분이 부족할 수 밖에는 없다. 하지만 3개월 정도 지나면 모두 보충이 되기에 보충이 된 다음 재어보라는 뜻에서다. 일단 맑은 혈액이 간을 충분히 통과하게 해 주고 내버려 두면 간은 스스로 조금씩 복원을 해 들어간다.

인체의 어떠한 증세도 사혈을 하는 동안 더 악화만 되지 않는다면 내버려두면 장기 스스로 복원 치유를 하는 것이 인체의 생리이치다.

언젠가 강의 중에 질문을 받은 일이 생각난다. 각종 혹이나 암 덩어리가 이미 생겨있는데 그 덩어리가 수술로 잘라내지 않았는데 어떻게 저절로 소멸이 되느냐 하는 질문이었다. 그 해답은 각 체세포의 수명 속에 해답이 있다.

인체 어느 부위의 혹이든 암이든 그 체세포는 모두 적정 수명이 다 있고 적정 체세포의 숫자 설계도면은 다 가지고 있다. 새롭게 더 커지지만 않는다면 수명을 다한 혹의 체세포는 저절로 떨어져 나가는 것은 상식이다. 단지 그 혹이 이미 커져서 다른 중요 장기나 굵은 혈관을 압박해 당장 생명의 위협을 느낄 정도면 수술로 잘라내어야 하지만 그렇지 않은 경우는 내버려두면 저절로 소멸이 된다.

그럼 간경화로 간의 절반 정도가 화석화되어 단단한 경우는 어떻게 작은 간의 체세포가 뜯어내느냐 하는 의문이 갈 것이다. 하지만 인체의 모든 체세포는 모두 독자적 영성을 가지고 있고 저 살 궁리, 저 살 방편은 깨우쳐 다 알고 있다는 사실을 인정하면 된다.

간의 체세포가 혈액 속의 독성분을 먹고 합성한 물질을 화석화된 곳에 바르면 저절로 녹아 소멸되고 녹아 나간만큼 새롭게 분열된 간 체세포가 원 설계도면대로 복원을 하니 걱정안하고 있어도 저희들끼리 알아서 복원을 한다.

그동안 임상학적 경험으로 보면 조혈기능만 살아 있다면 중산해독제를 섭취시키며 2-3-6-8번 혈만 사혈을 해주어도 지방간, 간염, 간경화 중증까지의 치유가 될 확률은 적어도 95% 정도는 완치가 된다.

9. 백혈병

백혈병을 깊이 있게 이해하려면 먼저 인체 내의 생명체 종류를 구분하는 시각이 필요하다.

우리 인체속의 생명체를 크게 분류를 하면 두 종류로 분류할 수 있다.

심천사혈요법에서는 동과 정으로 구분을 하는데,

1) 한 곳에서 일생을 마치는 체세포 종류.

2) 피 속에 살며 혈관을 따라 이동을 하며 사는 혈구들. (미생물)

크게 두 종류로 분류를 한다. 암은 체세포 일부가 생명의 위협을 느껴 갑자기 세포 분열을 빨리하여 암 조직이 비대해진 것이 암이라면, 백혈병은 인체의 두 종류의 생명체 중 혈관을 떠돌며 사는 생명체 중 백혈구가 주변 환경에 의해 생명의 위협을 느껴 본능적으로 2세를 많이 남기려고 갑자기 숫자가 불어나서 백혈구끼리 서로 잡아먹어 소멸되어 없어지는 증세를 백혈병이라 한다. 이러하기에 이치의 시각으로 보면 암과 백혈병은 같은 원인에 의해 발병한 증세로 본다. 그 이유는 암과 백혈병은 모두 피가 혼탁함이 원인이 되어 생명의 위협을 느낀 나머지 본능적으로 죽기 전에 2세를 많이 남기려는 자연의 잠재적 본능이 발동하여 발병한 증세로 보기 때문이다. 인체의 생명 이치를 진리의 시각으로 보면 백혈병은 암보다는 치유가 쉽고 치유 효능도 가시적 효과를 빨리 볼 수 있는 병이다.

증세에 따라 다소 차이는 있지만 백혈병으로 진단받고 항암 치료와 방사능 치료만 하지 않은 상태라면 의외로 쉽게 치유가 될 수 있는 것이 백혈병이다. 하지만 백혈병을 치유한다며 항암 치료나 방사선 치료를 했다면 치유 횟수가 많은 만큼 치유는 어려워진다. 왜 이러한 결론이 나오는지 체계적으로 살펴보자.

현대의학적 시각으로만 보면 백혈병은 치유가 어려운 병이고 의학 선진국인 미국에서 조차 치유가 어려운 병으로 분류가 된다. 하지만 이것은 현대의학의 시각으로 볼 때에 그렇다는 것이지 생명의 이치인 진리의 시각으로 백혈병을 보면 집에서 가족끼리도 치유 가능한 증세가 백혈병이다.

그럼 왜 같은 증세를 두고 현대의학은 치유가 어렵다 하고, 나의 진리 이치는 치유가 쉽다 하는지 살펴보자.

그 첫째 원인은 백혈병을 보는 시각차이 때문이다.

현대의학은 겉에 나타난 결과를 병의 원인으로 보고 눈에 보이는 것에서부터 치유법을 찾는 반면 나는 원인에 원인을 찾아 치유하려는 시각차이 때문이다. 그럼 그 시각차이부터 살펴보자. 먼저 과학의 시각만으로 백혈병의 원인을 찾는다면 일단 피검사를 하여 백혈병의 원인을 찾을 것이다. 고도로 발전된 현미경을 통해 백혈병 환자의 혈액을 보면 육안으로 두 가지 다른 점을 볼 수 있을 것이다.

1) 정상인보다 백혈구 숫자가 기하급수적으로 늘어나는 것이 보인다.

2) 늘어난 백혈구끼리 서로 싸움을 하여 백혈구가 소멸되어 가는 것이 보인다.

진리에 눈을 뜨지 못하면 여기서부터 함정에 빠진다.

즉, 백혈구의 싸움 원인은 보이지 않고 싸움하는 모습만 보이니 싸움 자체만 말리려 하지, 싸움을 하게 된 원인 자체를 없애주어 싸움을 말릴 생각은 못하게 된다는 것이다.

마치 사람끼리의 싸움에서 몇 대를 때렸느냐 얼마나 다쳤느냐를 따져 벌금을 물리고 벌을 주는 것만으로는 근본적 싸움을 말릴 수 없는 이치와 같다.

단순한 시각으로 보면 백혈구가 정상숫자보다 갑자기 늘어나고 저희끼리 싸우는 모습이 보이면 그것을 눈으로 본 이상 필요 이상 많아진 백혈구를 죽여야 하고, 기하급속도로 늘어나는 백혈구를 못 늘어나게 막아야 하고, 저희끼리 싸움을 하여 죽어 없어지니 싸움을 말려야 치유가 된다는 생각을 하게 된다. 맞는 생각이다. 그런데 문제는 치유 방법에 있다. 백혈구가 급속도로 늘어나고 저희끼리 싸움을 하는 현상을 두고 치유법을 연구해낼 때 현 증세의 원인을 어떻게 보느냐가 치유 방법에 들어가면 엄청난 방향으로 치유법을 다르게 나타나게 한다. 백혈병의 원인을 현대의학처럼 백혈구가 갑자기 늘어나고 저희끼리 싸움을 하여 죽어 없어지는 현상만 원인으로 보고 끝을 맺으면 현재와 같은 치유법이 나오고, 왜 갑자기 백혈구의 숫자가 늘어나고 저희끼리 싸움을 하여 죽어 없어지는가 하는 원인을 보는 시각을 가지면 피를 맑게 해주어야 된다는 치유법이 나오게 된다.

그럼 두 시각 차이가 어떻게 갈라져 가는지 살펴보자.

진리가 없이 과학의 시각만으로 백혈구 숫자가 갑자기 늘어나고 저희끼리 싸움을 하여 없어지는 현상만 원인으로 보고 끝을 맺으면 갑자기 늘어나는 백혈구 번식을 막기 위해서 떠올릴 수 있는 생각은 백혈구의 생식기 파괴다.

즉, 사람으로 치면 자식 낳는 기능 자체를 파괴해 버리는 방법이다. 그 방법이 방사선 치료법과 항암 치료법이다. 하지만 방사선 치료나 항암치료가 생식기 파괴로 백혈구의 번식은 막을 수 있지만 저희끼리 싸움을 하며 죽어 없어지는 현상은 막을 수가 없다. 왜냐, 피가 혼탁하고 먹이 부족으로 정신이상이 된 백혈구가 생식기를 파괴한다고 심적 안정이 되어 싸움을 중단할 일은 없기 때문이다. 이 문제를 해결하기 위해서 연구해낸 치유법이 기존의 백혈구를 몽땅 죽여버리고 골수이식을 통해 새로운 종자를 넣어주는 방법이다.

하지만 이 방법도 같은 피, 같은 성질의 백혈구 종자를 가진 사람을 찾아야 하는 어려움이 있다.

자연계의 생명이치로 보면 동질성의 백혈구를 찾는다는 것은 참으로 어렵다.

우리 주변에 있는 무당벌레를 살펴보라. 대충 보면 비슷해 보이지만 자세히 관찰을 해보면 조금씩 다 다를 것이다. 외모가 다르다면 성격도 다르다는 말과 일치한다.

여기에 백혈구 성격은 현재 주변 환경에서 살아남기 위한 방법을 터득하며 형성되었기에 사람마다 건강 상태에 따라 다 다르고, 외형도 적응적진화 과정에서 환경에 따라 조금씩 다 다르기에, 같은 종류라도 동질성을 찾기란 쉽지 않다는 것이다. 이러하기에 기존의 백혈구를 전부 죽이고 같은 종류의 백혈구를 넣어주기란 쉽지 않은 것이다.

이러한 시각 접근으로 백혈병 치유를 하려하니 백혈병 치유는 어렵다고 할 수 밖에는 없는 것이다.

하지만 이러한 생각들은 자가 최면에 빠져 스스로 고정관념화 시킨 생각에서 나온 생각들임을 알아야 한다. 차분한 마음으로 새로운 각도에서 백혈병의 원인을 찾아보자.

백혈병 치유를 하려면 백혈구가 우리 인체에서 어떠한 일을 하고, 왜 존재하며 어떻게 생명을 이어가는지 삶에 이치를 먼저 알아야 한다. 그럼 잠시 백혈구의 삶의 이치, 역할에 대해 풀어보자. 백혈구가 인체에서 하는 역할을 겉만 보면 인체에 침입하는 미생물을 잡아먹으니 몸을 지키는 군대(軍隊)같은 역할로 볼 수 있다. 기능적으로만 보면 맞는 시각이다. 하지만 조금 더 깊게 들어가 살펴보면 백혈구 역시 먹이사슬의 연결고리 한 부분임을 알 수 있다.

먹이사슬의 한 부분이라는 사실은 매우 중요하다. 이 말은 백혈구가 우리 몸속에서 몸을 지키는 군대 역할을 한다 해서 몸을 이롭게 하기 위해 존재하는 것이 아니라는 결론이 나오기 때문이다. 인체 내에서 백혈구의 역할을 있는 그대로 풀어보면 인체의 영양분을 빨아먹기 위해 침투하는 미생물(침입 세균)을 먹이로 잡아먹고 살기 위해 몸속에 사는 것이지, 몸을 지키기 위해, 몸을 이롭게 하기 위하여 존재하는 것은 아니다.

비유를 하자면 고추나무는 체세포, 진딧물은 침입 균, 무당벌레는 백혈구의 역할로 이루어졌다는 것이다.

이 말은 무당벌레가 고추나무와 공생 공존은 하지만, 고추나무를 위하여 고추나무에서 사는 것이 아니고, 고추나무의 수액을 빨아먹기 위해 침입한 진딧물을 먹이로 잡아먹고 살기위해 고추나무와 공생 공존을 한다는 것이다.

이러한 진리적 이해는 아주 중요하다. 이 속에 백혈병 치유의 해답이 있기 때문이다.

그럼 위 상황을 진리의 시각으로 풀어보자. 고추밭의 무당벌레의 적정 공존 숫자는 무엇이 결정을 할 것인가 하는 점이다. 그 답은 먹이가 되는 진딧물 숫자와 백혈구 숫자는 비례하게 되어 있다. 예를 들어 이해하기 쉽게 표현을 하면 백 마리의 진딧물이 번식을 하며 살 때, 한 마리의 무당벌레가 먹고 살 수 있는 양이라 가정을 한다면 고추밭에 진딧물이 천 마리가 먹고 살며 번식하고 있다면, 그 천 마리의 진딧물로 먹고 살 수 있는 10마리의 무당벌레만 고추밭에 사는 것이 적정 무당벌레의 숫자라는 것이다.

이것이 자연의 법칙이다. 즉 인체의 백혈구 적정 숫자는 모공을 통해 침입하는 미생물을 먹이로 잡아먹고 생존할 수 있는 숫자 즉, 침입 세균의 숫자와 백혈구 숫자는 비례하게 되어 있다는 것이다.

이러한 자연의 법칙이 바뀌는 것이 백혈병이다.

그럼 백혈구(무당벌레)의 숫자가 적정 이상으로 왜, 늘어났고 왜, 동족끼리 싸우며 죽어 없어지는지 살펴보자.

그 원인은 2가지가 있다.

1) 신장 기능이 떨어지면 피가 탁해지고 그 합병증으로 산소 부족이 되면 백혈구는 산소 부족으로 힘을 잃고 만다.

이 조건은 침입 세균이 침투하고 번식을 하기 유리한 조건을 제공하기에 침입 세균의 숫자가 갑자기 늘어나는 원인을 제공한다. (이때 초기에는 고열(高熱)과 한기(寒氣)의 기복이 심하게 나타난다.) 여기에 자연의 잠재적 본능은 피가 혼탁함으로 생명의 위협을 느낀 백혈구는 본능적 2세를 많이 남기려는 본능까지 겹치면 백혈구는 급속도로 늘어나게 된다. 침입 세균 숫자가 늘어나고 먹이가 늘어난 만큼 백혈구의 숫자도 갑자기 늘어나게 되는데, 문제는 백혈구가 늘어나고 난 다음부터 발생을 한다. 먹이가 되는 침입 세균은 한정되어 있고 갑자기 늘어난 침입 세균을 다 먹고나면 그 다음은 다시 평소 적정 세균 숫자로 줄어 든다는데 있다. 먹이인 침입 균은 이미 줄어들어 있는데 이미 늘어나 있는 백혈구는 먹이 부족이 될 수 밖에는 없고, 여기에 신장과 간 기능 저하로 피가 혼탁해지면 환경적 공해에 의해 신경을 날카롭게 하면 백혈구는 정신 이상이 되어 동족끼리 잡아먹는 일이 발생을 한다.

이러한 이유에 의해서 백혈구끼리 서로 잡아먹어 백혈구 숫자가 급속히 줄어들어가는 것이 백혈병이다. 자연계의 먹이사슬 연결고리는 먹이와 비례하여 다음 생명체의 개체(個體)수가 결정된다.

2) 자연계의 모든 생명체는 살아남기 위한 욕망으로 2세를 많이 남기려는 잠재적 본능을 가지고 있다.

이러한 잠재적 본능은 생존 환경이 어려울수록 2세를 남기려는 마음이 강하게 표출이 된다.

2권 책의 암 편에서 설명을 했듯이 우리의 삶의 과정을 살펴보면 이해가 쉽다.

지난 60~70년대를 돌이켜보면 먹을 것이 부족할 때이니 가볍게 보면 자식을 적게 낳아야 맞을 것이다.

하지만 먹을 것이 적을 때는 자식을 많이 낳고, 오히려 먹을 것이 풍족한 지금은 자식을 적게 낳고 있다. 이러한 현상은 교육으로 이루어진 것이 아니라 인체의 잠재적 본능에 의해 이루어진 현상들이다. 미국의 쌍둥이 빌딩이 테러로 폭발 당한 후 신생아 출산율이 급속히 늘었다는 보도를 접했을 것이다. 이것이 자연의 잠재적 본능이다.

인체의 백혈구 역시 신장 기능 저하로 피가 탁해지고 먹을 것이 부족해지면 오히려 번식 욕구가 더 강하게 나타난다는 것이다.

위 두 가지 원인에 의해 갑자기 숫자가 늘어난 백혈구가 주변 환경에 의해 신경이 날카로운 상태에서 먹을 것이 없으니 저희끼리 잡아먹어 없어져 들어가는 것이 백혈병의 진행과정이다.

이러한 진리적 생각을 바탕에 두고 백혈병의 원인과 진행 과정을 본다면 백혈구의 숫자가 갑자기 늘어나고 저희끼리 싸워 없어지는 근본 원인은 신장 기능 저하의 합병증으로 피가 탁해진 것이 원인이다. 피가 탁해진 것이 백혈병의 원인으로 진단을 하면 피를 맑게 해주는 치유법이 올바른 백혈병 치유법이 되는 것이다. 그 치유법으로 제시하는 것이 심천사혈요법이고 중산해독제를 섭취하여 이미 탁해진 피를 맑게 해주고, 맑아진 혈액을 신장과 간 쪽으로 잘 돌게 하여 신장과 간 기능을 회복시켜 근본적 피를 맑게 유지시켜 주는 방법으로 2-3-6-8번 혈을 사혈해 보라는 것이다. 이제는 왜 현대의학과 나의 치유법이

다를 수 밖에는 없는지 이해를 했을 것이다.

인체의 질병을 치유함에 있어서 어떠한 방법을 동원하던지 치유가 되고 부작용이 없다면 굳이 지적을 할 필요는 없다. 하지만 자연의 생명 이치법은 이치가 맞지 않는 치유법은 그 방법이 잘못되었다는 증거로 부작용으로 나타나게 심판한다.

조금만 생각을 해보아도 백혈구의 생식기를 파괴한다고, 기존의 백혈구를 몽땅 죽이고 새로운 백혈구를 넣어준다고, 신장과 간 기능이 회복되어 피가 맑아질 수 있는지 생각을 해보라는 것이다. 신장과 간 기능을 회복시켜 피를 맑게 유지시켜 주지 않는 한 백혈병이 또 재발을 하는 것은 시간문제일 뿐이다.

그럼 왜, 현대의학이 백혈병 치유를 잘못하고 있는지 항암 치료나 방사선 치료를 하면 심천사혈요법으로 치유가 어렵다는 결론을 내리는지 살펴보자.

먼저 항암 치료나 방사능 치료의 기능 이치를 이해하면 된다.

항암 치료나 방사능 치료 목적은 백혈구의 생식기를 파괴하여 백혈구의 번식을 막고자 하는데 목적이 있다.

이 기능이 인체에 치명적 손상을 입힌다는 것이다.

생식기 파괴 기능이 백혈구의 생식기만 파괴하는 것이 아니라 체세포의 생식기 기능마저 파괴해버린다는 사실이다. 신장과 간의 구성원도 체세포인데 신장과 간 체세포의 생식기를 파괴해버리면 어떻게 될 것이냐 하는 것이다.

신장과 간 기능 저하로 피가 혼탁함으로 백혈병이 왔는데, 그나마 남아있는 체세포의 생식기를 파괴해버리면 신장과 간 기능이 더 떨어짐으로 피가 더 혼탁해지는 것은 막을 수가 없다는 것이다. 여기에 치유란 신장과 간 체세포의 기능이 떨어진 수면세포는 떨어져 나가게 하고 새로 분열된 세포가 자리를 잡게 하는 것이 치유다. 그런데 체세포의 분열 기능(생식기) 자체를 파괴해놓고 피를 잘 돌게 하여 세포분열을 하라고 한들 새로운 세포가 분열을 하여 스스로 복원치유가 되겠느냐 반문을 하는 것이다. 이러한 이유에서 항암 치료나 방사능 치료는 하면 할수록 치유가 어렵다 주장을 하는 것이다. 내가 이러한 주장을 하면 항암 치료나 방사능 치료를 하여도 바로 사람이 죽지 않는 것은 어떠한 이유냐? 하는 반문을 하고 싶을 것이다.

그 답은 간단하다 만약 앞의 치유법을 강하게 하여 단번에 모든 생명체의 생식기를 파괴해버린다면 우리는 45일 정도 지나면 모두 죽을 수 밖에는 없다.

이러한 사실을 알기에 약하게 조금씩 나누어 여러 번 치료를 하기에 단번에 죽지 않는 것이지, 약하게 치료를 하나 강하게 치료를 하나 인체의 생명체의 생식기를 파괴하는 기능은 마찬가지라는 것이다. 누구의 주장이 올바른지 입증은 치유 결과가 답을 해줄 것이다.

나의 치유법은 공개된 진리이다. 백혈병이라 진단을 받으면 일단 중산해독제를 섭취하며 피를 맑게 해주며 2-3-6-8번 혈을 순서에 맞게 책에서 기준한 만큼 사혈을 마치고 난 후 3개월 정도 지난 다음 피 검사를 해보면 그 결과가 말을 대신 할 것이다. 아마 의사는 자신이 오진을 했다 할 것이다. 왜냐, 기존에 고정관념 의술 시각으로는 중산해독제를 섭취하고 2-3-6-8번 혈을 사혈한다고 백혈병이

치유된다는 생각은 꿈에도 못하고 있기 때문이다. 만약 8세 미만의 소아 백혈병이라면 중산해독제를 10알정도 물에 녹여 아침저녁 2회 정도 섭취시키고 6-8번 혈 위치를 하루 30분 정도 한 달 정도만 마사지를 해주면 치유가 된다.

하지만 10세 정도가 되어 사혈을 참아낼 수 있는 나이가 되면 2-3-6-8번 혈을 사혈해주어야 재발을 하지 않는다.

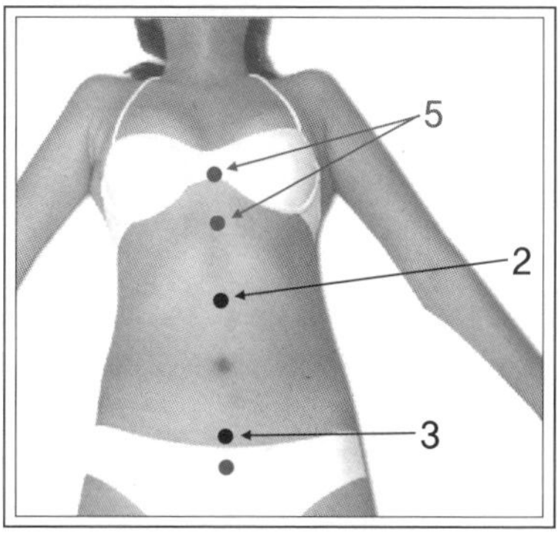

2. 위장혈 3. 뿌리혈

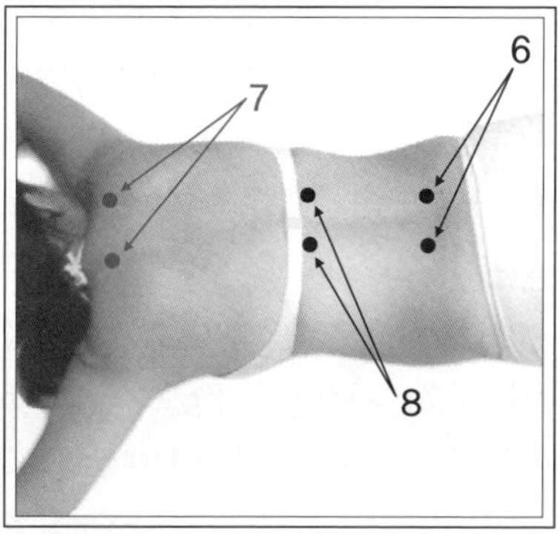

6. 고혈압혈 8. 신간혈

※ 상식의 생각 키우기.

심천사혈요법이 주장하는 치유법들이 과연 올바르냐 하는 점들은 독자들의 생각만으로도 판별이 가능하다.

나의 주장을 되새겨 보면 된다. 2-3-6-8번 혈을 사혈하라 함은 그 곳으로 피가 못 돌아 백혈병이 왔다 함과 일치한다. 만약 2-3-6-8번 혈 위치를 사혈해서 생혈이 줄줄 나온다면 이미 피가 잘 돌고 있다는 증거이니 내가 오진을 한 것이 된다. 왜냐, 그 곳에 피가 잘 돈다면 백혈병은 올 수가 없기 때문이다.

이 말을 역으로 생각하면 그곳에 이미 피가 못 돈지가 오래 되었기에 백혈병이 발병한 것이 된다. 여기서 생각을 조금 더 깊게 하면 2-3-6-8번 혈은 이미 오래전부터 막혀 있기에 병이 깊을수록 어혈의 농도가 빽빽해져 있을 가능성이 높다. 어혈이 빽빽해져 있다면 쉽게 나오지 않는다는 것은 이미 사혈하기 전부터 정해져 있는 사실이 된다.

문제는 혈관을 막고 있는 어혈을 직접 뽑아내는 방법 말고는 그곳으로 피를 잘 돌 수 있게 하는 방법이 없음도 인정해야 한다. 만약 어혈을 뽑아내는 일이 힘들고 번거롭다 하여 다른 치유 방법을 생각하고 싶다면 스스로 생각을 해보라. 어떠한 치유법이 혈관을 막고 있는 어혈을 제거하는데 제일 지름길인지, 각 치유법들이 어혈을 녹여 소변으로 배출시킨다 주장을 한다면 그 치유를 받은 후 2-3-6-8번 혈 위치를 다시 사혈을 해보라. 그곳에 어혈이 없고 생혈이 줄줄 나온다면 그 말이 맞다.

하지만 생혈도 어혈도 나오지 않는다면 그곳은 피가 못 돌고 있다는 증거임은 변할 수 없다.

※ 요즘 심천사혈요법을 보급하다 보니 권위의식의 본능이 너무 강함을 본다.

그동안 자신이 배운 치유법이 치유 효능이 높고, 열심히 치유하면 모든 증세가 치유된다 한 말들이 양심에 걸린다면 깨우침의 공부는 끝이 없다는 것을 인정하면 된다.

우리 모두는 아직도 깨우침의 단계에 있다. 깨우침의 단계에서는 끊임없이 새로 발전된 치유법들이 나오는 것은 순리다. 그래도 자신의 치유법을 고집하고 싶다면 자신이 환자 입장이 되어 보라.

과연 내가 환자 자신이라면 어떠한 치유를 받기 원하겠는지 자신의 양심만은 알고 있을 것이다.

자신의 가족에게는 해롭다 하여 먹지 못하게 하고, 남이라고, 국가에서 법으로 허가를 받았다고, 돈을 벌기 위하여 현재 그 자리를 고집한다면 만물의 영장인 인간으로서 부끄러움을 알아야 한다.

10. 시력, 근시, 원시, 백내장, 녹내장 등...

이번에는 심천사혈요법이 보는 안과(眼科)적 증세를 설명해 보련다. 책을 쓸 때 마음은 사혈요법의 특성과 안경과 수술로서 금방 가시적 효과를 거둘 증세를 굳이 번거롭게 사혈을 할 것인가 하는 회의적인 마음이 앞서서 간단한 설명으로 끝을 맺었는데 사혈 인구가 늘어감에 힘을 얻어 오늘은 안과(眼科)적 증세를 각 증세마다 따로 풀어서 설명을 해보기로 하자. 독자들이 눈여겨 볼 대목은 현대 과학의술이 보는 병의 원인과 심천사혈요법이 주장하는 병의 원인이 용어는 같지만 근본적 시각은 다름을 알아야 한다.

그 다른 점을 이해하면 현대의술과 나의 주장이 왜 다를 수 밖에는 없고 치유 방법이 다른지 이해를 할 수 있을 것이다. 내가 알고 있는 안과(眼科)적 증세 병명은 백내장, 녹내장, 근시, 원시, 시력 감퇴, 안구 건조증, 찬바람 쏘이면 눈물이 나는 증세, 안구 충혈, 약시, 안압, 망막 색소 변조증 등인데 병명만을 보면 각기 다른 병으로 보이지만 심천사혈요법은 모두가 어느 부위의 혈관이 어혈이 막아 피가 못 도느냐? 하는 차이점으로 구분한다. 이 말을 역으로 풀면 앞의 증세 모두가 피만 잘 돌게 해주면 본래부터 가지고 있던 복원능력에 의해 인체 스스로 복원 치유된다는 말과 일치한다. 왜 이러한 결과가 나오는지 각 증세마다 심천사혈요법의 시각으로 풀어보자.

그럼 먼저 근시와 원시를 살펴보자.

1. 근시와 원시

근시와 원시 차이점은 가까운 거리를 못 보느냐, 먼 거리를 못 보느냐 하는 차이인데 이 정반대의 시력 변화는 왜 생기는지 살펴보자. 근시와 원시의 결정은 동공의 둥글기 차이다. 즉 망원렌즈의 볼록렌즈 둥글기 차이와 두 볼록렌즈의 거리 차이가 먼 거리를 못 보느냐 가까운 거리를 못 보느냐 하는 차이처럼 동공의 망막 둥글기의 각도, 거리 차이가 근시와 원시를 결정한다. 즉, 동공이 공에 바람이 빠지듯 축소가 되면 근시가 되고, 동공이 정상보다 팽창이 되어 두 초점이 멀어지면 원시가 된다.

아마 여기까지는 현대의학과 나의 시각 차이가 별로 없을 것이다. 하지만 같은 현상을 두고도 외관상 단면만을 보는 과학적 시각과 인체의 생리이치를 적용해 진리와 상식으로 풀어서 병의 원인을 보는 시각은 다르기에 치유 방법에 들어가면 완전히 다른 치유법으로 나타난다.

심천사혈요법을 공부하려면 왜 같은 증세를 두고도 현대의술과 치유 방법이 다르게 나타날 수밖에 없는지 그 과정 자체를 이해하는 공부를 해야 한다. 두 치유 방법이 다르게 된 원인은 질병을 보는 시각 첫 단추부터가 다르다.

과학적 사고란 겉으로 나타난 단면만을 확대해서 접근을 하는 시각의 특성이 있고, 그 시각을 기준하여 치유법을 도출한다. 하지만 내가 주장하는 심천사혈요법은 진리와 이치를 중히 여기기에 나타난 증세의 원인을 중히 여긴다.

먹이사슬의 연결고리란, 원인에 대한 원인, 또 원인에 대한 원인하는 식으로 원인에 대해 왜? 라는 답을 역으로 5번을 붙여 처음과 끝이 논리상 맞아 떨어져야만 진리에 합당한 생각이다 라고 정의한다. 왜, 이러한 시각 공부를 해야 되는가 하는 점은 분명하다.

자연계의 모든 생명체는 먹이사슬의 연결고리로 이어져 있고 우리의 인체 역시 먹이사슬의 연결고리 법칙에 의해 연결되어 있기에 앞 단계의 생명체가 먹고 난 배설물, 먹이 공급이 없이는 다음 장기는 존재할 수 없기 때문이다.

이 생명 연결고리는 먹이 공급을 해주는 통로, 혈관이 열려 있어야 하고 먹이가 되는 영양분(혈액)이 충분해야 하며, 맑아야 된다는 조건이 따른다. 이러한 이치를 다 무시하고 단면적 겉으로 나타난 증세만을 원인으로 보고 치유를 하면 원인은 그대로 두고 결과만을 치유한 것이 되기에 끝이 없는 재발이 반복된다. 그럼 먼저 원인은 그대로 두고, 외관상 나타난 단면만을 보는 현대 과학의술의 시각과 치유법을 살펴보자. 현대과학적 시각으로 근시와 원시를 진단하면, 앞의 설명처럼 동공의 둥글기 차이가 보일 것이다. 동공의 둥글기 각도와 동공의 볼록렌즈의 거리 차이가 보인다. 단순히 이 차이가 근시와 원시의 원인이라 진단하고 생각을 중단하면, 동공의 망막이 정상보다 돌출되어 있는 것이 원시의 원인으로 보이니, 정상인보다 튀어나온 부위를 깎아내는 곳에서 방법을 찾는 것이 레이저로 망막을 깎아내는 라식 수술법이다.

반대로 망막이 공에 바람이 빠지듯 꺼져 있으면, 동공의 망막 망원렌즈 두 초점이 가까워지기에 가까운 거리는 잘 보지만 먼 거리를 못 보게 된다.

이러면 동공 속에 이물질을 넣어 부풀리거나 동공의 망막을 레이저로 살짝 지져서 약하게 화상을 입혀 수축하게 하여 주름살을 펴듯 망막을 당겨 근시를 치유하려는 방법이 현재 사용하는 치유법이다. 이러한 치유법들이 인체의 생리이치를 모르는 관점에서 보면 대단한 과학 발전이라 보이지만, 인체의 생명이치를 원인 결과 법으로 보면 무지가 극에 달한 치유법으로 보인다.

왜냐하면 처음 진료 시 근시와 원시의 근본 원인을 동공의 둥글기 차이로 진찰을 했다면 거기서 멈추지 말고 동공이 왜 정상인보다 튀어나와서 원시가 되었고, 왜 동공이 축소되어 근시가 되었는지, 왜? 라는 단어를 한 번만 더 붙여 생각을 해 보았다면 동공이 정상인보다 튀어나온 원인은 안압 때문이란 답이 쉽게 나왔을 것이다.

왜냐, 동공 뒤쪽은 원형의 뼈가 받치고 있고, 앞은 노출이 되어있으니 안압이 높아지면 노출된 앞으로 밀려나올 수밖에 없다는 것은 상식의 생각이 될 수밖에 없기 때문이다. 동공의 망막이 앞으로 튀어나와, 동공의 볼록, 망원렌즈 두 초점의 거리가 멀어져 원시가 되었다면, 안압(眼壓)만 떨어뜨려주면 된다는 치유법이 나온다. 반대로 동공이 공에 바람이 빠지듯 꺼져 두 망막 초점이 가까워져 먼 거리를 못 본다면, 동공이 왜 축소되었는지 하는 원인을 찾아 치유를 해야 합당한 치유법이 된다.

동공이 팽창하거나 축소되어 근시나 원시가 되는 직접 원인은 동공 쪽으로 들어가는 혈관이 막혔느냐, 아니면 동공을 거쳐 나오는 쪽 혈관이 막혀 있느냐 하는 차이점

뿐이다.

안압이 높아지게 된 원인은 두 가지로 요약된다.

1) 하체로 내려가야 할 피가 상체로 몰려 피의 압력이 전체적으로 높아진 경우, 3-6번 혈을 사혈해주면 상압이 풀어진다.

2) 동공으로 들어가는 혈관은 정상인데 나가는 쪽 혈관이 막혀 동공 속의 피에 압력이 높아진 경우, 이때는 1-20번 혈을 사혈해주면 안압이 떨어진다.

만약 두 가지 모두 원인 제공을 하고 있다면, 2-3-6번 혈을 사혈한 다음 1-20번 혈을 사혈해주면 안압이 떨어지기에 동공은 복원 능력에 의해 저절로 치유가 된다.

반대로 근시 동공 쪽으로 들어가는 혈관이 막혀 동공이 축소되었다면 1-20-17번 혈만 사혈을 해주면 치유가 된다. 왜냐, 동맥 끝에 모세혈관이 있고, 정맥 입구에 모세혈관이 붙어있는 혈관 구조는 20번 시력혈 한 곳만 사혈을 해주어도 들어가고 나가는 혈관이 열리기 때문이다.

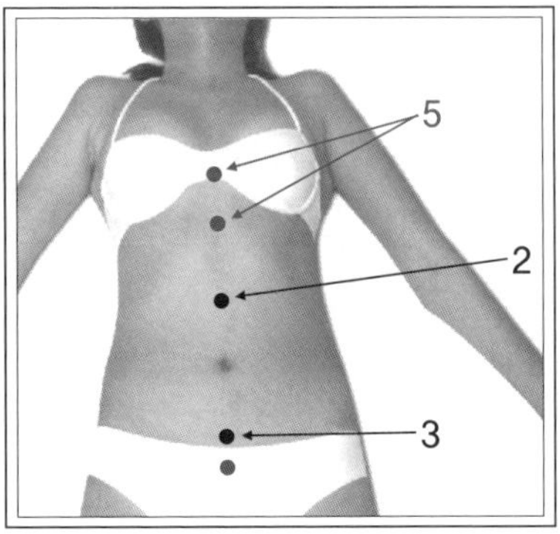

2. 위장혈 3. 뿌리혈

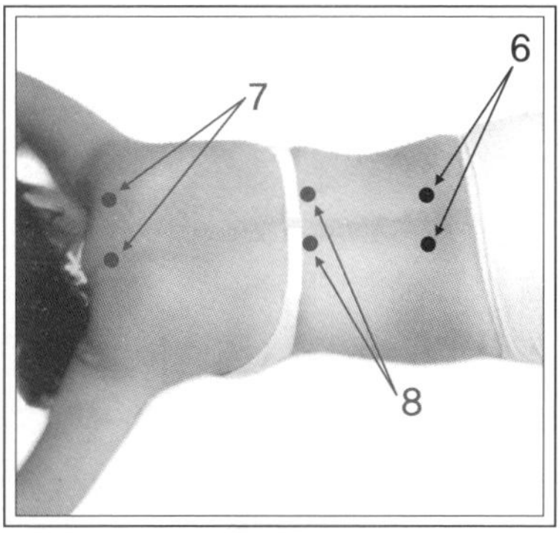

6. 고혈압혈

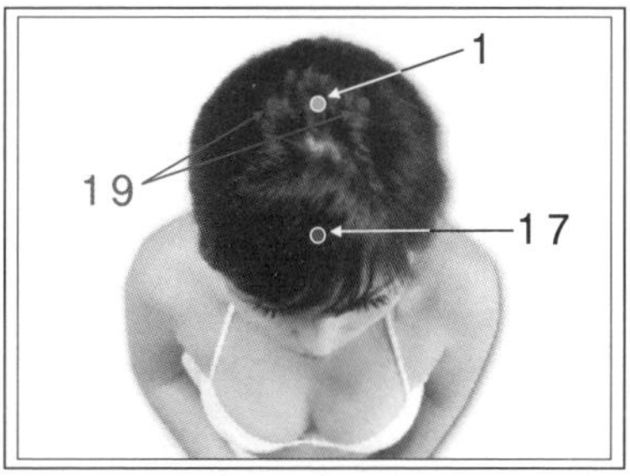

1. 두통혈 17. 시력혈

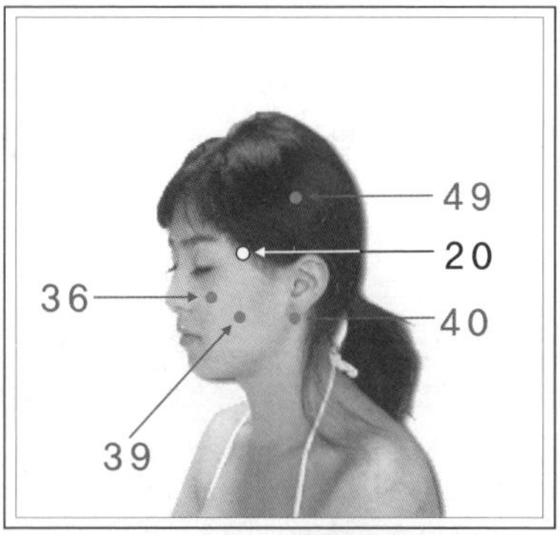

20. 시력혈

이러한 인체의 생리이치는 무시하고 동공의 튀어나온 부위를 레이저로 살짝 깎아낸다고 안압이 높아진 원인이 치유가 되겠는지, 동공이 꺼진 것을 복원한다고 이물질을 넣어주는 행위가 동공으로 들어가는 혈관을 열어주는데 효능이 있겠는지 생각을 해보라는 것이다. 안압으로 튀어나온 망막을 깎아내어 본들 안압이 그대로 높은 이상 또 튀어나오는 것은 막을 수 없다는 것이다. 이러한 시각을 기준하여 수술적 의술은 응급의술 밖에는 되지 않는다고 표현을 하는 것이다. 레이저로 지지고 이물질을 넣는 것이 원인이 되어 영양분 공급로(핏길)가 막히면 영양 공급이 적어진 만큼 망막의 수면세포의 숫자는 늘어나게 되어 있고 수면세포가 누적이 되면 다음은 백내장이 오는 것은 상식이다. 그럼 백내장이 왔으니 또 수술을 할 것인가 하는 이야기다. 하지만 안타깝게도 이 상태에서는 백내장 수술을 하여도 큰 효능은 볼 수 없게 되어있다. 일시적으로 시력이 회복되었다 해도 얼마 후 백내장은 또 재발을 할 수 밖에는 없다. 왜냐, 백내장의 직접 원인은 동공으로 영양 공급이 제대로 이루어지지 않은 것이 원인인데 이미 혈관이 막혀 있는데다가 수술로서 더 혈관을 막아 놓았으니 목적이야 치유였지만, 그 결과는 백내장을 빨리 오도록 한 원인만 더욱 악화시켜 놓았기 때문이다.

말을 정리해보면 동공 쪽으로 들어가는 혈관이 막히면 동공이 꺼져(축소) 근시가 되고, 동공을 거쳐나가는 혈관 쪽이 막히면 안압으로 인해 동공이 팽창되어 원시가 된다는 것이다. 이러면 근시와 원시 치유법은 동공 쪽으로 들어가는 혈관을 열어줄 것인가, 동공을 거쳐나가는 쪽 혈관을 열어줄 것인가가 치유법이 된다. 치유 사혈점은 6-1-20번 혈이다.

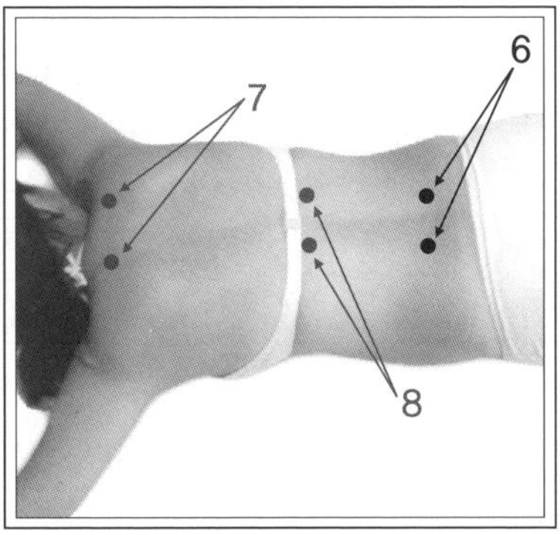

6. 고혈압혈

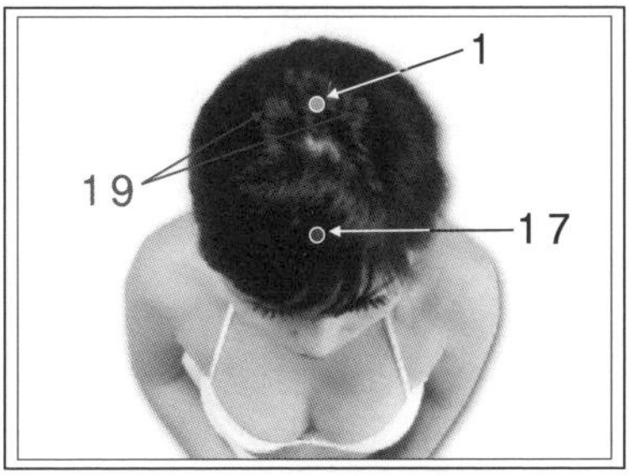

1. 두통혈
17. 시력혈

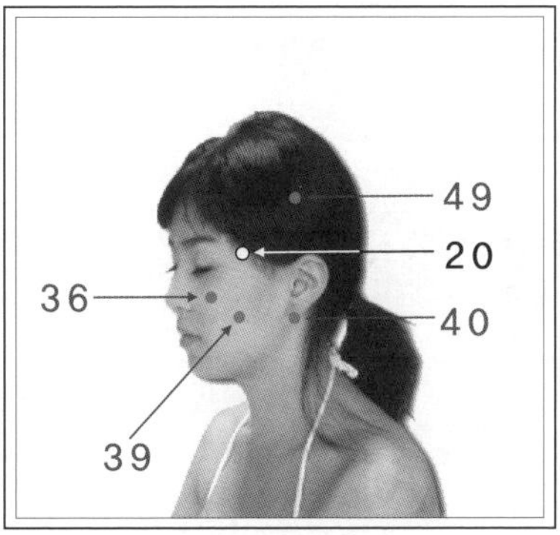

20. 시력혈

2. 백내장

백내장은 눈의 망막 세포도 뱀이 허물을 벗듯 일정주기 약 45일 정도의 기간으로 기존의 노후세포는 떨어져 나가고 새로 분열된 세포로 바뀌어야 망막이 투명하여 사물이 잘 보이는데, 동공 쪽으로 들어가는 혈관이 막혀 피의 유입량이 적으면 적어진 만큼 망막세포가 세포 분열을 하지 못하고 수면세포가 누적이 되면 외관상 하얀 백태처럼 생긴 것이 망막을 덮으면 빛을 차단해 앞을 못 보게 되는 것이 백내장이다. 이러면 올바른 치유법은 동공으로 들어오는 쪽의 막힌 혈관을 열어주어 영양 공급만 잘 이루어지게 해주면 세포는 영양 공급이 늘어난 만큼 세포 분열을 하게 되고, 망막 세포가 분열을 시작하면 수면세포는 떨어져 나가고 새로 분열된 세포가 자리를 잡으면 백내장은 저절로 치유가 된다. 백내장이 심해 이미 시력을 잃었다면 수술로서 백내장을 긁어낸 다음, 다시 백태가 끼지 않게 하기 위하여 1-20-17번 혈을 사혈해주면 재발을 하지 않는다.

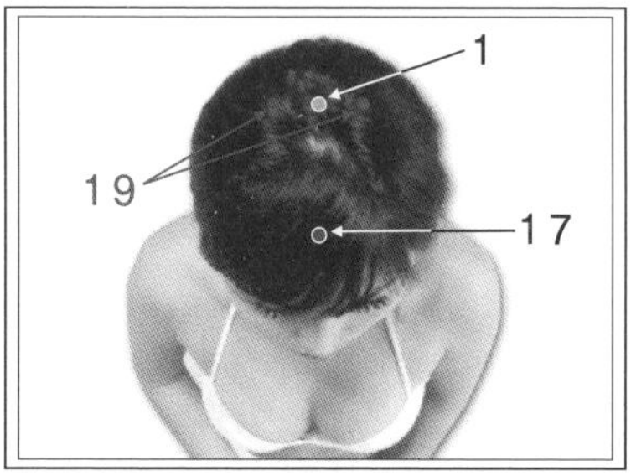

1. 두통혈 17. 시력혈

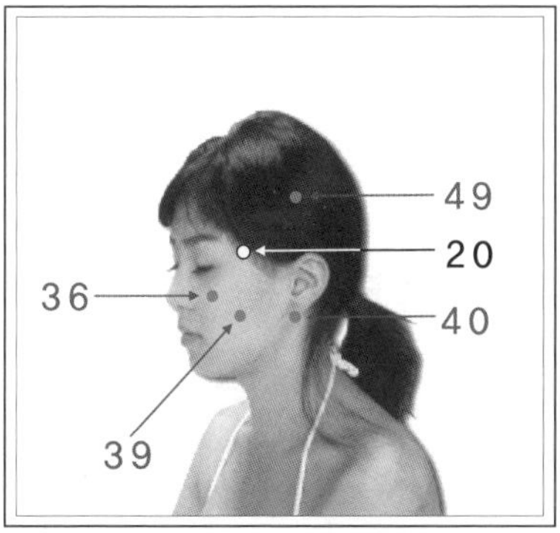

20. 시력혈

문제는 처음부터 백내장의 원인이 동공 쪽으로 들어가는 혈관이 막혀 영양 공급이 적어진 것이 백내장의 원인이라 진찰을 했다면 혈관을 막고 있는 어혈을 뽑아주어 백내장을 예방하고, 치유하려 했다면 수술까지 가지 않아도 되며, 노안은 치유가 되지 않는다는 말은 나오지 않아도 되었다는 것이다.

나이가 들수록 시력이 떨어지는 현상도 나이가 많아질수록 많아진 어혈이 동공 쪽으로 들어가는 혈관을 막아 일어나는 현상이라서 심천사혈요법으로는 얼마든지 예방이 가능하고 침술만 병행한다면 치유 자체도 어렵지 않다.

3. 녹내장

녹내장은 앞의 원인에다 간 기능 저하로 혈액 속 독성분 GOT, GPT 성분이 높아져 그 푸른 빛깔이 피에 혼합되어 동공에 비추어진 현상이 보태진 것이 녹내장이다. 치유법은 혈액 속의 독성분을 제거하여 피를 맑게 하기 위하여 중산해독제를 섭취시키고, 이미 떨어진 간 기능을 회복시키기 위하여 2-3-6-8번 혈을 순서에 맞게 사혈을 한 다음 1-20번 혈을 사혈해주면 녹내장도 치유가 된다.

현대의학이 녹내장은 치유가 안 된다는 진찰을 하게 된 원인은 현대 과학의술로는 피를 맑게 하고 간 기능을 회복시킬 방법이 없기 때문이다.

4. 눈의 붉은 충혈과 염증

얼마 전 모 종합병원의 안과(眼科)전문의 과장이 월요일인가 라디오 프로에서 안과(眼科) 상담을 하는 내용을 듣고 한심하고 측은한 생각을 하게 되었다. 자신은 배운 대로 상담했고 배운 대로 시술을 한다 하겠지만 유명 종합병원의 안과(眼科) 과장이 그 정도 의학지식으로 과장이라는 중책의 위치에서 환자를 치유하며 라디오 프로에서 안과(眼科) 상담을 한다는 사실이 국민을 바보로 보고 있는 것 같아서 글렀다.

안구 충혈, 염증 같은 증세를 치유하기 위해서는 먼저 안구 충혈이 왜 되는지, 왜 염증이 생기는지부터 풀어야 올바른 치유법이 나온다. 안구 충혈의 원인은 크게 3가지 원인으로 분류할 수 있다.

1. 혈관의 피에 압력이 높아져 동공의 모세혈관이 팽창된 것.

2. 신장과 간 기능이 떨어져 피가 혼탁하고 피가 혼탁함으로 인해 혈액 속 산소 부족이 되어 백혈구가 힘이 약하므로 침입 균과 전쟁을 하고 있을 때.

3. 신장과 간 기능이 떨어진 합병증으로 피가 탁해지므로 산소 부족이 되었고, 산소 부족이 원인이 되어 세포들의 활동이 둔화됨으로써 소화불량 세포가 되니 장에서

흡수한 영양분이 에너지로 방출이 되지 못하고 혈액 속에 축적되고 고지혈증이 되므로 피가 모세혈관을 잘 통과하지 못할 정도로 빽빽한데 앞의 모세혈관에서 미처 빠져나가지 못하는 상태에서 피의 압력으로 모세혈관이 팽창된 경우가 있다.

그럼 먼저 피의 압력에 의한 모세혈관 팽창부터 살펴보자.

1) 이 증세는 기본 사혈 2-3-6번 혈을 사혈할 때 치유가 된다. 왜냐, 동공의 모세혈관 팽창이 하체 쪽으로 내려 가야할 피가 3-6번 혈 위치가 막혀 있어서 상체로 피가 몰리므로 안압이 높아져 동공의 모세혈관이 팽창이 되어서 안구 충혈이 된 것이니 기본사혈 2-3-6번 혈을 사혈하는 동안, 3-6번 혈에서 어혈이 빠지는 즉시 상압이 떨어지니 안구 충혈은 치유가 된다. 이 증세는 상압 또는 피의 압력이 높아져 발생하는 증세라서 고혈압 환자에게서 많이 발생한다. 신장 기능 저하의 합병증으로 고지혈증이 된 경우 2-3-6-8번 혈의 사혈이 끝나면 피가 맑아지기에 저절로 치유가 된다.

2) 망막염으로 충혈이 된 경우.

모세혈관은 말 그대로 아주 좁은 혈관을 말한다. 상식적 시각으로 접근을 해보자. 심장은 쉬지 않고 혈액을 펌프질 하는데 혈액이 탁하고 걸쭉하다면 모세혈관을 잘 통과하겠는가 하는 것이다. 앞에서는 피가 걸쭉해서 미처 빠져나가지 못하고 있는데 뒤에서는 심장이 계속 펌프질을 해대면 혈관의 피의 압력은 높아질 수밖에 없고 피의 압력이 높아지면 모세혈관은 팽창이 될 수 밖에는 없다.

이 조건은 피 속에 산도를 높게 하여 산소 부족이 되게 하고, 산소 부족은 백혈구가 힘을 쓸 수 없는 조건을 제공하기에, 침입 세균을 잡아먹을 수 없기에 쉽게 치유가 되지 않는다. 여기에 혈관까지 막혀 있다면 백혈구가 접근을 못하니 쉽게 치유가 되지 않는다.

망막염이나 세균 전염성 안과(眼科)질환의 경우, 두 가지 병행 치유를 하면 된다. 일차적 20번 시력혈을 사혈한 다음, 증류수나 물을 끓여 식힌 물에 죽염을 0.9% 비율로 풀어 이물질을 제거한 다음 몇 방울을 넣어주면 쉽게 치유된다.

＊ 망막염 두 번째 원인

망막에 염증 균이 자리를 잡았다 하자. 만약 눈물샘에서 염분이 많이 함유된 눈물로 눈 청소를 잘 해주었다면, 세균은 염분에 의해 쉽게 침투하지 못하였을 것이다.

왜냐, 외부 침입 세균은 염분이 적은 농도에서 적응적 진화를 했기에 염분농도가 높은 곳에 가면 민물고기를 바다에 넣으면 죽거나 힘을 쓰지 못하는 이치로 쉽게 침투를 못하였을 것이다. 그런데도 외상이 아닌 자연 발생적 망막염이 발생했다면 눈물샘에서 눈물을 제대로 생산하지 못했다는 결론이 나온다. 이럴 경우 1-20번 혈을 사혈해준 다음, 눈썹 위 안쪽에서 바깥쪽으로 60% 지점, 48번 안구 건조증혈을 추가 사혈해주면 안구 건조증도 치유가 되고 망막염을 예방하는데 큰 도움이 될 것이다.

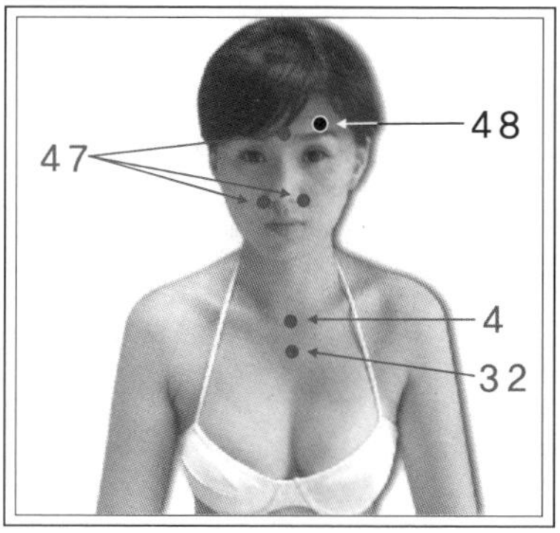

48. 안구 건조증혈

여기서도 단면만을 보는 시각으로 접근하면 눈물이 안 나오니 인공 눈물을 넣어주고, 세균이 침입했다 하여 항생제를 투여 한다면 영원히 끝나지 않는 치유법이 되고 만다. 하지만 진리의 눈으로 인체의 생리이치를 보자.

인체의 모든 성분은 세포들이 먹고 난 배설물이라고 했다. 눈물도 눈물을 만들어내는 세포들이 먹고 난 배설물에 불과하다. 배설물은 먹으면 나오게 되어 있다. 눈물을 생산하는 세포 쪽으로 들어가는 혈관만 열어주면 피는 돌게 되어있고 영양 공급이 이루어지면 먹었으니 배설(눈물)은 지속적 나오게 되어있다는 것이다.

* 고혈압을 동반한 안구충혈, 안구염은 이미 신장과 간 기능이 떨어진 합병증이다.

보통 가정에서 중산해독제를 섭취하고 사혈을 하면 90% 정도는 쉽게 치유가 된다. 나머지 10% 정도는 신장과 간 기능이 회복된 다음 치유 효능이 나타나니 진리와 이치를 알고 꾸준히 사혈을 하면 모두 큰 효능을 볼 것이다.

* 찬바람을 쏘이면 눈물이 나는 증세.

이 증세는 외부 온도가 낮을 때 외부 온도 저하로 인해 피부가 수축이 되면 눈물관까지 따라서 수축되는데 눈물 하수관이 막히면 동공청소를 마친 눈물이 눈물관을 통하여 식도로 넘어가야 할 눈물이 눈 밖으로 나오는 증세가 찬바람을 쏘이면 눈물이 나는 증세다. 찬바람을 쏘이면 눈물관 주변 체세포가 온도가 떨어지는데 온도 저하로 모세혈관이 수축이 되면, 눈물관까지 따라서 수축되기에 일어나는 증세이니, 밖의 온도에 의해 체온이 떨어진 만큼 피가 잘 돌아 온도 보존을 해주게 하면 간단히 치유가 된다.

주변 사람을 보자. 똑같은 조건에서 찬바람을 쏘여도 옆 사람은 눈물을 흘리지 않고 나만 눈물이 난다면 그 이유는 무엇일까? 그 이유는 간단하다. 나는 눈물 하수관 주변의 모세혈관이 어혈로 50% 정도 이미 막고 있기에 외부 찬 공기에 냉각이 되었을 때 온도 보존이 안 되고, 옆 사람은 외부 찬 공기에 식은 만큼 더운 피가 잘 돌아 온도 보존을 하기 때문이다. 이렇다면 36번 기미혈 모세혈관 속의 어혈을 뽑아 주어서 피를 잘 돌게 함으로써 밖의 온도에 의해 냉각된 만큼 피가 잘 돌아 온도 보전을 해주게 하면 눈물관은 다시 팽창되어 찬바람을 쏘여도 눈물이 나오지 않게 된다. 진리에 눈으로 보면 이렇게 간단한 치유 방법이 있는데 진리가 없는 시각으로 눈물관이 막힌 것만을 원인으로 보면 지금처럼 굴뚝 청소하듯 눈물관을 뚫어주거나 고정된 플라스틱 관을 넣어주는 수술적인 방법이 나오게 된다.

* 시력 감퇴, 약시

시력 감퇴와 약시의 원인은 동공 쪽으로 들어가는 혈관이 막히면 피가 적게 돌고, 피가 적게 도는 만큼 영양 공급이 되지않으면 망막세포는 세포분열을 못하고 수면세포가 누적되는데 동공에 수면세포가 누적된 만큼 투명도는 떨어지고 그만큼 시력이 떨어진다. 약시의 또 다른 특징은 근시나 원시는 망막의 둥글기, 두 망원 렌즈의 각도변화가 일어나 생기는 증세인 반면, 약시는 동공의 둥글기 원형은 그대로 유지되고 전체적 크기만 적어진 채 서서히 빛의 투과율이 떨어져 오는 증세인데 이 원인 역시, 피의 흐름이 결정을 하니 1-20-17번 혈만 사혈을 해주어도 큰 치유 효능을 볼 수 있다.

* 안압(眼壓)통

안압통은 말 그대로 안구의 피에 압력이 높아져 오는 증세다. 환자는 엄청난 통증으로 고통을 당하니 중병 같지만 가장 쉽게 치유가 되는 증세가 안압 통증이다.
6-1-20번 혈을 책의 기준만큼 사혈을 해주고도 치유가 되지 않는 경우는 없다.

왜냐, 안압의 원인은 두 가지가 있다.

1. 하체로 내려 가야할 피가 상체로 몰려 전체적으로 상압이 걸려 안압이 높아진 경우.

2. 동공 쪽으로 들어가는 혈관은 열려있는데 동공을 거쳐 나오는 쪽 혈관이 막힌 경우 6-1-20번 혈점은 두 가지 원인 모두를 해결하는 혈점이기 때문이다.

그 밖의 망막 색소 변조증이니 하는 증세들은 신장과 간 기능이 떨어진 합병증으로 혈액 속 요산 수치가 높아지면 그 요산의 농도는 피의 유속이 느린 곳이 상대적 높아지는데, 동공에 피의 흐름이 원활하지 못한 것이 원인이 되어 산도가 높아졌는데 그 산이 망막 속 검은 색소를 녹여 발생한 증세라서, 초기에 1-20번 혈만 사혈을 해 주어도 쉽게 치유가 될 것으로 보고 있다.

이와 같이 대부분의 안과(眼科)적 질환은 병명은 달라도 그 근본 원인은 어느 곳의 혈관이 막혀서 나타난 증세이냐 하는 차이점뿐이지, 모두가 피가 못 돌므로 발생한 증세라고 정의를 내릴 수 있다. 피를 맑게 하기 위하여 중산해독제를 섭취하며 2-3-6-8번 혈을 순서를 지키며 사혈을 한 다음 1-20번 혈, 48번 안구건조증혈, 36번 기미혈을 사혈해주는 것으로 안과(眼科)적 증세 95% 정도는 치유가 가능하다는 결론이 나온다.

* 예방법

요즘 컴퓨터나 TV를 많이 보기에 어릴 때부터 시력이 떨어지는 경우가 많다. TV를 보면 왜 시력이 떨어지는지를 안다면 그 원인을 제거하여 줌으로써 시력 저하를 막을 수 있다. 직접 TV를 보며 20번 시력혈 위치에 신경을 집중해보라. 그 부위가 힘이 들어가 근육이 경직되어 있음을 느낄 것이다. 장시간 경직이 되면 그곳의 혈관은 수축되고, 혈관 수축은 어혈이 생기면 그곳에 집중적 쌓이게 하는 원인 제공을 한다. 어혈이 생겼을 때는 이미 좁아진 혈관에서부터 쌓이기에 어혈이 혈관을 막은 만큼 동공으로 들어가는 혈액의 양은 적어지게 되고, 피가 적게 도는 만큼 시력이 떨어진다. 시력 저하의 원인이 이러함을 알았다면 장시간 TV를 본 다음은 20번 시력혈 위치를 습관적으로 마사지를 하는 것만으로도 시력 저하의 예방 효능이 뛰어나다. 그래도 시력이 계속 떨어지면 1-20번 시력혈을 미리 사혈해주는 것으로도 시력 저하는 얼마든지 예방을 할 수가 있다.

* 참고로 안경을 끼면 시력이 떨어지는 속도가 빨라지는데, 그 원인은 안경테가 20번 시력혈을 장시간 누르고 있기에 혈관이 좁아지면 좁아진 혈관부터 어혈이 쌓여 피가 적게 도는 만큼 시력이 떨어지기 때문에 생기는 부작용이다.

* 이것은 나 개인적인 오랜 숙원이었는데 맹인들을 치유해보고 싶은 마음을 가지고 있었다.

그 이유는 시력이 나쁜 사람이나 맹인은 공통점이 있다.

자세히 관찰을 해보면 20번 시력혈 위치의 피부가 경직되어 있거나 외관상 피가 못 돌므로써 나타나는 현상이 뚜렷이 보이기 때문이다.

단, 먼 산에 능선 정도는 구분할 수 있는 정도라면 큰 효능이 있을 것이다. 조금 아쉽다면 침술, 약, 사혈요법을 동시에 응용을 하면 더 큰 효능을 기대할 수 있는데 사혈요법만 보급한 시점에서 침술을 하라 할 수는 없지만 사혈요법만으로 시술을 해도 침과 약을 동시에 하는 효능 70% 정도는 효능을 낼 수 있고 심천사혈요법은 조금만 배우면 집에서도 할 수 있으니 각자 집에서 도전을 해보길 원한다.

* 이 글을 읽어보면 성급한 마음이 앞설 수 있다. 성급한 마음이 앞서면 성급한 마음에다 스스로 상식적인

질문을 해보라.

1. 하수도에 찌꺼기가 쌓여 물이 안 내려가는데 찌꺼기를 얼마나 빼내면 물이 잘 내려갈 것인가?
2. 찌꺼기를 다 빼내면 물이 잘 내려갈 것인가 아닌가?
3. 세포의 수명이 45일 주기로 바뀐다면 치유 효능의 가시적 효과는 언제부터 나타날 것인가?

이 3가지 질문만 스스로 질문하고 답을 얻으면 치유가 될 것인가 하는 의문과 성급한 마음은 저절로 없어질 것이다.

그럼 각 증세마다 사혈의 순서를 나열해보자.

1. 근시, 원시, 시력 감퇴, 백내장은 1-20번 혈 사혈. (만약 고혈압이나 당뇨병이 있다 하면 2-3-6-8번 혈을 순서에 맞게 사혈을 마친 다음 1-20번 혈 사혈.)
2. 녹내장은 간 기능이 떨어진 것이 더해진 것이니 중산 해독제를 섭취하며 2-3-6-8번 혈 사혈을 하여 간 기능을 회복시킨 다음 1-20번 혈 사혈.
3. 눈 충혈은 동공에 피의 압력을 떨어뜨려야 하니 2-3-6번을 사혈하여 6번 혈의 사혈이 끝난 다음 1-20번 혈 사혈.
4. 안구 건조증은 눈물을 만드는 공장에 피 공급이 이루어지지 않아서 눈물 생산을 못 한 것이니 1-20번 혈과 눈물샘을 관장하는 양쪽 눈썹 위 48번 안구 건조증혈 사혈.
5. 찬바람 쏘이면 눈물이 나는 증세는 양쪽 광대뼈 부위 36번 기미혈 사혈.

6. 약시, 시력 감퇴 1-20번 혈 사혈.
7. 안압통 6-1-20번 혈 사혈.
8. 맹인 2-3-6번 혈의 사혈이 끝난 다음 1-17-20번 사혈.

* 각 사혈점 위치는 그곳의 혈관이 막히면 그 증세가 온다는 말과도 일치한다.

문제는 사혈부위가 머릿속과 얼굴 부위에 집중되어 있기에 망설임이 많다는 데에 있다. 일단 다른 증세들을 치유하면서 사혈요령이 생긴 다음 단번에 강한 압을 걸지 말고 부항기의 압을 풀었다 빼었다 반복하고 피가 나오지 않으면 곧바로 닦아내고 다시 찌르고 사혈을 하는 식으로 사혈을 하면 다른 부위에 비해서 사혈 흔적은 빨리 없어진다. 얼굴은 아침저녁 세수를 하는 관계로 마사지가 되어 다른 부위에 비해 피가 잘 돌기에 사혈흔적이 빨리 없어진다. 가끔 얼굴은 세수를 하니 염증이 생길 우려가 있지 않느냐 하는 걱정을 하는데 그 걱정은 안 해도 된다. 사혈 후 2시간 정도만 지나면 물에 들어가도 염증이 생길 확률은 아주 희박하다. 그 이유는 일반 상처와 사혈 시에 생기는 상처는 다르기 때문인데, 우리 인체의 생리이치를 알면 바늘로 한번 찌르면 염증이 생길 수 있지만 100번을 찌르면 염증이 생기지 않는다. 그 이유는 같은 부위에 반복 자극을 하면 몸에 흩어져 있던 백혈구가 자극 부위로 몰려들기 때문이고 여기에 어혈까지 뽑아버리면 혈관까지 열리기에 염증 걱정은 안 해도 된다.

여기서 생각할 점은 심천사혈요법이 번거롭긴 해도 치유가 되면 원래 기능 자체를 회복시키는 것이 되니 쉽게 재발의 위험이 적고, 원인은 그대로 두고 결과만을 치유하기 위하여 안경을 쓰거나 수술을 하게 되면 원인치유와는 무관하기에 재발 위험이 높고 갈수록 기능이 더 떨어진다는 사실이다.

기존의 고정관념의 의술은 노인은 어쩔 수 없다 말하는데 노인은 나이가 들수록 많아진 어혈이 동공 쪽으로 들어가는 혈관을 막는 것이 원인임을 안다면 노인이라서 치유가 안 된다는 말은 잘못된 생각이다. 다만 젊은 사람에 비해 치유 시간이 더 걸린다는 것뿐이다.

11. 전염성 질병 사스(SARS)

요즘 사스라는 전염성 질병 때문에 전 세계가 요란하다.

난 언론 매체를 보며 또 똑같은 말을 반복해야 하는가 하고 지나치려다, 다시 한번 잔소리를 더 하기로 마음먹는다. 과학이라는 고정관념만 버리면, 심천사혈요법의 이치에 귀만 기울이면 간단히 해결 볼 일을 전 세계가 사스의 공포에 떠는 모습을 지켜보면 측은한 생각과 고정관념의 무서움을 느낀다.

더불어 진화의 논리, 적응적진화의 논리 두 가지만 풀면 간단히 해답이 나올 일을 두고 전 세계 의학계가 야단법석이니 한심한 세상이다.

심천사혈요법 책 1권에 보면 지구상에는 약 5만 종류의 미생물이 존재하고 약 2만 5천 종류를 밝혀 놓았으며, 5만 종류의 미생물은 끊임없이 새로운 돌연변이의 미생물을 만들어낸다 했다. 여기에 돌연변이 한 종류의 실체를 밝히고 약으로 만들어지기 까지는 7-10년의 세월이 걸리고 새로운 종류가 나올 때마다 약을 만들어 내려는 것 "곽란에 약 지으러 가는 격이다." 라고 하는 것이다. 지금의 현실을 지적한 글이다.

하지만 과학의 고정관념은 아직도 똑같은 실수를 반복하며, 지난 실수를 경험적 스승으로 승화시키지 못하고 있다.

이러한 실수의 악순환은 과학 속에는 진리와 이치가 결여되어 있기 때문이라는 점을 다시 한번 상기시킨다.

차분한 마음으로 생각을 해보자. 5만 종류나 되는 미생물이 새로운 돌연변이 세균을 만들어낼 때마다 현재와 같은 방법으로 대처를 할 수 있겠는지, 사스 말고도 앞으로 끊임없이 돌연변이 세균이 탄생을 하는 것은 자연의 법칙인데, 그때마다 똑같은 실수를 반복하며 많은 생명이 죽어가는 것을 지켜보며 새로운 백신이 나올 때마다 지켜만 볼 것인지 묻고 싶다.

모든 세균 감염성 질병을 풀 때는 더불어 진화의 논리를 연상하면 된다. 인간이 살아 있다는 사실 자체가 어떠한 세균도 스스로 물리칠 능력이 다 있다는 증거다. 더불어 진화란 세균만 적응적진화로 갈수록 깨우침의 세계로 진화를 하는 것이 아니라, 인간을 포함한 모든 생명체가 더불어 상호, 서로를 이기는 방법을 깨우치는 것이다.

이 말은 어떠한 세균 감염성 질환이라도 나의 몸만 정상이라면 모두 물리칠 수 있는 기능은 이미 다 가지고 있다는 말이다.

그럼 왜 전염성 질환인 사스라는 질병이 감염되느냐? 하는 것은 풀어내려면, 인체의 생리이치를 먼저 풀면 된다. 현재 사스의 전염 경로를 보면 그 속에 모든 해답이 있다. 어린이나 건강한 사람은 쉽게 감염이 되지 않고 감염이 되었다 하더라도 쉽게 치유가 된다. 이 말은 건강한 사람은 스스로 물리칠 힘이 다 있다는 말이 되고, 병약자,

노약자가 사스에 감염이 잘 되고 사망률이 높다는 말은, 면역기능이 약한 사람이 사스에 감염이 잘 된다는 말이 된다. 그럼 병약자 노약자는 정상인과 무엇이 다를까 하는 것이 치유의 해답이다.

책에서도 수없이 반복되는 말이지만 병약자 노약자는 이미 신장 기능이 제 기능을 못하는 사람이고, 신장 기능 저하는 혈액 속 요산 수치가 높아져 혈액 속 산소 부족이 되어 있기에 백혈구는 힘을 쓸 수 없는 조건이 되어 있고, 침입 세균이 활동하기 좋은 조건을 가지고 있다. 여기에 적응적진화 논리를 접목시키면 치유의 해답은 쉽게 나온다.

현재 우리나라 사람이 중국에 많이 있다. 그런데 왜 중국 사람은 사스에 감염이 잘 되고 사망률이 높으며, 한국 사람은 감염율이 낮고 사망률도 낮으냐 하는 것이다.

그 해답은 염성에 있다. 현재 사스 감염율과 각 국의 식성 중 소금을 많이 섭취하는 식생활을 비교해보면 해답이 쉽게 나올 것이다.

1. 우리 인체의 혈액, 양수, 눈물은 바닷물의 염분 농도와 같다. 여기에 우리 국민은 오랜 세월 음식을 짜게 먹는 습관에 의해 혈액 속의 염분 농도가 바닷물과 같은 농도이고, 이러한 환경 속에서 적응적진화를 한 백혈구는 염분 농도가 높은 곳에서 적응적진화를 했기에 염성에는 아주 강하다. 반면 사스라는 돌연변이 세균은 염분 농도가 낮은 곳에서 적응적진화를 하였기에 민물고기를 바닷물에 넣으면 죽거나 힘을 쓰지 못하듯, 우리나라처럼 염분을 많이 섭취하는 사람 혈액 속에는 염분 농도가 높기에 침투를

해도 환경적 변화에 의해 정상적 힘을 발휘하지 못하기에 쉽게 전염이 되지 않는 것이다.

2. 인체의 몸을 지키는 역할을 하는 백혈구는 산소가 풍부한 곳에서 적응적진화를 하였고 사스 바이러스는 퇴비 속처럼 질소가스가 높은 곳에서 적응적진화를 하였다. 이러한 환경적 변화는 신장과 간 기능이 떨어지면 혈액 속 요산 수치를 높게 하고 산소 함유량은 낮게 한다.

이 환경은 백혈구는 환경적 변화로 힘을 쓸 수 없는 조건이 되게 하고, 사스 바이러스 침입 세균은 활동하기 유리한 조건이 되게 한다.

이 두 가지 조건,

1. 혈액 속에 염분 농도가 떨어진 것.

2. 혈액 속에 질소 가스의 함유량은 높아지고, 산소 함유량은 낮아진 것.

여기에 특정 부위의 모세혈관이 막혀 피가 못 돌아 위 두 가지 증세가 부분적으로 악화되어 있을 때 사스 바이러스가 침투하여 자리를 잡고 세력을 키우고 백혈구와 싸움을 하면 고열이 발생하고, 치열한 전쟁에 의해 혈액 속 산소 부족이 심화되면 심장은 산소 공급을 위해 빨리 뛰고, 심장이 산소 공급을 위하여 무리한 힘을 쓰다가 심장에 쥐가 나면 심장마비로 사망을 하고, 피의 압력이 높아져 뇌혈관이나 그 밖의 혈관이 터지면 출혈에 의한 사망을 하게 되는 것이 사스의 진행과정이다.

죽음 직전의 증세는 그 밖의 여러 증세가 나타날 수 있다. 폐에 복수가 차는 직접적인 원인은, 폐를 구성하고 있는 체세포가 최후 수단으로 수분을 끌어 모아 산도를 묽게 희석시키기 위한 행동이고, 기흉이라 해서 폐 바깥에 공기층이 형성되는 직접적 원인은 산, 즉 질소 가스가 기화 현상을 일으켜 발생하는 증세다. 경우에 따라서는 염증성 질환이나 산에 의해 폐세포에 구멍이 뚫릴 수도 있다. 폐세포에 구멍이 뚫린 경우는 당장 수술로 막아 주어야 하지만, 신장 기능 저하로 요산 수치가 높아져 연쇄적으로 발생한 증세는 신장 기능을 회복시켜주기 전에는 어떠한 치유법도 임시 응급치유 효능만 있을 뿐이다. 죽음 직전의 현상만을 가지고 논하면 여러 의견이 있을 수 있다. 하지만 예방적 차원이나 사스 초기 증세에 심천사혈요법을 접목한다면 죽음까지 갈 정도로 악화될 일은 없으니 죽음 직전의 증세를 두고 논할 가치는 없다고 본다.

이 논리를 그대로 적용시켜 사스 치유의 해답을 찾으면, 중산해독제와 약산해독제(요산해독제), 죽염을 섭취시키고, 8-32-4-18번 혈을 사혈해주면 사스는 간단히 치유가 된다.

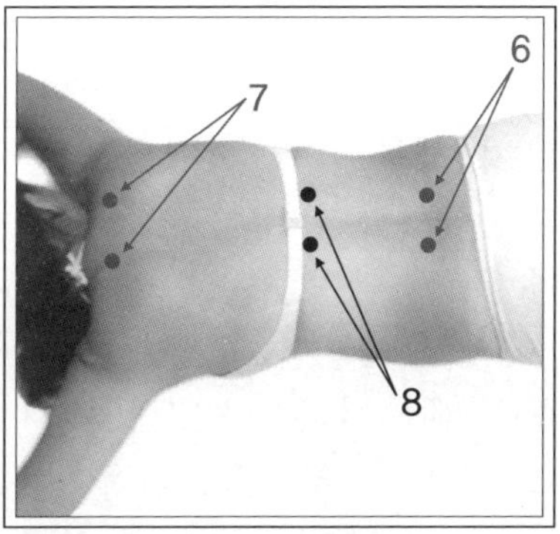

8. 신간혈

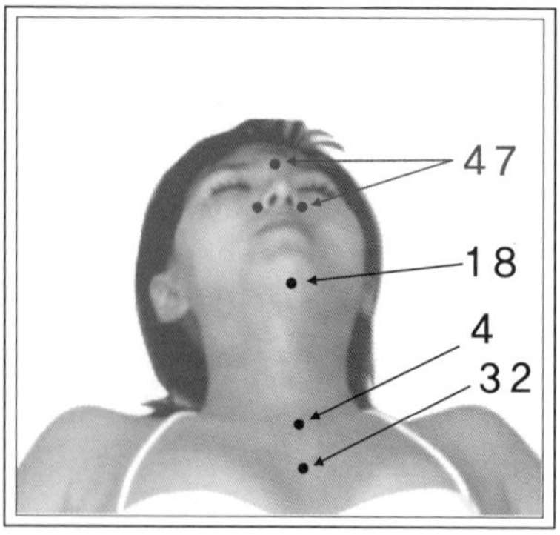

4. 감기혈 18. 침샘혈 32. 기관지혈

8번 신간혈은 혈액 속 요산 수치를 떨어뜨리고 해열을 하기 위함이고, 32-4-18번 혈은 사스가 호흡기를 통하여 감염이 되고, 그 위치가 어혈이 혈관을 막아 피가 못 도니, 핏길 따라 돌아다니는 백혈구가 접근을 할 수 없기에 사스 바이러스를 잡아먹지 못하였기에, 사스 바이러스가 세력을 확장했다고 보기 때문이며, 약산해독제(요산해독제)는 신장 기능이 떨어진 사람은 이미 혈액 속 요산 수치가 높기에 혈액 속 요산을 해독하기 위함이고, 중산해독제는 신장 기능이 떨어진 사람은 그 합병증으로 이미 간 기능까지 떨어져 있다고 보기 때문이며, 죽염은 혈액 속의 염분 농도를 높여 침입 세균(사스 바이러스)을 무기력하게 하기 위함이다. 만약 사스 합병증으로 호흡까지 곤란할 정도로 악화되어 있다면 5-30번 혈을 추가 사혈을 해주면 된다. 만약 중산해독제와 약산해독제(요산해독제)를 구하지 못하고 사혈만 하여도 치유가 될 확률은 80% 이상이며 사스 감염 예방과 치유를 동시에 할 수 있다.

인체의 생리이치를 제대로만 이해했어도 사스 정도의

전염병에 호들갑을 떨지 않아도 될 것이다. 심천사혈요법의 진리 이치가 얼마나 정확한지는 치유 효능이 말을 대신할 것이다.

난 아직 사스 환자를 직접 접해 보지는 못했다. 하지만 인체의 생명의 이치, 자연의 섭리 법을 기준하면 앞으로도 끊임없이 새로운 전염병이 나타날 것이고 그때마다 똑같은 중산해독제, 약산해독제(요산해독제), 죽염을 섭취시키고 똑같은 위치를 사혈한 다음 그 결과를 지켜보면, 단면만을 끊어서 공부하는 과학의술이 얼마나 허무한 의술인지 느낄 것이며, 왜 고정관념의 늪에서 빨리 벗어나야 하는지 실감할 것이다.

인체도 자연의 일부임을 안다면 치유법 역시 자연의 섭리 법에서 찾아야 한다. 한동안 농약농법, 비료농법이 유행을 하다가 다시 유기농법으로 돌아온 것은, 아무리 과학이 발달하여도 자연의 섭리 법을 거역할 수 없기 때문이다.

자연의 생명이치는 한 단면만을 끊어서 확대해보는 시각으로는 풀 수가 없다.

왜냐, 자연계의 모든 생명체는 먹이사슬의 연결고리에 의해 상호보완적 삶으로 이어지기 때문이다.

인체의 어떠한 증세도 원인 없는 결과는 없다. 사스 바이러스 세균에 감염이 되었을 때 100% 사망을 한다면 천재지변이라 할 수 있다. 하지만 일부만 감염이 된다는 자체가 그 근본 원인은 자신의 면역기능이 약한 것이 원인이라는 증거다. 원인을 제거하면 결과는 없어진다는 단순한 논리를 적용해도 예방의학은 심천사혈요법이 된다.

새로운 돌연변이 세균이 침입할 때마다 그 종류를 밝히고 백신을 만들고 기다리는 것은 무책임한 행동이다.

심천사혈요법은 양약 복용식 치유법이 아니기에 치유의 입증을 논하는 것은 무의미하다.

왜냐하면, 약물을 복용시키지 않는 의술이니 최소한 부작용을 논할 대상이 아닌 의술이기 때문이다.

진정 올바른 의술은 영원히 변하지 않는 의술만이 진리의 의술이다. 일단 시술을 해보고 치유가 안 되면 그때가서 심천사혈요법의 옳고 그름을 논해도 될 것이다.

12. 비만 치유

요즘 매스컴을 보면 다이어트를 하다 질병을 얻어 죽음까지 초래하는 것을 보면 비만 치유에 대한 나의 견해를 어떻게 설명해야 이해가 쉬울까 하는 점을 생각해본다.

남녀 모두 날씬하고 아름다운 몸매를 갖기 위함은 본능일 것이다. 하지만 성급한 마음으로 다이어트를 서두르면 건강에 큰 해를 입힐 수 있다는 점을 인식해야 한다. 요즘 유행처럼 번지는 다이어트의 열풍, 한번쯤 생각해 볼 필요가 있다고 생각을 한다. 날씬해지려는 욕구가 나 자신을 위함인지, 남에게 잘 보이려 함인지 자신에게 물어 남을 의식한 마음이 강하다면 본인의 자아의식이 나약함을 인정해야 한다. 공생하며 사는 현실에서 남을 어느 정도 의식하는 것은 합당하지만 나 자신은 잃어버리고 남만을 의식한 행동은 나 자신을 포기한 나약한 심성이라는 것이다. 나 자신의 주관적 생각은 없고 주변 환경에 따라 몸과 마음이 끌려다니고 거기에 못 맞춘다고 고통스러워 하는 자신을 돌이켜보는 시간을 가져보자.

자신의 육신을 책임지고 있는 마음(영혼)의 나약함이 부끄럽다는 생각이 들 것이다.

비만은 미용 쪽보다는 건강 차원으로 보는 시각이 올바른 것이다. 책 1, 2권에서는 비만 치유만을 따로 풀어 놓지는 않았다. 그 이유는 비만은 다른 증세와 달리 치유 효능의 차이가 크기 때문이다. 똑같이 2-3-6-8번을 사혈해주어도 어떤 사람은 체중이 쉽게 빠지며 건강이 빨리 회복이 되고, 어떤 사람은 체중은 빠지지 않고 빈혈, 숨 가쁨 증세로 고생을 많이 한 다음 체중이 빠지는데 체중이 쉽게 빠진 사람이야 말이 없지만 체중이 쉽게 빠지지 않는 사람은 성급한 마음에 사혈요법 전체를 불신하는 마음만 키울 수 있기 때문이다.

그럼 쉽게 체중이 빠지는 사람과 그렇지 않은 사람의 차이가 무엇인지부터 살펴보자.

비만의 근본 원인은 '신장 기능 저하의 합병증이다.' 하는 데서부터 풀어보자. 답으로만 설명을 해보면 신장 기능 저하로 혈액 속에 요산과 요소 수치가 높아 몸이 부어 있는 초기상태는 2-3-6-8번을 사혈하는 동안 체중이 쉽게 빠진다. 하지만 몸이 부어 있는 시간이 길어지면 부어서 팽창된 모세혈관 사이로 콜레스테롤이 쌓여 비계층을 형성하면 그 비계층을 녹여 내야만 체중이 빠지기에 시간이 오래 걸린다.

이 구분은 자신의 자가진단으로 가능하다. 모세혈관에 비계층이 형성된 사람은 피가 못 돌기에 모든 근육 세포가 경직되어 있다. 경직된 세포는 이완이 되지 않기에 손으로 쥐어보면 조금만 힘을 주어도 통증이 심하고 단단하며 충격을 주면 곧바로 통증을 느끼지 못하고 한참 후에 통증을 느낀다. 이러한 사람은 어혈, 지방, 단백질이 분해되는 성분의 한약을 함께 복용하며 사혈을 해야 체중이 빠진다.

이러한 경우 사혈 초기에는 체중이 빠지지 않지만 사혈 전에 단단히 경직된 부분을 만져보면 근육이 유연해짐을 느끼는데, 그 다음 체중이 빠진다. 이러한 사람은 이미 오래전부터 신장 기능 저하가 되어 있기에 비만으로 외관상은 건강해 보여도 조혈기능이 떨어진 경우가 대부분이다. 이러하기에 심천사혈요법을 제대로 이해한 사람의 지도를 받으며 조혈에 필요한 조치, 어혈을 녹이는 약제를 복용하며 오랜 노력을 해야 체중이 빠지지만 건강차원으로 보면 해볼 만하다.

비만 자체가 신장 기능 저하가 원인이고 신장 기능 저하를 그대로 방치하면 당뇨, 고혈압, 알레르기 체질, 중풍 등 갈수록 큰 질병이 온다는 것은 이미 정해져 있기에 질병 예방차원에서 수행하는 마음으로 살 빼는 처방, 조혈에 필요한 조치를 하며 사혈을 해주면 살도 빠지고 앞의 증세들도 예방이 된다.

심천사혈요법으로 체중이 쉽게 빠질 사람 구분은 손으로 누르면 손자국이 한참 있다 올라오는 사람, 만성피로와 함께 자고 나면 부어 있고 오후가 되면 저절로 붓기가 빠지는 사람과 늘 만성피로로 몸이 무거운 사람이다.

이러한 사람은 사혈을 해보면 체중도 쉽게 빠지고 만성피로도 쉽게 치유가 된다. 사혈 후 결과는 이렇게 이미 정해져 있지만 비만을 부작용 없이 올바르게 치유를 하려면 비만이 오는 근본 원인을 정확히 이해해야 한다.

그럼 비만이 왜 오는가와 현재 비만 치유의 모순점을 비교 설명해보자. 먼저 주변 사람을 보자. 음식을 조금만 먹고 물만 마셔도 살이 찌는 사람이 있는가 하면 음식을 많이 먹는대도 살이 찌지 않는 사람도 있고, 살을 찌우기 위해 아무리 먹어도 살이 찌지 않는 사람을 볼 수 있을 것이다. 이 세 가지의 근본 원인을 제대로 이해해야 한다.

그럼 먼저 비만부터 풀어보자. 필자의 시각은 비만 자체를 질병으로 본다. 그 원인은 비만의 발병 원인이 신장 기능 저하의 합병증으로 보기 때문이다. 사람도 음식을 먹으면 소화를 잘 시키는 사람이 있고 조금 먹고도 소화를 못 시키는 사람이 있듯이, 인체의 8조 마리나 되는 세포도 마찬가지다. 활동이 왕성하고 소화 기능이 좋은 세포가 있는가 하면, 활동력이 약하고 소화 기능이 약한 세포가 있다. 이 차이점은 피의 맑기가 결정을 하는데 순환의 이치로 풀어보면 먼저 신장 기능이 떨어지고 요산 수치가 높아져서 피 속에 산소 부족 현상이 오면 산소 부족은 세포들을 무기력하게 하고 소화 기능을 떨어뜨린다. 이렇게 되면 장에서 흡수된 영양분이 에너지로 승화되어 발산이 되지 않고, 혈관을 떠돌다 좁아진 모세혈관이나 유속이 느린 혈관에 붙어서 시간이 지나면 비계층으로 변하여 비만을 오게 한다.

그러면 비만 치유는 어떻게 해야 할까? 세포가 소화 불량이 된 원인을 제거해서 세포의 활동력과 소화 기능을 회복시켜 주는 것이 올바른 비만 치유법이 되는 것이다.

그 방법은 신장 기능을 회복시켜 혈액 속의 요산 수치를 낮추어 줌으로써 혈액 속에 산소 함유량을 높여 세포들이 왕성한 활동을 할 수 있는 환경을 만들어 주는 것이다.

이러면 산소 부족으로 소화 불량이 된 세포는 활동이

왕성해지고 소화력이 회복되면 장을 통해 흡수된 영양분을 에너지로 승화시켜 발산을 하니, 영양분이 혈관을 떠돌다 모세혈관이나 유속이 느린 혈관 벽에 쌓이는 원인 자체를 치유한 결과가 된다.

심천사혈요법으로 치유가 되는 이치는 간단하다. 신장 기능이 떨어졌다 함은 신장이 요산을 걸러주는 기능이 떨어졌다는 말과도 일치하는데 신장이 요산을 거르는 기능이 떨어진 직접 원인은 혈액이 신장을 적게 통과를 한 것이 원인이요, 혈액이 신장을 적게 통과한 원인은 혈관을 어혈이 막고 있는 것이 직접 원인이니 혈관을 막고 있는 어혈을 뽑아주면 신장이 요산을 걸러주는 기능이 회복되는 것은 당연한 결과다. 그 치유법은 2-3-6-8번을 순서에 맞게 사혈을 하는 것인데, 이미 비계층을 형성한 비만이라면 살 빼는 처방과 함께 조혈에 필요한 조치를 하며 2-3-6-8번을 사혈해주는 것으로 살이 빠진다.

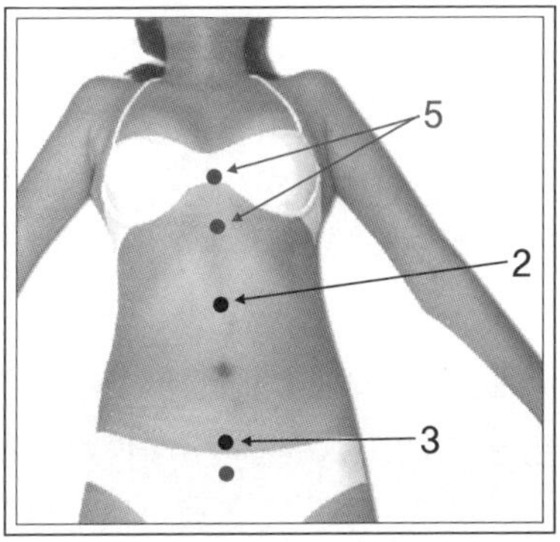

2. 위장혈 3. 뿌리혈

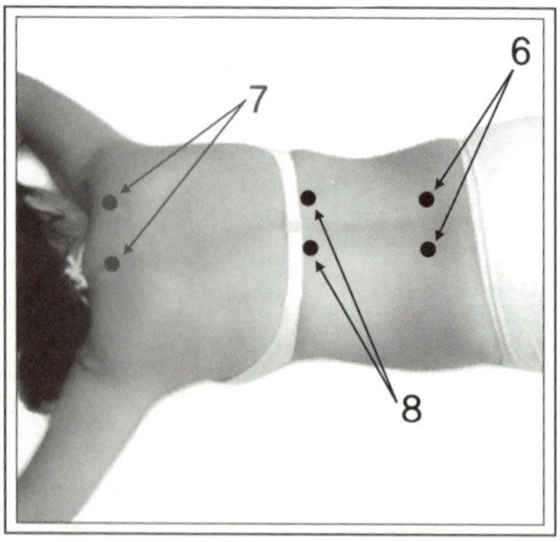

6. 고혈압혈 8. 신간혈

그런데, 현실은 어떠한가? 지방을 녹여서 뺀다, 흡입술로 뺀다, 굶어서 뺀다, 운동으로 뺀다, 설사로 장기를 고장 내서 뺀다. 장에서 영양분을 많이 흡수하는 것이 비만의 원인이니 장의 길이를 잘라내서 체중을 뺀다 하는데 진리의 시각으로 치유의 기능 이치를 보자. 앞에 나열된 방법으로는 이미 시술을 하기 전에 안 된다는 답은 나와 있다.

1. 지방을 녹여서 뺀다.

지방이 쌓이게 된 원인이 신장기능 저하가 원인이라면 지방이 쌓였다는 현실이 이미 신장 기능이 떨어졌다는 말과 일치하는데, 지방을 녹여만 놓으면 녹은 지방은 신장이 걸러서 배출을 해야 하는데, 이미 기능이 떨어진 신장이 녹여 놓은 지방 성분을 걸러 낼 기능이 있을까? 하지만, 약으로 지방을 녹이고 심천사혈요법으로 빼낸다면 큰 효능을 볼 수 있다. 이러한 이치를 무시하고 약만으로 녹여서 살을 뺀다는 생각은 부작용만을 초래한다.

만약, 약만으로 살이 빠질 정도로 지방을 녹일 수 있고 신장 기능을 회복시킬 수 있다면 과학이 이 정도까지 발달한 현실에서 비만, 저혈압, 고혈압, 당뇨, 통풍, 중풍환자는 이 땅에서 병의 이름 자체가 없어져야 합당한 것이다. 왜냐하면, 앞의 증세 모두 신장 기능이 떨어진 합병증으로 연쇄적 나타난 합병증이기 때문이다.

2. 흡입술로 지방을 흡입해서 뺀다.

흡입술로 지방을 흡입했다고 신장 기능이 회복될까?

원인은 그대로 두고 원인에 의해 쌓인 지방만 뺀들 시간이 지나면 또 쌓인다는 것은 이미 정해진 사실이다.

3. 다이어트로 굶어서 뺀다.

안 먹으니 안 먹을 때야 빠지지만, 먹으면 또 찌는 것은 당연한 결과다. 우리의 인체는 8조 마리나 되는 살아 있는 생명체가 먹어야 제 기능을 할 수 있는 구조로 되어 있다.

굶는다고 신장 기능이 회복될까? 굶음으로 몸에 영양 부족이 오면 본능적 먹고 싶은 욕구가 오는 것은 어떻게 하고, 여기에 장 기능을 망가뜨리면 거식증 증세까지 겹치게 되어 있는데 이때는 어떻게 할까?

지나친 다이어트는 몸과 마음을 동시에 망가뜨리는 결과를 초래할 수 있다. 차라리 자연의 섭리에 순응하여 오장육부의 기능을 회복시킨 다음 소고기를 제외한 음식 중 입에 당기는 대로 먹는 것이 현명하다. 왜냐, 음식을 많고 적게 먹음의 결정도 장기의 현재 기능 상태가 결정을 하고, 비만이 되고 너무 마르는 현상도 장기의 현 기능 상태가 결정을 하기 때문이다.

4. 운동으로 살을 뺀다.

건강 차원으로 보면 운동은 권장할만한 사항이고 해야 한다. 하지만 인체의 생리구조를 보면 신장 기능 저하는 혈액 속 산소 부족을 오게 하고, 산소 부족은 만성피로를 오게 해서 움직임 자체를 싫어하게 하는 구조로 되어 있다.

인체의 구조는 운동을 하고자하는 마음마저도 건강이 좌우하기에 신장이 제 기능을 못할 때는 끈기 있게 운동을 할 마음마저 유지하기 어렵게 되어 있다. 생각을 해보자.

몸이 천근만근 되는 듯 무거워 움직임 자체가 귀찮은 사람한테 운동을 하라 한다고 그 운동이 지속될까? 몸이 건강한 사람과 이미 신장 기능이 망가져 몸이 무거운 사람은 성격 자체가 변해 있다. 여기에 더 중요한 점은 아무리 운동을 많이 해도 어혈이 생기는 자체는 완화가 되지만 이미 생긴 어혈은 절대 녹아서 소멸되지 않는다는 점입니다. 그 증거로 허리 통증의 환자가 계속 운동을 해보라. 일정기간 이상을 운동하면 허리 통증이 없어지고 몸이 가벼워진다.

하지만, 10년 운동을 하다가도 3-4일만 운동을 안 하면 몸이 무거워지고 허리 통증이 다시 재발한다. 이것은 운동으로 근육을 이완시키니 모세혈관 속의 어혈이 풀어져 잠시 돌다가 운동을 안 하면 다시 그 곳에 가라앉아 피를 못 돌게 하기 때문에 나타난 현상이다.

체중도 마찬가지다. 운동을 지속적으로 할 때는 앞의 이치에 의해 빠질 수 있지만 운동을 중단하면 다시 찐다.

하지만 심천사혈요법으로 2-3-6-8번만 순서에 맞게 사혈을 하면 혈관을 막고 있는 주범인 어혈을 아예 몸 밖으로 빼버리는 방법이기에 근본적 치유가 가능하다.

5. 설사약을 복용해 장기를 고장 내서 체중을 빼는 방법.

설사약을 장기 복용하면 탈수 현상으로 체중은 빠진다. 하지만 탈수 현상으로 혈액이 걸쭉해지고 혈액의 양이 적어져 빈혈증세가 오는 현상은 어떻게 할까? 여기에 설사약을 장복하면 장이 영양분을 흡수하는 기능이 떨어져 몸과 얼굴에 기미, 검버섯이 생기는데 그 때는 박피술로 벗기나요? 상식적 올바른 방법이 되지 않는 것은 그 방법이 옳지 않다는 증거로 부작용만 초래한다.

6. 장의 길이를 잘라내서 체중을 빼는 방법

우리나라에서는 시술을 하지 않지만 매스컴을 보면 미국에서는 시술을 하는 것으로 알고 있다. 이것은 단순히 과학적 성분학만을 기준해서 나온 생각임을 알 수 있다. 비만의 직접 원인인 신장 기능 저하는 그대로 두고, 장에서 영양분을 흡수하니 장의 길이를 짧게 하여 체중을 뺀다는 발상은 인체를 먹이사슬의 유기적 연결고리로 보지 않고 단순한 장기의 기능만 끊어서 그 단면만을 보고 시술을 하는 발상이니 단순 초등학생의 생각 밖에는 되지 않는다는 사실을 입증한 결과다.

이렇게 많은 설명을 했지만 결론을 함축시키면 그 내용은 간단하다. 비만, 마른 증세, 음식을 많고 적게 먹음, 이 모든 것은 장기의 현재 기능 상태가 좌우하니 심천사혈요법으로 2-3-6-8번만 사혈해주면 오장의 기능이 회복되어 비만인 사람은 체중이 빠지고, 메마른 사람은 살이 찌고 음식을 필요 이상 많이 먹는 사람은 양이 줄고, 아무리 먹어도 살이 찌지 않는 사람은 적당히 살이 찌는 것이 인체의 본래 구조다. 인체의 생리구조를 제대로 이해한 시각으로 보면 이 결론이 나오는 것은 상식적인 이야기가 된다. 비만을 미용적인 시각으로 보지 말고, 건강 차원으로 보면 해답이 쉽게 나온다.

※ 이것은 경험담이다.

환자가 왔는데 보기에 민망할 정도로 몸이 말라 있다.

경제력은 충분하니 12년 동안 쉬지 않고 살찌는 처방의 한약을 복용했다고 한다. 그 말을 듣는 순간 화가 날 정도로 현재의술의 한심함을 느꼈다. 가정 형편이 어려워 치유를 못 받았다면 이해가 갈 것인데, 좋다는 약 다 먹고 12년 동안이나 헤매는 동안 이러한 증세 하나를 치유를 못해서 고생을 시키는지 해서다. 상식적 생각을 해보자. 좋다는 약을 다 써도 살이 찌지 않는다면 답은 이미 나와 있지 않은가? 12년 동안 살찌는 처방의 약을 먹고도 살이 찌지 않는다는 사실 자체가 장에서 영양분을 흡수하는 기능이 떨어졌다는 답인데도 이 간단한 증세 하나도 해결을 못하는 것이 현실이다. 왜 이런 현실이 되었는가는 간단하다. 인체를 진리의 시각이 아닌 단순 과학적 성분학 쪽으로만 풀려 했기 때문이고, 의술이 깨우침이 아닌 배운 대로 시술되었기 때문이다. 임상실험을 해보라. 아이든, 어른이든, 밥맛이 없다고 안 먹어서 메마른 사람이나 잘 먹는대도 살이 찌지 않고 피부가 검은 사람은 2-3-6번을 사혈해보라. 식욕이 없는 사람은 식욕이 돌아오고 메마른 사람은 적당히 살이 찔 것이며 피부색이 검은 사람은 하얗게 될 것이다.

심천사혈요법을 공부하는 사람 중에 2-3-6번을 사혈해주면 치유가 된다는 사실만 알려하면 깊은 공부는 되지 않는다.

2-3-6번을 사혈해주면 왜 식욕이 돌아오고 살이 찌며 검은 피부가 하얗게 되는지 그 이치 자체를 이해하는 공부를 해야 한다. 인체를 제대로 이해한 시각으로 보면 위에 염증이 있어도, 식욕이 없어도, 위하수가 되어 있어도 2번 위장혈, 30번 급체혈을 사혈해주면 치유가 되는 것은 상식이란 생각이 들어야 심천사혈요법을 제대로 이해한 시각이 된다. 앞의 환자 역시 3개월 정도 사혈을 하니 피부에 혈색이 돌고 살이 찌기 시작했다.

▶ 비만을 근본적으로 없애기 위해서는 신장 기능을 망가지게 하는 원인인 양약 항생제, 호르몬제, 신경 안정제, 스테로이드 등은 절대 장복을 피해야 한다.

▶ 식생활로는 방부제가 들어가는 식품은 무조건 금물이고 포화 지방 소고기는 절대 금물이다.

▶ 가능하면 불포화 지방인 생선과 야채를 골고루 먹어야 하고, 채식만도 육식만도 금물이다. 육식과 채식을 골고루 하는 것이 좋고, 음식을 먹고는 최소 2시간 정도 경과 후 잠을 자는 것이 좋다.

▶ 가장 효과적이고 강력한 방법은 음식으로 소고기, 방부제가 들어간 식품을 피하고 중산해독제와 청국장환을 섭취하며 2-3-6-8번 혈을 사혈해주는 방법이다.

13. 코골이의 원인 결과

최근 뉴스에 미국에서 발표한 인용 보도를 들어보면 코골이를 심하게 하는 사람이 고혈압, 당뇨, 중풍이 올 확률이 높다하며 코골이 치유를 해야 고혈압, 당뇨병을 예방할 수 있다는 논리 주장을 듣고 서양의학의 실체를 이해하는데 도움이 될 것 같아 이 글을 쓴다.

심천사혈요법을 공부하는 분들은 현대의학이 어디서부터 잘못되어 가는지 좋은 공부가 될 것이다.

먼저 코골이가 왜 발생을 하는지부터 살펴보자.

목에는 목젖과 성대로 구성이 되어 있다. 목젖의 기능은 음식물을 먹을 때 감지, 음식물이 기도로 넘어가는 것을 방지해주는 역할을 하고 성대는 말 그대로 목소리를 낼 때 수축 이완의 작용으로 소리의 변형을 잡아주는 역할을 한다.

코골이의 직접 원인은 목젖이 늘어진 것이 직접 원인인데 목젖이 늘어진 직접 원인은 혈액 속의 산소 부족이 원인이 되어 목젖 주변의 괄약근이 잠자는 동안 탄력을 잃어 축 늘어지고 일부 기도를 막으면 폐 속으로 공기가 들어가고 나올 때 좁아진 공간으로 공기가 들어가고 나오며 늘어진 목젖을 떨리게 하여 목젖이 성대 역할을 할 때 나오는 소리가 코골이다.

이 말을 정리하면 코골이의 직접 원인은 목젖이 탄력을 잃고 축 늘어진 것이 직접 원인이다.

여기까지는 현대의학과 심천사혈요법의 시각 차이가 없다. 하지만 이 똑같은 증세를 두고도 진리와 이치가 없는 과학적 사고력으로 접근을 하면 목젖이 늘어진 것이 눈에 보이니 코골이의 직접 원인은 목젖이 늘어진 것이 원인이다 하고 진단을 하니, 치유 행위로 할 수 있는 방법은 두 가지 방법이 나올 수 있다.

1. 근육 강화제를 주사하여 늘어진 목젖의 탄력을 회복시켜주는 행위.

2. 탄력성을 잃고 늘어진 목젖을 수술로 적당히 잘라내는 행위.

2번째 수술적 치유 행위가 치유의 가치적 효과는 빠르고 쉽게 재발을 하지는 않을 것이다.

문제는 목젖을 수술로 잘라내고 코골이 증세가 없어졌다고 하여 고혈압, 당뇨병이 예방될 수 있다는 위험한 논리 주장이다. 이러한 논리 주장을 받아들이면 목젖을 수술로 잘라내기만 하면 고혈압, 당뇨병이 예방된다는 말이 성립되기 때문이다. 이러한 주장을 한다는 자체가 인체의 생리구조를 모른다고 스스로 자인하는 말이거나 아니면 전 국민을 바보로 보고 무시하고 하는 말이다.

인체의 생리이치로 코골이의 원인을 풀어 보면 목젖이

늘어진 직접 원인은 혈액 속의 산소 부족이 원인이다.

코골이가 심한 사람을 관찰해보라. 모두 공통점이 있을 것이다.

1. 낮에 심한 육체적 노동을 하였을 때.
2. 피로감이 심하다 할 때.
3. 만성피로가 심한 사람.
4. 비만 증세가 심한 사람.
5. 탈모증이나 대머리 증세가 심한 사람.
6. 얼굴에 개기름이 심하게 끼는 사람.

위 모든 증세는 신장 기능이 떨어진 합병증으로 혈액 속에 요산 수치가 높아짐으로 산소 부족이 되면 나타나는 현상들이다. 그 증거로 위 증세가 있는 사람이 코골이 증세가 심할 것이다. 코골이는 신장 기능이 떨어진 합병증으로 혈액 속에 산소 함유량이 낮은 사람과 성대 쪽으로 들어가는 모세혈관을 어혈이 막아 피가 적게 돌게 되면 산소 공급양이 적어져 목젖의 체세포가 산소 부족으로 질식해 힘을 잃어 탄력성을 잃은 것이 직접적인 원인이다.

이 논리의 옳고 그름 입증은 간단한 실험으로 가능하다.

단순 어혈이 목젖으로 통하는 모세혈관을 막아 발생하는 코골이는 4번 감기혈-18번 침샘혈 두 군데만 사혈을 해보라. 코골이 증세가 현격히 줄어들 것이다. 모세혈관이 열리면 피가 돌고 피가 잘 돌면 산소 공급이 풍족해 지기에 목젖 주변의 체세포가 힘을 얻어 탄력성을 찾기에 코골이 증세가 완화되고, 신장 기능 저하로 혈액 속 요산 수치가 높아짐으로 몸 전체의 산소 부족이 되어 코를 심하게 고는 사람은 2-3-6-8번 혈을 주의점과 사혈의 순서를 지키며 추가 사혈을 해보라. 코골이 증세는 치유가 되거나 현격히 줄어들 것이다.

이 논리를 그대로 전개하면 '코골이를 심하게 하는 사람은 신장과 간이 제 기능을 못하는 사람이고 신장과 간 기능이 떨어져 그 합병증으로 어혈이 많이 생겨 3-6번 위치를 막으면 고혈압이 생기고 요산 수치가 더 높아지면 그 합병증으로 고혈압, 당뇨병이 오고 더 깊어지면 중풍이나 협심증, 심장마비로 돌연사 할 위험이 높아진다.' 진단을 해야 올바른 진단법이 되고 올바른 치유법이 나오는 것이다.

그런데 목젖을 수술로 잘라내어 코골이를 치유했다고 해서 신장과 간 기능이 회복되고 고혈압과 당뇨 증세가 예방될 수 있겠는가 반문하는 것이다. 이것이 바로 현대 과학의술의 현실이다.

목젖이 늘어지게 된 원인 자체는 보지 못하고 목젖이 늘어진 결과만을 원인으로 보니 수술로 잘라낼 생각 밖에는 못하고 목젖을 잘라내고 코골이를 치유해야 고혈압, 당뇨, 중풍, 심장마비를 예방할 수 있다는 황당한 말을 할 수 있는 것이다.

인체도 자연의 일부이고 자연계의 모든 생명체는 자연의 섭리 법, 생명의 이치에 의해 생성되고 소멸된다.

인체는 자연의 섭리 법에 의해 형성되었는데 진리와 이치가 없는 단순 과학의 시각으로만 질병 접근을 하게 되면,

1. 염증이나 혹은 수술로 잘라내는 것이 최선의 치유

법이다.

2. 세균성 질병은 항생제로 죽이거나 예방접종을 하는 것이 최선이다.

3. 혈액 속에 영양분이 부족하면 그 성분을 만들어서 보충해주는 것이 최선이다.

4. 혈액 속에 요산 수치가 높아져 합병증이 생기면 요산을 약으로 해독시키는 것이 최선이다.

5. 신장 기능이 떨어져 신부전증이 발생하면 투석기로 임의로 소변을 걸러주는 것이 최선이다.

6. 갑자기 백혈구의 숫자가 늘어나 백혈병이 발생하면 정상적 수치 이상 늘어난 백혈구를 죽이는 방법이 최선이다.

7. 암세포는 조기에 발견해 수술로 잘라내는 것이 최선의 방법이다.

8. 근육이 경직되면 근육이완제로 근육을 푸는 방법이 최선이다.

9. 통증이 심하면 마취하여 통증을 모르게 하는 것이 최선이다.

10. 망가진 장기는 떼어내고 건강한 장기를 이식하는 것이 최선이다.

진리와 이치가 결여된 생각을 기준하면 이러한 생각이 올바르다는 착시 현상에 빠지고 말며 현재 빠져 있다.

하지만 위 생각 모두 증세의 발병 원인은 보지 못하고 겉에 나타난 증세를 병의 발병 원인이라 보는 착각에 빠진 생각들이다. 자연계 모든 현상 중 원인 없는 결과는 없다.

결과는 원인에 의한 산물임을 안다면 원인을 없도록

해주어 결과를 없게 하는 것이 치유의 상식인데 위 10가지 내용 중 근본 원인을 본 시각은 아무 것도 없다.

* 염증이 발생했다면 염증이 발생한 원인이 있다. 염증이 발생한 근본 원인은 그대로 두고 수술로 염증 부위를 잘라내고 항생제로 염증 균을 죽인다고 염증이 발생한 원인 치유를 했다고 볼 수 있는가?

* 조기 진단으로 작은 암 덩어리를 수술로 잘라냈다고 암이 발생한 원인 치유가 되었는가?

* 망가진 장기를 떼어내고 건강한 장기를 이식했다고 장기가 망가지게 된 원인 자체가 치유되었는가?

* 통증이 온다고 마취약(진통제, 신경안정제)을 복용시켜 마취에 의해 통증을 못 느낀다 하여 통증이 오는 원인이 치유가 되었는가?

* 혈액 속 요산 수치가 높다 하여 그 요산을 약으로 해독시켰다 해서 요산 수치가 높아지게 된 원인 자체가 치유되었는가?

* 혈액 속에 특정 성분이 부족하다 하여 그 부족한 성분을 약으로 만들어 보충시켰다 해서 그 성분이 부족하게 된 원인 장기가 회복되었는가?

* 목젖이 늘어져 코골이가 심하다고 늘어진 목젖을 수술로

잘라 냈다고 목젖이 늘어지게 된 원인 자체가 치유되었는가?

진리와 이치가 없는 사고력은 아무리 많은 실수를 반복하여도 그 실수가 경험적 스승이 되어 깨우침을 얻지 못한다. 단순한 암기식 지식적 교육만으로는 배운 대로 생각하고 배운 대로 시술은 할 수 있어도 자신이 앞서 배운 의술이 무엇이 잘못되었는지는 알아채지 못한다. 오히려 치유가 안 되면 아직도 다 배우지 못하여 치유가 안 되는 것으로 착각을 한다.

잘못된 치유법은 100년을 배워도 그 의술로는 질병을 치유하지 못한다.

나의 충고를 자존심과 권위의식에 대한 도전으로만 받아들이면 지금의 잘못된 고정관념 틀에서 영원히 벗어날 길은 없음을 알아야 한다. 육(肉)의 눈으로 보고 확인이 가능한 모든 사물은, 보이지 않는 자연의 율법세계가 원인 제공을 하고 그 결과로 나타난 것이 눈으로 볼 수 있는 사물들이다.

이 말 뜻을 풀어낼 수 있다면 모든 질병 치유의 해답이 보일 것이다.

1. 코골이를 심하게 하는 사람일수록 신장이 제 기능을 못하는 사람이다.

2. 신장 기능이 떨어진 사람은 혈액 속에 산소 함유량이 적어 쉽게 피로를 느끼고 만성피로에 시달린다.

3. 신장 기능 저하를 방치하면 그 합병증으로 간 기능마저 떨어져 피가 혼탁해지면 어혈이 많이 생기고 그 합병증으로 고혈압, 당뇨, 협심증, 심근경색, 중풍, 암, 백혈병,

신부전증 등으로 커진다. 이러한 증세를 사전에 예방하기 위한 방법은 신장과 간 기능을 회복시켜 피를 맑게 유지하는 방법뿐이고 그 방법은 2-3-6-8번 혈을 사혈해주면 적어도 80세까지는 99% 예방이 가능하다.

14. 응급사혈의 중요성

얼마 전 텔레비전 방송을 보고 깜짝 놀랐다.

심장마비로 병원에 실려 간 환자 중 95%가 사망을 하고 건강한 몸으로 회복되어 퇴원하는 환자는 1% 정도라는 보도를 보고 너무도 황당하였다. 여기에 지금껏 심장마비 환자의 응급치유에 양의학적으로 꼭 필요하다고 한 전기충격기마저 비치하지 않고 응급환자를 실어 나르다 방송을 탄 후에야 준비를 한 현실을 보니 할 말이 없어진다. 심장마비 환자는 1분 1초의 시간이 생명과 직결한다는 것은 누구보다 의사들이 잘 알고 있을 것이다. 사람이 숨을 멈추고 살 수 있는 시간은 길어야 5분 정도인데, 이 사실을 알고 있는 의사가 심폐 소생기 없이 무조건 병원으로 심장마비 환자를 실어 간다는 것은 실어간 행위 자체가 살인행위다. 거기다 95% 사망률을 지켜보면서도 매스컴을 탄 후에야 조치를 취하는 의사들의 행위는 의사들의 인명경시 풍조가 극에 달해 있다는 증거라고 말할 수 있다.

국민 건강을 책임지는 의사들 아니면 무조건 불법이고 자신들의 의술만이 과학적 입증이 된, 최고의 의술이라 자부하는 의사들의 실력이 기껏 심장마비 정도 치유를 못하여 95%의 환자를 사망하게 한다는 것은 이기심의 극치이며 국민에게 돌이킬 수 없는 죄를 짓는 것이다.

인체의 생리구조를 과학적 지식만이 올바르게 이해하고 있다는 착각은 과학적 시각만을 공부한 사람의 시각일 뿐이라는 점을 명심해야 한다. 인체의 생리구조를 제대로만 알고 있어도 심장마비 증세가 왜 오는지? 원인만 제대로 알고 있어도 심장마비 정도는 10살 먹은 어린 아이도 치유를 할 수 있는 증세이다. 아주 간단히 치유할 증세를 악화시켜 죽음에 이르게 하거나 평생 불구로 만드는 의술이, 현대 양의학 쪽을 기준하면 최선을 다한 의술이 되지만 인체의 생리구조를 진리와 이치로 본 시각을 기준하면 한심하고 화가 치미는 의술이다.

심장마비 정도야 단돈 몇 만 원짜리 사혈기 하나만 가지고도 5번 협심증, 30번 급체혈 두 곳만 7회 정도 사혈만 해주어도 당장 그 자리에서 응급치유가 되는 것이 심장마비다. 왜냐하면 심장마비란 심장이 무리한 힘을 쓰다가 순간적 심장에 들어온 피가 못 돌고 경직된 상태를 말한다.

손발에 쥐가 나는 것이나 위경련, 위에 쥐가 나거나 모두 순간적 해당 부위에 피가 못 돌므로 발생하는 증세이다.

어느 부위에 피가 못 돌던 우리 인체구조는 막힌 바로 앞쪽을 조금만 사혈을 해주어도 피가 잘 돌 수 있다는 생각은 쉽게 나올 해답이다. 그 비싼 의료장비를 동원하고도 이 간단한 이치 하나를 깨우치지 못하여 지금까지 수없이 많은 사람을 죽음으로 몰아가고 있다는 것은 의사들의 횡포요, 살인 행위이다.

왜냐하면 의술이 발달하려면 새로운 의술이 나와 주어야 하는데 새로운 의술만 나오면 그 알량한 과학적 입증이 되었느냐를 논하며 의료법의 칼날로 새순부터 자른 책임은 모두 의사들의 책임이기 때문이다.

나 개인적 생각은 현재의 의료법은 국민을 위한, 환자를 위한, 의료기술의 발전을 위한, 의료법이 아니라고 정의한다. 국민을 위한다는 단어는 빼고 의사들의 이권을 지켜주기 위해 의사들이 만든 법이라 이름을 바꾸어야 올바른 말이다.

만약 지금이라도 의사들의 철밥통을 지키기 위한 의료법을 수정하여 다른 민간의술과 심천사혈요법만 받아들인다 해도 그 비싼 전기충격기를 살 필요 없이 응급차에 사혈기 하나만 싣고 다녀도 심장마비 환자의 95% 사망이 반대로 95% 환자를 회생시킬 수 있다.

만약 질병 예방차원으로 응용을 한다면, 협심증, 심근경색, 심장마비 정도는 2-3-6-8번 혈을 사혈의 순서에 맞게 사혈한 다음 5번 협심증혈만 사혈을 해주면 99% 이상 예방이 가능한 증세들이다.

왜냐, 앞에 증세 모두 그 발병 원인은 신장과 간 기능이 떨어진 합병증으로 피가 혼탁해짐으로써 어혈이 생성되었고 그 어혈이 2-3-6-8-5번 혈 위치의 모세혈관을 막음으로서 연쇄적 발병하는 증세이기 때문이다.

증세의 발병 원인은 모르지만 이것이 최선의 방법이다 하는 의사들의 고정관념은 결과적 전국민을 환자화하여 국민을 돈벌이 수단의 자원화하는 결과를 초래할 것이다.

하지만 현실은 의사 자신들이 배울 때 그렇게 배웠고 배운 대로 생각하고 배운 대로 시술하고 죽으면 배운 대로 하였으니 책임을 회피하는 고정관념 속에서 한치 앞도 못 보니 자신이 무엇을 잘못하고 있는지 조차 모르고 환자를 죽음으로 몰아가고 있는 것이 현실이다.

어떠한 증세든지 겉으로 나타난 증세는 결과이고 그 증세에 대한 원인은 반드시 있는 것이다. 여기에 그 발병 원인을 치유해주지 않는 한 결과인 증세를 발병하지 않게 치유할 수 있는 길은 없는 것이다. 그런데 증세의 발병 원인은 모르지만 이것이 최선의 치유 방법이다 라는 생각이 어떻게 합리화가 되는가 묻는 것이다. 심장마비의 발병 원인을 모르는 사람이 어떻게 심장마비를 치유할 수 있느냐 반문을 하는 것이다. 협심증, 고혈압, 저혈압 환자가 심장마비를 일으킬 수 있다. 지금 의사가 고혈압, 협심증, 저혈압 증세가 왜 오는지 그 발병 원인을 아는 의사는 아무도 없으며, 그 증세를 치유할 수 있는 의사는 더더욱 없다. 그런데도 어떻게 자신들의 의술이 최고라고 장담하고 새로운 의술은 무조건 불신을 하느냐 하는 것이다.

이젠 그 질문은 의사 자신의 양심에게 물어야 한다.
어떠한 증세이던 그 증세를 치유할 수 있는 방법을 알고 있는 자는 그 병을 치유가 쉽다 이야기하고 아무리 치유를 해도 치유를 못하는 자는 불치, 만성, 유전, 신경성으로 몰아가는 것은 상식이다.

현재의 과학의술 수준은 책에서 나열한 50가지 정도 증세는 병의 발병 원인 자체도 모른다하고 갈수록 증세를 악화시키는 수준이다. 치유 효능이라고 자부하는 내용은 더 한심하다. 현 증세가 더 악화되지 않게 하는 정도를 치유 효능으로 내세울 정도다.

여기에 심천사혈요법의 치유 효능을 비교하면 책에 나열된 50가지 증세 정도는 적어도 80% 이상 재발하지 않게 부작용 없이 완벽히 치유하지만 우리나라에는 이러한 의술을 실험하고 발전시켜 보급시키는 기관은 없고 잡아가두는 기관만 있다. 이 정도의 치유 효능 차이가 난다면 현대의술은 크게 부끄러움을 느끼고 반성을 해야지 낡은 의료법의 무식한 힘으로 막으려만 함은 국민모두를 환자로 만들어서 영원한 철밥통만을 지키겠다는 의도와 다를 것이 없다. 국민 모두는 건강할 권리가 있고 치유 효능이 뛰어난 치유를 선택해서 치유 받을 권리가 있다.

의사들의 이권을 지켜주기 위해 온 국민이 환자가 되어 주어야 한다는 말은 누구도 공감하지 않을 것이다. 이러한 집단 이기심의 천국 속에 살며 의사들에게 돈만 주면 건강을 지켜주겠지 하는 어리석음으로는 자신의 건강은 지킬 수 없다. 나 자신 20년 가까이 한 이 공부를 일반인이 단시일에 모두 이해한다는 것은 욕심에 불과하다는 것도 안다. 가장 쉬운 것, 당장 생명을 지키기 위해 필요한 응급 사혈요법만이라도 배워서 응급 치유를 해보고 그 치유 효과를 몸으로 느껴 입증이 되면 그 다음 중병을 다루는 깊은 공부에 들어가 보면 심천사혈요법과 현대의학을 접목했을 때 치유 효능은 상상하지 못할 정도로 높아질 것이란 생각은 쉽게 할 수 있을 것이다.

나는 언어로만 아닌 직접 시술로서 치유의 효능을 입증시켜줌으로서 기존의 의술 고정관념의 잘못됨을 바꾸어

주려는 목적으로 심천가 건강타운을 설립하여 대학, 병원, 실버타운에서 환자에게는 치유의 입증을 보여주고 노인들에게는 나이를 거꾸로 먹는 회춘의 모습을 보여 줄 것이다.

나의 이러한 꿈이 가시화되기 전까지 응급사혈 요령만이라도 배워두면 우선 큰 고통과 응급 시 죽음은 모면할 것이다.

※ 응급 시 가장 빠른 치유 효능을 내는 사혈점 ※

1. **심장마비** : 먼저 5번 협심증혈 사혈을 한 다음 30번 급체혈 사혈, 한 곳에 5-7회 정도 사혈을 해주면 99% 정도 회복 가능하다.

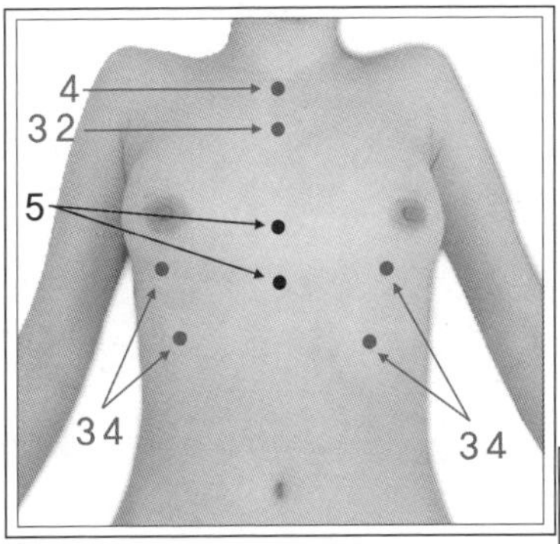

5. 협심증혈

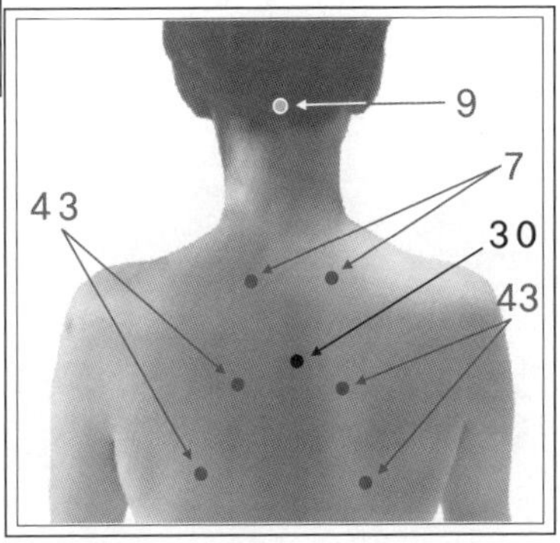

30. 급체혈

＊ 만약 심장마비가 치유된 후 책에서 기준으로 하는 만큼 사혈을 해준다면 두 번 다시 심장마비로 쓰러지는 일은 없다.

2. 위경련, 급체 : 30번 급체혈 - 2번 위장혈 순서로 5-7회 정도 사혈, 치유 확률 99%.

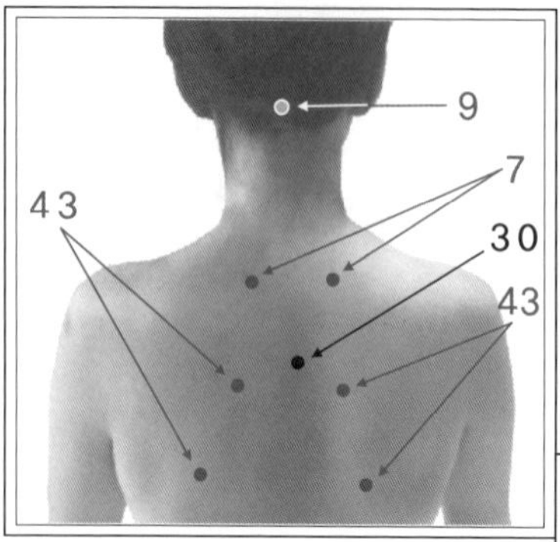

30. 급체혈

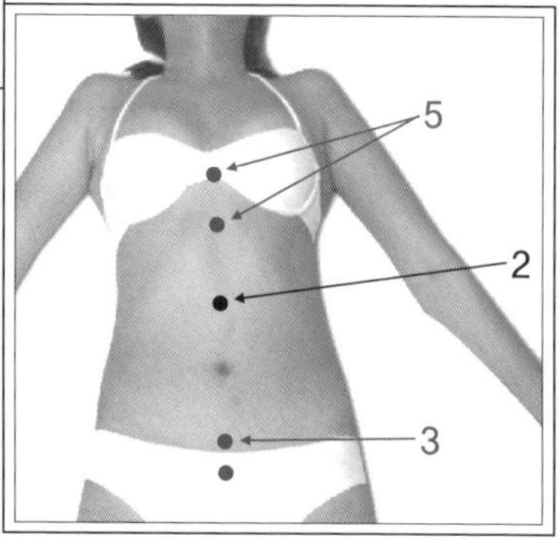

2. 위장혈

＊ 만약 평소에 30 - 2번 혈을 책에서 기준으로 하는 만큼 사혈을 해준다면, 엎드려서 밥 먹고 곧바로 돌아누워 자도 체하거나 위경련이 일어날 일이 없다.

3. 중풍 : 6번 고혈압혈, 1번 두통혈, 9번 간질병혈, 31번 중풍혈을 8회 정도씩 3일 간격으로 5회 정도만 사혈을 곧바로 해준다면 기존의 치유 효능보다 10배 정도는 치유 효능이 빠르다.

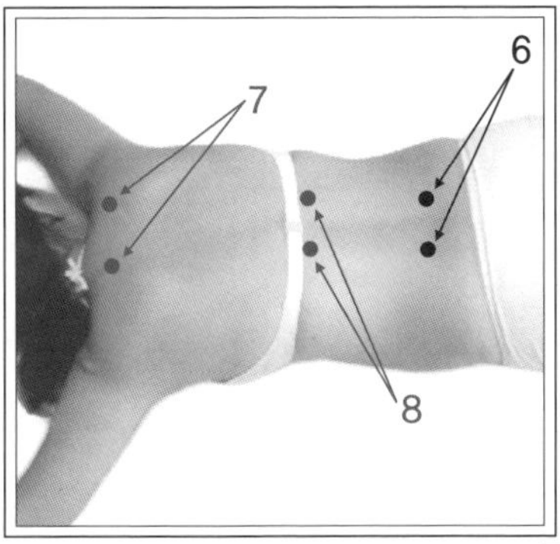

6. 고혈압혈

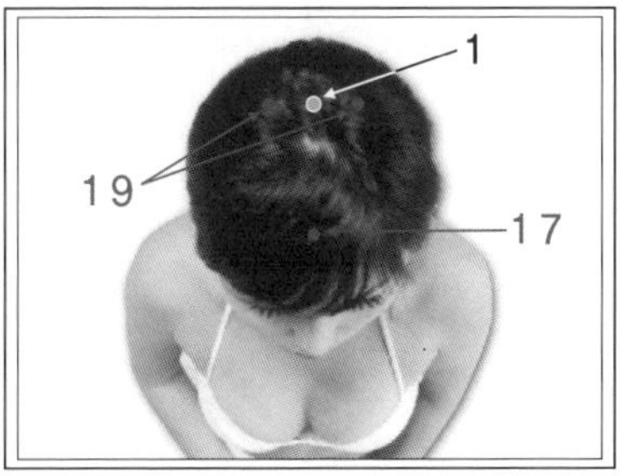

1. 두통혈

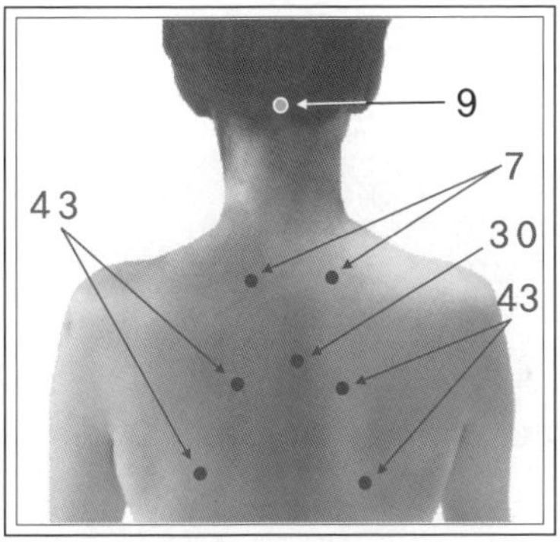

9. 간질병혈

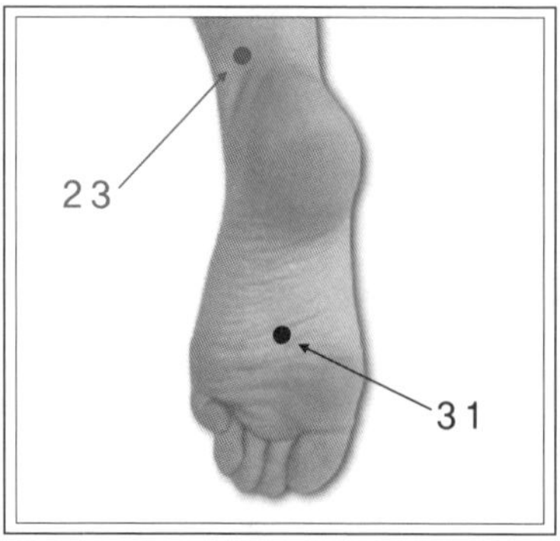

31. 중풍혈

* 만약 책을 이해한 다음 2-3-6-8번 혈을 사혈의 순서에 맞게 사혈을 끝낸 후 1번 혈만 책에 기준한 만큼 사혈을 해준다면, 중풍, 치매, 고혈압, 당뇨, 신부전증, 백혈병, 암 정도는 오라고 고사를 지내도 발병하지 못한다.

4. **식물인간** : 교통사고, 뇌진탕, 연탄가스 중독, 뇌출혈 어떠한 원인에 의해 발생하였든 치명적 파손만 아니라면 중풍사혈처럼 6-1-9-31번 혈을 사혈해주면 기존의 치유법보다 10배 정도는 치유 효능이 높게 나타날 것이다.

* 식물인간의 경우 인연이 닿지 않아 직접 치유해 본 경험은 없다. 하지만 인체의 생리구조와 식물인간이 되는 이치를 진리와 이치로 풀어보면 그 치유 효능은 의심하지 않는다.

5. **두통** : 그동안 임상 결과로만 보면 뇌종양과 뇌암만이 아니라면 어떠한 원인에서 오는 두통도 치유해서 실패를 한 환자는 경험하지 못했다. 통상적 악성 빈혈,

고혈압, 당뇨병을 가지고 있지 않은 환자는 1번 두통혈만을 사혈해 주어도 90% 이상 치유가 되고 1번 두통혈을 사혈하고도 치유가 되지 않을 때 추가로 9번 간질병혈만 추가해주면 앞의 증세가 없는 환자는 99% 정도 치유가 된다.

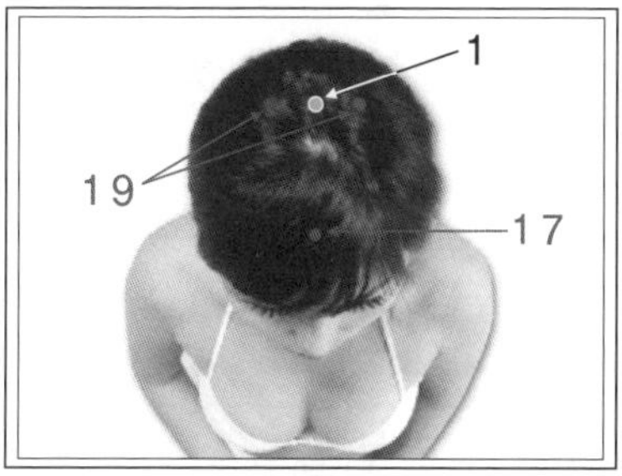

1. 두통혈

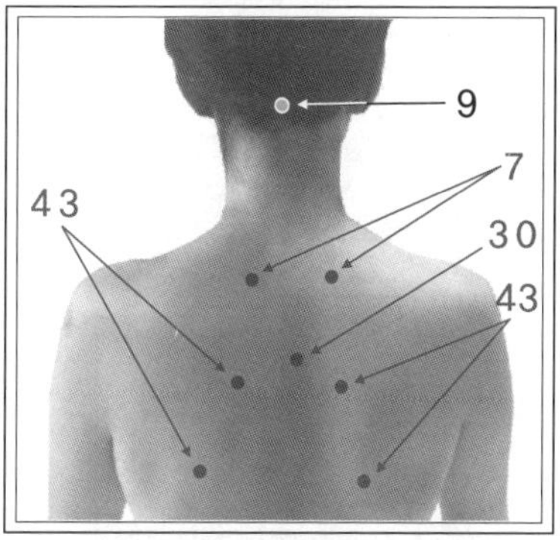

9. 간질병혈

* 악성 빈혈, 고혈압, 당뇨병, 천식 등을 동반한 환자가 만성두통이 있다면 신장과 간 기능이 떨어진 합병증으로 전반적 혈액 속의 산소 부족이 원인이 되어 오는 두통으로 2-3-6-8번 혈을 책의 순서대로 사혈을 한 후 1-9번 혈을

사혈해준다면 원인을 불문하고 99% 두통은 치유가 된다.

앞의 증세가 있다고 해도 1-9번 혈만 사혈을 해주어도 80% 이상 치유가 되거나 호전이 된다.

6. 다리에 쥐가 자주 나는 증세 : 뒷 종아리 부위에 쥐가 날 때는 6번 고혈압혈과 10번 알통혈 사혈. 앞정강이나 발가락 쪽이면 6번 고혈압혈과 3번 뿌리혈, 44번 앞쥐통혈 사혈.

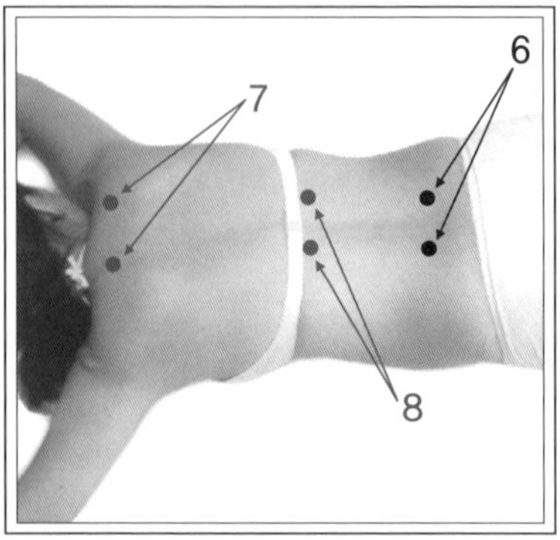

6. 고혈압혈

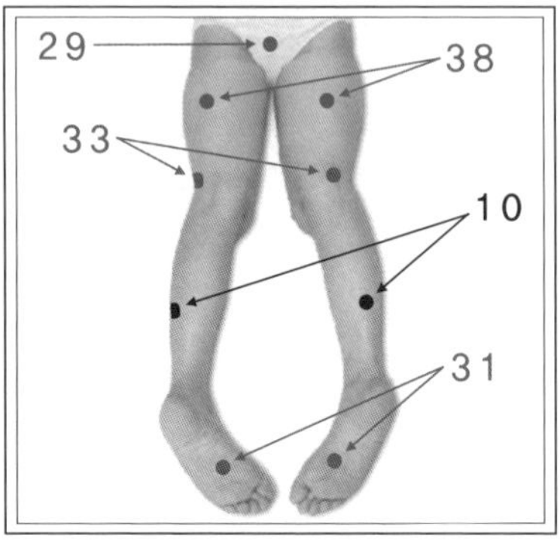

10. 알통혈

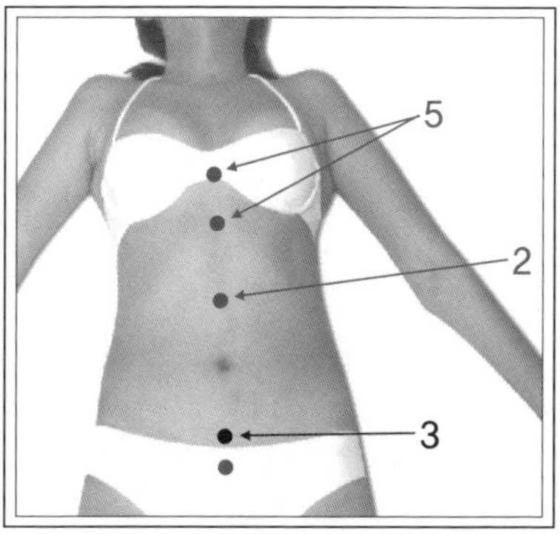

3. 뿌리혈

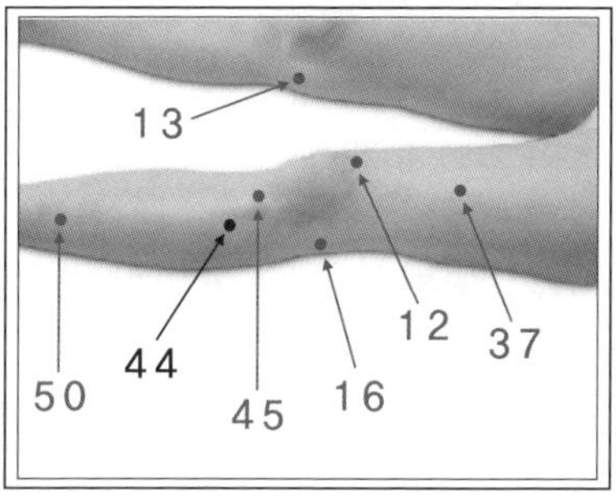

44. 앞쥐통혈

7. 감기, 기침이나 고성방가로 목소리가 나오지 않을 때 : 4번 감기혈, 18번 침샘혈 사혈.

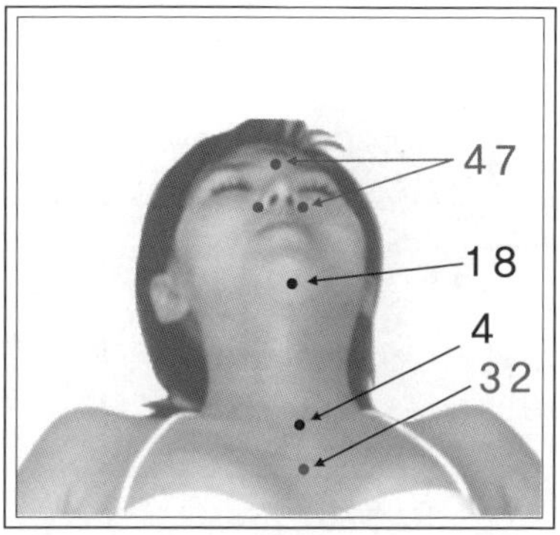

4. 감기혈
18. 침샘혈

8. 천식, 가래 : 5번 협심증혈, 32번 기관지혈, 4번 감기혈 사혈.

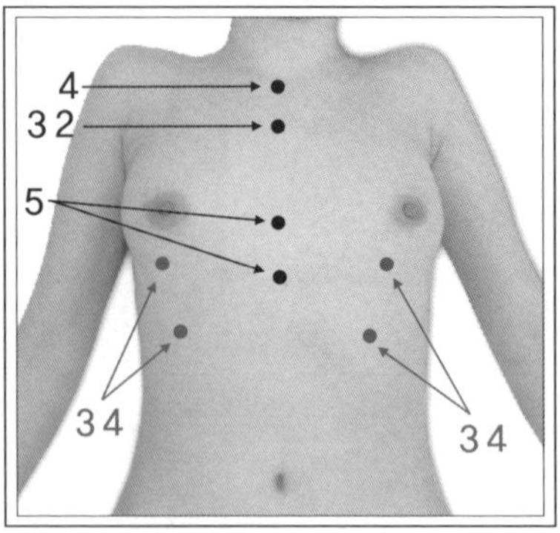

5. 협심증혈 32. 기관지혈 4. 감기혈

9. 숨이 막히고 가슴이 답답할 때 : 5번 협심증혈 사혈.

10. 풍치, 이가 시린 증세 : 39번 풍치혈을 7회 정도 사혈, 만약 어혈과 생혈이 반 정도 비중이 될 때까지 어혈이 쉽게 나와 준다면 사혈 후 곧바로 찬물을 마셔도 이가 시리지 않다.

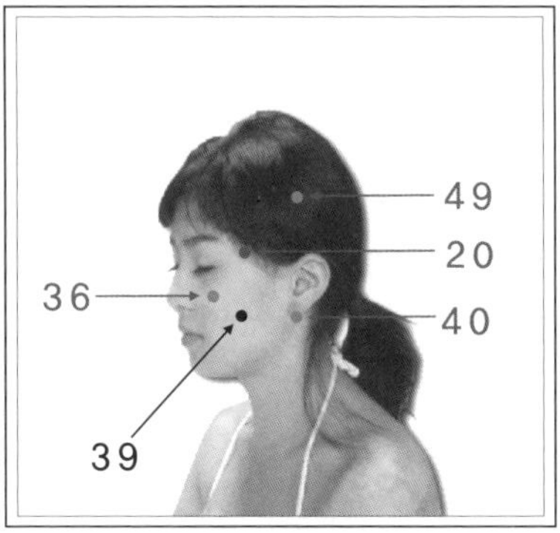

39. 풍치혈

11. 고열 : 감기몸살, 장티푸스, 백혈병, 신부전증, 어떠한 증세가 원인이 되어 고열이 나도 8번 신간혈을 사혈해주면 고열이 내린다.
(주의점 : 응급사혈로 5~8회 정도 사혈해서 해열이 되면 기본사혈로 돌아가야 한다는 점을 명심할 것.)

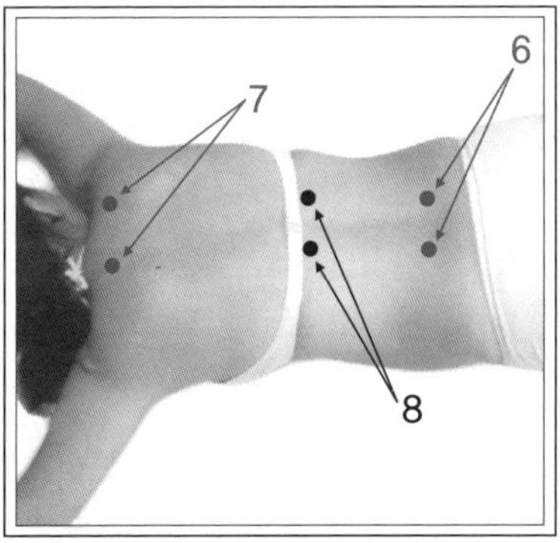

8. 신간혈

◈ 참 고 사 항 ◈

* 알레르기 반응, 두드러기 증세도 응급사혈로 8번 신간혈을 사혈해주면 큰 효능은 보나 8번 신간혈은 체력 기복이 심한 혈이므로 응급사혈 범위를 넘어가면 체력저하로 고생할 위험이 높다.

* 위 사혈점은 응급사혈 사혈점으로 치유 효능은 99% 정도 치유 효과가 나타난다. 하지만 그 치유 효능은 결과치유로써 원인치유인 2-3-6-8번 혈의 사혈을 책의 주의점, 사혈 순서를 지키며 해야 부작용을 피할 수 있고 재발을 하지 않는다.

* 응급 사혈의 정의는 1주일 1회, 7일 간격 사혈 기준,

심천사혈요법 부항기 원형1호 컵으로, 반 컵 기준 1일 20컵을 했을 때 최대 5회를 넘지 않는 수준을 말한다.

* 응급 사혈로 치유 효능을 보았다 하여 이곳저곳 아픈 부위에 마구잡이식 반칙 사혈을 하면 피 부족 현상으로 고생을 하는 것은 피해 갈 수 없다.

* 심천사혈요법을 제대로 이해를 못한 상태에서 응급 사혈을 했다면 사혈을 끝낸 후 2개월 정도 휴식을 취한 다음에 다시 기본사혈의 2-3-6번 혈 순서로 하면 된다.

* 어떠한 증세이던 그 증세가 왜 오는지 사혈을 해주면 어떠한 이치에 의해 치유되어 지는지 하는 점을 이해하면 앞의 증세들이 치유가 되는 것은 상식이 된다. 하지만 앞의 증세가 왜 오는지 사혈을 해주면 몸에서 어떠한 변화가 일어나는지 그 이치를 모르는 상태에서 치유가 되는 모습을 지켜보면 기적으로 보일 것이다.

* 사람이 살다보면 순간적 어떠한 일을 당할지는 누구도 모른다. 앞의 응급 사혈 정도만 이해하고 있어도 응급 상황 시 대처할 능력, 당장 죽음은 피할 수 있다. 죽고 나서 후회 해본들 의사를 비롯한 누구도 책임질 수 있는 사람은 없다는 것을 명심해야 한다.

* 만약 이 글을 읽는 의사가 기존의 고정관념을 잠시 접어두고 실험삼아 심장마비, 중풍, 위경련 등 앞에 나열된 증세만이라도 직접 심천사혈요법을 시술해본다면 기존의 고정관념 의술이 무엇인가 크게 잘못되었다는 사실을 깨닫게 될 것이고 많은 환자를 질병의 고통에서 벗어나게 해줄 능력이 생길 것이다.

15. 응급 가정 처방

● 산에 갔다가 벌레나 송충이에 쏘여 가려울 때 머위 줄기 즙을 내어 그 즙을 바르면 30분 이내에 가려움증이 완벽히 없어진다. 벌레나 송충이 독은 대부분 산 성분인데 그 독은 식물 중 비린 맛이 나는 식물의 즙을 발라 주면 해독이 된다.

● 갑자기 두드러기가 심하거나 알레르기 증세가 심할 때.
두드러기나 알레르기 증세는 신장 기능 저하의 요산이 주범인데, 이 요산은 마른 오징어 3마리 정도를 삶은 다음 그 물을 마시면 요산독이 해독되어 두드러기나 알레르기 증세가 가라앉는다. (재발을 하지 않게 하기 위해서는 요산해독제(약산해독제)를 섭취하며 2-3-6-8번 혈을 주의점과 사혈의 순서를 지키며 사혈해주면 된다.)

● 뱀에 물렸을 때.
일차로 뱀에 물린 장소에 직접 8회 정도 사혈을 해준다. 그 다음 혈액 속에 퍼진 독을 해독해주면 된다. 뱀독은 음독으로서 음독에는 양독이 들어가면 해독이 된다.

식물 중 양의 성분으로 극양에 해당하는 것이 옻독이다. 마른 옻 껍질 : 600그램, 옥수수 수염 : 300그램, 머위 뿌리 건조한 것 : 300그램, 머리 쑥 : 건조한 것 200그램, 복분자 : 150그램, 은행잎 : 150그램을 넣고 푹 달여서 식힌 다음 한 사발씩 하루 3회 정도 마시면, 뱀독이 퍼진 부위는 독이 풍겨 나오느라고 노랗게 변하며 해독이 된다. 여기에 뱀독을 더 빨리 빼고 싶으면, 독이 퍼진 부위에 다침을 30분 정도 놓았다가 침을 빼면 침구멍으로 독이 줄줄 흐를 정도로 빠져나와 치유가 빠르다.

● 화상을 입었을 때

화독은 양독이라서 극음이 만나면 해독되는데, 극음의 성질 중 주변에 제일 흔한 것이 '오이' 다. 조선 오이를 강판에 갈아 그 즙을 화상을 입은 부위에 발라주면 따갑고 화끈거리는 현상이 20분 이내에 금방 가라앉는다.

그 다음 깨끗한 물로 환부를 씻은 다음 알콜로 소독을 한 후 식용유를 촉촉하게 발라주고, 식용유가 건조되기 전에 반복적으로 발라주면 웬만한 화상은 염증도 흉터도 남지 않는다. 피부의 짓무름, 피부병, 개의 비리 피부병, 무좀도 콩기름을 충분히 3회 정도만 발라주면 깨끗하게 치유가 된다.

무좀은 26-27번 무좀혈을 사혈해주어야 재발을 하지 않는다.

(콩기름의 약리작용은 세균의 침입을 막고 유막을 형성해 피부 건조를 막기 위함이다. 콩기름의 유막은 기존의 침입 세균은 숨을 쉬지 못하게 하여 죽이고 외부 침입 세균은

콩기름에 붙는 순간 빠져 죽기에 웬만한 세균 감염성 피부병은 모두 치유가 된다.)

영상편

1. 영성 교정이란

영성(성격) 교정이란 그 사람의 운명을 바꾸어 주는 일이다.

사람은 누구나 태어나기 전에 이미 성격이 결정지어져 있다.

영성은 이 한생에서 형성되는 것이 아니고 하나의 작은 미생물에서 현세에 이르기까지 한생 한생 살아오면서 주변 환경에서 살아남는 방법을 깨우쳐 축적된 것이 영성이기에 전생에서 이생으로, 이생에서 다음 생으로 이어지며 적응적 깨우침으로 진화를 하기에 성격과 운명은 타고난다 하는 것이다. 깨우침을 얻으면 얻은 대로 어리석으면 어리석은 성격 그대로 다음 생에 태어나는 것이 윤회의 업장인데 사람은 누구나 자신의 성격대로 행동을 하고 그 행동에 따라 운명이 결정지어지니 성격(영성)은 운명, 팔자를 결정짓는 결정적 역할을 한다. 문제는 이렇게 중요한 성격(영성)은 지식의 교육만으로는 바꿀 수가 없다는데 있다.

왜냐, 운명이란 공생 공존의 마음흐름 법에 의해 결정지어지고 그 이치는 상대가 나의 행동을 어떻게 보아주는가 하는 것에서 결정지어지기 때문이다. 이러니 학교의 지식적 교육, 경쟁에서 이기는 교육은 아무리 많이 공부를 하여도 그 공부가 이기심은 키워도 성격과 운명을 바꾸는 공부가 되어주지 못한다.

예를 들어 아무리 고등교육을 받고 좋은 회사에 취직을 했다 해도 주변 사람에게 미움을 받고 왕따를 당하는 성품을 가졌다면 그 교육적 지식은 무용지물이 되고 만다.

사람이 한 생을 사는 동안 행복과 불행을 결정짓는 결정적 요인은 지식이 아닌 진리의 깨우침 즉 영성이 결정한다.

욕망, 욕심, 이기심의 마음 기준으로 사물을 보면 지식적 교육을 많이 배운 사람이 출세도 하고 돈도 많이 벌며 행복한 삶을 살 것으로 보이지만, 실제 그 사람의 운명을 결정짓는 중요 요인은 공생 공존의 우리 법의 영성을 얼마나 가지고 있느냐가 결정을 한다는 것이다.

이 답은 주변을 둘러보면 쉽게 나올 것이다. 학교에서 유별나게 공부를 잘하고 좋은 대학을 좋은 성적으로 나온 사람을 살펴보라. 부부간에 행복한 가정을 꾸미는 사람 거의 없고, 부모에게 효도하고 형제간에 우애 있게 지내는 사람 없으며, 친구간에 마음 털어놓고 의논할 친구 하나 없을 것이다. 이것이 바로 암기식 지식교육은 이기심만을 키운다는 증거가 되고 이기심 교육의 한계점이다.

여기에 사회적으로 성공 정도를 보아도 기껏해야 대기업의 중견 간부 정도로 일생을 마칠 것이다.

우리나라 대기업이나 중소기업 사장의 학력을 조사해 보면 고등학교 졸업 정도, 대학을 졸업해도 중간 성적 정도의 학력 소지자가 90% 정도를 차지할 것이다. 일반적 상식으로 보면 많이 배운 사람이 더 잘 살고 부모에게도 효도를 할 것 같이 보이지만 그렇지 못한 이유는 이 사회는 공생 공존의 우리법의 규칙에 의해 움직이고, 우리법의 이치 영성을 얼마나 가지고 있느냐가 자신이 하는 일을 남들이 얼마나 공감을 받느냐가 운명 결정을 하기 때문이다.

경제적인 부(富)도 가진 사람과 못 가진 사람의 분명한 차이점이 있다. 가진 자일수록 적은 돈을 소중히 다룰 줄 알고, 못 가진 자일수록 적은 돈을 소홀히 하며 항상 그까짓 것으로 표현을 한다. 진리적 사고로 보면 적은 돈이 모여 큰돈이 되는 것이지, 처음부터 큰돈을 축적할 수 없는데도 말이다.

이것은 욕망과 이기심을 기준하여 사물을 보면 돈을 모으는 과정은 보이지 않고 이미 모여진 돈만을 보는 시각 차이 때문이다. 지금 이 사회의 지식 대부분은 경쟁에서 싸워 이기는 이기심 교육이다. 경쟁, 이기심, 욕망의 끝은 정신적 황폐화와 인류의 파멸을 앞당기는 일만 할 뿐, 행복한 삶의 질을 높이는 것과는 전혀 무관하다. 다만 욕망의 안경을 끼고 사물을 보니 착시현상으로 보이는 망상일 뿐이다.

인간이 즐거움을 느끼는 순간은 자신이 하고자, 이루고자, 하는 일들이 이루어지는 순간이다.

진리 법을 기준한 시각으로 사물을 보면 자신이 하고자 하는 일들이 이루어질 것인가, 이루어지지 않을 것인가는 이미 시작하기 전에 결정지어져 있다. 자신이 하고자 하는 일이 더불어 공생 공존 법에 합당한 일이면 모든 사람에게 공감을 받으니 이루어지고, 나만을 생각하는 이기심에서 출발된 일이라면 모든 사람의 배척의 대상이 되기에 이루어지지 않는다. 이렇게 이미 정해진 일을 두고 이루어지지 않을 일에 목을 메고, 그 일이 이루어지지 않는다고 스트레스를 받고, 몸과 마음을 황폐화시키는 자신을 돌이켜 본다면 자신의 무지가 부끄러울 것이다.

여기에 진리의 마음안경을 꼈던 이기심의 마음안경을 꼈던 자신이 생각하면 항상 자신의 생각이 옳다고 느껴진다는 점을 안다면 자신의 아집이 원인이 되어 고통의 늪에서 빠져 나오지 못함도 보일 것이다. 이렇게 중요한 영성(본성)은 부모가 물려주는 것도 아니요, 지식의 교육으로 바뀌어지는 것도 아니다.

오로지 진리와 이치를 깨우쳐 진리의 눈으로 사물을 보는 생각을 키워가는 길뿐이다.

자신의 영성을 바로잡는 길은 마음의 다짐만으로는 되지 않는다. 자신의 영성이 어떠한 이치에 의해 만들어졌고, 어떠한 이치에 의해 마음작용이 일어나는지 그 이치를 알아채고, 원인을 바꾸어 결과를 바꾼다는 마음으로 자연의 섭리법을 깨우치는 길뿐이다.

인체의 마음작용, 생리이치를 보면 사물을 보는 마음안경은 3가지가 있다. 이 3가지의 마음안경 중 어떠한 마음안경을 끼고 사물을 보느냐에 따라 성격과 운명이 달라진다.

여기에 뇌의 생리, 마음 작용이치를 이용하면 영성 교정이 그렇게 어려운 것만은 아니다.

뇌란 놈은 체세포의 약 6분의 1 정도 숫자를 가지고 있다.

일반 체세포는 분열과 동시에 전생의 영성을 가지고 태어나는데 뇌세포는 체세포가 분열된 후, 체세포의 영성이 2차로 뇌세포에 전달되어 후천적으로 생성되기에 자체적 영성은 가지고 있지 않다. 즉, 뇌세포가 처음 분열할 때는 공 테이프이다가 체세포의 분열과 동시에 체세포의 영성이 후천적으로 녹음되기에 이 기능을 이용하면 기초영성 자체를 바꿀 수 있다.

이러한 생명의 이치는 대단히 중요하다. 이 이치를 올바로 알아야만 뇌의 마음작용의 이치를 풀어낼 수 있기 때문이다.

즉, 뇌세포에 녹음기억은 인위적 조정이 가능하다는 것이다. 우리가 5색 물감의 혼합 비율에 따라 무수한 색을 새로이 창조할 수 있듯이, 12뇌의 기억들이 합쳐지면 무수한 생각을 할 수 있다. 이렇게 재구성된 생각까지도 뇌는 입력을 하고, 그 입력된 생각의 안경을 끼고 사물을 보기에 망상이던 명상이든 일단 그 생각들을 키우면 한없이 커지며 결국은 몸까지 끌고 가, 전혀 다른 운명의 삶을 살게도 한다. 이렇게 변화 무상한 뇌의 기능을 바로 잡고 올바른 영성이 녹음되게 하기 위해서는 출발점부터 바로 잡아야 한다.

시작부터 진리의 마음, 공생 공존의 마음안경으로 사물을 보게 하고 그 마음안경을 통해 키워진 영성으로 뇌 속을 가득채워 놓는다면 우리는 시행착오를 겪지 않고 살 수 있을 것이다.

인체의 3가지 영성 중 성격과 운명을 결정짓는 중요 영성은 2가지다.

1) 자신 한 몸 살아남기 위하여 형성된 이기심.

2) 먹이사슬 연결고리에 의해 공생 공존의 영성에서 도출된 양심의 마음.

이 두 가지 영성 중 어느 영성에서 출발하여 그 생각이 커졌느냐 하는 것이 성격과 운명을 결정짓는다는 것이다.

양심의 마음에서 출발을 했던, 이기심의 마음에서 출발을 했던 제3의 영성인 의식이 내 몸을 관찰하고 있지 않는 한, 우리는 어느 곳에서 출발된 생각인지 의식을 못한 채 그 생각을 키우고 그 생각이 커지면 행동에 옮긴다.

잘못된 마음은 시작단계에서 차단하여 그 생각이 커지지 못하도록 하는 것이 자신을 다스리는 것이다.

나만을 위한 이기심의 마음에서 떠오른 생각은 망상이라는 단어를 붙여 출발부터 잘라버리는 것이다. 문제는 대부분의 사람은 제3의 마음(영성), 의식이 너무 약하게 작용하기에 제2영성 양심의 마음에서 도출된 생각이든, 제1영성 이기심의 마음에서 도출된 생각이든, 제3의 영성인 의식이 의식을 못한 채 그냥 키워간다는 것에 문제가 있다. 이러한 모순의 삶을 살기에 자신이 원하는 삶을 살지 못하는 것이다.

자신을 다스리고 영성 교정을 하기 위해서는 이 제3의 영성인 의식을 인위적 노력으로 키워야 된다는 숙제가 있다. 즉, 나의 본체인 의식의 마음을 키워 마음이 일어나는 순간, 그 마음이 양심의 마음에서 출발된 것이면 키우고 이기심에서 출발된 마음이면 시작단계에서 망상이라는 단어를 붙여 잘라버려야 한다는 것이다. 이것이 자신을 다스리는 힘이다.

난 제3의 영성을 율법, 의식, 본체란 말로 함께 쓰는데 그 이유는 이렇다.

자연계의 모든 생명체 동물, 식물, 인간, 곤충, 미생물 모두가 모두 다른 영성을 가지고 독자적 자유로운 삶을 사는 것처럼 보여도, 사실은 거대한 율법의 규칙에 따라 모였다 흩어지기를 반복하며 더불어 상호 적응적진화를 함께 하는데 이 과정이 일정한 율법의 정해진 규칙에 따라 일정 주기로 반복된다는 것이다. 이 제3의 영성이 율법이고, 나의 본체이고, 의식이라는 것이다. 이 제3의 영성을 몸 안에 끌어들여 키우고 자신의 육신을 모두 지배한다면 온전한 화신체라 할 수 있다.

이 본체 율법을 풀려면 왜 인간을 소우주라 하는지 그 이해가 되어야 이해가 쉬울 것이다.

인체의 8조 마리나 되는 모든 생명체는 모두 독자적 영성을 따로 가지고 있고, 각 생명체들이 공생 공존의 법칙으로 서로 역할분담을 하며 한 몸을 한 국가의 형태로 유지해서 살아가는 것을 외관상은 저절로 사는 것으로 보이지만 실제는 거대한 자연의 섭리 법에 의해 보이지 않는 영의 성질의 세계의 지시에 의해 화현물로 살아가고 있다.

이 법은 모든 생명체가 이승에서 육의 생애를 마치면 그 영성만이 영혼이 되어 우주의 성질(영혼)의 세계로 돌아가는데, 모든 생명체의 영혼이 우주에 모여 5색을 합치면 새로운 색이 탄생하듯, 제3의 영성으로 도출 구성된 영성인데 이 법은 더불어 공생 공존의 율법으로 되어 있다.

이 율법 영성이 바로 진리요, 하나님이요, 부처님이 되는 것이다.

모든 생명체는 이 율법의 규칙에 의해 탄생되고 생명을 이어가기에 이 율법에 어긋난 생각, 행동을 하게 되면 율법을 어긴 만큼 인과응보 법의 심판을 받고 자연도태 된다.

난 이 율법의 영성을 제3의 영성이라 하는데 나를 태어나게 한 본체이기도 하다.

이러하기에 누구나 본성은 다 가지고 있다 표현을 하며 제3의 영성을 키워 그 영성이 나의 육신을 지배하게 하면 성인이 되고 제1의 이기심의 영성이 나의 육신을 지배하면 동물처럼 타락한 인생을 살게 된다. 깨우침의 길이란 이 3의 영성을 내 몸 안에 키워서 고착화시키고 제1영성 이기심에서 도출되고 키워져 자리 잡은 영성을 몰아내고, 자연의 섭리인 생명의 이치, 윤회의 이치, 마음 작용의 이치, 영혼 영생의 이치인 율법의 영성으로 바꾸어주는 일이다.

윤회의 이치 법 하나만을 이해하여도 이 한생 모두를 투자해서 깨우침을 얻을 수만 있다면 이 한생 정도의 시간 투자는 아까울 것이 없게 느껴진다. 왜냐, 이 한생에서 깨우친 영성이 보태져 다음 생에 그대로 태어나고 이어짐을 안다면 이생에서 깨우치지 못하면 그 우매함이 다음 생에 그대로 이어지고 그 우매한 마음이 행동으로 이어져 고통의 윤회의 삶을 거듭한다는 것을 알아낸다면 결코 진리의 깨우침을 소홀히 하지는 못하기 때문이다.

윤회 법을 기준하면 부모가 자식에게 물려주는 것은 육신 뿐 영성과 영혼을 물려주는 것이 아니다. 영혼의 발현 과정을 보면 정자와 난자가 만나는 순간 전생의 영혼이 들어가고 체세포 분열이 진행되어가는 만큼 그 영성이 발현하며 체세포 분열이 끝나면 하나의 독립된 영성이 완성되는 것이다. 그 시기는 대략 13-15세 정도가 된다.

난 이 영성 영혼을 씨앗이라 표현을 하는데 영성 영혼이 인체에 착상하는 것을 발현이라 한다.

수없는 윤회의 과정을 거듭하며 조금씩 진화한 이 영성은 태어나기 전에 이미 형성된 영성이라서 부모의 교육에 의해 쉽게 바뀌어지지 않는다. 전생의 기억을 우리는 특기라 표현을 하는데 유난히 한 분야를 잘하면 전생에서 그 일을 했다고 보면 된다.

사람마다 다 다른 성격을 가지고 태어나는 것은 사람마다 살아온 환경이 다 다르기 때문이며 그 영성은 한 생명체가 자신이 주변 환경에서 살아남는 방법을 조금씩 터득하여 누적된 것이 각 사람의 영성이다. 이러한 영성은 마치 씨앗처럼 소나무 씨앗을 심으면 소나무가 나오고, 밤나무 씨앗을 심으면 밤나무가 나오듯, 이미 태어나기 전에 형성된 것이라 인위적인 교정이 어렵다. 다만 같은 나무를 심어도 척박한 고지대에서 자란 것과 비옥한 곳에서 자란 것이 외형의 변화 차이가 있을 수 있지만 그 본성 자체는 변하지 않는다. 즉, 척박한 고지대의 나무를 옮겨 비옥한 토양에 심어주면 다시 온전한 소나무의 외형을 갖추듯, 소나무로서의 본성 자체는 쉽게 바뀌어지지 않는다는 것이다. 사람 또한 주변 환경에 따라 지식 정도에 따라 외관상 조금 다르게 보일 수는 있다. 하지만 본성 자체는 콩 심은데 콩 나고, 팥 심은데 팥이 나지 콩 심은 곳에 팥이 나오지는 않는다. 이러하기에 "팔자는 타고 난다."

표현을 하며 운명은 거역할 수가 없다고 표현을 하는 것이다. 이러한 윤회의 이치를 안다면 인위적으로 자식의 직업을 선택해주려는 부모의 욕심이 얼마나 무의미하고 무지한지 알 수 있을 것이다.

진리가 아닌 지식의 교육만으로 자식의 운명은 절대 바꾸어 줄 수 없는 것이 공생 공존의 마음흐름 법이다.

지식의 교육으로 부모가 자식에게 해줄 수 있는 한계점이란, 부모는 밭이다 하는 개념만 갖으면 된다.

고추나무가 되었던 오이나무가 되었던 밭은 그 품종을 선택할 권한이 없다. 다만 운명적 심어진 곡식이 본성대로 성인이 될 때까지 18세 정도까지 키워주는 것으로 그 임무는 다한 것으로 받아들이는 것이 자연 섭리 법에 순응하며 사는 길이다. 부모 밭의 최대 권한과 책임은 성인이 되기 전 까지다.

즉, 밭에 콩이 심어졌다면 콩이 여물 때까지만 부모의 권한이고 책임이 있는 것이지, 그 콩이 여문 후에는 두부가 되던 청국장이 되던 부모의 권한 밖의 일이라는 것이다.

이 과정만을 보면 인간의 삶은 참 허무한 것이 된다.

이미 정해진 운명대로 살아가는 자식을 지켜만 볼 수 밖에 없고, 자신 또한 타고난 팔자대로 살 수밖에 없으니 말이다. 하지만 영성이 어떠한 과정에 의해 형성이 되고 운명이 어떠한 이치에 의해 원인 결과 법으로 결정지어지는가 하는 이치를 깨우치면 운명이 결정지어지는 원인 자체를 바꾸어 그 결과인 운명 또한 바꿀 수 있는 길이 있다.

사람은 누구나 자신의 성격대로 행동을 하고 그 행동이

운명을 결정짓게 되어 있다. 이렇다면 성격(영성)을 바꾸어 주면 행동이 바뀌고, 행동이 바뀌면 운명 또한 바뀌는 것이 순리 법인데 이미 태어나기 전부터 형성된 성격을 어떻게 바꾸어 잘못된 운명을 바로 잡을 것인가 하는 것이 오늘의 화두이고 영성 교정이다.

사람은 누구나 3가지의 영성을 가지고 있다. 그 중 두 가지 영성이 운명을 결정짓는 결정적 역할을 한다. 그 두 가지의 영성이 어떻게 형성이 되고 다르게 나타나는지 살펴보자.

제1영성 : 하나의 작은 생명체가 수많은 윤회의 적응 적진화를 하면서 자신 한 몸 살아남기 위한 방법을 깨우쳐 지니고 있는 영성이 보통 우리가 일상적 떠오르는 영성(성격)이다. 이 영성은 처음 형성될 때부터 자신 한 몸 살아남기 위해서 형성된 영성이라서 본능적 모든 사물을 자신의 이득 쪽으로만 보기에 이기심, 욕망의 마음으로 표출이 된다.

이러한 마음 안경으로 사물을 보면 남이야 죽든 말든 자신만 이득이 되면 그만이라는 쪽으로 생각이 기울고, 자신의 그러한 행동이 옳다고 느끼고 스스로 합리화시키며 고착화되어 일상적 행동으로 나타난다. 이러한 행동은 우리 법, 공생 공존의 법이 아닌 나 법인데 자연의 섭리 법은 우리 법으로 되어있기에 우리 법에 어긋난 만큼 남에게 멸시, 불신, 미움의 대상이 되기에 고달픈 인생을 살 수 밖에는 없다.

제2영성 : 모든 생명체는 모두 독자적 영성을 다 지니고 있는데 그 영성이 먹이사슬 연결고리에 의해 혼합이 되어 재

창출된 영성이 있다. 난 이 영성을 제2의 잠재적 영성, 공생 공존의 진리 법이라 하는데 이 법은 나만을 위한 나 법이 아니고, 더불어 공생 공존하는 우리 법으로 되어 있다.

이 영성은 양심의 마음으로 표출이 된다. 이 양심 법은 제2의 잠재적 영성이라 약하기에 이기심 뒤에 숨어는 있지만 공생 공존의 자연의 섭리 법, 먹이사슬 연결고리에 의해 형성된 영성이라서 배우지 않아도 이미 알고있고 남을 평가할 때는 이 법으로 옳고 그름을 판단한다.

사람의 성격은 이 두 가지 영성 중 어떠한 영성이 자신의 육신을 지배하고 사물을 보느냐에 따라 성격이 달라지고 운명 또한 달라진다. 문제는 제1영성, 제2영성, 어떠한 영성이 자신의 육신을 지배하던 자신은 의식을 못한 채, 항상 자신의 생각이 항상 옳다고 느껴진다는 점을 명심해야 한다.

이 부분만 의식하고 알아낸다면 성공한 삶을 살 수 있다.

왜냐, 자연계의 모든 생명체는 공생 공존의 우리 법에 의해 살고 있기에 우리 법을 거역하면 진리 법을 어기는 것이 되어 인과응보의 벌로 자연 도태되게 되어 있기 때문이다.

즉, 자신만의 이익을 생각하는 이기심은 누구의 공감도 받을 수 없기에 자연 배척의 대상이 되니 어느 곳에도 적응을 하지 못하고 혼자 외톨이가 되어 쓸쓸히 자연도태되고 만다.

현존하는 모든 생명체가 공생 공존의 우리 법에 순응하지 않았다면 그 생명체는 존재할 수가 없다. 유일하게 인간만이 이 법을 어기고 살기에 고통이란 단어, 스트레스를 많이 느끼며 사는 것이다.

예를 들어 다섯 명이 있는데 다섯 개의 사탕이 있다 하자. 1인당 하나씩 나누어 갖는다면 누구도 서운한 마음은 남지 않고 공평하다 할 것이다. 하지만 한 사람이 이기심으로 2개를 갖는다면 틀림없이 그 중, 한 사람은 못 갖게 되고 못 가진 사람은 한 개 더 가진 사람에게 서운한 마음을 갖는 것은 배우지 않아도 이미 알고 있고, 그 서운한 감정이 쌓여 커지면 힘이 생겼을 때 앙갚음으로 되돌려 주는 행위는, 배우지 않아도 시키지 않아도 스스로 알고 행한다. 이러한 마음흐름 법은 어기는 것이 순리를 거역하는 것이 되고, 고통의 삶으로 스스로 들어가는 길이 된다.

인간 역시 자연의 일부이고 자연의 섭리 법에 따라 진화하였기에 자연의 섭리 법에 순응해야만 행복도 마음의 평화도 얻을 수 있다.

하지만 대부분의 사람들은 이기심 욕망의 마음안경을 끼고 사물을 보고 행동을 하니 안타깝게도 눈뜬장님이 되어 있다. 자신 스스로 이기심의 안경을 끼고 고통의 늪 속으로 들어가 고통을 당하면서도 왜 고통을 당하는지도 모르며 남을 원망하고 남이 자신을 구원해주지 않는다고 남을 원망하며 산다. 이기심의 소유자도 자신이요, 고통의 업 속으로 들어간 것도 자신이기에 그 이기심의 인과응보의 고통 속에서 나올 수 있는 길도 자신 밖에는 없다. 그런데도 자신이 스스로 파고 들어가 앉은 구덩이 속이 답답하다고 아우성치고 누가 자신을 꺼내줄 사람 없냐고 아우성치는 자신의 모습을 뒤돌아보라. 이것이 어리석은 이기심의 소유자가 세상을 사는 모습이다.

자연의 섭리 법은 마음자리 제1영성(이기심)에서 제2영성

(양심)으로 바꾸어 한발만 내디디면 평화로운 삶이 기다리고 있다. 스스로 이기심을 버리고 마음자리를 바꾸어 나올 생각을 하지않고 남이 자신의 고통을 덜어주지 않는다고 남을 원망하는 자신을 돌이켜 볼 줄 안다면 부끄러울 것이다.

인간이 만들어 놓은 법을 몰라서 무지해서 실수를 하였다 하면, 정상을 참작하여 주는 융통성이라도 있지만 자연의 섭리 법은 말없이 지켜만 보다가 법을 어긴 만큼 인과응보 법으로 심판을 하니 무서운 법이다.

인간이 만들어 놓은 법과 자연의 섭리 법은 다르다. 인간이 만들어 놓은 법은 다수의 이기심이 법속에 숨어 있기에 자연의 섭리 법과는 무관하다. 그러기에 법의 의도와는 정반대의 결과로 오히려 법으로 인해 인성과 삶의 질을 황폐화시키지만, 자연의 공생 공존의 섭리 법은 평등 원칙으로 되어있기에 자연의 순리 법은 따르면 모두 이루어지지만, 인간의 힘으로는 바꿀 수도 없고 거역할 수도 없게 되어 있다. 그럼 영성 교정은 무엇이냐 하는 것인데, 어리석은 나 법, 욕망의 마음으로 사물을 보고 키워간 생각들을 우리 법인 공생 공존의 진리 법의 영성으로 사물을 보는 시각을 바로 잡아주는 것이 영성 교정이다.

사람은 누구나 자신의 욕심으로 인해 자신이 손해를 본다는 사실을 알고 있다면 절대 욕심은 내지 않는다. 하지만 어리석은 이기심의 눈으로 사물을 보니 그 욕심이 자신에게 득이 될 거라는 생각이 들기에 욕심을 내게 된다는 것이다. 우리 모두는 같은 사물도 진리의 눈으로 볼 때와 욕망의 이기심 마음으로 볼 때는 다르게 보인다는 점을 명심해야 되고 참 진리의 이치를 깨우치는데 소홀히 하면 그 어리석음으로 인해 오는 고통을 받는 사람은 바로 자신임도 알아야한다.

2. 영성 교류의 이치

우리는 수많은 사람과 만나고 대화를 나누며 산다. 대화란 서로의 생각을 상대에게 전하는 것인데 그 속에는 재미있는 현상이 있다. 입으로 하는 말과 속으로 생각하는 내용이 다르다는 것이다.

우리는 이러한 현상을 '겉과 속이 다르다.', 또는 '이중 인격자다.' 표현을 한다.

누구나 서로의 대화 속에 이러한 괴리가 있다는 것을 어렴풋이 느끼지만 설마 하는 마음으로 무심코 넘겨 버린다. 하지만 삶에 있어서 이러한 괴리가 왜 생기는지 그 이치를 깨우쳐 안다면 원인을 바꾸어 결과를 바꾸는 지혜의 눈을 뜰 수 있고, 마음에 평화와 물질의 풍요를 동시에 얻을 수 있는 힘이 생긴다. 영성 교류의 이치를 쉽게 이해하려면 먼저 자신을 살펴보라.

대화 중 자신의 머릿속 생각과 입으로 하는 말의 내용이 다르다는 것을 느낄 것이다.

내 자신이 이러하다면 상대 역시 같다는 이야기인데 왜 이러한 괴리가 생기는지 그 이치를 알아채는 것이 영성 교류의 이치를 깨우치는 공부다.

인간의 몸속에는 3가지 영성이 존재하며, 제3영성 의식이 약하기는 하지만 1-2영성을 지켜보기 때문에 느낄 수 있는 현상이다. 하지만 대부분은 무심코 넘겨 버린다. 문제는 이러한 현상이 나만 그런 것이 아니고 모든 사람이 동일하다는 것에 있고, 자신은 그러면서도 상대는 그렇지 않겠지 하는 마음이 시행착오의 오점을 남기는 원인 제공이다.

단순하게 생각하면 상대의 머릿속 생각과 입으로 하는 말이 다르다는 것을 안다고 한들 상대 마음 속 생각을 내가 어떻게 알고 대처를 하느냐? 하는 생각도 할 수 있다.

하지만 이러한 생각은 진리의 마음흐름 법을 모르기에 하는 말이다.

우리의 영성이 어떻게 만들어져 어떻게 작용을 하는지 그 이치를 깨우치면 원인을 바꾸어 결과를 바꾸는 가장 상식적인 해답이 나온다. 우리가 사는 사회가 겉으로는 무질서해 보이지만 자세히 들여다보면 모두가 엄격한 자연의 율법 틀 속에 살며, 율법의 적응적진화의 깨우침을 잘한 사람은 행복과 풍요를 누리고 살며, 율법을 어기는 사람은 인과응보의 심판으로 고통의 삶을 살며 시행착오의 삶을 반복한다.

영성 교류의 이치를 깊이 있게 이해하려면 모든 사물은 동질성끼리만 모이려는 본능이 있고, 영성마저도 동질성끼리 모이고, 동질성끼리만 교류를 한다는 이치를 깨우쳐야 한다. 인간의 몸속에는 3가지의 영성이 존재하는데 3가지의 성질이 다른 영성은 동질성끼리만 대화의 교류를 한다는 것이다.

1영성은 1영성과, 2영성은 2영성, 그리고 3영성은 3영성끼리만 대화의 교류가 이루어진다는 것이다. 누구나 3가지 영성은 본질적으로 다 가지고 있는데 먼저 인간의 3가지 영성의 종류부터 살펴보자.

* **제1영성**: 자신 한 몸 살아남기 위한 방법을 터득하며 형성된 영성 : 이기심, 욕망, 요령의 마음.
* **제2영성**: 먹이사슬 연결고리에 의해 혼합되어 제2로 형성된 공생 공존 법의 영성, 양심의 마음, 상대를 배려하는 마음, 진실.
* **제3영성**: 모든 생명체가 육탈을 한 후 영혼의 세계에서 만나 혼합되어 새롭게 도출된 율법의 영성.

이 제3의 영성이 자신의 본체 영성이며 의식의 영성이라 한다.

이 3가지 영성은 한 몸속에 존재하며 서로 육신이란 집을 차지하기 위하여 다툰다.

사람은 이 3가지 영성 중 어느 영성이 자신의 육체를 지배하느냐에 따라 성격과 운명이 달라지고, 자신 주변 사람의 3가지 영성 중 한가지의 영성을 불러내어 자신 주변에 깔고 그 바탕에서 자신의 삶을 살아간다.

하지만 대부분의 사람은 제3영성 의식의 마음이 약하기에, 1-2영성이 번갈아가며 자신의 육체를 차지해도 제3영성 의식의 마음이 약하기 때문에 의식을 하지 못한 채 살기에, 자신에게 일어나는 모든 일이 자신의 행동이 원인 제공을 하고 그 결과로 돌아옴을 모르고 살아간다.

제 3영성 자신의 본체인 의식의 마음이 약한 상태에서는 자신이 자신을 평할 때는 제1영성 이기심 영성으로 자신을 합리화시키고, 남을 평할 때는 제2영성 양심의 마음으로 옳고 그름을 엄격히 논하며, 사물을 논할 때는 제3의 율법의 영성으로 논한다. 이렇게 한 몸속에는 3가지 영성이 존재하며 중구난방으로 육신을 지배하기에 우리는 사람끼리 갈등과 불신을 하게 되고 삶의 장애요인이 끝없이 나타나는 것이다.

만약 인간의 몸속에 한가지의 영성만 존재한다면 우리는 갈등을 할 필요도, 인간끼리의 불신을 할 필요도 없다.

하지만 자연의 섭리 법은 오묘하게도 음과 양을 존재시키고 그 중간에 율법의 본체를 두어 조율하게 하였고 음, 양의 힘을 스스로 조율하게 하여 상호 발전을 하게 만들어 더불어 상생(相生)하게 만들어 놓았다. 만약 이러한 자연의 율법이 존재하지 않았다면 모든 생명체는 존재할 수가 없고 여기에 적응하지 못한 생명체는 모두 자연도태 되게 되어있다.

이러한 율법의 세계, 마음 작용의 이치를 알고 나면 누구도 깨우침을 소홀히 할 수 없고 죄 지을 사람도 없다.

왜냐, 자신의 이기심이 상대의 이기심을 불러내고 그 결과로 자신이 고통을 받는다는 사실을 알고도 죄지을 사람은 없기 때문이다.

자연의 인과응보 법은 어리석은 자의 고통의 업(業)으로, 깨우친 자가 편하게 살 수 있게 만들어 놓았으니 그 오묘함은 신의 극치다.

진리의 마음흐름 법은 참으로 정교하게 되어있다. 모든 사람이 똑같이 3가지 영성을 다 가지고 있고 3가지 영성으로 번갈아가며 대화를 나누지만 대화 속 영성교류는 같은 영성끼리만 한다는 것이다.

내가 제1영성으로 질문을 시작하면 상대도 제1영성으로 대답을 하고 제2영성으로 질문을 하면 제2영성으로 답변을 한다. 이 말은 내가 진실한 마음으로 질문을 하면 상대도 진실한 대답을 하고, 내가 가식과 요령의 말을 하면 상대도 가식과 요령의 대답이 되돌아온다는 것이다. 이러한 마음흐름 법과 상대의 마음흐름 결정은 상대가 결정을 하는 것이 아니고 내가 보내는 마음의 파장이 결정을 한다는 것이다.

이것이 바로 자연의 섭리 법인 원인 결과 법이다. 즉, 상대의 마음속 3가지 영성 중 어떠한 영성을 불러내어 대화를 하느냐? 하는 것은 상대가 결정을 하는 것이 아니라 내가 어떠한 마음으로 대화를 시작하느냐가 결정한다는 것이다.

이것은 참으로 무서운 원인 결과 법이다. 모든 사람이 3가지 영성은 다 가지고 있고, 그 3가지 영성 중 어떠한 영성을 불러내어 대화를 하느냐는 상대가 결정을 하는 것이 아니고 내가 결정을 한다함은 내 주변의 모든 사람을 진실한 사람이 되게 하여 평화로운 삶을 사느냐, 이기심의 요령꾼이 되게 하여 이기심 경쟁을 하며 다툼의 삶을 사느냐 하는 것은 내가 결정을 하는 것이지 상대나 주변 환경이 결정을 하는 것이 아니기 때문이다.

이러한 마음흐름의 이치 법을 안다면 얄팍한 요령, 잔꾀를 부리는 자신의 생각이 상대에게 어떻게 비추어진다는 것을 알기에 절대 진실이 아닌 대화는 하지 않을 것이다.

하지만 어리석은 자는 자신의 머릿속 생각은 자신만 알고 상대는 입으로 한 말만 알아듣는 것으로 착각하기에 스스로 자신의 인격을 추락시키고 “나는 믿을 수 없는 사람이고 이기심의 소유자요!” 하고 광고를 하고 다닌다.

그럼 마음(영성)은 눈에 보이지 않는 전파 같은 성질의 세계인데 어떻게 이러한 현상이 일어날 수 있을까? 그 해답은 우리가 일상적 나누는 대화는 입으로 하는 대화가 아니고 사실은 영혼이 육체를 빌어 대화를 나누기 때문이다. 즉, 우리의 대화는 육체끼리의 대화가 아니고 영혼과 영혼의 대화이기에 동질성 영성끼리만 교류를 하는 것이다.

영혼과 육의 관계는 육은 영혼의 집일 뿐이다. 즉, 육은 영혼의 지시를 받아야만 움직일 수 있는 구조로 되어있다.

마치 자동차가 육신이라면 운전수가 영혼이라는 것이다.

이 말은 자동차가 자동차 혼자의 힘으로는 움직이지 못하고 사람이 운전을 해야 움직일 수 있듯이 인간의 육체 역시 영혼의 지시를 받지 못하면 조금도 움직일 수 없는 구조로 되어있다는 것이다.

이 말은 우리가 대상을 볼 때 육의 눈을 통해서 보고 귀로 들으니 육체끼리의 대화 같지만 사실은 눈에 보이지 않는 영혼끼리의 대화를 나누며 육신은 영혼의 지시에 의해서만 행동을 한다는 것이다. 다만 영과 육은 너무 가까이 있기에 우리가 의식을 하지 못했을 뿐이라는 것이다.

이러한 마음흐름의 이치, 영성 교류의 이치는 모른 채 육체끼리의 대화이고 육을 통해, 입을 통해, 귀로 전달되는 말이 전부인 줄 알고 살기에 삶의 오류가 발생을 한다는 것이다.

이러한 무지에서 나오는 판단, 행동은 끝없는 삶에 오류를 발생시키고 자신을 고난의 삶 속으로 몰아간다.

예를 들어보면 현실은 영혼끼리의 대화이니 내가 말을 끝내기 전 상대는 나의 내심을 이미 알고 대화가 끝나기 전에 대처할 변명의 말을 생각해놓고 대답을 하는데, 상대가 입으로 한 말만 믿고 실행에 옮기면 큰 낭패에 빠지고 만다는 것이다.

쉽게 예를 들어보자면 급하게 돈이 필요하여 친구에게 빌리러 갔다 하자.

이때 친구가 취할 행동은 내가 결정을 한다는 것이다. 처음부터 제2영성으로 진실하고 솔직하게 털어놓고 도움을 요청하면 친구 역시 진실한 답변이 나오지만, 제1영성 요령의 마음이 발동해서 가식으로 여러 가지 변명의 말을 하면 상대의 동질성 영성이 곧바로 알아채고 상대도 제1영성 가식과 요령의 마음이 나와 체면상 당장 안된다 할 수 없으니 요령의 말로 적당히 둘러댄다는 것이다.

우리 속담에 진실한 말 한마디에 천냥 빚을 갚을 수 있다는 말이 있다. 맞는 말이다. 물질의 세계는 제1영성인 이기심과 욕망의 마음이 관장을 하고, 제2영성인 공생공존의 양심의 마음속에는 물질보다는 진실한 마음을 소중하게 생각하기에 제2영성인 양심과 진심끼리의 대화가 이루어지면 물질은 의미가 없어지기에 진실한 말 한마디의 힘은 천 냥 빚을 갚을 힘이 있다.

하지만 안타깝게도 인간의 어리석음과 약점은 3가지

영성 중 어떠한 영성으로 사물을 비추어 보아도 자신의 현재 마음 안경으로 사물을 보기에 자신의 판단은 항상 자신의 생각이 올바르다는 착각에 빠져, 자신의 어리석음을 스스로는 알아채지 못한다.

이러한 무지의 모든 생각은 제1영성인 이기심의 마음으로만 세상을 보고, 그 기준으로 사물을 보며 요령의 마음으로만 세상을 살려하기 때문에 발생하는 오류다.

3가지 영성 모두는 같은 영성끼리만 대화를 나눈다 하였다.

이러한 마음흐름의 규칙 속에서 내 자신이 진실의 내용은 숨겨두고 이기심의 요령으로 상대를 속여 보라는 것이다.

상대 역시 그 마음을 알아채고 자신의 진실은 숨겨두고 그 순간만을 모면하기 위한 요령의 말로 대답을 하였는데, 상대의 입으로 나온 말만 믿고 기다려 보라는 것이다.

그 대화의 내용은 아무 것도 이루어질 수가 없다.

하지만 현실은 모두가 이기심 천국으로 덮여 있고 마음흐름의 이치를 모르니 진리와 진실은 통하지 않을 것이란 착각을 한다. 그것은 잘못된 생각이다. 자신 주변을 온통 이기심 천국으로 만든 원인 제공자는 바로 자신이다. 자신 먼저 제1영성인 이기심을 걷어내고 제2영성인 진실과 양심의 마음으로 사물을 대하면 주변 사람 역시 이기심을 버리고 진실과 양심의 마음으로 나를 대하기에 시간이 흐르면 저절로 진실한 사람만 내 주변에 모이게 되어있다.

자연의 섭리 법은 내가 원인이라면 상대는 결과다. 내가 바뀌면 상대는 저절로 바뀐다는 것이다.

진리의 마음흐름 법은 상대의 행동변화는 나로 인하여 변하는 것이지, 상대 스스로 변하는 구조로 되어 있지 않다. 다만 현실 대부분의 삶이 제1영성 이기심과 욕망의 마음만으로 세상을 사니 그 부작용으로 나의 이기심은 상대의 이기심을 불러내고, 상대는 또 다른 사람의 이기심을 불러내는 도미노 현상이 벌어져 온 천지가 이기심 천국이 되었을 뿐이다.

자연의 섭리 법 중 모든 성질은 동질성끼리만 모이는 본능적인 성질이 있다.

이 진리 율법은 인간의 삶을 심판하는 인과응보의 벌을 관장한다.

동질성끼리만 모이는 자연의 본능은 악은 악만을 낳고 선은 선만을 낳는다.

제1영성인 이기심이 자신의 육신을 점령하면, 그 이기심은 상대의 3가지 영성 중 이기심만을 불러내어 내 주변에는 이기심의 소유자만 모이게 되고 그렇게 모인 사람의 성품에서 생각해낸 일은 모두 이기심의 일 일뿐 진실은 나올 수가 없다.

우리나라 속담에 걸레는 아무리 빨아도 걸레라는 말이 있다. 맞는 말이다. 이기심의 사람이 아무리 많이 모여 머리를 써도 그 머리로 나올 수 있는 생각은 이기심뿐이다.

만약 당신 주변에 하는 일마다 되는 일이 없고, 모든 일이 될듯 될듯하다 꼬여서 이루어지질 않는다고 재수가 없다는 표현을 자주하는 사람이 있다면, 그 사람은 멀리 해야 될 1호 사람이다. 이러한 사람의 성격은 게으르고 일상적 생활 자체가 늘 남을 속이려하는 제1영성 이기심이 강한 성격의 소유자이기 때문이다.

상대가 자신의 속마음을 미리 알고 한번에 거절할 수가

없으니, 적당히 둘러댈 말을 기다리고 있다가 그 일이 안되니 하는 일마다 재수가 없다는 표현을 하기 때문이다.

어리석은 자는 내가 상대를 속이는 마음을 상대가 알아내지 못할 것이란 착각에 빠져 있는 사람이다. 이러한 생각들이 습관이 되면 당할 것은 사기 밖에는 없다. 왜냐, 상대를 속이려 하는 사람이 사귈 수 있는 사람은 같은 사기꾼 외에는 없고, 사기꾼끼리 만나서 할 수 있는 일은 사기 칠 일 밖에는 없고, 주변의 모든 사람이 사기꾼이니 자신 역시 사기 밖에는 당할 일이 없다는 것이다.

난 이래서 사기를 치는 사람과 사기를 당하는 사람은 같은 사람이다 단안을 내린다.

마음흐름의 이치 법은 사기칠 마음이 없는 사람은 절대 사기를 당하지 않게 되어있다.

사기를 당했다면 그 사람은 이기심과 욕망의 마음이 육신을 지배하는 사람이다. 왜냐, 이기심과 욕심만을 기준하면 남이야 죽든 말든 따질 필요 없이 나만 많은 이익을 보면 그만이라는 생각이 지배적인 사람이다. 이러한 성격의 소유자는 한번에 많은 이득이 생기는 쪽으로만 움직인다.

자신의 노력의 대가가 정당한 이득이라는 단어는 관심이 없는 사람이다. 이러한 성격의 소유자가 왜 사기를 당할 수 밖에 없는지 풀어 보자.

물질의 세계는 상대성이다. 한 사람이 많은 이익을 내면 반드시 상대는 그만큼 피해를 보게 되어 있다. 이것을 기준으로 생각을 해보자. 비싼 이자와 많은 이득을 준다 하여 돈을 빌려주었을 때를 기준하여 풀어보자.

모든 사람이 다 같이 자신만 서로 이익을 보자고 하는

사회에서 나에게 그 많은 이익을 주고도 상대가 이익을 볼 수 있는지를 생각해보라는 것이다. 이렇게 보면 내가 이기심의 소유자라면 상대 역시 이기심의 소유자다. 만약 상대의 설명 같이 많은 이익이 진실로 남는다면 그 이기심의 소유자는 그 일을 자신이 하고, 자신이 이익을 챙기지, 왜? 남한테 그 이익을 갈라 주겠는가 하는 것이다.

사업이 아닌 이자도 마찬가지다. 현 사회에서 내가 받을 이자를 주고 나서도 상대가 이익을 남길 수 있겠는지 생각을 해 보라는 것이다. 그것이 불가능한데도 높은 이자를 준다면 그 사업체는 부도 일보직전이라는 말과 일치한다.

상대의 감언이설 같이 정상적 사업이 잘 되는 사업체라면 정상적으로 은행에서 싼 이자 돈을 빌려 쓰지 왜 높은 이자의 사채 빚을 빌려 쓰겠느냐? 하는 것이다. 이미 은행에서 돈을 빌릴 만큼 빌리고도 기업을 유지하기 어려우니 높은 이자라도 주고 사채 빚이라도 써야만 부도를 막을 수 있으니 쓰는 것이다.

이러한 사실을 알고도 받아낼 자신이 있어서 돈을 빌려주었다면 이미 궁지에 몰린 기업에서 많은 이득을 보자는 발상이니 그 자체가 자신 또한 사기꾼과 다를 것이 없다는 점을 인정해야 한다. 왜냐? 남의 약점을 이용하여 단번에 많은 이득을 보려 했기 때문이다.

이 사회의 구성은 더불어 공생 공존의 우리 법으로 되어 있는데 이기심만을 기준하여 나만 편하게 한꺼번에 많은 이득을 보자고 한다면 상대 역시 같은 마음이기에 이 사회는 황폐화되고 만다.

차분한 마음으로 생각을 해보자. 나 자신 한 사람의 노력으로 4500만 국민의 생각을 바꾸는 일이 쉬운 일인지 전체

국민 즉, 대상은 그대로 놓아두고 나 자신 하나만 성격을 바꾸어 주는 일이 쉬운지...

이 세상 혼탁함의 모든 원인 제공은 바로 나 자신이지 남이 될 수는 없는 것이다. 모두가 남의 탓이라고 돌리면 남은 나를 위하여 바뀌어 줄 사람이 없기에 이 사회가 살기 좋은 사회로 가꾸어질 길은 영원히 없다.

3. 영혼의 실체

눈에 보이지 않는 영혼의 실체를 설명하기란 쉽지가 않다.

진리와 이치 법으로 영혼을 정의하면 영혼은 물질이 아닌 전파 같은 성질의 세계 씨앗이라 정의를 할 수 있다.

나를 포함한 모든 사람이 영혼의 실체를 설명하며 이것이 100% 올바르다 확신의 답은 누구도 할 수 없을 것이다.

하지만 눈에 보이지 않는다 하여 영혼이 없다고 확신을 할 사람 또한 없다.

진리 법으로 영의 세계, 육과 혼의 세계를 역추적하는 것은 피부색만을 보고 배 속에 들어있는 장기의 기능 정도를 알아채는 이치와 같다.

누구나 꿈을 꾼 경험이 있을 것이다. 분명 자신의 육신은 방에 누워 자는데 꿈속에서는 하늘도 땅속도 물속도 거리와 관계없이 자유롭게 떠돈다. 여기에 꿈을 꾸면서도 이것이 꿈이라는 사실도 알며 꿈속에서도 사물을 보고 듣고 판단하고 생각까지 한다. 꿈속은 영혼의 세계며 육체와 이탈을 한 상태에서 영혼만으로도 사물도 보고 생각도 할 수 있다.

이것은 영과 육은 둘이면서 하나고 혼연일체, 하나면서

둘이기 때문이다. 마치 자동차는 육이고 운전수는 영혼인데 너무 가까이 있기에 운전수가 자동차를 한 몸으로 알고 살 뿐이다.

혼연일체, 영과 육이 하나일 때와 육체 이탈이 되어 영혼만 떨어져 있을 때의 차이점은 무엇일까?

육을 떠나 혼만 떨어져 있을 때를 혼의 세계, 육체이탈, 영, 혼, 넋, 귀신이라 부른다.

혼만 떨어져 살 때와 혼연일체 영육이 함께 할 때의 차이점은 육이라는 안경알을 통하여 사물을 비추어 보느냐, 육을 통하지 않고 영혼이 직접 사물을 보느냐 하는 차이점 뿐이다. 이 차이점은 꿈속에서 육을 통하지 않고 영이 직접 본 사물의 빛깔과 영과 육이 함께하며 육의 눈을 통하여 사물을 볼 때 빛깔이 조금 다른 차이뿐, 죽음으로 육체를 잃었다 해서 영혼까지 죽는 것은 아니다. 마치 자동차가 육신이라면 그 자동차를 운전하는 것은 영혼인데, 자동차가 수명을 다하고 망가져버리고 새 차, 새 육신을 받는다 해서 사람이 죽는 것은 아니듯, 영혼 역시 육체가 죽는다 해서 죽는 것이 아니다. 다만 망가진 자동차를 버리고 새 차를 운전하듯, 영혼 역시 망가진 육체를 버리고 새 차, 새 육신 속으로 들어가 살며 깨우침의 진화를 거듭 한다는 것이다.

그럼 이러한 인간의 영혼은 어떻게 만들어졌을까?
이 문제의 해답은 적응적진화, 영성 깨우침 속에 있다.
즉, 하나의 작은 미생물이 주변 환경에서 살아남는 방법을 깨우쳐 나가며 윤회의 삶을 사는 동안 삶의 방편을 깨우친 것이 전파 같은 성질의 세계로 남아 한 사람의 생명을 유지시킬 정도로 자란 것이 영혼이다. 비유를 하자면 우리나라 4,500만 인구의 삶의 과정, 생각, 의견을 조율하여 통합적 생각을 가지고 있는 것이 대통령의 생각이듯, 인체의 8조 마리나 되는 체세포의 독자적 영성, 각 생각이 통합, 한 생각으로 독립 형성된 것이 영혼, 영성, 넋, 귀신이라는 것이다.

이러하기에 영혼의 성격은 삶의 환경이 다른 만큼 천태만상이 될 수 밖에는 없다. 여기에 한 몸속에는 한 가지 영성만 존재하는 것이 아니라 세 가지 영성이 서로 육체를 차지하기 위해 다투니 그 세 가지 영성이 육체를 차지하는 비율에 따라 성격과 행동은 천태만상으로 나타난다. 왜냐, 각자 다른 환경에서 살며 삶의 방편을 깨우친 것이 영혼이기 때문이다. 하지만 이 속에서도 일정한 율법이 있다.

각 생명체 하나만 따로 떼어놓고 보면 삶의 방법이 무질서해 보이지만, 자연계 전체 삶의 과정 즉, 자연의 거대한 먹이사슬 연결고리는 먹이사슬의 질서, 그룹별에 의한 비슷한 성격 그룹이 형성되게 하였다. 이것이 자연의 섭리, 질서법이기도 하다.

이렇게 영혼은 깨우침의 축적이기에 말 그대로 영생을 사는 것이다. 이러함을 기준하면 영혼의 나이, 육의 나이는 엄연히 별개다.

우리의 풍습 중 자식이 먼저 죽어 묘를 쓰고, 부모가 나중에 죽어 묘를 쓸 때에 부모가 자식보다 어른이라 해서 자식 묘 위쪽에다 묘를 쓰진 않는다. 이것은 영혼의 나이로 보면 죽음을 통해 영혼으로 먼저 태어난 자식이 어른이 되기 때문이다. 마치 계란 속에서 닭이 나왔으니 계란이 어른이냐, 닭이 계란을 낳았으니 닭이 어른이냐 하는 이치의 혼선을 가질 수 있지만, 영혼의 나이로 보면 육과는 별개로 먼저 죽고, 먼저 영혼으로 돌아온 영혼이 어른이 되기 때문이다.

자연의 섭리 법을 깊이 있게 이해를 하려면 영혼의 세계를 함께 이해해야 한다.

육만을 공부하는 것도, 영만을 공부하는 것도 결국은 반쪽 공부가 되기에 깊이 있는 공부가 될 수가 없다. 자연의 섭리 법을 이해하고 그 흐름 이치를 이용하여 새로운 지혜 창출 능력을 발휘하려면 영과 육은 동시에 공부를 해야 한다. 왜냐, 눈에 보이는 모든 사물은 보이지 않는 율법의 성질의 세계, 영혼의 화현물이기 때문이다. 이미 정해진 프로그램에 의해 화현된 육신을, 육신을 만들어낸 프로그램을 모르고서는 인체의 질병을 쉽게 풀 수 없기 때문이다.

심천사혈요법의 주장은 이러한 진리적 생각을 기초로 하여 풀어낸 내용이기에 진리와 이치를 받아들이지 않으면 황당한 주장이 되고 만다.

인간 모두는 영과 육을 동시에 지니고 있다. 영과 육은 하나이면서 둘이고 둘이면서 하나인 것이 영과 육의 관계인데, 이 문제를 깊이 있게 풀기 위해서는,

* 영혼이란 무엇인가,

* 영혼은 어떻게 만들어 졌는가,

*** 영과 육은 어떻게 작용을 하는가,**

하는 의문점을 풀어 한 틀 속에 묶어, 진리와 이치로서 마치 수학의 구구법처럼 곱셈의 옳고 그름은 나눗셈으로, 나눗셈의 옳고 그름은 곱셈으로 확인을 하듯, 진리와 이치로써 앞뒤로 풀어서 막힘이 없이 연결이 될 때 그 실체를 올바르게 풀어낼 수 있고 올바르게 풀어냈을 때만 새로운 응용술, 지혜의 방법을 창출할 수 있다.

영혼을 기준하면 식물, 동물, 곤충, 인간, 지구상 모든 생명체는 모두 독자적 영성을 다 따로 가지고 있다. 다만 각 생명체마다 깨우침의 정도 차이만 있을 뿐이다. 영혼이란 각 생명체가 자신 한 몸 살아남기 위한 방법을 터득하여 성질의 세계로 가지고 있는 것이 영혼, 영성이기에 살아있는 생명체 모두는 영혼과 영성을 다 가지고 있다.

영과 육의 관계란 혼과 육의 관계 즉, 전파 같은 성질의 세계와 물질 즉, 육, 화현물의 관계를 말한다.

영과 육의 관계는 혼연일체 형태라서 자신 스스로 그 관계를 느끼기는 어렵다.

마치 자동차를 오래 운전하다 보면 차와 사람이 하나가 되어 손과 발의 움직임을 의식하지 못한 채 운전을 하지만 사람과 자동차는 엄연히 별개체이듯, 영과 육도 별개체라는 것이다.

만약 영혼은 성질의 세계, 별개체인데 육신 속에 영혼이 존재하지 않는다 가정을 해보자. 자동차가 운전수의 작동 지시가 없이는 움직일 수 없듯이 육체 역시 영혼의 지시가 없이는 조금도 움직일 수가 없으며 영성의 깨우침이 존재하지 않는다면 생각과 지혜가 없기에 인간을 포함한 어떠한 생명체도 삶을 지탱할 수가 없다. 삶의 방편의 깨우침을 적응적영성 깨우침이라 한다.

영혼의 성질 영성은 자신 한 몸 살아남기 위한 방편을 깨우쳐 영성 성질로 지니고 있는 것을 말하는데 이 영혼은 육이 없다하여 죽거나 사라지는 것이 아니다. 한생 한생 윤회의 삶을 반복하면서 육을 통해 한생을 사는 동안 삶의 깨우침이 조금씩 축적되는 식으로 적응적진화의 깨우침으로 발전하여 완전 성숙이 되면 율법 속으로 들어가 성질의 세계로 남는다.

이러한 삶의 기준으로 보면 영혼이 육체를 가졌다는 사실 자체가 깨우침의 중간 단계에 있다는 증거이고, 완전한 깨우침을 얻어 육에서 오는 욕망의 착(捉)을 버리지 못하는 한 윤회의 억겁에서 벗어날 길은 묘연하다. 육에서 오는 욕망에 착(捉)이란 성욕, 식욕, 욕망, 욕구, 원하는 마음을 말하는데 마치 관광을 다녀와서 그곳에 다시 가고 싶은 마음이 남는다면 결국은 또 가기 마련인 것처럼 육의 세계, 육의 삶에 미련이 남는 한 육의 탈, 윤회의 억겁에서 벗어나기는 어렵다는 말이다.

그럼 영혼은 물질이 없는 성질의 세계인데 영혼은 어떻게 형성이 되고 육과의 혼연일체는 어떻게 이루어지는지 조금 더 깊이 살펴보자.

눈에 보이는 생명을 가진 모든 생명체는 모두 영혼과 육을 동시에 가지고 있다 했다. 각 생명체들이 육의 눈으로만 볼 때는 한 생명체로 보이지만 실제는 아주 작은 미생물의 독자적 영성을 가진 생명체들이 한 집단으로 모여 역할분담을 하며 한 몸으로 살 뿐이다.

이 말은 한 몸속에는 독자적 생명을 가진 체세포 숫자만큼의 영혼이 존재하고 그 작은 독자적 영성이 한 집단, 동질성끼리 모여 한 국가의 대통령처럼 한 사람의 독자적 영혼, 여문 씨앗을 구성한다는 것이다.

씨앗으로 비유하면 완전히 여문 씨앗, 한 사람이 독자적으로 살아갈 수 있는 완성된 프로그램의 영성을 말한다.

이러한 영혼은 물질이 없는 성질의 세계로 존재한다.

동질성의 성질이 비슷한 육신 즉, 정자와 난자가 만나는 순간 영혼이 들어가 발현을 시작한다. 그 발현 과정은 체세포의 분열속도와 같이 발현하며 체세포의 분열이 끝나는 12~15세 정도가 되어야 온전한 독립적 완성된 영혼, 씨앗으로 보면 온전히 여문 씨앗이 형성된다.

이 논리를 그대로 전개시키면 체세포의 분열이 완전히 끝나기 전 12~15세 이전까지는 미성숙 영혼, 씨앗으로 본다면 완전히 여물지 않은 씨앗으로 보아야 한다.

이때는 한 사람의 온전한 영혼이 아니기에 생각과 행동이 미숙하다. 왜냐, 각 체세포의 영성, 각기 내용이 다른 컴퓨터 파일이 모두 모여 연결되어야 완성된 판단을 할 수 있는 이치와 같다.

이것은 인체의 모든 체세포들이 독자적 성질이 다른 영성을 가지고 있기에 각 체세포 모두가 세포 분열이 끝나 각 체세포의 영성이 모두 혼합이 되어야 완전한 영성으로 작용하기 때문이다.

영혼의 환원 형성 역시 마찬가지다. 완전히 여문씨앗

처럼 다시 인간의 몸속으로 들어갈 준비가 된 영혼은 사람이 죽고 나서 각 체세포 속의 독자적 영성이 모두 빠져나와 동질성끼리 모이려는 작용에 의해 영혼 속의 원 위치로 완전히 환원되어야 완성된 영혼이 되어 육체이탈, 이승을 떠나며, 다시 인간 세상으로 나올 수 있는 여문 영성, 여문 씨앗의 영혼이 된다.

이러한 논리를 그대로 적용하면 사람이 사고로 인해 식물인간이 되었다고, 외관상 의식이 없다고, 그 사람이 생각을 못하며 주변에서 하는 말을 못 들을 것이란 생각은 잘못된 생각이다. 왜냐, 인체의 모든 체세포는 모두 독자적 영혼을 가지고 있기에 일부 살아있는 체세포만으로도 듣고 생각은 할 수가 있기 때문이다. 다만 일부 장기나 뇌의 파손으로 육을 움직여 상대의 육이 알아들을 수 있도록 표현을 못해줄 뿐이다. 이러한 영과 육의 관계 이치를 모르고 단순히 육만을 기준한 과학적 지식만으로 뇌사 판정을 해 죽음을 선포하고, 일부 장기를 떼어내서 다른 사람에게 이식을 한다 생각을 해보라.

삶의 욕구는 누구나 다 강한 것이다. 최선의 방법을 동원하여 자신을 살려줄 것을 간절히 바라며 표현만 하지 못하고 애처로이 기다리고 있는 상태에서 죽음을 선포하고 각 장기를 떼어낸다 스스로 생각을 해보라. 그 판단은 자신이 할 일이다.

여기에 육체 이탈은 육이 완전 죽음으로 소멸되어야 이루어지게 되어 있다. 이때 다른 사람에게 이식되어 살아남은 체세포 속 영성은 그대로 다른 사람의 몸속에 존재하기에 먼저 떠난 영혼은 이식되어 살아남은 영혼이 다시 죽음으로 인해 환원될 때까지는 덜 여문 영혼, 덜 여문 씨앗이라 미성숙 영혼으로 남아있기에, 인간으로 태어나지를 못한다.

이러한 생명의 이치를 파헤치는 것은 대단히 중요하다. 왜냐, 이 논리 생명의 이치를 기준으로 끝없는 생명의 이치를 풀어내어 응용할 수 있기 때문이다. 만약 이러한 논리를 풀어내지 못 하였다면 치유로써 성격을 바꾸어 주고, 각 장기의 기능 정도에 따라 성격의 변화가 일어나며 깨우침을 통해 운명, 팔자를 바꾸어 줄 수 있다는 말은 할 수 없기 때문이다.

적응적영성 깨우침이 왜 가능했고, 왜 성격을 바꾸어 줄 수 있는 길이 있는지 살펴보자.

인체의 모든 체세포 중 유일하게 전생의 영성을 그대로 대물림 하지 않고, 후천적 2차로 영성을 물려받아 녹음 저장되는 장기가 있다. 그 장기는 뇌세포다. 뇌세포의 형성 과정을 보면, 인체의 체세포가 약 여섯마리 한 가족이 분열될 때마다 뇌세포 하나가 형성된다. 뇌세포를 제외한 모든 체세포는 분열과 동시에 전생의 영성이 혼합되는데 유일하게 뇌세포만 후천적, 체세포의 영성이 제2차로 뇌세포에 녹음 입력된다는 사실이다. 이 공간이 새로운 지식이 입력되는 틈새 공간이다.

전생의 영성은 그대로 대물림 되지만 육의 체세포가 한생을 사는 동안 육의 안경을 통해 느끼고 깨우친 일들이 전생의 영성과 혼합되는 틈새 공간이 있기에 적응적진화 깨우침이 가능했고 전생의 습관, 기억이 있기에 끝없는 생각을 도출할 수 있고 무한한 깨우침의 잠재력을 인간이 가지고 있는 것이다.

정자와 난자가 만나는 순간 영혼이 체내에 들어가고 체세포의 분열속도와 같이 영혼이 발현을 하듯, 역으로 체세포의 죽음 속도에 따라 영혼이 빠져나가며, 인체의 모든 체세포가 죽어야 육체이탈이 되어 완성된 영혼으로 독립을 이룬다는 이야기다.

이렇게 빠져나온 영혼은 물질이 없는 전파 같은 성질의 세계로 살지만 생각도 행동도 자유롭다.

이러한 영혼의 삶에서 인간세계로 다시 오는 현상은 육의 세계를 살면서 얻은 육의 세계 애착이 강하면 빨리 환생을 하고, 육의 생활에 대한 애착을 버린 상태면 영혼의 세계에 남아 산다.

인간의 삶은 영혼만의 세계, 육과 영혼의 세계를 반복하며 끊임없이 반복되는 윤회의 삶을 산다.

이러한 영과 육의 삶에 이치를 깨우치면 이 한생 80년의 삶은 하루 밤 낮의 삶에 불과함을 알기에 미련도 조급함도 버릴 수 있고 정신적 여유로운 삶을 살 수 있다.

지금 당신의 영혼 나이는 5천 살도 만 살도 될 수 있다.

이 한생, 80년의 삶이 끝이라 생각할 때 조급하고 허무한 생각이 든다는 것이다. 하지만 꼭 짚고 넘어가야할 것은 당신이 이 한생의 삶을 사는 동안 깨우친 영성이 전생의 영성과 보태져 다음 생에 그대로 태어나고, 그 성격 그대로 행동을 하여 진리의 원인 결과 법에 의한 운명이 결정지어짐을 안다면 이생에서 깨우침을 얻지 못하면 다음 생에 그 성격 그대로 태어나 같은 운명, 같은 고통의 삶을 산다는 것을 명심해야 한다.

영성(영혼)은 씨앗과 같다.

소나무 씨앗을 심으면 소나무가 나오듯 깨우침의 노력 없이 씨앗 스스로는 영성 성격이 바뀌어지지 않는다.

사람마다 자라온 환경이 다르고 그 환경에서 살아남는 방법을 깨우쳐 축적이 된 것이 영성이라서 사람마다 성격이 다 다르고, 수없이 반복된 윤회의 삶 속에서 조금씩 축적된 것이 영성이라서 그 영성(성격)을 바꾸기란 쉽지가 않다.

마치 오이 씨앗을 참외 씨로 바꾸기가 어렵듯 인간의 영성 또한 바꾸기가 어렵기에 팔자는 타고 난다, 운명은 바꿀 수 없다는 말이 나온 것이다.

하지만 영과 육의 관계와 성격이 형성되는 이치를 깨우치면 근본적 원인을 바꾸어 결과를 바꾸듯 성격을 바꾸어 주어서 운명도 바꿀 수 있다.

4. 윤회와 운명

윤회란 인간이 한생 한생을 살며 살아가는 방법을 터득해 영성으로 지니고 있다가 그 영성 그대로 다음 생에 태어나는 현상을 윤회라 한다. 윤회 사상은 불가에서 많이 사용하는 언어로 인간이 살아감에 있어서도 운명을 결정짓는 중요한 역할을 한다. 하지만 우리들 마음속에는 중요하게 자리잡지 못한 것 같아 설명을 해 본다.

모든 사람이 오늘을 열심히 사는 이유는 보다 나은 내일의 행복을 위해서일 것이다. 하지만 열심히 일하는 노력만 가지고는 행복한 삶을 가꾸지 못한다.

똑같이 하루의 노동을 보면 어떤 사람은 쉬운 일을 해도 하루의 일당이 많고, 어떤 사람은 힘든 일을 하면서도 노동의 대가는 적다.

자신의 미래 운명과 행복을 가꾸는 노력도 마찬가지다. 노력의 질에 따라 원함을 빨리 얻고 늦게 얻어지고가 결정 난다. 똑같은 일을 해도 아주 쉽게 하는 사람이 있는가 하면 아주 어렵게 일을 하는 사람이 있다. 자신의 미래 운명을 가꾸어 감에 있어서도 막연한 인내로 노력만 하는 것 보다는 미래의 자신 운명이 어떠한 이치에 의해 결정지어 지는가를 알고 거기에 맞는 노력을 한다면 짧은 시간에 이룰 수 있을 것이다.

하지만 대부분의 사람들은 자신의 운명은 거역할 수 없는 타고난 팔자거니 하고 막연히 살아간다. 여기에 자신의 현재 노력이 성공과 실패의 유, 무도 모르며 무작정 노력만 한다는 것도 지혜롭지 못한 삶이 된다. 자연의 섭리 법으로 보면 시작은 원인이요, 끝은 결과다. 시작을 보면 끝의 답은 이미 나와있다. 진리 법에 눈을 뜨면 자신이 하고자 하는 일을 시작하기 전에 이미 그 결과를 예견하고 사전에 방향을 잡을 수 있다.

하지만 진리와 이치 법, 지혜의 눈을 뜨지 못하면 그 어리석음을 기준으로 사물을 보기에 모든 일이 다 이루어질 것으로 보인다. 우리는 이러한 착시현상 때문에 시행착오를 반복하고 고통스러운 삶을 사는 것이다. 이러한 착시 현상이 일어나는 이유는 같은 사물을 두고도 보는 각도에 따라 다 다르게 보이는 현상 때문이다. 각도란 인간의 육신 속 3가지 영성을 말한다.

* 제1영성, 이기심 욕망의 마음.
* 제2영성, 공생 공존의 양심의 마음.
* 제3영성, 진리의 율법 영성.

누구나 똑같이 3가지 영성을 다 가지고 있는데 이 3가지 영성 중 어떠한 영성을 끌어내어 사물을 보느냐에 따라 같은 사물도 다르게 보인다. 문제는 어떠한 성격(영성)으로 사물을 비추어 보고 떠올린 사업이던 성공만 된다면 굳이 공부를 할 필요는 없다. 하지만 자연의 섭리 법은 공생 공존의 우리 법으로 되어있어서 자신이 하고자 하는 일이 그 진리 법에 어긋나면 인과응보의 냉정한 심판을 한다는데 문제가 있다.

인간사 모든 일이 자연의 섭리 법과 율법인 이치를 거스르고 이루어지는 일은 아무것도 없다. 진리와 이치의 눈을 뜨지 못하면 이미 안된다고 정해져있는 일을 두고 혹시나 행여나 하는 마음으로 일을 추진하다가 실패를 하면 실패를 했다고 스트레스를 받고 그로인해 질병까지 얻고 고통스러워한다면 얼마나 어리석은 삶이 되겠는가?

이렇게 형성된 성격(영성)은 이생의 운명만 불행하게 하는것이 아니다. 다음 생에서도 똑같은 성격으로 태어나 같은 생각으로 같은 행동을 하니 같은 불행의 삶을 윤회로 반복하고 질병을 얻고 고통을 당하는 삶까지 반복하는 것이 윤회의 삶이고 타고난 팔자라 한다. 왜냐, 전생, 한생을 사는동안 깨우친 영성이 보태져 그대로 넘어 온 것이 현재의 생이고 이생을 사는 동안 깨우친 영성이 보태져 다음 생애 그대로 태어나는 것이 윤회의 삶이기 때문이다.

마치 소나무 씨앗을 따서 아무리 되심어도 끝없이 소나무가 나오는 이치와 같다.

진리 법의 윤회 이치로 보면 행복, 불행, 범죄, 가난, 질병, 무지, 모두가 끝없는 대물림이고 현재의 자신 삶의 환경은 자신이 과거에 어떠한 생각으로 어떻게 살았느냐는 결과일 뿐이다.

이러한 고통의 윤회 입장에서 벗어나려면 가시나무가 싫으면 소나무 씨앗을 심으면 되듯이 현재의 자신 영성을 씨앗의 종류를 바꾸듯 바꾸어주는 길뿐이다.

왜냐, 사람은 누구나 자신의 성격대로 행동을 하고 그 행동이 운명을 결정짓기 때문이다. 하지만 언어로는 영성(성격)을 바꾸라고 하지만 자신의 성격을 스스로 바꾸기란 기적이 일어나듯 어렵다. 왜냐하면 자신의 현재 성격은 이 한 생에서 모두 형성된 것이 아니고 태초의 하나 작은 미생물에서 적응적진화를 하며 수많은 윤회의 삶을 사는 동안 한생 한생 조금씩 누적되어 형성된 것이라서 고염나무 씨앗을 심고 감나무가 나오길 기다리는 것처럼 어렵다.

하지만 진리와 이치를 깨우쳐서 인간의 영성이 어떻게 형성이 되었고 어떠한 이치로 마음 작용이 다르게 나타나는지 그 이치를 깨우치고, 씨앗의 품종 자체를 바꾸듯이 인간의 영성 자체를 바꾼다는 마음으로 공부를 한다면 못 바꿀 이유는 없다.

그 방법 중 하나가 마음자리의 근본을 바꾸어 주는 방법이다.

똑같은 사물도 보는 각도에 따라 다르게 보인다 했다.

자신의 3가지 영성 중 어떠한 영성을 키워 사물을 비추어 보느냐에 따라 같은 사물도 다르게 보인다 하였다.

이 말은 현재 자신의 영성(성격)은 자신의 3가지 영성 중 제1영성인 이기심, 욕심, 욕망의 마음안경으로 사물을 보고 키워진 생각들이 뇌에 입력이 되어 형성된 성격이다.

제1영성인 이기심, 욕심을 기준하여 사물을 보고 형성된 생각은 모두 지워버리고 제2영성인 양심의 마음으로 사물을 보고 키워낸 생각으로 다시 입력을 하는 방법이다.

그런 다음 그 영성을 기준하여 사물을 보고 제3영성의 진리의 율법을 깨우쳐 축적시키면 지혜의 눈을 뜰 수 있고 그 깨우친 영성이 윤회를 거듭하면 고통의 윤회업장에서 벗어날 수 있다는 것이다.

윤회의 이치, 영의 삶의 이치로 보면 인간사 80년은 하루 밤낮의 삶에 불과하다.

오늘이 지나면 내일이 오는 것이 당연한 결과이듯, 이 생을 마치면 다음 생이 오는 것 또한 당연한 결과다.

그런데 내일이 와 봐야 내일이 있다는 것을 받아들이고 다음 생을 살아 보아야 다음 생이 있다는 것을 받아들인다는 생각은 진리와 이치를 모르기에 나온 생각일 뿐이다.

어제가 없이 오늘이 있을 수 없듯이 전생이 없이 현생이 존재할 수는 없는 것이다. 인간이 깨우침의 공부를 소홀히 하는 첫째 원인은 이 한생의 삶이 끝이라고 하는 생각에서 출발되었다.

이 한생 노력으로 자신에 영성을 바로잡아 끝없는 고통의 윤회업장에서 벗어날 수 있다는 것을 안다면 지금의 당장 눈앞의 이득쯤은 이득으로 생각되지 않는다.

팔자와 운명을 고치는 길이 영성(성격)을 바꾸는 길뿐이라면 영성은 어떻게 형성되고 어떠한 이치로 마음작용이 일어나는지 그 이치를 알면 원인을 바꾸어 주면 결과가 바뀐다는 것은 상식이 된다.

흔히 욕심을 버려라, 마음을 비워라 하는 말을 자주 들었을 것이다. 성격을 바꾸기 위해서는 고정관념을 버려야하고, 고정관념을 버리기 위해서는 마음에 문을 열어라 하는 말로 대신한다.

마음생성 이론, 마음 작용의 이치로 보면 고정관념을 버리는 것이 마음에 문을 여는 것이고, 성격을 바꾸는 지름길이다. 고정관념을 버린다 함은 현재 자신이 옳다고 생각하는 것을 버릴 수 있는 마음이다.

고정관념이란 인간이 자신 한 몸 살아남기 위한 방법을 터득해 영성으로 지니고 있는 것이 고정관념이다.

인간의 몸속에는 3가지 영성이 존재하며 서로 육체를 지배하기 위하여 싸운다.

이 3가지 영성이 어떻게 형성되고 어떻게 나타나는지 그 이치를 알고나면 스스로 조정할 수 있는 힘이 생긴다.

그럼 먼저 3가지 영성이 어떻게 생성되었는지 살펴보자.

1. 제1영성 : 하나의 작은 미생물에서 현재의 모습으로 살아남기까지 한생한생 윤회 삶을 사는 동안, 한생동안 주변 환경에서 자신 한 몸 살아남기 위한 방법을 깨우친 영성이 전생의 영성과 보태어지며, 현재에 이른 것이 제1영성 자신의 성격이다.

* 이기심, 욕심, 욕망, 욕구의 마음.

2. 제2영성 : 각 생명체마다 따로 가지고 있던 영성이 먹이사슬 연결고리에 의해 혼합되어 재구성된 영성.

* 양심, 남을 배려하는 마음, 자비의 마음, 사랑의 마음.

3. 제3영성 : 율법의 영성, 자아의식 본체, 모든 생명체가 육체를 떠나 혼의 세계에 모여 재구성된 영성, 생명의 이치 법, 진리 법.

이 3가지 영성으로 구성되어 있다. 이 3가지 영성 중 표면에 나타난 영성이 제1영성인 이기심이고, 제2영성 양심의 마음은 먹이사슬 연결고리에 의해 재구성된 영성이기에 약하며 제1영성 뒤에 숨어있고, 두 영성을 조율하는 힘을 가진 영성은 제3의 영성 자아의식 자신의 본체다.

하지만 3번 본체 영성은 아주 나약하기에 진리의 깨우침을 얻어 의도적으로 키우지 않으면 주변 환경에 따라 수시로 바뀌며 제1영성과 제2영성이 서로 몸을 차지하기 위해 다투는 모습을 지켜만 볼 뿐 표면에 나타나지 않는다.

성격(영성)을 바꾸기 위해서는 바로 제3의 영성인 자아의식의 영성을 키워서 본체, 즉 의식의 주관 아래 영성이 표출되게 해야 영성 교정이 가능하다.

1-2번 영성은 한 몸 속에 자리 잡고 있지만 그 성질은 음과 양으로 성질이 다르다.

자신 한 몸 살아남기 위해 형성된 영성은 이기심, 욕망, 아집으로 표출이되고 먹이사슬 연결고리에 의해 각 생명체가 가지고 있던 영성이 혼합되어 새롭게 제2영성으로 탄생한 영성은 공생 공존의 영성으로 내가 아닌 우리 즉, 양심의 마음, 남을 배려하는 마음으로 표출이 된다.

이 두 가지 영성 중 어떠한 영성으로 사물을 비추어 보느냐에 따라 같은 사물도 다르게 보인다는 것이다.

조금만 깊이 생각을 해보면 사회란 우리 법의 공생 공존 법의 규칙을 말한다. 이러한 사회 안에 살고, 사회의 한 부분인 나는 이기심 즉, 나만 이득을 보자는 나 법으로 사회를 대하면 우리 법의 심판을 받는 것은 인과응보로서 당연한 결과가 된다.

왜냐, 진리의 깨우침을 얻지 못한 사람 대부분은 사물을 평가할때, 자신의 일은 이기심, 나 법을 적용시켜 합리화시키고 남을 평가할 때는 공생 공존의 우리 법을 엄격히 적용시켜 상대를 평가하기 때문이다.

즉, 이 사회는 공생 공존의 우리 법으로 되어 있기에 내가 하고자하는 일이 나만을 생각하는 이기심으로 출발한 일은 누구에게도 공감을 받지 못하고 멸시의 대상이 되니 출발부터 실패라는 답이 나와 있다는 것이다.

하지만 안타깝게도 나만을 생각하는 이기심의 마음을 기준하면 자신의 앞서 배운 지식의 안경으로 사물을 보기에 그 일이 꼭 이루어질 것 같이 보이는 착시현상 때문에 시행착오의 삶을 반복하게 된다는 것이다.

고통의 윤회 입장에서 벗어나려면 자신의 성격을 바꾸어 주는 길 뿐이다. 성격을 바꾼다 함은 진리의 안경을 끼고 세상을 볼 것이냐? 욕망과 이기심의 안경으로 세상을 볼 것이냐 하는 차이다. 자연의 율법은 욕망과 이기심, 아집은 끝없이 어리석음의 욕심만을 낳지 이기심 속에서 진리와 사랑, 행복은 나오지 않는다.

자신의 영성을 바꾸기 위해서는 진리의 안경을 끼고 사물을 보는 길뿐인데 진리란 자연의 섭리 법 이치를 두고 하는 말이다. 이치의 눈으로 사물을 보면 올바르지 못한 방법의 승리는 반드시 남에게 서운한 마음을 남기며 당장은 이득으로 보이나 하나의 적을 양산했을 뿐이다. 큰 승리는 큰 적을, 작은 승리는 작은 적을 만들었을 뿐이다.

내가 큰 이득을 보면 이득이 큰 만큼 상대는 손해를 보는 것이 공생 공존의 법칙이다.

나로 인해서 억울하게 손해를 본 사람은 그 서운한 마음을 간직하고 있다가 힘이 커졌을때 내가 한 그대로 갑절로 되돌려 주는 것이 인과응보다.

내가 이러한 말을 하면 돈은 물질세계이니 개같이 벌어 정승처럼 쓰면 될 것 아니냐 하는 의문도 갈 것이다. 하지만 진리 법은 물질마저도 진리의 심판을 한다. 쉬운 말로 노름이나 강도를 해서 들어온 돈은 그 돈 속에 성질이 그대로 배여있기에 나갈 때도 같은 방법으로 나간다.

노름이란 단어가 나왔으니 잠시 짚고 넘어가자.
노름은 돈을 따도 손해, 잃어도 손해다. 노름을 하고 돈을 잃으면 돈을 잃은 것만을 후회하지만 돈보다 더 큰 것을 잃은 것은 노동의 가치, 마음을 잃은 것이 더 큰 것을 잃은 것이다. 왜냐하면 한번 노름에 빠진 사람은 한탕만 잘하면 된다는 마음이 앞서게 되어 노동으로 돈을 벌려는 마음 자체가 사라지기 때문이다.

노름으로 남의 돈을 따려는 마음은 이기심과 욕심에서 나온 생각이다. 이 마음이 커지면 게으름, 사기, 거짓말, 절도, 강도 이외에는 나올 행동이 없다.

제1영성인 이기심으로 사물을 보면 어떠한 수단을 동원하든 일단 돈을 번 다음 그 다음부터 착실하게 살면 되지 않느냐 하는 생각이 자신을 지배한다. 하지만 이러한 생각은 모두 이기심을 기준하였을 때 나온 생각이란 점을 명심해야 한다.

이제는 자신의 육신을 어떠한 영성의 지배를 받게 해야 된다는 것은 알 것이다.

어떠한 성격이든 자신 스스로 노력하여 바꾸지 않으면 그 영성은 그대로 윤회를 반복하니 무서운 일이다. '마음을 비워라, 욕심을 버려라.' 언어로는 쉽다.

하지만 생명의 이치인 자연의 섭리를 깨우치지 못하고는 버릴 수 없는 것이 욕심, 욕망이다.

욕심, 욕망을 버려 나의 영성을 바꾸고 행복과 평화를 얻기 위해서는 욕심이 결코 나를 이롭게 하지 못한다는 것을 이치로서, 마음으로서 깨달아 남을 이롭게 함이 곧 나 자신을 이롭게 함이다 하는 것을 마음으로 깨닫고 난 다음이라야 욕심을 버릴 수 있는 것이다.

진리에 눈을 뜨면 시작을 보면 끝을 알 수 있다. 간단하게 이 세상의 모든 일이 원인 없는 결과는 없다는 것만을 이해해도 지금 현재의 나는 내 자신이 과거에 어떻게 살았느냐 하는 결과이고, 지금 이 순간부터 어떻게 사느냐 하는 것이 원인이 되어 미래의 나의 운명을 결정짓는다 하는 생각은 상식이 된다.

우리 속담에 작은 부는 노력으로 얻을 수 있지만, 큰 부자는 하늘이 내린다 하는 말이 있다. 정확한 표현이다.

부자의 영성 씨앗은 따로 있다. 잘못된 수학적 욕망의 영성을 지닌 자는 부모가 아무리 많은 재산을 물려주어도 그릇이 작기에 담고 있지 못한다.

진리와 이치를 터득한 영성이 부자 씨앗인데 이러한 영성 소유자는 어려서 재물이 없다고 하여도 나무가 일정 크기로 자라면 꽃을 피우고 열매를 맺듯이 40~50대가 되면 타고난 재물은 모이는 것이 부자 씨앗의 영성이다.

왜 이러한 현상이 일어나는가 하는 점을 풀려면 뇌의 기능 이치를 풀면 해답이 나온다.

우리의 뇌는 각 장기 그룹별로 따로 따로 뇌를 가지고 있는데 각 뇌마다 영성도, 하는 일도 다르다. 사물을 있는 그대로 보고 이해력, 적응적진화의 깨우침을 잘 하기 위해서는 각기 성질이 다른 뇌들이 호환 즉, 각 컴퓨터 파일들이 호환이 잘 되듯 해야하는데 그 조건은 각 뇌마다 피의 흐름이 원활해야 된다는 조건이다.

육체적 피의 원활한 흐름은 심천사혈요법으로 해결이 가능하고 진리의 깨우침은 노력으로 가능하다. 자신의 삶과 운명은 자신의 본체 자아의식의 주관 아래 자신이 원하는 방향으로 살아야 올바른 삶이 되는 것이지 주변 환경에 따라 수시로 바뀌고 끌려다니는 인생이 되게 하는 것은 자아의식이 약하기 때문이며 올바른 삶이 아니다.

한 평생을 자신의 생각대로 행동하고 살아놓고는 죽음에 임박해서야 자신이 원하는 삶이 아니었다고 후회를 하는 것이 바로 자신의 육신을 자신의 본체인, 자아의식이 지배하는 삶이 아니었기 때문이다.

자신의 운명과 영성은 자신의 노력에 의해 가꾸어 지는 것이지 노력없이 저절로 가꾸어지는 일은 없다.

5. 사랑과 욕심을 혼돈하지 말라

인간의 삶에 있어서 사랑은 참으로 소중하고 누구나 사랑하고 사랑 받기를 원한다.

하지만 사랑 받기를 원하는 만큼, 그 사랑이 이루어지지 않았을때 외로움과 배반감을 느끼는 괴리는 피할 수 없는 것이 인간의 삶이다. 진리의 깨우침이란 왜 이러한 괴리가 생기는가? 하는 마음 흐름의 이치를 알아채는 것인데, 그 흐름의 이치를 알아채면 원인을 바꾸어 결과를 바꾸는 힘이 생긴다.

사랑하는 마음이 증오로 변하고, 나 자신과 상대를 고통스럽게 하는 것은 누구의 삶에도 도움을 주지 못한다.

처음 사랑할 때 마음이, 사랑이 사라졌을 때 상대에게 고통을 주겠다고 마음먹고 사랑을 시작한 사람은 아무도 없을 것이다. 하지만 사랑의 후유증은 서로에게 큰 상처를 남기고 극에 다다르면 죽음까지도 가는 것이 사랑이기도 하다. 우리가 생각해야 할 것은 왜 좋은 감정으로 만난 사이가 헤어지고, 헤어졌을 때에 상처를 남기게 되느냐? 하는 점이다. 이러한 괴리가 생기는 직접 원인은, 이기심과 소유욕을 사랑으로 착각하는 마음 때문이다.

인간의 마음작용의 이치를 보면, 3가지 영성 중 자신 한 몸 살아남기 위하여 깨우친 영성에서 출발한 마음은 이기심과 소유욕으로 표출이 되고, 먹이사슬의 연결고리에 의해 재구성된 공생 공존의 영성은 나와 남을 동시에 배려하는 양심의 마음, 희생의 마음으로 표출이 된다. 이 두 가지 성질이 서로 다른 영성 중 이기심과 소유욕에서 출발한 사랑은 진정한 의미의 사랑이 아니다. 다만 소유욕일 뿐이다.

이러한 마음작용의 이치를 깨우치지 못한 상태에서, 상대를 좋아한다고 그것을 사랑으로 착각하는 마음 때문에 마음에 상처, 원하지 않는 결과를 초래하는 것이다.

진리 법에 합당한 사랑은, 사랑을 주는 것이고, 나 자신을 희생하는 것만이 진실한 의미의 사랑이다. 희생이란? 나 자신의 영성(성격)은 접어 두고, 상대의 있는 그대로의 영성 속으로 내 영성(성격)이 녹아 들어가 상대의 영성에 동화되는 것이 진실한 의미의 사랑이다.

행복의 마음 태동은, 나는 상대의 성격에 맞추어 주고, 상대는 나의 성격에 맞추어 주어, 두 희생의 마음이 합쳐져 서로가 상대에게 감사한 마음을 느끼는 것이 사랑이고 행복이다.

나는 상대를 위하여, 상대는 나를 위하여 자신의 생각은 접어두고, 서로 상대가 좋아하는 일을 해주고, 상대의 기쁨이 행복으로 느껴질 때만 사랑이란 단어를 쓸 수 있다는 것이다. 하지만 이기심과 소유욕을 사랑으로 착각을 하면, 당신은 남편이니까 남편이 해야 할 도리를 해야 하고, 당신은 부인이니까 부인으로써 해야 할 일을 해야 된다는 생각이 앞서게 된다. 이러한 옳고 그름의 판단 기준은 인간이 이기심과 소유욕, 욕심은 숨긴 채 나보다는 상대가 지켜야 할 도리만을 강조하여 고정관념화된 생각이다. 눈을 감고 조용히 앉아 자신의 내면의 마음세계를 들여다보라. 상대의 옳고 그름만을 따져 상대가 해야 할 도리만을 생각하고 불만의 마음이 생긴다면, 자신의 마음자리의 출발은 사랑이 아닌 이기심과 소유욕에서 출발한 마음일 것이다. 자연의 섭리 법은 나 자신의 이기심이 상대의 이기심만을 불러내지, 나 자신의 이기심이 상대의 마음속 사랑을 불러내지는 못한다. 왜냐? 당신이 상대가 밉다 할 때에 분명 상대가 미운 행동을 하니 밉다고 할 것이다. 상대 역시 내가 밉다면 나 자신이 미운 행동을 하니 밉다하는 것이다. 이 말은 나를 상대가 어떻게 보는가? 하는 책임은 나의 행동이 원인이 되어 결정지어지는 것이지 상대의 책임이 아니라는 것이다.

이러한 마음 흐름의 이치 법은 모른 채 당신은 부인이니까, 남편이니까, 서로가 할 도리만을 옳고 그름으로 따져 스트레스를 받고 고통스러워한다면 자신의 어리석음을 부끄러워해야 한다. 상대가 나를 어떻게 보고 평가하든 그 원인 제공은 나이지 상대가 될 수는 없다는 이야기다. 진리 법에 합당한 생각은 상대를 바꾸고 싶다면 나를 바꾸면 상대는 저절로 바뀌는 것이 마음흐름 법이다.

자연의 섭리 율법은 사랑까지도 자연의 섭리 법에 순응하지 않으면 얻을 수 없게 되어있다. 인간도 자연의 일부이고 자연의 섭리 법에 의해 존재함을 인정한다면 자연의 섭리 법에 순응하는 마음으로 사랑을 원해야 얻을 수 있다는 것이다. 차분한 마음으로 생각을 해보자. 만약 자연계의 모든 생명체가 주변 환경에서 살아남는 방법을 깨우치지 못하였어도 존재할 수 있는지를 말이다. 현존하는 모든 생명체는 주변 환경에서 살아남는 방법을 깨우쳤기에 존재하는 것이고, 현존하는 모든 생명체는 모두가 대상은 그대로 두고 자신이 대상에 맞추어 적응을 하였지, 자신은 그대로 있고 대상을 자신에게 맞게 바꾸어서 자신을 존재시킨 생명체는 없다.

대상은 그대로 두고 내 자신이 대상에 맞추어 들어가 적응하는 방법을 깨우치는 것이 적응적영성 깨우침이다.

여기서 잠시 자연의 섭리 법인 적응적진화란 단어를 풀어보자. 적응적진화란? 대상 즉 주변 환경은 그대로 두고, 내 자신이 대상에 맞추어 욕을 변화시켜가는 것을 적응적진화라 하고, 그 깨우침을 성질로 지니고 있는 것을 적응적영성 깨우침이라 한다.

이것이 자연의 섭리 법이고 자연에 순응하며 사는 길이다. 이러한 자연의 섭리 법을 어기는 이기심이 얼마나 어리석은 생각인지 비유를 해보면, 밖의 날씨가 춥다 할 때에 내 자신이 옷 한 벌 더 껴입으면 간단히 해결될 일을 가지고, 밖의 날씨가 왜 나를 위하여 따뜻하게 해주지 않느냐고 욕구불만이 되고 스트레스를 받는 자신의 무지를 되돌아보라는 것이다.

진리 법에 합당한 사랑은 상대의 성격과 주변 환경은 그대로 두고 나 자신이, 상대의 성격과 주변 환경에 맞게 적응해 들어가는 것이 적응적진화 깨우침이고 진실한 사랑이다. 나 자신만을 위한 이기심과 소유욕에서 출발한 사랑은, 출발부터 상대를 자신의 성격에 맞게 바꾸려 함이 나타나기에, 상대가 자신에게 희생할 것은 강요해도 자신이 먼저 희생을 한다는 마음은 나오지 않는다는 것이다.

이렇게 진리의 눈으로 사물을 보고, 출발을 보면, 그 결과를 볼 수 있고, 출발의 원인 제공으로 결과가 바뀌어가는 과정이 보인다.

이러함을 기준하여 현재 우리의 삶을 돌이켜 보자. 대부분의 교육이 경쟁에서 이기는 교육만을 받고 자라다 보니, 부모도 자식도 자신의 성격이 이기심인줄은 모른 채 배우자마저 이기심을 기준하여 선택을 하니 출발부터 이혼을 할 수 밖에는 없도록 출발을 한다.

상대의 재물을 보고 배우자를 선택했다면, 재물이 결혼의 대상이기에 재물이 사라지면 결혼의 대상이 사라진 것이기에 이혼하는 것이 당연하지만, 입으로는 성격이 맞지 않아 이혼한다고 말한다. 왜 제2의 영성, 양심의 마음은 재물때문에 결혼했다는 자신의 초라함을 남에게 말하고 싶지 않기 때문이다.

상대의 미모를 보고 결혼을 했다면, 미모가 사라지거나, 상대보다 더 아름다운 여성이 나타나면 이혼 사유가 된다. 하지만 이혼 사유는 성격차이라고 말한다.

자연의 진리 법은 상대를 어떠한 마음으로 만났느냐가 출발의 원인 제공이기에 원인에 의한 결과만 나타난다.

진실한 사랑은 마음과 마음의 만남, 영성과 영성의 만남이다. 만약 서로가 상대의 성격이 좋아 그 마음을 보고 마음(영성)끼리 결혼을 했다면, 물질, 주변 환경, 외모의 변화가 이혼 사유가 되지는 못한다. 진리의 원인 결과 법은 출발이 원인 제공이기에, 서로 어떠한 마음으로 결혼을 하느냐에 따라 결혼을 하기 전에 이미 행복과 불행은 결정지어져 있다. 하지만 제1영성인 이기심을 기준한 시각으로 사물을 보면, 물질, 명예, 직업, 외모가 행복의 전제조건으로 보인다. 이기심과 소유욕에서 출발한 결혼의 끝은 욕구 불만과, 허망한 파멸뿐, 사랑으로 승화되지는 못한다. 자연의 섭리 법은 이기심과 욕망은 이기심과 욕망만을 낳을 뿐, 이기심과 욕망 속에서 사랑이 나오지는 못한다.

난 인간의 삶 속에 제일 소중한 것은 마음의 평화와 진실한 사랑이라고 생각한다. 인간은 아직도 깨우침의 중간단계에 있기에, 태어날 때부터 남, 녀 반쪽으로 태어났다. 반쪽의 영성이 온전한 영성으로 형성되기 전까지는 누군가에게 그 반쪽을 의지하거나 보호를 받는다는 마음이 들때 편안함을 느끼게 되어 있다. 그 반쪽을 가장 쉽게 찾을 수 있는 대상이 부부다. 서로 성격이 다른 두 반쪽이 모여, 자신의 성격은 그대로 두고 서로 상대에게 자신의 성격에 맞추어 바꾸라 버티면 영원히 두 마음이 하나로 합쳐질 길은 없으니 서로가 외롭고 허전할 뿐이다. 서로의 성격이 에로물의 영화 성격이든, 사극 영화의 성격이든 모두 그 나름대로의 재미는 있는 것이다.

가장 공평한 사랑은 서로 반반씩 자신의 생각을 접고 상대의 성격 속으로 녹아 들어가는 것이지만, 둘 중 하나라도 자신의 성격을 완전히 접고 상대의 성격 속으로 녹아

들어도 행복과 편안함은 얻을 수 있다.

진리의 원인 결과 법은 사랑, 행복, 물질의 풍요 어떠한 것을 원하던 그 원함을 얻기 위해서는 거기에 합당한 생각, 합당한 원인 행동을 할 때만 얻을 수 있는 것이다. 하는 행동은 미운 행동만 골라서 하면서 상대가 자신을 사랑해 주지 않는다고 원망하고, 남편이니까, 부인이니까 의무적으로 사랑을 해야 될 것 아니냐 하는 생각은 어리석은 이기심에 불과하다.

진리의 마음흐름 법은 내 자신이 어떠한 마음 파장을 상대에게 보내느냐에 따라 그 마음 그대로 상대에 부딪혀 되돌아오는 것이다.

내가 진실한 마음을 보내면 진실의 마음이 되돌아오고, 내가 가식의 마음을 보내면 가식의 마음이 되돌아오는 것이 마음 흐름의 이치다.

마음의 평화, 진실한 사랑을 얻기 원하면, 거기에 합당한 생각 합당한 행동을 할 때 이루어지는 것이지, 원한다고 욕심을 낸다고 이루어지지는 않는다는 것이다. 자연의 생태계를 보라, 모든 생명체가 자신이 주변 환경에 맞게 적응하고 맞추어나가지, 주변 환경 자체를 자신에게 맞게 바꾸려하는 생명체는 아무것도 없다. 주변 환경을 그대로 두고 자신이 적응하지 못한 생명체는 모두 스스로 도태되고 없다.

인간도 마찬가지다. 상대의 성격은 그대로 두고 내 자신이 상대에게 맞추어나가는 것이 순리 법에 맞는 올바른 사랑이지, 상대를 자신에게 맞추라 하는 것은 일방적 이기심일 뿐이다.

인체의 생리구조가 소우주라 함을 비교해 보자. 인체의 생리구조는 먹이사슬의 연결고리로 되어있다. 먹이사슬의 연결고리란 앞의 장기가 먹고 난 배설물을 다음 장기가 먹는 연결고리를 말함인데 앞의 장기가 먹고 배설을 하면 그 배설물을 먹이로서 좋아하는 생명체가 그 먹이로 살아남을 수 있는 수만큼 한 장기를 이루고 집단으로 모여 산다.

이 과정을 그대로 두고 생각을 해보자. 앞 장기의 배설물의 양과 그 성분과 맛은 이미 정해져 있다. 그런데 욕심을 내어 그 배설물의 양을 많게하거나 먹기에 편하게 성분과 맛을 바꾸라 요구한들 바꿀 수 있는지 생각을 해보라는 것이다. 인체의 모든 장기는 앞의 장기의 배설물의 양은 그대로 두고, 거기에 맞게 체세포의 숫자와 외형을 자신이 맞추어 적응을 하였지, 앞 장기의 배설물, 즉 대상의 환경 자체를 바꾸려한 생명체는 하나도 없다는 것이다.

모든 생명체가 대상은 그대로 두고 자신이 대상에 맞추어 적응해 살아야 된다는 것은 자연의 율법이다. 우리의 삶 역시도 자연의 섭리 율법이 정해진대로 순응을 해야만 인과응보의 고통, 스트레스의 고통에서 벗어나 살 수 있는 것이지 욕심과 이기심으로 자신은 그대로 있고 대상을 바꾸려함은 부작용만을 낳고 만다는 것이다. 왜냐, 모든 사람은 자라온 환경이 다르기에 성격 또한 다 다르다.

이것은 사물을 보는 기준점 또한 다르다는 말과 일치하기 때문이다.

진리의 마음흐름 법은 공생 공존의 법칙으로 정해져

있다. 이 말은 나만을 생각하는 이기심은 누구에게도 공감을 받을 수 없다는 말이 된다. 진리의 마음흐름 법은 내 자신이 좋아하는 것을 접어두고 상대가 좋아하니까 상대에 맞추어 주면 상대는 진한 고마움에 감동하여, 자신이 좋아하는 일은 접어두고 내가 좋아하는 일을 해주는 쪽으로 바뀌어지게 되어있다. 이렇게 나는 상대의 성격 속으로 상대는 나의 성격 속으로 두 성격이 합쳐져 제3의 마음이 생성될 때 부부는 진실한 사랑, 진실한 행복의 마음을 느끼며 살 수 있다. 진리에 눈, 원인 결과 법으로 인간의 삶을 바라보면, 고통의 삶으로 들어간 원인 제공은 자신의 이기심이기에, 그 고통에서 나올 수 있는 길은 오직 자신의 이기심을 버리는 길뿐이다.

하지만 이기심의 눈으로 사물을 보면 자신의 모든 불행의 원인이 남의 탓으로 보이기에 남을 원망하고 남이 자신을 구제해 주기를 바라기에 평생 고통과 스트레스의 늪에서 벗어나지를 못한다.

자연의 섭리 법은 사랑까지도 이러한 율법을 따르지 않으면 인과응보 법으로 심판을 하니 참으로 무서운 법이다. 진정한 사랑을 얻기 위해서는 대상의 옳고 그름을 논하면 사랑은 얻을 수 없다. 왜냐, 사람마다 자라온 환경, 지식정도가 다 다르기에 사물을 보는 시각이 다 다르다.

여기에 자신의 지식 안경으로 사물을 보면 항상 자신의 생각이 옳다고 보인다는 것을 연결해 보라. 상대를 나 자신의 성격에 맞게 바꾸려함 자체가, 밖의 온도를 나에게 맞게 바꾸려함과 다를 것이 없다.

요즘 들어 갈수록 이혼율이 높아지는 직접 원인은, 갈수록 우리의 인성이 이기심의 심성으로 바뀌어가기 때문이다.

더불어 공생 공존의 규칙 속에 사는 우리가 이기심이 커지면, 부부간의 사랑만을 못 이루는 것이 아니고, 친구나 이웃도 사귀지 못하는 사회가 되고, 결국은 나는 상대를 고통스럽게 하고, 상대는 나를 고통스럽게 하여 이 사회를 정과 사랑이 없는 살벌한 사회로 만들고 만다. 성격이 맞지않아 이혼을 할 수밖에 없다고 변명의 말을 하고 싶다면 자신의 성격이 욕심과 이기심인지 살펴보고 그래도 이혼의 책임이 상대라는 마음이 든다면 결혼의 조건이 상대의 마음을 보고 결정을 했는지 그 사람의 외모나 주변 환경을 보고 결정했는지 생각해 보라. 만약 상대의 마음이 아닌 주변 환경을 보고 결혼을 결정했다면, 그 자체가 이기심이기 때문에 주변 환경이 바뀌면 당연히 이혼 사유가 되며 자신 또한 이기심의 소유자라는 것을 인정해야 되고, 이기심의 소유자는 사랑을 받을 권리 자체가 없음도 인정해야 한다. 내 자신의 인생은 내가 가꾸어 나가는 것이지, 남에 의해서 가꾸어지지는 않는다. 진리의 원인 결과 법은, 자신에게 일어나는 모든 일은 나 자신의 행동은 원인 제공을 하고, 그 결과로 나타나는 일이기에, 사랑도 미움도 그 원인 제공은 자신임을 인정해야 한다.

진리의 마음흐름 율법은, 나 자신의 마음흐름 결정은 상대가 하고, 상대의 마음흐름 결정은 내가 하게되어 있다. 이러한 원인 결과 법을 무시하고, 이기심과 아집의 마음으로 사물을 보면 자신에게 일어나는 모든 일이, 모두 남의 탓으로 보인다. 이러한 이기심의 마음이 커지면, 결국은 자신의 인생마저 남이나 국가가 책임을 져야 된다는 쪽으로 생각이 기울고 만다. 이러한 이기심이 집단으로 커지면 결국은 모두가 자신은 가만히 놀고 상대가 자신을 먹여 살려야 된다는 식으로 끝을 맺는다.

이러한 사회적 괴리는 이미 상당히 커져 있다. 우리 모두가 깨우쳐야 할 것은, 나 하나만 이기심일 때는 상대가 나의 인생을 책임져야 하지만, 모두가 이기심일 때는 결국 자신의 인생은 자신이 책임을 질 수 밖에는 없고, 그 끝은 공멸이라는 것을 명심해야 한다. 더불어 공생 공존을 겉만 보면 공산주의 이념으로 착각 해석할 수도 있다.

하지만 조금만 더 깊게 들어가 보면, 원인 결과 법이 보이고, 원인 결과 법은 자신의 일은 자신이 책임을 져야 하는 형태로 정해져 있다. 더불어 공생 공존, 먹이사슬 연결고리를 풀어보자.

우리 모두가 어떠한 일을 하던, 그 일을 하는 일차적 목적은 자신을 위함이고, 자신의 돈을 벌기 위함이다.

하지만 조금만 생각을 해보면 자신이 하는 일은 자신에게 필요한 일이 아니고, 남이 필요로 하는 일이며, 남이 얼마나 필요로 하는 일이냐가 노동의 대가를 결정 짓는다.

먹이사슬 연결고리란 나는 결국 남이 필요한 일을 해주고, 그 대가로 돈을 받으며, 남은 나에게 필요한 일을 해주고 나의 돈을 가져가는 것이 먹이사슬 연결고리의 삶이다. 이러한 연결고리의 삶 속에서, 나 자신의 노동력이 없다고 가정을 해보라. 나 자신의 생명체는 앞으로도 뒤로도 연결이 되지 않는, 허공에 뜬 생명체가 되니 결국은 자연적으로 도태가 될 수 밖에는 없는 것이다. 공생 공존 더불어 먹이사슬 연결고리도 결국은 자신의 인생은 자신이 책임을 질 때만 가능하다는 것이다. 이러한 자연의 섭리 법을 무시하고 이기심이 커져서 자신의 인생을 남이 책임져야 된다는 집단 이기심이 팽배해지면 결국은 공생 공존이 아닌 공멸을 할 수 밖에는 없다는 것이다. 자연의 섭리 율법은 이미 정해져있고 그 율법의 형태에 따라 모든 생명체가 적응적진화로 이어가기에 누구도 그 율법을 바꾸지 못한다. 진리와 이치에 합당한 생각으로 사물을 보고 거기에 순응하는 길만이 공생 공존의 길이다.

진리의 율법은 가장 상식적이고 가장 가까운 곳에 있다. 진리의 사고를 가진 사람은 세상을 쉽게 살게 되는데 그 원인은 상대를 나에 맞게 바꾸기보다는, 내 자신을 바꾸기 쉽기 때문이고, 내 자신이 바뀌면 상대는 저절로 바뀌기 때문이다.

인간의 육신은 태어날 때부터 남, 여 반쪽으로 태어났기에 그 반쪽의 육에서 나온 이기심만으로는 마음의 평화와 안정은 찾을 수 없게 되어있다. 그 나머지 반인 영적 율법을 깨우쳐 온전한 한 생명체로 혼연일체를 이룰 때만이 마음의 평화와 진실한 행복을 얻을 수 있다.

진실한 행복 마음의 평화를 얻으려면 육에서 나온 이기심을 먼저 버려야 한다. 하지만 그 이기심은 버리고자 하는 마음만으로는 버리지 못한다. 진리의 율법을 깨우쳐, 상대가 나를 존재시키고, 내가 상대를 존재시키며, 상대가 잘 되지 않고는 내 자신이 잘 될 수 없다는 이치를 완전히 깨우쳐야만 자비의 마음이 커져 공생 공존의 율법이 보인다.

여기서 꼭 짚고 넘어가야할 문제는, 이기심과 욕망의 마음으로 사물을 볼 때와, 진리, 자비, 사랑의 마음으로 사물을 볼 때는 같은 사물도 다르게 보인다는 것을 명심해야한다. 욕망과 이기심을 기준하였을 때, 소중해 보이는 일들이, 진리의 깨우침을 얻고나면 무용지물로 보인다는 것이다. 깨우침을 얻기 전 소중했던 기억들만 되살려, 그 미련을 버리지 못하면 마음에 문은 영원히 열리지 않는다.

삶의 고통 속을 헤매는 사람들과 대화를 나누어 보라. 겉보기와 달리 고달픈 인생을 사는 사람일수록 자신의 잘못은 하나도 없다고 말한다. 자신의 불행이 자신의 잘못이 아닌 모두 남의 탓이고 "하는 일 마다 재수가 없어 이 고생을 한다." 고 말하는 것은 공통의 말일 것이다.

그러한 마음을 가지고 있는 한 이 생에서도, 다음 생에서도 그 고통의 윤회의 업은 계속된다.

왜냐, 자연의 섭리 율법은 어리석다고 봐주는 일 없이, 조용히 지켜보다가 있는 그대로를 인과응보, 원인 결과 법으로 심판을 한다.

여기에 이 한 생의 깨우침의 영성이 보태져 다음 생에 태어나고, 그 성격 그대로 다음 생에 태어나 같은 시각으로 사물을 보니 같은 행동을 하고, 그 행동이 원인 제공이 되어 고통의 윤회 삶이 이어짐을 안다면 이 한생을 모두 받쳐 깨우침을 얻는다 해도 아까울 것은 없게 보일 것이다.

이러한 고통의 윤회 업에서 벗어나는 길은 진리와 이치를 깨우쳐 자신의 영성 자체를 근본부터 바꾸어 주는 길 뿐이다. 그 방법 중 하나가 인간 몸속 3가지 영성의 생성이치와 흐름 이치를 깨우쳐 자신의 의식이 지배하는 생각만을 키우고, 진리와 이치로서 사물을 보는 생각을 키워나가야 하는 길뿐이다.

인간의 몸속 3가지 영성 중, 자신 한 몸 살아남기 위해 깨우친 영성은 태동부터 자신 한 몸의 이익만을 위하여 키워진 영성이라서 아무리 키워도 이기심과 요령의 마음만을 낳는다.

진실한 사랑, 희생의 마음은 공생 공존의 진리 법에서 도출된 마음을 키워야만 나오는 마음이다.

자연의 섭리 율법은 공생 공존의 진리 법으로 이루어져 있기에 진리 법에 순응하고 진리의 마음을 키워야만 진실, 사랑, 희생, 행복, 평화의 마음을 얻을 수 있다.

그런데 문제는 진리와 이치 법은 너무도 당연하고 가까운곳에 있기에 눈으로 직접 지켜보면서도 그 소중함을 알지 못한다는데 있다.

이것은 같은 사물도 이기심의 마음으로 보면 무의미하게 보이고, 양심의 마음으로 보면 소중하게 보이는 착시현상 때문이다. 이 오류를 바로잡아 깨우침으로 가는 길은 오로지 자신의 몸속 3가지 영성 중 제 3의 영성인 율법 의식의 마음을 키워, 의식이 의도적 양심의 마음으로 사물을 습관처럼 보도록 끊임없는 노력을 하는 길뿐이다.

이러한 노력을 하지 않는 한 인간의 삶은 행복의 길을 양손에 쥐고도 모르며, 끝없이 밖에서만 찾는 형식이 되고 만다.

6. 내리사랑 속의 이기심

인간을 만물의 영장이라 부른다. 만물의 영장이라면 그 이름에 맞게 갈수록 깨우침이 커져서 살기 좋은 세상이 되어야 하는데, 어찌된일인지 갈수록 영성은 황폐화 되어 가고, 타락하고 살벌한 동물의 세계를 연상하게 한다.

인간이 갈수록 타락의 길로 치닫는 이유는 무엇인가 크게 잘못되어 가고 있다는 증거인데, 난 그 원인을 진리의 교육은 사라지고 경쟁에서 이기는 이기심 교육만을 했기 때문이라고 진단한다.

마음은 평화로운 삶과 행복한 삶을 원하면서도 하는 행동은 서로를 미워하고 불신의 마음을 키워 이제는 남이 아닌 가족들까지도 가족이 아닌 물질의 자로 재는 세계로 가고 있다.

돈 없는 부모는 부모 대접을 받지 못하고 자식이 부모를 내다 버리는 사회! 과연 누구의 잘못일까?

우리말에 자업자득, 인과응보란 말이 있다. 모두 스스로 지은 죄 값을 받는다는 말인데, 아직도 그 원인은 모른 채 "이 다음 내가 나이 들면 내다 버려라." 하는 교육을 몸소 실천의 산 교육으로 자녀 교육을 하고 있다.

욕망과 이기심으로 앞만을 보고 달려온 삶들…, 이제는 한 걸음 멈추고 자신의 삶을 뒤돌아볼 때가 되었다. 욕망과 이기심의 마음으로 살든 진리의 마음으로 세상을 살든 자신의 바램이 이루어지고 행복한 삶을 살 수만 있다면 자신의 노후를 생각하며 살 필요는 없을 것이다. 하지만 진리의 원인 결과 법은 자신에게 이루어지는 모든 일들이 남에 의해 이루어지는 것이 아니고, 모두 자신이 한 행동이 원인 제공이 되어 그 원인의 결과로 나타나는 일들이 다 하는 것을 안다면 이제는 자신의 삶을 되돌아보아야 한다.

나이 들어 자식한테 부모로서 효도의 사랑을 받으려면 거기에 합당한 생각, 행동을 할 때만 이루어지는 것이다.

생각과 하는 행동은 자식에게 버림받을 행동만 골라서 하면서 자식에게 효도의 마음을 기대하는 것은 단순한 욕심과 이기심일 뿐이다. 욕심과 이기심은 욕심과 이기심만을 낳을 뿐, 욕심과 이기심으로 키운 자식한테 사랑의 효심이 나오리라고 기대하는 자체가 모순이라는 점을 지적해 준다. 자연의 섭리, 마음흐름 법은 진실한 마음만이 진실한 마음을 되돌려 받을 수가 있다. 현재 자신의 마음속에 부모의 감정이 어떻게 남아 있는지를 떠올려 보라.

당신의 마음 속 부모 감정의 책임은 부모한테 있는 것이지 당신에게 책임이 있는 것은 아니다. 당신의 자식 역시 마찬가지다. 당신 자식 마음속에 부모가 어떠한 이미지로 자리를 잡을 것이냐는 당신 자신의 책임이라는 것이다. 당신 자신이 자식들에게 순수하고 진실한 사랑의 마음을 남기고 싶고 되돌려 받고 싶다면 당신 먼저 자식 사랑의 마음이 순수하고 진실한 사랑이 되어야 한다.

당신이 못다 이룬 꿈, 당신 자신이 편하고자 하는 마음, 자식이 잘 살아야 늙어서 도움을 받을 수 있겠지 하는 마음은 순수한 마음이 아닌 당신 자신의 욕심과 이기심에서 도출된 생각일 뿐이다. 원함이 없는 진실하고 순수한 사랑만이 자식의 마음속에 진실되고 진한 사랑의 고마움을 남기고, 그 마음이 부모에게 되돌아온다. 이 자식을 잘 키워 놓아야 이 다음에 늙어서 도움을 받겠지 하는 마음은 순수한 마음이 아닌 계산된 이익의 마음이기에 아무리 잘해주어도, 자식에게 부담은 되어도 사랑의 마음으로는 남지 않는다.

이제는 현재 자신이 자식에게 하는 행동이 계산된 행동을 사랑으로 포장하고 있는지, 자신의 내면의 마음자리를 들여다보아야 한다. 올바른 자식 사랑은 자식은 부모의 소유물이 아닌 독립된 한 생명체로 보고 타고난 성품, 천성을 사랑하여 그 타고난 천성대로 잘 자랄 수 있도록 능력껏, 원함이 없는, 순수한, 바람이 없는 사랑을 베푸는 것이다. 하지만 현실을 직시해보면 옳고 그름도 따질 것 없고 남이야 죽든 말든 나만 이득을 보면 그만이라는 삶의 모습을 보여주고, 교육마저 옳고 그름 없이 경쟁에서 이기는 교육만을 하고는 그 자식이 올바른 사람이 되기를 바라는 바람은 욕심에 불과하다.

지금의 삶의 방식은 나이가 들어 자식이 외면한다고 서러워 할 자격이 없다. 그 자식에게 사랑하는 마음을 키워주지 못하고 남기지 못한 원인 제공자는 바로 자신이기 때문이다. 이제는 자식이 부모를 돈으로 평가하고,

내다버리는 현상이 부모의 잘못일까? 자식의 잘못일까? 를 생각해 볼 때가 되었다.

난 그 원인 제공이 자연의 섭리 율법은 공생 공존의 우리 법으로 되어있는데, 교육과 인성은 자신의 이득만을 생각하는 이기심의 마음으로 세상을 살고 그 이기심으로 자식을 교육시켜 물질 만능주의 경쟁에서 이기는 교육만을 하였기 때문이라고 진단한다. 삶의 경쟁에서 이기는 이기심 교육만으로 나올 수 있는 행동은 자신만을 생각하는 이기심뿐이다. 그 이기심이 커진 결과가 삶의 경쟁에 장애가 되면 자식이든 부모든 버리고서라도 자신의 삶만 편하면 그만이라는 행동을 낳고 만 것이다. 우리는 우리의 삶을 사회생활이라 부른다. 사회생활이란 더불어 공생 공존의 삶을 말한다. 사회생활을 크게 확대하면 국가, 마을, 직장이고, 작게 보면 한 가정이다. 한 가족이 사랑을 나누고 행복한 가정으로 살기 위해서는 공생 공존이 필요하다.

공생 공존의 삶은 사랑, 서로를 배려하는 마음과 먹이 사슬의 연결고리다. 삶에 연결고리, 원의 이치를 상기해 보자.

아기가 처음 태어났을 때 자신 혼자의 힘으로는 살 수 없다. 태어나서 힘이 생기고 성인이 될 18세까지는 부모의 사랑의 힘으로 살아야만 하고, 70세가 넘어 힘을 상실하고 죽음에 이르면 누군가의 도움을 받아야만 편안한 죽음을 맞이할 수 있다. 이때 누군가의 도움의 손길을 받는 것이 합당하냐 하는 것이다. 부모가 젊었을 때 18년 동안 사랑의 저축을 한 대상은 자식이다. 돈도 빌려준 사람한테 갚아야 당연하듯, 자식이 부모에게 빌린 사랑을 갚아야 할 대상은 자신의 부모이지 자식이 될 수는 없는 것이다.

그런데도 왜 이 당연한 일들이 이루어지지 않는 것일까? 그 원인은 부모의 부모 때부터 올바른 생각, 올바른 자식 사랑이 대물림 되지 못하였기 때문이다. 내가 내 부모를 외면하면 내 자식 역시 나를 외면한다. 이러한 대물림 삶은 자식도 부모도 이 사회에도 이롭지 못하고 서로를 고통스럽게 할 뿐이다.

우리의 속담 중 늙어서 자식한테 효도 받고 맛있는 음식 얻어 먹고 싶으면, 부모에게 효도하고 부모에게 맛있는 음식을 대접하란 말이 있다. 맞는 말이다. 그것을 보고 자란 자식 역시 똑같은 행동을 하기 때문이다.

이러한 삶이 이어져야만 태어나서 죽음에 이르기까지 평화로운 삶이 이어지는 것이다.

하지만 이 당연한 삶의 규칙마저 깨버리고, 부모는 자식을 원망하고, 자식은 부모를 귀찮아하는 삶이 되고 말았다. 요즘 부모들이 내리사랑이란 말을 자주 한다.

난 내리사랑이란 단어를 쓰는 사람의 성품은 철저한 이기심만을 가진 사람으로 노후에 양로원 밖에는 갈 곳이 없는 사람이라고 단정 짓는다.

내리사랑이란 단어 속에는 부모를 외면하는 마음, 자신의 삶만 편하면 된다는 이기심은 숨긴 채 자신의 잘못을 합리화시키려는 생각에서 나온 말이다.

자신만 편하게 살기 위하여 부모를 외면하고는 자식을 잘 키워 그 자식에게서 덕을 보려는 마음은 숨긴 채 그 이기심을 내리사랑이란 단어로 포장을 하면 그 자식 역시 그 내심을 배워 똑같은 내리사랑이란 단어로 부모를 외면한다는 것을 명심하라는 것이다.

진리의 합당한 자식 사랑은 원함이 없는 순수한 사랑만이 올바른 자식 사랑이라 표현할 수 있다.

올바른 자식 사랑을 하기 위해서는,

1. 자식은 부모의 소유물이 아니다.
2. 자식은 독립된 한 생명체다.
3. 자식은 성인이 되는 18세까지만 건강하게 키워 줄 의무만 있다.
4. 자식이 어떠한 삶의 방법을 택하든 그것은 자식의 영성 본질에 따라가는 것이니 부모의 이기심으로 진로를 바꾸려하지 말아야 한다.
5. 진정한 자식 사랑은 원함이 없는 순수한 사랑뿐이다.

그럴 때만 그 자식 사랑이 부모에게 원함이 없는 순수한 마음으로 부모 사랑을 한다.

4-5번의 내용은 진리의 마음흐름 법을 이해하지 못하면 받아들이기 어려운 내용이다. 위 5가지 내용을 이해하고 받아들이는 마음이 될 때 우리는 공생 공존 더불어 함께 하는 삶을 살 수 있다.

위 내용을 무시하고 이기심을 사랑으로 착각하고 자식을 키우면 늙어서 할 말은 이미 정해져 있다. “내가 저를 어떻게 키웠는데….” 이 말 밖에는 자식을 평할 말이 없어진다.

자연의 섭리 법으로 보면 이기심은 이기심만을 낳지,

이기심에서 사랑이 나오지 않는다.

결국은 자신의 이기심의 마음이 원인 제공을 하고, 그 대가로 인과응보의 벌을 받는 것이 자식에게 버림을 받는 것이다. 그런데 아직도 깨우치지 못하고 자신만 편하게 살려는 이기심은 숨긴 채 자신의 부모를 국가 차원에서 보살펴야 된다고 하는 말을 공공연히 하고 있다.

이것은 자신의 인생 중 힘든 일은 모두 남이 책임을 져야 한다는 철저한 이기심이 극에 다다랐을 때 나오는 말들이다.

경쟁사회에서 맞벌이를 해야 하니 국가나 남이 자신의 부모를 책임져야 한다고 생각이 든다면 조금만 더 생각을 해보자. 모두가 자신의 부모를 외면하고, 국가가 책임지고 보살펴야 한다면 결국 나의 부모는 남이 책임지고, 남의 부모는 내가 책임을 져야 한다는 것은 당연한 결과다.

결국 자신의 일, 자신의 부모는 자신이 책임을 져야 한다는 것이다. 이때 자신이 부모 입장이라면 남의 자식이 돌보아 주는 것이 편하겠는지 생각을 해보고, 자신 역시 남의 부모를 섬기는 것이 편하겠는지 생각을 해보라는 것이다.

내 부모도, 남의 부모도 모시기 싫다면 인간이라는 단어를 쓰면 안 되고, 늙기 전에 미리 죽어야 한다. 부모가 하는 행동이 미워서, 성격이 맞지 않아서, 못 모시겠다는 생각은 자신의 성격은 자신 밖에 모르는 철저한 이기심의 소유자라는 것을 인정해야 한다.

진리 법에 합당한 생각은 부모의 옳고 그름을 따지면 잘못이다. 왜냐, 부모가 자식을 기를 때 올바른 행동만을 해서 키워 주었을까를 생각해보라. 여기에 인간은 모두 자라온 환경이 다르기에 성격이 전부 다르다. 부모가 살아온 세대가 다르고, 자식이 사는 세대가 다르기에 부모와 자식의 생각 기준점은 다를 수 밖에는 없다. 이 당연한 사실을 문제로 성격이 맞지 않는다고 부모를 모실 수 없다는 것은 이기심과 아집에 불과한 것이다.

자연의 섭리 법이 적응적진화이고, 적응적진화는 대상에 대한 진화며 대상에 대한 진화는 대상은 그대로 두고 내 자신의 대상에 맞추어 적응을 하는 것이 진리 법에 합당한 것이다. 현존하는 생명체 중 인간 말고는 이 자연의 섭리를 어기는 생명체는 없다. 즉, 대상, 부모의 성격은 그대로 두고 내 자신이 부모에 맞추어 주는 것이 적응적진화이고 진리 법에 순응하는 길이라는 뜻이다.

부모와 자식사이, 부부, 형제, 친구 사이 중 어떠한 관계라도 이 자연의 마음흐름 법을 무시하면 인과응보의 벌로 화목이 깨진다. 공생 공존의 삶 속, 사회의 틀 속에 우리가 살고 있다면 생각도 행동도 더불어 공생 공존 법의 생각으로 바꾸어 살아야만 태어나서 죽음에 이르기까지 평화로운 삶을 살 수가 있다.

이제는 다시 생각할 때가 되었다.

* 노후에 자식이 자신을 외면하는 것이 서운하다면 자신은 부모에게 어떻게 대했는지를 생각해보자.

* 현재의 자식 사랑이 바람이 없는 순수한 사랑인지를 생각해보자.

* 태어나서 부모의 도움으로 18년 동안 신세를 졌다면, 그 신세는 부모에게 진 것으로 갚을때도 부모에게 갚아야

하는데 현재 얼마나 갚고 있는지…

* 자식에게 필요한 돈은 빚을 내어서라도 주는 것이 자식 사랑이고, 부모가 필요한 돈은 쓰고 남은 돈이라야 줄 수 있다는 생각이 합당한 생각인지 생각을 해보자.

부모에게 갚아야 하는 것이지, 빚 갚을 대상이 자식이 될 수는 없다는 것이다.

부모는 외면하고 자식에게 온 마음이 기우는 자신의 내면을 들여다보라. 그 속에는 자신이 못다 이룬 한, 자신이 늙어서 힘이 없을 때를 대비한 마음이 잠재해 있을 것이다.

만약, 당신이 늙어 힘이 없을 때를 대비할 마음이 숨어 있다면 부모에게 잘 해야 하고, 그 마음 때문에 자식에게만 혼신의 힘을 다한다면 그 자식 역시 그 자식에게만 혼신의 힘을 다하는 행동은 당연한 결과로 받아들여야 한다.

난 이러한 이유에 의해서 내리사랑이란 말은 무지에서 오는 철저한 이기심의 마음이지 진리의 마음은 아니다 하는 것이다.

올바른 삶의 연결은 태어나서 힘이 없을 때는 부모의 힘으로 살고, 성인이 되어 노동력이 커지면 반은 자식, 반은 부모에게 분배되는 구조라야 태어날 때와 죽음에 이를 때에 삶의 조화가 이루어져 더불어 공생 공존의 삶을 살 수 있는 것이다.

7. '천재는 바보다' 하는 이유

진리의 시각으로 보면 1 다음은 2라는 것은 수순(순서)에 불과하다.

하지만 과학이란 진리가 없기에 1은 1 따로고, 2는 2 따로가 되지 1 다음에 2라는 사실 자체도 입증적 눈으로 확인이 안 되면 믿음이 가지 않는 것이 과학적 사고의 특징이다.

진리의 시각으로 사물을 이해하면 어떠한 약, 치유법이 새롭게 나오면 그 약이, 치유법이, 임상학적으로 적용했을 때 어떠한 결과를 초래할 것이냐 하는 것은 이미 임상 실험을 하기 전에 그 해답이 나와 있다.

하지만 한 단면만 끊어서 보는 과학은 논리 자체가 결여되어 있기에 그 약을 임상학적 사용을 해보고 부작용이 나는 것을 눈으로 확인을 하기 전까지는 그 결과에 대한 믿음도 확신도 할 수가 없다.

이러한 약점이 한 가지 약을 개발하는데 7~10년이란 세월을 보내고도 그렇게 만들어진 약들이 치유의 효능은 없고, 끝없는 합병증들을 만들어내는 것이다.

연구 역시 마찬가지다. 약의 약리 작용의 이치 하나만

터득을 하면 자신이 만들고자 하는 약의 성분이 어디에 들어 있는지를 아니 실용적, 빠른 연구가 가능하지만 막연히 수많은 실험을 해보고, 봉사가 문고리 잡는 식으로 하나의 답을 찾으면 그 일이 대단한 발견이라도 한 것처럼 야단법석이지만, 이러한 식으로 100년, 200년 찾아놓은 연구 결과도 진리에 눈으로 보면 하루 생각거리도 되지 못한다. 왜냐, 공식이 없는 수학적 덧셈, 뺄셈의 문제를 아무리 많이 외워도 내용만 방대할 뿐 구구법 이치를 터득한 생각과는 견줄 수 없기 때문이다.

진리 법 자체를 이해하면 약이든 치유법이든 개발 단계에서 진리 법에 맞추어 풀어보면 임상 실험을 하기 전에 그 실험의 결과를 미리 알 수 있다.

그런데도 끊임없는 실수를 반복하고 이제는 인간의 영성마저 파괴하여 인류를 파멸의 구렁텅이로 몰아가는 과학자들을 지켜보면 어디서부터 잘못을 지적해주어야 될지 난감하기만 하다.

난 왜, 과학자들이 과학의 발전이란 이름으로 끝없는 실수를 반복하면서도 자신의 지난 실수가 경험적 스승이 되어주지 못하고 실수를 반복하는 것일까를 생각해본다.

그 첫째 원인은 과학적 연구결과는 한 단면만을 끊어서 부분적 세분화시키고 확대하여 보는 쪽으로만 발전을 하였지 왜 그러한 현상이 일어나는지 그 진행 과정의 이치를 깨우치는 공부는 과학 속에는 없다고 결론을 내린다. 아무리 많은 과학자가 연구를 하여도 그 연구는 한 단면만을 끊어서 연구한 결과지 생명의 이치, 전체의 흐름을 이해하고 그 흐름의 근본 원인 제공을 바꾸어 줌으로써 결과를 바꾸어주는 공부는 아니라고 보기 때문이다.

수많은 과학자들이 연구를 거듭하면서도 아직까지 질병의 치유 해답을 찾지 못한 결정적 원인 제공은, 앞서 연구한 결과를 뒤에 공부하는 사람은 암기식 공부를 하지, 왜 앞서 연구한 결과들이 왜 그러한 결과로 나왔는지, 왜 그러한 치유법이 나오게 되었고 실패를 하였는지, 그 근본 원인을 이해하는 공부는 소홀히 했기 때문이라고 지적해준다. 우리의 고정관념은 과학자는 모두 천재로 알고 있고 천재들이 연구한 것이 최고일 것이란 착각에 빠져 산다. 나 역시 왜 그 많은 천재의 과학자들이 의술을 연구하면서도 앞서한 실수를 경험적 스승으로 승화시키지 못하고 실수의 악순환을 대물림하는지 그 원인이 궁금하였다.

일반적 시각으로 보면 공부를 잘하는 사람이 과학자가 될 수 있고, 과학자는 모두 천재들이고, 천재면 일반적인 사람보다 머리가 영리한 사람들인데 왜 그 영리한 사람들이 진리와 이치를 깨우치지 못하였을까 하는 의문이 들었다.

그 해답은 뇌의 본질적 구조 약점에 있었다.

우리는 그동안 '천재는 머리가 좋은 것이다.' 하는 고정관념에 빠져 학교 공부를 잘하는 사람이 머리가 영리한 것이고, 학교 공부의 점수를 기준하여 그 사람의 두뇌를 판단하는 기준점을 만들어내게 하였다. 여기에 학교는 시험 점수를 기준하여 공부를 잘하는 사람만이 상급 학교에 진학하고, 그 학생들이 엘리트 집단으로 모여 과학적 의술 공부를 하게 된 것이 앞서의 실수를 경험적 스승으로 승화시키지 못한 원인이다 지적해준다.

왜냐, 이러한 고정관념 속에는 엄청난 모순이 숨어

있기 때문이다. 모순점이란 현재 우리의 교육 문화가 암기식 외우는 문답식 공부인지, 진리와 사물의 이치를 터득하는 공부인지 판별하는 기준이 빠져있기 때문이다.

암기력으로 외워서, 그 외운 내용을 시험을 보고 평가하는 공부와 사물의 흐름 이치를 깨우치는 공부는 시작부터 근본이 다르고 뇌의 작동 기능까지 다르다 함을 지적해 준다.

뇌의 기능적 이치를 보면 암기를 잘할 수 있는 뇌의 구조와 사물을 폭넓게 이해하는 이해력이 좋은 뇌의 구조는 기능과 여건이 다르고 생각도, 행동도 다르다.

암기를 잘할 수 있는 뇌의 구조는 12뇌 중 암기를 담당하고 있는 뇌로 집중적 피에 흐름양이 많고 원할해야 된다는 조건이 필요하고, 이 조건은 암기를 담당하는 뇌로 혈액이 많이 공급된 양만큼, 상대적 다른 뇌 쪽으로는 그만큼 혈류 공급량이 줄어들어 혈액의 공급양이 줄어든 다른 뇌는 발달이 적게 되는 혈관 구조가 되어야 하고, 사물 전체의 흐름을 이해하는 이해력이 좋은 뇌의 구조는 12뇌로 피가 골고루 잘 돌아야 되고 12뇌로 피가 골고루 잘 돌 수 있는 혈관 구조를 가져야 되는 차이점이 있다.

이러한 뇌의 구조는 암기력이 뛰어난 사람일수록 전체의 흐름을 이해하는 이해력은 부족하게 나타나게 되어 있고, 이해력이 좋은 사람은 암기력이 약할 수밖에 없는 구조적 약점으로 나타나게 한다.

이 말은 전체 뇌로 공급되는 혈류의 양은 이미 정해져 있기에 특정 뇌로 혈류가 많이 가면 그만큼 다른 뇌는 발달이 적게 되는 구조로 되어있다는 말이다. 이러한 뇌의 구조 때문에 다양한 성격이 존재하고, 사회는 이 다양함이 서로 약점을 보완하며 상호발전을 하는 것인데, 이 점이 무시되고 학력 위주의 정책, 학교 공부를 많이 한 사람이 모든 일을 잘할 것이란 고정관념에 사로잡혀 일방적으로 학교 공부를 잘하는 사람의 정책만 반영되다 보니 실수의 시행착오를 반복하면서도 앞서의 시행착오를 경험적 스승으로 승화시키지 못하는 결과로 나타났다 지적해준다.

이 말은 뇌의 생리적 구조는 공부를 잘하는 사람, 암기력이 뛰어난 사람일수록 전체의 흐름을 이해하는 시각이 좁은 것인데 현재 우리 사회는 대체적으로 전체의 흐름을 읽는 안목이 좁은 사람의 생각들이 반영되다 보니 지난 실수를 스승으로 승화, 발전시키지 못한다는 것이다.

사물 전반적인 흐름 이치를 파악하기 위해서는 12뇌로 피가 골고루 잘 돌아 12뇌의 각각 다른 영성이 컴퓨터 파일처럼 네트워크를 잘 이루어야 한다는 것이다.

그런데 우리의 고정관념은 암기력이 좋은 사람을 천재라 하고, 천재 그룹만 과학에 전념하니 거기에서 얻어지는 것도 전체가 아닌 단편적인 결과 밖에는 나올 수 없음을 지적해주는 것이다.

여기에 많이 배웠으니 많이 알 것이란 고정관념은 잘못된 공부는 아무리 많이 배워도 질병을 치유할 수 없다는 단순한 생각마저 할 수 없게 만들었다.

나의 이러한 논리 주장이 너무 막연하고 상상적 추리라 생각이 든다면 주변의 천재라 생각한 사람을 지켜보라.

명문학교 출신 10% 상위그룹을 표본으로 통계를 내보라는 것이다.

암기력을 기초하여 특정 한 분야는 잘하기에 오너의 지시를 받고 기업에서 과장급 정도까지는 진급이 가능하지만 12뇌가 골고루 발달해야 잘할 수 있는 것을 조사하면 쉽게 답이 나올 것이다.

이 사회는 나가 아닌 우리, 더불어 먹이사슬 연결고리로 이어져 있다. 나가 아닌 더불어 공생 공존의 사회 구조에서는 전체를 보고 이해하는 사고력의 능력을 가진 사람, 12뇌로 피가 골고루 잘 도는 사람은 적응을 잘하지만 특정 뇌 쪽으로만 피가 잘 돌아 암기력이 뛰어난 사람은 단편적인 성격으로 나타나 대체로 자신의 입장만 생각하는 이기심의 소유자로 나타나 누구에게도 공감을 받지 못하는 성격의 소유자가 되어 외톨이가 된다.

이러한 성격의 결과로 학창시절 천재라 호칭한 사람 치고,

1. 부부간에 금실이 좋은 사람이 있는지.
2. 부모에게 효도하는 사람이 있는지.
3. 형제간에 우애 있게 지내고 마음 털어놓을 친구가 있는지.
4. 남을 위해 봉사와 사랑을 베푸는 사람이 있는지.
5. 장사나 사업을 하여 성공한 사람이 있는지.

통계를 내어 보라는 것이다. 전체 평균치를 훨씬 밑돌 것이다.

위 내용 모두 12뇌로 피가 잘 도는 사람, 나보다는 우리, 전체를 보고 이해하는 생각을 갖지 못한 사람은 이룰 수

없는 내용이다. 잠시 상식의 생각을 해보자.

기존의 고정관념을 기준하면 많이 배우고 공부 잘하고 머리가 영리하다한 천재들이 이 사회를 지배해야 옳다.

하지만 사업가로 성공한 오너, 공공 단체장의 오너 중에 학교에서 천재라 부를 만큼 공부를 잘한 사람이 있는지 꼽아보라는 것이다. 단순히 생각하면 많이 배우고 공부를 잘한 사람이 오너가 되어 사람을 리드하고 일을 시켜야 하는데 결과는 못 배운 사람이 배운 사람에게 지시를 하고 일을 시킨다. 왜 이러한 결과가 나오는지 그 이치를 생각해 보면 이해가 빠를 것이다.

이러한 뇌의 생리이치를 이해한다면 지금이라도 천재의 교육 내용을 바꾸어주어야 한다.

암기력이 좋다는 것을 장점으로 암기력의 장점만을 키워주어 경쟁에서 싸워 이기는 이기심 교육만 하여, 자신의 이익밖에 모르는 이기심 소유자로 키워놓으면, 이 사회에도 도움이 되지않고 본인 자신에게도 진실한 마음을 털어놓고 의논할 친구 하나 사귀지 못하니 사랑이 없는 외로운 삶이 되고 만다.

여기에 부모가 늙어서 그 자식에게 할말은 '내가 저를 어떻게 키웠는데...' 하고 후회할 말 밖에 없음을 안다면, 일단 1번 두통혈, 9번 간질병혈을 사혈해주어 12뇌로 피가 잘 돌 수 있도록 여건을 갖추어 준 다음, 어려서부터 사물 전체를 보고 이해하는 시각, 나보다는 남을 배려해주어야 하는가 하는 진리교육을 해야 본인, 부모, 사회에 도움이 되는 인적 자원으로 성장시킬 수 있다.

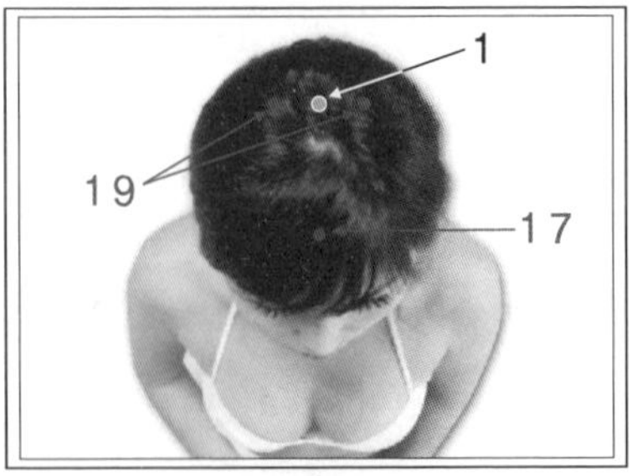

1. 두통혈

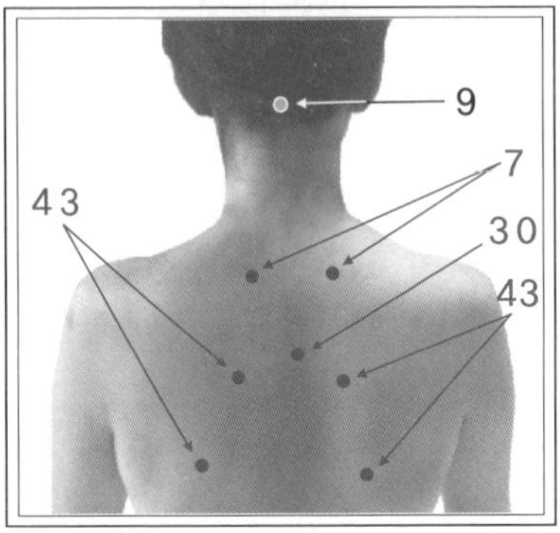

9. 간질병혈

인간의 뇌의 구조와 생리 작용의 이치를 보면 어떠한 장기나 각 기관도 사용을 하면 할수록 그 기관은 발달을 하게 되어 있다. 뇌의 생리도 사용을 하는 쪽만 상대적 발달을 하고 사용하지 않는 뇌는 서서히 기능이 떨어지고 퇴화되게 되어 있다. 이러한 현상은 많은 활동은 많은 에너지를 소모시키고 소모시킨 에너지를 보충해주기 위해서는 많은 영양 공급과 산소 공급을 해야 하니, 그만큼 혈관이 발달을 하기 때문에 나타나는 현상이다.

인체의 생리구조를 제대로 이해했다면 천재는 뇌혈관, 순환기 장애성 질환자이지 결코 모든 일을 잘할 수 있는 사람이 아니라는 것을 알 것이다.

이 결과로 천재 중 과학자는 많아도 이해력이 좋아야 할 수 있는 발명가는 극소수이고, 오히려 평범한 사람 속에서 발명가가 많이 나옴을 볼 수 있을 것이다.

이제는 나보다는 우리 전체를 보고 이해하는 진리 교육을 강화해야 하고 경쟁에서 이기는 교육은 줄여야 한다. 그래야만 더불어 사는 사회에서 서로가 경쟁의 적이 아닌 동지 의식으로 더불어 공존할 수 있는 사회로 가꾸어 나갈 수 있다.

천재든 바보이든, 인간의 최고 약점은 항상 자신의 지식을 기준하여 사물을 보기에 자신의 생각이 올바르다는 착각에 빠지는 것이라 했다. 이 약점이 고정관념을 버려야 하는 분명한 이유다.

이 세상에서 옳고 그름을 명백하게 판별해 줄 수 있는 것은 유일하게 진리의 율법뿐이고, 진리의 율법은 이기심은 이기심만을 낳고 아집은 아집만을 낳을 뿐, 이기심과 아집이 진리를 낳지는 못한다. 진리의 율법이 무서운 이유와 율법을 따라야 되는 이유는 진리의 율법은 원인 결과인 동시에 인과응보의 심판자이기 때문이다.

자신이 앞서 배운 지식만을 기준으로 사물을 보며 자신의 생각만 올바르다는 아집은 마음에 문이 닫힌 사람의 생각이고 12뇌 중 일부 뇌만 작동하는 사람이다. 자신의 생각만 올바르다는 고정관념은 이 사회를 진리는 사라지고 이기심 천국이 되게 한다.

천재라 자칭하는 사람만 의술을 공부할 수 있고 그 사람들만 의술 공부를 하고 자격증 주고, 법의 힘으로 보호한 결과가 오늘날 자신의 의술…, 자신의 공부가 장차 어떠한 부작용으로 돌아올지 전혀 예측의 생각도 할 수 없게 만들었고…, 인간, 동물의 질병, 면역기능을 갈수록 약화시켜 불치 내지는 만성질환자를 양산해내고 있으면서도, 의사 자신의 잘못인지도, 왜 그러한 현상이 발생하는지도, 앞으로 어떻게 대처해야 되는 지도, 모르면서 아직도 자신의 의술이 최고라는 착각 속에 헤매게 만들었다.

조금만 생각을 바꾸어 생각해보면 10년을 배우고도 그 내용이 방대해서 못다 배울 정도가 된 것은 앞서의 시행착오 의술을 모두 배우려하니 그런 것이지, 결코 올바르고 합당한 의술이라서 그런 것은 아니다.

진리가 하나라면 정답도 하나다. 아무리 의술이 발달하여 인체의 각 장기를 공장에서 대량생산을 하고 이식수술의 기술이 발달해도 기존의 장기를 재생시키는 의술을 앞서지는 못하는 것이다. 여기에 자연계의 모든 생명체가 더불어 상호 발전, 진화한다는 것을 안다면 인위적으로 한 생명체를 바꾸면 생태계는 도미노 현상처럼 연쇄적으로 쓰러진다는 것도 알 것이다. 하지만 단편적인 생각은 이러한 생각도 할 수 없고 알아도 멈추지 못한다. 왜냐, 자신만을 생각하는 이기심은 당장 자신에게 이익이 되는 이기심의 유혹을 뿌리칠 힘이 없기 때문이다.

인간이 유전자 조작을 통하여 아무리 많은 생명체의 종자를 바꾸어 보아도 자연계 전체로 보면 빙산의 일각이고 적은 수의 성질변화는 시간이 지나면 큰 것에 흡수되게 되어 있다.

자연의 율법은 모든 생명체가 공생 공존하는 법이다.

적응적진화란 대상에 대한 진화이고, 대상에 대한 진화란 대상은 그대로 두고 내 자신이 대상에 대해 적응하는 방법을 깨우쳐 나가는 것이다. 인간도 자연의 일부이기에 자연의 율법에 순응하는 길만이 공생하는 길이며, 공생 공존이란 내가 아닌 우리를 말하며, 전체의 사물 흐름의 이치를 깨우치기 위해서는 특정 뇌로만 혈류가 잘 도는 천재가 아닌, 12뇌 전체로 피가 잘 도는 평범한 뇌의 혈관 구조를 가져야 한다.

학교에서 공부를 하지 않은 학생이 컨닝으로 정답을 적어도 그 답이 정답이라면 맞는다.

이 말은 심천사혈요법의 논리를 다 이해하지 못하고 사혈의 순서 주의점, 치유점만 알고 사혈을 해도 그것이 정답이라면 질병 치유는 되는 것이고, 아무리 오랜세월 과학적 입증 과정을 거쳤다 해도 그 치유적 방법이 잘못되었다면 치유되어 주지 않는 것이 정상이다.

이 말은 아무리 오랜 세월 연구한 공부도 그 공부가 처음부터 잘못된 공부일 때는 질병 치유는 할 수 없다는 것을 지적해준다.

그동안의 고정관념으로 천재는 바보다 하는 말을 인정할 수 있는지…, 공부나 이해력이 부족한 사람을 1-9번 혈을 사혈해주면 공부와 이해력이 향상된다는 말이 받아들여지는지 생각을 해보라. 인체의 생명이치를 진리의 눈으로 보지 않고, 과학의 시각으로 보면 황당한 말이 된다.

하지만 인체의 생리구조를 과학이 아닌 생명의 이치,

새로운 각도에서 바라보면 12뇌로 피를 잘 돌게 해주고 오장 육부로 피를 잘 돌게 해주는 방법 하나로 순환기 장애성, 만병을 치유할 수 있고 정신병, 자폐증, 이해력, 성격, 행동까지도 바꾸어 줄 수 있다.

이 말을 거부감 없이 받아들이고 이해가 된다면 당신은 심천사혈요법을 제대로 이해했다 할 수 있다.

8. 다수결 속의 이기심과 평등원칙

난 3권 원고를 준비하며 이 원고를 쓸 것인지에 대해서 많은 고심을 했다.

현실은 이기심 천국인데 그 잘못을 지적하자니 전 국민, 온 인류에 하는 말이 되고 온 인류를 향해 잘못됨을 지적한다는 것이 심적 부담이 크기 때문이다. 하지만 진리 탐구를 하는 공부 입장으로 보면 모든 사람에게 미운 대상이 된다 하여도 공부는 공부이니 쓰기로 마음을 정했다.

모든 사람이 오늘을 열심히 사는 목적은 보다 나은 내일의 행복한 삶을 위해서 일것이다.

하지만 현실을 직시해 보면 마음은 행복한 삶을 원하고 하는 행동은 고통을 당할 일만을 골라서 하고 있다.

이러한 모순의 삶이 갈수록 깊어지는 근본 원인은 이 사회의 교육 자체가 경쟁에서 싸워 이기는 이기심 교육과 수학적 득과 실을 계산하는 방법만을 교육하지 진리와 이치의 흐름 법을 교육하지 않았기 때문이다 지적한다.

인간의 삶에 있어서 국민의 인성은 경제보다 더 소중한 것이다. 아무리 경제적 풍요로움을 누려도 사회가 불안

하고 사랑이 메마른 사회는 마음의 평화와 행복한 마음을 느낄 수 없는 사회가 되기 때문이다.

자연의 섭리 율법 속에는 무질서 속에 질서 평등 원칙의 진리 법이 숨어 있다.

인간이 만든 법과 자연의 섭리 율법은 엄격히 다르다.

인간이 만든 옳고 그름의 법 속에는 통치 수단이나 나는 할 수 있고 상대는 하지 못하게 하거나 다수의 집단 이기심이 숨어있기에 인과응보 법에 의해 법을 만든 취지 바람과는 정 반대의 현상이 일어난다.

오히려 법으로 인하여 범법자가 양산이 되고 법 때문에 정신문명이 황폐화되어 간다. 이러한 근본 원인은 법 자체가 자연의 섭리 법인 평등 원칙의 법을 어겼기 때문에 생기는 부작용이다.

한국과 온 인류가 공생 공존의 삶으로 더불어 발전을 하기 위해서는 법 제도 역시 거기에 맞게 공생 공존 법이 되어야 한다. 공생 공존의 평등법은 말 그대로 누가 보아도 인정하고 따를 수 밖에는 없는 법이라야 한다.

하지만 인위적으로 한쪽만을 유리하게 법을 만들어 놓고 지키라 하면 이 사회는 상대성이기에 손해를 보는 쪽은 불만을 갖게 되고 그 불만은 행동으로 나타나 힘이 강한 자는 빠져나갈 법을 '단' 이라는 예외 조항으로 만들어 붙이고 힘이 약한 자는 그러한 상대를 원망하고 경멸하는 부작용으로 나타난다.

난 이러한 부작용이 왜 일어나는지 그 이치를 설명하고자 한다.

인간은 누구나 3가지 영성을 가지고 있기에 옳고 그름을 판단하지 못하는 사람은 아무도 없다. 단, 이기심이 팽배한 사회가 되면 자신이 자신을 평할 때는 제1영성인 이기심과 욕심을 적용해 합리화시키고, 남을 평할 때는 제2영성인 공생 공존의 양심의 마음으로 엄격히 적용해 평하기에 삶의 모순이 생길 뿐이다.

문제는 우리가 어떠한 법을 만들어 시행하던 법을 만든 취지, 그 원함과는 관계없이 그 옳고 그름을 최종 심판하는 법은 자연의 섭리 법인 율법이라는 것이다.

이 말은 인간이 만들어 놓은 법과는 무관하게 진리의 율법이 인과응보 법으로 소리없이 심판을 하고 인간은 율법의 심판에 따라 행복과 불행이 결정지어진다는 것이다.

우리가 다수결에 의해 법을 만들었다고 해서 평등법이다 생각을 한다면 큰 착각이다. 집단 이기심이 모여 만든 법은 아무리 많은 사람의 의견을 존중해 만들어 놓았다 해도 그 법은 이기심 법이지 진리에 합당한 평등법은 될 수가 없다.

안타까운 점은 진리를 기준으로 현실을 보면 자신이 이득을 보자고 만든 이기심 법이 오히려 자신에게 피해를 주고 있다는 사실은 모른 채 끝없는 이기심 법을 만들어내고, 그 악법의 고통 속으로 자신을 몰아넣고는 그 잘못은 모두 남의 탓으로 생각한다는데 있다.

자연의 섭리 율법은 모든 생명체가 공생 공존할 수 있는 율법으로 만들어져 있다. 인간만이 그 법을 이기심 때문에 어기고 스스로 자멸의 길로 가고 있다는 것이다.

자연의 율법은 말 그대로 자연이니 자연에서 배우면 된다.

숲의 나무를 보라. 자세히 보면 아주 다양한 나무와 식물, 곤충, 동물들이 살고 있을 것이다. 그 중 나무의 삶 하나만 따로 생각해보자. 모든 나무의 생명은 소중한 것이니 평등해야 된다고 큰 나무나 작은 나무나 같은 숫자로 나누어 산을 똑같이 분배를 하고 그 분배받은 공간에서만 살라고 해보라. 공생이 아니라 콩나물 시루처럼 빽빽이 자란 나무는 공멸을 하고 말 것이다. 지면을 충분히 차지하지 못한 나무의 입장으로 보면 큰 나무가 많은 공간을 차지하고 있는 것이 공평하지 못하게 보일 것이다.

하지만 그 나무가 그만큼 크기까지는 그 나무대로 적응적 진화의 깨우침을 얻고 열심히 노력한 대가이지 저절로 자란 것은 아니다.

평등원칙이란 모든 사람은 똑같으니 똑같이 분배를 하는것이 평등원칙이 아니다. 평등원칙이란, 각자 자신이 노력한 대가만큼만 이익을 얻는 것이 평등원칙이다. 자연계의 현존하는 모든 생명체 중 대상, 환경은 그대로 두고 자신이 노력하여 그 환경에 적응하는 방법을 깨우치지 못한 생명체가 존재하는 것은 아무것도 없다. 모든 생명체는 자신이 노력하여 깨우침을 얻은 만큼만 유리한 고지를 점령하고 산다는 것이다.

쉽게 표현을 하면 자신의 생명유지는 자신이 책임을 지고 자신이 노력한 대가 만큼만 얻는 것이 평등원칙이라는 것이다. 인간의 삶 역시 마찬가지다. 자신이 노력을 하여 깨우침을 얻은 자는 그만큼 이익을 많이 가지고, 어리석음과 게으름으로 노력을 적게 한 자는 그만큼 적게 가지는 것이 평등원칙이다.

어리석은 자나 노력을 적게 한 자, 깨우치고 노력을 많이 한 자, 모두 똑같은 생명이니 똑같이 분배를 해야된다는 생각은 못 가진 자의 이기심일 뿐 진리의 평등원칙은 아니라는 것이다. 자연의 섭리 율법은 자신에게 일어나는 모든 현상은 자신의 행동이 원인을 제공하고 그 결과로 나타난 것이 현재 자신의 운명이다.

자신의 생각, 자신의 행동 잘못으로 나타난 자신의 운명을 남의 잘못으로 책임을 돌리고, 다수 이기심의 힘을 빌어 자신의 이기심을 충족시키려 하면 모두가 자신의 인생을 국가나 남이 책임을 져야 된다는 식으로 커져서 결국은 온 국민이 불신과 반목, 전쟁, 공멸하는 식으로 끝을 맺고 만다.

지금 이 사회에 만연하고 있는 집단적 이기심 표출은 스스로 공멸의 길을 앞당기는 기능만 할 뿐, 삶의 질은 높여 줄 수 없다. 모두가 힘든 일은 회피하고 노동은 적게 하면서 많은 돈을 받기 원하면 결국은 내가 해야 할 일을 상대가 해야되고 상대가 할일은 내가 해야되니 결국은 제자리 걸음이 되고 만다. 노동을 많이 하고 적게 하고는 각자 개인의 의견을 존중하고 기업주의 자발적 생각이 결정을 하는 다양한 사회가 되어야지, 다수의 이기심을 불러내어 내가 놀고 싶으니 너도 같이 놀아야 된다는 생각의 내심을 들여다보면 내가 쉬는 동안 상대가 노력을 하여 나보다 앞서가는 것은 보지 못하겠다는 이기심일 뿐, 삶의 질을 높여주는 것도 평등원칙의 법도 아니다.

이 사회는 먹이사슬 연결고리의 공생 공존 법으로 이루어져 있다. 이러한 율법 속에 사는 우리는 자신이 소모시키는 노동을 자신이 하지 않으면 결국은 남이 해야 되고, 모두가 남이 해야 된다는 이기심이 팽배해지면 결국은 자신의 일은 자신이 해야 되는 것으로 결말이 나는 것이 자연의 평등원칙의 섭리라는 것이다.

힘든 일 하지 않고 노동도 적게 하고 돈도 적게 받고 적게 쓴다면 문제가 될 것은 없다.

하지만 다수의 이기심은 자신이 만든 제품은 비싸야 되고 남이 만든 제품은 값이 싸야 된다는 사고력은 노동은 적게 하고 남이 힘든 노동으로 만들어 놓은 것을 거저 쓰려고 하는 마음 자체가 이기심이라는 것이다.

어느 나라든 그 나라의 화폐 가치는 노동력과 생산성이 비례 하게 되어있다. 전쟁을 하는 국가가 왜 화폐 가치가 10배, 100배 떨어지는지 생각을 해보라. 전쟁으로 인해 노동과 생산성이 떨어진 만큼 화폐 가치도 동시에 떨어지는 것은 상식이다. 현재 아무리 많은 돈을 가지고 있다고 해도 그 화폐 가치는 노동력과 생산성이 뒷받침 되지 못하면 하루 아침에 떨어지고 만다.

현재 노동자들이 집단 이기심의 힘으로 강제로 인상시킨 임금은 물가를 오르게 하여 물질적 풍요에 도움이 되지 않는다. 오히려 파업 기간에 제품이 생산되지 않은 만큼, 강제로 임금을 올린만큼, 기업주는 그 돈을 만회하기 위해 제품가격을 올려야 하기에 물가가 올라 생활은 더욱 궁핍해진다는 것이다. 이 말은 생산성이 향상되지 않은 임금 인상은 그대로 물가만 올리는 작용을 하고 대부분 임금 인상분보다 제품값 인상분이 더 높기에 오히려 실질 임금은 더욱 하락하는 것이 물질 흐름의 이치라는 것이다.

만약 과격한 파업을 견디지 못하고 기업이 경쟁력을 잃고 도산을 하게 되면 일자리는 줄어들고 근로자는 남아돌아 결국은 근로자끼리 임금을 낮추고 취직하기 경쟁이 벌어지면 고통을 당하는 쪽은 근로자뿐이라는 것이다.

난 인간의 본성상 자신있게 말하는 부분이 있다. 직장에서 노조를 결성하고 파업을 유도하는 사람치고 평소에 직장에서 열심히 일을 하는 사람은 없다고 말한다. '어떻게 하면 적당히 시간만 때우고 돈을 벌까?' 하는 요령의 마음이 강한 사람이 혼자 놀기는 눈치가 보이니 주변 사람을 선동하여 그 속에 자신의 게으름을 숨기는 사람이라고 평한다. 결국은 이러한 사람 때문에 기업이 속 빈 강정이 되어 도산을 하면 국가는 실업자가 대량으로 양산되어 국가가 혼란해진다는 명목으로 세금으로 메꾸어주고 그 세금은 1차적으로 다른 직장에서 열심히 노동을 하는 사람이 분담을 하게 되고, 2차적으로 생산은 없이 돈이 돈(회전) 만큼 국가 전체의 물가는 오르는 악순환이 이어진다. 자연의 섭리 법은 자신의 노력은 원인 제공이고 그 결과가 소득이다.

이 속에는 자신이 노력한 대가만큼만 소득이 보장된다는 이치도 함께 있는 것이다. 이 말은 모두 자신이 노력한 대가만큼만 얻으려 해야 평화와 평등, 화폐가치가 유지될 수 있다는 것이다. 남의 노력으로 얻어진 이익을 다수의 힘을 이용해 자신의 것으로 빼앗으려하면 반목밖에는 나올 것이 없고 생산성 향상 없이 강제로 올린 임금은 물가금만 올려 갈수록 노동자만 손해를 보는 것이 자연의 원인 결과 법이고, 인과응보 법이다. 차분한 마음으로 생각을 정리해보자.

기업이 얻은 이익이 자신의 노동력에 의해 얻은 것이니 자신 것이라 생각이 든다면 그것은 이기심이다.

당신은 노동력만 기업에 투자를 했지만 기업주는 사업자금 전체를 투자한 것이다.

기업주가 당신이 은행에 예금한 돈을 융자해서 기업을 차렸으니 자신도 주권이 있다 생각이 든다면, 당신이 은행에서 융자를 하여 집을 사고 갑자기 집값이 올라 이득이 생겼을때 그 이익을 은행에 돌려주었는지 돌려줄 마음이 있는지 생각을 해보라. 은행에서 강제로 달라하면 수긍이 되겠는지를 생각해보라는 것이다.

당신은 집값이 떨어져 손해를 보아도 자신이 책임을 져야 하니 이익도 당신 것이라 주장을 할 것이다.

기업도 마찬가지다. 기업주 책임 아래에 돈을 빌려 공장을 지었다면 그 손익의 책임은 기업주에게 있는 것이고 기업을 운영해서 번 돈을 어떻게 쓸 것인가는 그 기업주 개인인격에 맡겨야지 선과 사랑을 강요해서는 안된다. 당신 역시 은행에서 돈을 빌려 사업을 하고 돈을 벌었다 하여 은행에서 번 돈을 간섭하려 한다면 진심으로 수긍이 가겠는지 생각해보라는 것이다.

하지만 현실의 집단 이기심은 기업주의 운영 권한까지도 다수의 이기심의 힘으로 뺏으려 하고 봉급까지도 강제로 인상을 요구하는 시대가 되었다.

현재의 기업이 국영 복지 기업인지, 개인 사기업인지,

주식의 주주 기업인지 생각해보라. 국영 복지 기업이라면 국가에서 권한이 있는 것이고, 개인 기업이라면 개인이 권한이 있는 것이고, 주식회사의 주주기업이라면 주식을 소지한 주주만이 기업의 운영 권한이 있는 것이지 각 기업에서 일하는 노동자는 기업 운영에 대한 권한은 없는 것이다. 진리의 평등원칙 법은 기업과 근로자의 입장이 평등해야한다.

자신의 노동력에 의해 기업이 이익이 많으니 그 이익도 같이 나누어 가져야 된다고 생각을 한다면 기업이 손해를 볼 때는 자신의 노동력에 의해 만든 제품이 팔리지 않아 손해를 본 것이니 그 손해를 기업과 근로자가 동등한 조건에서 같이 보아야 평등한 조건이다.

이익이 창출될 때는 같이 나누어야 하고, 손해를 볼 때는 기업 너 혼자 손해 보라는 생각 자체가 이기심이라는 것이다. 만약 기업의 운영권을 근로자도 함께 가져야 된다면 기업이 부도가 날 때는 자신의 개인재산도 같이 압류를 당하고 부도를 내야, 기업 근로자간 평등원칙의 조건이 되는 것이다. 기업의 운영권한은 기업주와 주주의 권한이지 노동자는 기업운영에 간섭할 권한이 없다는 것이다. 기업주가 기업의 이익을 어떻게 쓰는가는 기업주의 기업운영 철학과 인격이 결정할 문제이지 근로자가 간섭할 권한은 없다는 것이다.

기업의 이익을 간섭하려면 손해를 볼 때도 같이 감수할 마음이 있어야 하고 투자 지분 만큼 이익을 배당 받고 운영 권한이 있다는 것은 상식의 생각이다.

손해와 부도는 기업 혼자 책임을 지고 이익이 생길 때는 같이 나누어야 된다는 생각은 철저한 집단 이기심이라는 것이다. 문제는 조금만 생각을 해 보아도 현재의 근로자 집단 이기심의 잘못됨을 금방 알 수 있는데 이 잘못됨이 왜 일상생활처럼 범람을 하는 것이냐 하는 것이다. 그 근본 원인 제공자는 진리와 철학이 없는 정치가가 국민의 이기심을 부추겨 자신의 정치야욕을 성사시키려 하는 것이 결정적 원인 제공이다.

어느 사회든 간에 가진 자보다는 못 가진 자가 많은 것이다. 민주 자유국가란 이름으로 정치를 하는 나라에서는 투표는 기본이다.

진리와 철학이 없는 자가 정치권의 권력에만 눈이 어두워 자신의 욕심을 채우려 하면 필수적으로 나타나는 현상이 있다. 표를 많이 얻기 위해서는 옳고 그름이 기준이 아니라 어느 편의 손을 들어주어야 표를 많이 얻을 수 있는가 하는 점이다. 이러한 정치꾼은 나라가 통째로 망하는 것은 전혀 관심이 없다. 오로지 다수의 표만을 생각하게 되어 있다. 이러한 사람은 못 가진 다수의 이기심을 부추겨 사회를 혼란시키고 그 대가로 표를 얻어 정치에 입문한다. 그 다음 그 자리를 지속시키기 위해서는 못가진 자의 이기심에 만족을 주기 위하여 여론을 동원하고 평등원칙이 아닌 못 가진 자 다수의 이익이 되는 이기심 법을 만들어 환심을 사고 표를 얻어 자리를 굳히고 끝없이 못가진 자를 선동해 평등원칙이 아닌 못 가진 자가 유리한 악법을 만들어내고 악법도 법이라는 이름으로 온 국민을 고통의 삶으로 몰아간다. 이러한 악법이 만들어지는 이유는 대다수 이기심 소유자의 인심을 잃지 않고 권력에 안주 하려면 옳고 그름보다는 못 가진 다수의 편을 들어주어야 자신이 유리하다는 마음 작용이 일어나기 때문이다.

인간의 마음 작용은 양면성이 있다. 못 가진 자가 자신을 기준하면 합당해 보여도 가진 자 입장으로 보면 합당하지 않게 보인다. 이러한 양면성이 있는 법은 평등법이 아니기에 가진 자 입장에서 보면 그냥 가만히 앉아서 손해를 볼 수 없게 한다.

왜냐, 마음속에서 인정하지 못하는 손해를 그대로 감수하고 받아들일 사람은 아무도 없기 때문이다.

이러한 마음에서 가진 자는 권력의 힘을 이용해 교묘히 자신이 빠져나갈 법을 만들어 삽입을 한다. 여기서 나온 법이 '단' 이라는 이름으로 이러이러한 경우는 예외로 한다고 하는 규정이다. 하지만 이 법은 누구도 막을 수가 없다. 누구나 옳고 그름은 알기에 외관상 큰 것은 양보하고 그 대가로 작은 것을 얻자는데 반대의 명분이 없기 때문이다. 이러한 법을 만들어 삽입할 수 밖에는 없게 몰아간 원인 제공은 다수의 집단 이기심이 원인 제공이다.

왜냐, 모든 사람은 사회 국가보다는 자신의 개인 이익을 위해서 살기 때문이다. 이러한 사회의 틀 속에서 '단' 이라는 예외 규정의 법은 이 사회를 급속히 타락시키고 범법자의 소굴로 만들며 무전유죄, 유전무죄라는 불신의 사회를 만들어내고 만다. 이래서 우리나라 법은 귀에 걸면 귀걸이 코에 걸면 코걸이가 되는데 '단' 이라는 예외 조항의 법은 법대로 하자면 안되는 일도 없고, 되는 일도 없는 법이 되고 만다. 이러한 법은 법을 집행하는 자의 횡포로 나타나 가진 자는 돈의 힘으로 일을 성사시켜도 적법이 되게하고, 없는 자는 사업을 하고 싶어도 제재 법으로 작용해서 부익부 빈익빈의 현상을 가속화시킨다. 여기서 꼭 알고 넘어가야할 점은 못 가진 자를 이롭게 하도록 혜택을 주도록 만든 법이 결국은 못 가진 자를 더욱 어렵게 하는 법으로 작용을 한다는 것이다. 이것이 자연의 평등원칙, 율법의 심판, 인과응보법의 작용이다. 대부분의 법이 다 그러하지만 한 가지 예를 들어주자면 가진 자가 세금을 많이 내야 못 가진 자가 세금부담이 적다하여 가진 자에게 재산세를 높이면 가진 자는 입으로 때우고 못 가진 자는 몸으로 때워야 하는 모순이 발생한다는 것이다.

건물 주인이야 세금과 물가가 오르면 세 들어 사는 사람한테 세금 내역, 물가 내역을 설명하고 '그 건물을 당신이 사용하니 집세를 더 올려주어야 되겠소!' 하는 말로 해결이 나지만 집주인이 더 낸 세금은 세입자가 노동으로 돈을 벌어 몸으로 때워서 낼 수밖에 없는 것이 이치법이라는 것이다.

인간의 성격 특징은 자신의 돈은 소중하게 쓰지만 국가의 세금은 먼저 보고 먼저 쓰는 것이 임자라는 본성을 가지고 있기에 국가 차원에서 세금으로 거두어들인 돈이 개인 돈처럼 알뜰하게 쓰일 것이란 생각은 욕심일 뿐이다.

이 말은 내가 직접 내지않은 세금이라 해서 무조건 세금을 높여 놓으면 결국 그 세금은 자신이 내는 것이 되고, 세금으로 나간 돈은 물가에 그대로 반영되어 결국은 돈 없는 서민의 삶의 질만 떨어뜨리는 쪽으로 작용을 하고 만다는 것이다.

이렇게 평등법이 아닌 한쪽만을 일방적으로 이롭게 한 법은 없는 자를 이롭게 하는 쪽으로 작용을 하지 못하고 없는 자를 더 심한 고통을 당하게 작용을 한다는 것을 지적해 주는 것이다. 하지만 이러한 흐름의 이치는 모르고 어리석은 국민의 이기심은 자신의 노력보다는 제도적 법을 만들어 그 법의 힘으로 이득을 챙기려 자신의 발목을 잡는 법만을 자꾸 만들어내고는 스스로 자신을 고통의 삶 속으로 몰아가고 있다.

물질 즉, 돈의 이동은 진리의 흐름 법에 따라 이동을 한다. 어리석은 자는 단순한 수학적 숫자 놀음으로 돈의 흐름을 조정하려 하는데 진리의 마음흐름 법을 모르고는 물질 돈의 흐름을 조정할 수가 없다.
왜냐, 어떠한 법을 만들어내든 그 법이 마음 속으로 받아들이고 인정하는 법이 아닌 이상 가진 자는 편법을 써서라도 빠져 나가려 하게되고, 경찰 열명이 도둑 한명을 지키지 못하는 식으로 술래잡기가 계속되면 규제를 위한 법만 연쇄적으로 양산되게 되어 있다. 이렇게 되면 기업은 이중장부를 만들어 이익을 숨겨 탈세를 생활화하게 만들고 그 내용을 아는 정치인은 그 약점을 이용하여 정치자금을 뜯어내면 그 돈만큼 제품값은 오르고 그 오른 제품을 사는 국민은 정치꾼에게 뜯긴 돈까지 돈을 더 주고 사야하니 악이 악을 낳는 식으로 끝없는 불신의 사회가 되어 간다는 것이다.

어떠한 규제법도 '단' 이라는 예외 조항이 붙어있는 한 가진 자에게는 제약이 되지않고 못 가진 자에게만 제재

법으로 작용한다. 어느 국가이든지 국민의 이기심이 강할수록 엄격한 제재법이 많고, 그 법을 만드는 주체는 없는 사람이며 그 법으로 고통을 당하는 것도 없는 사람이다.

자연의 진리 율법은 가진 자, 못 가진 자 모두가 평등하게 되어 있다. 이 율법은 인간의 이기심으로 바꾼다고 바꾸어지는 것이 아니고 순응하는 길뿐이다.

적응적진화란 대상은 그대로 두고 내 자신이 대상에 맞추어 적응하는 방법을 깨우치는 것을 말한다. 집단 이기심의 힘으로 아무리 요령을 피워도 이 사회는 율법을 기준해서 모든 일이 이루어진다. 진리의 율법을 기준하면 이미 안 된다고 정해져있는 일을 두고 끝없이 투쟁을 하고 그 투쟁으로 서로가 서로를 불신하는 사회로 만드는 것 보다는 진리 법의 적응적진화 법에 맞게 상대 즉, 대상을 바꾸려 하지 말고 대상은 그대로 두고 내 자신이 대상에 맞게 적응하는 방법을 깨우쳐 지혜롭게 사는 것이 살기 좋은 사회로 만드는 지름길이다.

차분한 마음으로 평등원칙과 현재의 이기심 법을 비교해 보자.

세금의 평등원칙은 한 달에 100만원을 받는 자가 10%, 10만원의 세금을 낸다면 1000만원을 버는 자는 10%, 100만원의 세금을 내면 공평하고 평등한 것이다. 하지만 현실의 이기심 법은 못 가진 자 입장에서 법을 만드니 가진 자가 40~50%의 세금을 내도 자신보다 소득이 많다하여 더 내야 된다는 이기심 법을 적용시키니 그 법을 인정 못하는 기업주 입장에서는 단, 이윤이 발생하지 않을 때는 세금을 내지 않아도 된다는 예외법을 적용시켜 아예 안 남았소 하고 한푼도 안내는 쪽으로만 머리를 쓰게 만들었고 처음 사업을 시작하여 요령이 부족한 사람만 제대로 세금을 내고는 경쟁력을 잃어 기반 잡기만 어렵게 만들어 놓았다.

인간의 성격 특성을 제대로 알고 지혜롭게 대처하는 방법은 현재보다 세금을 60% 낮추어 주고 세금을 낸 액수가 그 사람의 경제적 능력, 신용도 평가 기준이 되게하고 세금을 많이 낸 사람이 이 사회의 공헌도가 높은 사람이니 우상화 시켜주면 이 사회도 밝아지고 세율을 현재보다 60% 낮추고도 전체적 세금 징수 액수는 줄어들지 않는다.

자연의 섭리 율법은 어떠한 일도 율법을 어기고는 원함을 얻을 수 없게 되어 있다. 율법을 어긴 만큼 그 법을 만든 자가 인과응보의 벌을 받게 되어 있다. 차분한 마음으로 자신의 행동을 돌이켜 보라.

자연의 섭리 법은 자신의 운명은 자신 스스로의 노력으로 개척해 나가게 되어 있다. 자신의 경제적 부(富)는 자신의 노력으로 얻어야하고 자신이 번 돈만 자신이 간섭을 해야지 남의 돈 쓰임까지 간섭한다는 것은 못 가진 자의 이기심일 뿐이다. 자신의 돈 쓰임을 남이 간섭하는 것이 싫다면 남도 싫다는 것을 인정해야 한다. 현재의 다수 집단 이기심은 자신의 운명을 남에게 책임지라는 말이 되기에 누구도 공감하지 않는다. 자연의 평등법은 배우지 않아도 알며 심판할 줄 안다.

다만 자신의 이기심이 평등법의 마음을 덮고 있다는

사실을 본인이 의식하지 않으려 할 뿐이다.

요즘 노사문제로 나라 전체가 시끄러운데 노사문제도 이기심의 극치를 달리고 있음을 인정해야 한다. 문제는 이기심만을 기준하여 사물을 보면 자신의 이기심이 자신을 이롭게 한다 생각하지만 현실은 자신의 이기심 피해자는 바로 자신임을 알아야 한다. 오늘날 노동자들이 예전보다 나은 환경이 된 것은 아이러니하게도 기업주의 이기심의 공로지 노동자들의 노동 운동이나 파업 노동법의 산물이 아니다. 왜냐하면 노동자들의 대우 결정은 노동자의 희귀성이 결정을 하는 것이지 노동법이나 근로자의 노동 운동이 결정하지는 않기 때문이다.

만약 공익성이 높은 기업이 집단 이기심의 힘으로 임금 인상을 하면 그 피해는 고스란히 파업을 하지 않는 근로자가 부담을 하는 것이 되고, 전체 근로자가 힘을 합쳐 강제로 임금 인상을 한다면 임금 인상은 하나도 되지 않는 것이 되고 오히려 봉급삭감 현상으로 나타난다는 것이다.

왜냐, 모든 기업이 임금 인상을 한 경우 기업에서는 제품의 가격 인상을 하게 되는데 임금 인상분보다 제품 가격 인상 비율이 높기에 내가 만든 제품은 상대가 사고 상대가 만든 제품은 내가 사니 결국 봉급은 인상이 되었지만 물가가 그 이상 오르게 되니 실제적 임금인상은 되지 않은 것이 되기 때문이다.

어떠한 경우도 생산성이 높아지지 않는 상태에서 봉급 인상은 무의미한 것이다.

예전이나 지금도 마찬가지다. 지난 80년대 근로 조건이 안 좋고 저임금에 시달린 직접 원인 제공은 공장은 적고 일할 사람은 많았기 때문이다. 지금 현재도 마찬가지다.

경기가 좋지 않아 기업이 문을 닫는 상태에서 아무리 법적으로 돈을 많이 주라 하고 파업으로 기업의 문을 닫게 하고 다른 직장에 가보라. 직장 숫자가 줄어들고 일할 사람이 많은 이상 절대 임금은 오르지 않는다. 반대로 임금 상승으로 인해 물가가 오른다하여 법으로 봉급을 적게 주라 정해보라. 기업과 일거리는 많은 반면 일할 사람이 적으면 법의 힘으로 아무리 막아도 임금은 오르게 되어있다.

이 말은 노동자의 노동운동의 노력과는 관계없이 노동자의 희귀성이 노임의 높고 낮음이 결정지어진다는 것을 지적해주는 것이다.

이 논리에 공감이 간다면 지금의 노동운동이 노동자를 이롭게 하는 운동인지, 노동자를 고통의 구덩이로 몰아넣는 운동인지 생각을 해보라는 것이다. 지금의 노동운동은 철저한 이기심 운동이다.

지금의 노동운동은 국가와 노동자 전체를 어렵게 하기 위한 운동이다. 모두가 평등 원칙이 정상이라 생각을 한다면 우리나라 기업이 사기업인지 공기업인지 생각을 해보라. 기업주가 돈을 벌어 어떻게 쓰는가는 순전히 그 기업주의 인격에 달려있는 것이지 노동자가 간섭을 해서는 안 된다.

기업주의 사업 간섭은 기업에 투자한 주주는 관여할 수 있어도 근로자는 간섭할 자격이 없는 것이다.

왜냐하면 어느 기업이든 당신이 입사하기 전에 임금이 얼마 인가는 이미 알고 입사했고 당신 승인하에 입사를 했다면 자신의 결정 책임은 자신이 지는 것이 당연하기 때문이다.

그 임금이 적다면 당신은 다른 직장으로 옮기는 자유는 이미 보장되어있다. 자신 스스로 그 임금만 주면 열심히 일해 보겠다고 스스로 결정지어 들어가 놓고는 다수 이기심의 힘을 빌려 임금인상을 하려하는 행위는 다수의 이기심 횡포지 정당한 노동운동이 될 수 없다는 것을 지적해준다.

대한민국은 자유민주주의를 표방하는 국가다. 유행은 수시로 바뀌는 것이고 그 유행을 따라가며 돈을 벌려고 하는 것은 기업주의 고유 권한이다. 기업이 적자를 보면서도 기업주 마음대로 사업변경 결정이나 인력감축 결정을 하지 못한다면 같이 망하자는 물귀신 작선의 횡포일 뿐이고 사회주의, 공산국가에서나 가능한 일이다. 평등원칙은 기업주가 근로자를 마음대로 해고할 수 없다면 근로자 역시 기업주 승인 없이는 직장을 옮길 수 없어야 평등법이다. 근로자는 자신 마음대로 직장을 옮겨도 되고 기업주는 근로자의 승인 없이는 해고를 시킬 수 없다는 주장은 근로자의 이기심일 뿐이고, 이러한 이기심을 실현시킨 국가가 사회주의 국가이며, 그 집단 이기심의 인과응보 결과가 오늘날 사회주의의 경제적 궁핍이다. 기업주는 당신에게 매월 임금을 준 것으로 의무를 다한 것이고 그 돈을 열심히 모아 당신의 인생을 설계하는 일은 당신 자신의 몫이라는 점을 인정해야 한다.

당신이 기업주라면 근로자를 한번 고용하면 평생동안 인생을 책임을 지라고 할 때, 쉽게 수긍이 가겠는지 생각을 해 보아야 한다. 하루가 다르게 변하는 사회에서 근로자가 기업주의 발목을 잡으면 기업은 망하게 되고 기업이 망하면 그 피해자는 근로자 자신이라는 것을 알아야 한다.

엄격히 평가를 하자면 기업주는 자신의 돈을 벌기 위하여 사업을 하는 것이지 근로자를 위하여 사업을 하는 사람은 없다. 현재 자신의 이기심을 기준한다면 자신이 기업주가 되면 근로자를 위주로 사업을 할 것이란 생각을 하는데 그건 근로자 위치에 서 있을때 한해서 나온 생각이지 기업주 입장에서면 그 생각이 당장 바뀌는 것이 인간의 본성 이기심이다.

자신의 노동력 가치 상승은 자신의 노력으로 얻어야 하는것이 자연의 법칙, 적응적진화다.

현재 우리의 삶을 둘러보면 모두가 자신의 인생을 국가나 타인에게 책임을 지라고 아우성이다.

모두가 자신의 인생을 남이 책임지라고 한다면 결국은 자신의 인생은 자신이 책임지는 것으로 마감된다. 자신의 인생을 남이 책임져야 된다는 이기심은 결국 파멸을 낳고 전쟁 밖에는 할 것이 없다. 모두가 힘든 일은 하기 싫고 편하게 살아야되니 경제는 파탄이 날 수밖에 없고 배가 고프면 전쟁이라도 해서 남의 것을 그냥 빼앗아야 놀고도 편하게 살 수 있으니 전쟁 밖에는 할 것이 없다는 것이다.

요즘 언론을 보면 노인 복지정책이나 사회보장제도를 더 강화해야 된다고 국민을 선동하는데 사회보장제도가 잘된 국가가 장수한 예가 있는지 살펴보아야 한다. 개인 이기심이 팽배한 국가일수록 사회보장제도가 잘 되어 있고 경제적 파탄이 빨리 옴을 알아채야 한다.

자연의 생명이치, 현존하는 모든 생명체가 어떠한 삶이 될 때 현재까지 존재하고, 어떠한 삶으로 살 때 자연도태가 되었는지를 살펴보면 그 속에 모든 해답이 있다.

오늘만 살고 내일이 없다면 문제가 다르지만, 한 국가 전체의 살림을 기준하면 개인이 해야할 일과 국가가 해야 할 일은 구분을 잘해야 한다.

개인이 해야될 일을 국가가 간섭을 하면 자율성이 떨어지고 전체적 국가 경쟁력만 약화시킨다. 왜냐, 개인이 해야 할 일을 국가가 간섭을 하게 되면 국가 전체로 볼 때 생산자보다 관리자 비율만 높아지기에 노동자 부담만 커지고 전체적 국가 경쟁력만 약화시키는 쪽으로 작용을 한다. 개인의 이기심을 충족시켜 주기 위하여 너무 사소한 복지 정책까지 국가가 개입을 하면 국민이 받는 혜택에 비하여 지출만 키우고 생산자보다는 관리자가 비대해지면 국민 경제 전반의 발목을 잡아 국가 전체의 존폐 위기를 불러들인다.

지금은 전 세계가 지구촌이 되고 정보화가 이루어진 상태에서는 경제의 흐름 속도가 빠르게 작용을 하여 흥망성쇠가 빠르게 나타난다. 이러한 현실에서 국가의 가장 큰 힘은 경쟁력과 노동력 생산성이다. 아무리 좋은 사회보장제도를 만들어 놓았다 해도 국가 경제가 뒷받침되어 주지 못하면 무용지물이 된다. 국가의 경쟁력을 키우려면 놀고 먹는 사람과 관리자가 적을수록 경쟁력이 높아진다는 것은 상식이다. 그 이유는 인간 사회는 놀고 먹는 사람의 일은 반드시 노동을 하는 사람의 몫이 되고 그 짐이 무거울수록 경쟁력은 약해질 수 밖에는 없는 것이다. 화폐가치의 유지도 노동력이 뒷받침될 때만 유지가 되는 것이다.

지금 미국이 좋은 본보기다. 사회보장제도가 잘 되어서

60세만 되면 연금만으로 노동을 하지 않아도 모든 생활이 가능하다. 이 제도를 만들기 위해서는 많은 세금이 필요하고 그 세금은 기업의 제품가격 상승을 만들었고 여기에 고임금까지 겹치고 보니 제품의 가격 경쟁력을 잃고 말았다. 세계 각국들이야 미국에 수출을 많이 하니 좋다고 하지만 입장을 바꾸어 놓고 보면 미국제품은 세계적으로 경쟁력을 잃었다는 말과 같다. 이 후유증은 무기산업과 소비 산업만 발전을 시키고 국가 경쟁력을 잃게 하여 엄청난 세금 적자를 불러 들였다.

그런데도 기존의 연금 생활자를 보호하자니 할 수 있는 방법이 무엇이 있겠는지 생각을 해보라는 것이다.

자신이 정권을 잡고 있는 동안이라도 국가 부도를 막기 위해서 할 수 있는 최대 행동은 남의 것을 거저 빼앗는 방법 밖에는 없다. 그 행동은 온 인류에 미움을 살 수 밖에는 없고, 국가 이미지를 실추시키면 기업의 경쟁력은 더 떨어지고 마지막 한계점에 다다르면 파탄 밖에는 없는 것이다.

온 인류가 공생 공존으로 더불어 같이 살기 위해서는 모든 사람은 자신의 인생은 자신 스스로 책임을 지는 사회가 되어야만 공생 공존이 가능하다. 왜냐 공생 공존의 사회란 자신이 사용하고 소비시키는 노동력은 자신의 노력으로 보충을 하지않으면 반드시 누군가는 나의 일을 대신해 주어야하고 국민 전체가 자신만 편하려고 하는 이기심이 될 때는 국가 전체가 경쟁력을 잃고 파멸을 할 수 밖에는 없기 때문이다.

9. 스스로 고통 속으로 들어가는 사람들

이 내용은 민감한 부분이라서 글은 쓰지만 조심스럽고 발표를 할 것인지는 미지수다.

다만 공생 공존, 더불어 다 같이 잘살 수 있는 진리와 이치 법을 기준할 때 마음으로는 행복과 경제적 풍요로움을 원하면서 하는 행동은 고통받고 경제적 어려움을 겪을 일만을 골라서 하는 현실이 안타까워 마음흐름의 이치 법, 물질흐름의 이치 법, 더불어 다 같이 잘살 수 있는 평등원칙 법을 현실과 비교하며 풀어주고자 할 뿐이다.

집단 이기심에 휩싸여 앞만을 보고 달리는 현실에서 잠시 자신의 생각과 행동을 멈추고 자신의 내면의 세계, 자신의 마음자리를 되돌아 볼 시간을 가져 주었으면 하는 바람으로 이 글을 쓴다.

자연의 섭리흐름 법은 안타깝게도 우리가 원하는 것 따로, 이루어지는 것이 따로이다.

이러한 삶의 괴리가 생기는 원인은 대부분 자신이 원하는 것은 자신의 이득만을 위한 이기심의 바람이고 모든 사물의 흐름은 진리와 이치, 원인 결과 법에 의해 이루어지기 때문이다.

이러한 결과 때문에 인간이 한 생을 사는 동안 자신의 원함대로 성공적 삶을 살았노라고 만족하는 사람은 극히 드문 것이다.

사람이란 어떠한 행동, 어떠한 생각을 하던 자신의 이득을 위하여 행동하기 마련이다. 그런데 자신의 노력과 행동 결과가 자신이 원하는 정 반대의 결과로 나타난다면 그 노력은 의미 없는 노력이 되며 자신과 남에게 피해만 주는 것으로 끝을 맺고 만다면 자업자득, 스스로 고통 속으로 들어가는 노력이 되어 허무한 일이 되고 만다.

우리 모두는 현재 자신이 옳다고 주장을 하는 내심이나 개인 이득만을 위한 기준인지, 한 개인 기업의 이득만을 위한 기준인지, 한 국가 전체의 이로움을 기준하여 이롭다 떠올린 생각인지, 차분하게 자신의 내심을 들여다 보아야 한다.

왜냐, 진리 법은 전체를 기준한 이득의 법으로 정해져 있기에 개인 이기심이 들어간 행위가 끝까지 성공으로 끝나는 일은 없기 때문이다.

지금 우리가 다 같이 생각을 해보아야 할 점은 개인 이기심이 커져 집단 이기심이 되고 그 요구가 모두 성공되었을 때를 생각해보는 것이다.

결과는 이 땅의 기업 모두는 경쟁력을 잃어 파멸하거나 그 중 살아남은 기업은 사업하기 좋은 외국으로 나가고 생산 국가가 아닌 소비 국가가 되며 실업자 수는 급속도로 늘어나 임금을 낮추고 취직하기 경쟁이 벌어지고 그 대열에도 끼지 못한 사람은 범죄에 빠져 사회 전체가 혼란해지며 실업자 수가 많아지고 단합 궐기하여 같이 일하고 임금을 나누자 하는 세상이 오면 개인의 자유가 없는 사회주의 공산국가가 되고 만다.

현재 이 사회는 역할 분담의 사회다. 역할 분담의 공생공존의 삶이란, 인체의 한 장기가 고장이 나면 연쇄적 합병증이 발생하듯, 이 사회도 마찬가지다. 예를 들어 나 자신이 위장이라 할 때에 간은 나와는 상관없으니 간이야 망하던 말던 위장만 건강하고 살기 좋으면 그만이라는 생각은 이루어질 수 없는 것이다. 인체의 모든 장기가 다 소중하듯, 이 사회의 직업 전체가 소중한 것이다. 그런데 각자 자신이 하는 분야의 소중함을 볼모로 잡고 극단적 파업으로 이기심을 충족시키려 함이 전체가 될 때는 공멸뿐이라는 것을 지적해주는 것이다.

우리가 깊이 생각을 할 점은 유리한 고지, 높은 기득권을 차지하고자 하는 마음은 모두의 마음이라는 것을 잊지 말아야 한다. 즉, 이기심은 나만이 가지고 있는 것이 아니고 상대 역시 가지고 있다는 것을 존중해주어야 한다는 것이다.

두 이기심이 만나 서로가 자신에게 유리한 쪽으로 법을 만들고 힘으로 밀어 붙이는 사회는 파탄뿐이라 할 때에 가장 지혜로운 해결책이 무엇인지를 따져 보아야 한다.

공멸이 아닌 다 같이 더불어 존재할 수 있는 해결책은 자연에 순응하는 적응적진화 이론뿐이다.

자연의 섭리 법인 적응적진화는 대상은 그대로 두고 내 자신이 대상에 맞추어 적응해가며 사는 것이다. 자연계의 생명체 중, 이 법을 어기고도 평화로운 삶을 유지할 수 있는 생명체는 아무것도 없으며 모두 자연도태, 소멸되었다. 자연계의 생명체 삶이 겉으로 보기에는 무질서해 보이지만 그 속에는 엄격한 법이 있다. 공생의 삶으로 더불어 상호 보완적 삶이긴 하지만 그 속에는 자신의 일은 자신이 책임지는 철저한 책임이 뒤따르며 대상은 그대로 두고 자신이 대상에 맞추어 적응하며 살 길을 찾는다는 공존법이 존재한다. 이러한 자연의 법칙을 어긴 생명체는 모두 도태되었다.

이러한 자연의 법칙, 자신의 일은 자신이 책임지는 냉정한 법칙이 왜 공존의 길이냐 하는 것은 이기심은 나만이 가지고 있는 것이 아니고 온 인류 모든 사람, 모든 생명체가 다 가지고 있기 때문이다.

진리 법을 기준하면 나 아닌 모든 사물은 대상이다. 나 아닌 모든 사물이 대상이고 모든 생명체, 대상이 공존을 하기 위해서는 대상의 다양한 삶을 인정해야 되고 대상의 삶을 인정하고 대상과 공존하기 위해서는 내 자신이 대상에 맞추어 들어가는 삶이 진리 법인 것이다.

모든 생명체가 이기심을 가지고 있고 대상을 자신의 이기심에 끌려 맞추려하면 그 자체가 다툼이며 전쟁을 의미하고 공멸을 의미하는 것이다. 더불어 공생의 삶이란 나 자신을 없애고 자연 있는 그대로 대상을 존중, 인정하며 내 자신이 대상, 자연에 동화되는 삶을 말한다.

지금의 극단적 이기심 파업으로 자신의 뜻을 다수의 힘으로 관철시키기 전에 나만이 아닌 모든 사람이 자신과 똑같은 행동을 하였을 때를 생각해 보아야 한다. 현재 당신의 마음이 개인재산권 보장이 없고 자유가 없는 획일적 사회, 공산주의의 삶을 원하는 사람은 없을 것이다.

그런데 지금 현재 당신의 행동은 개인 인권이 없는, 개인 재산권이 없는, 상대를 존중하지 않는 사회로 가자는 행동이 아닌지 스스로 판단을 해보라는 것이다.

마음으로 원하는 것은 경제적 풍요로움, 자율, 행복한 삶을 원하면서 자신의 행동 결과는 정반대로 나타난다면 의미 없는 노력, 스스로 고통의 삶 속으로 들어가는 노력을 하고 있지는 않은지 자신을 되돌아보아야 한다.

집단 이기심을 키워 극단적 파업을 하기 전에 우리나라가 공산주의, 사회주의 국가인지부터 따져 보아야 한다.

지금 우리나라는 사회주의, 획일성 강제 국가가 아니고 엄연한 자유민주주의 국가다. 자유민주주의 국가에서는 직장이 마음에 들지 않으면 취직하지 않을 권한을 가지고 있고 이미 취직을 하였다 하더라도 언제든지 이직을 할 자유가 보장이 되어있다는 점을 상기해야한다.

이 권리는 기업주 역시 근로자를 기업의 큰 제목, 일꾼으로 오래도록 일할 수 있게 하는 것은 기업주 스스로 노력하여 얻어라 하는 자율적 책임도 뒤따른다. 즉, 기업주 근로자가 동등한 조건에서 자신이 노력한 대가, 원인 제공만큼만 결과를 얻어라 하는 자율적 책임은 기업주 근로자가 동등한 권한과 조건이라는 점을 알아야 한다.

이렇게 자신이 노력한 대가만큼 이익이 보장되는 자유민주주의 국가에서는 집단 파업을 하는 자체가 대상을 자신의 이기심에 끌어 맞추려는 집단 이기심이며 자율성을 인정하지 않는 이 사회를 사회주의국가, 개인자유가 보장되지 않는 국가로 가자는 행동이 된다. 왜냐, 자유는 근로자 개인만 가지는 것이 아니고 기업주도 동등한 자유가 보장되어야 하기 때문이다. 평등이란 기업주 근로자가 동등한 권한이 보장될 때가 평등원칙인 것이다. 다양한 생각, 다양한 직업들이 자율권이 보장되어 동등한 조건으로 상호 발전을 하기 위해서는 기업주의 행동 근로조건이 맞지 않으면 나 자신만 나의 조건에 맞는 직장으로 옮기는 것이 서로의 자율권을 보장해주는 길이고 합당한 생각이고 더불어 공존할 수 있는 길인 것이다. 기업이 망해도, 근로자가 망해도, 더불어 상호 발전이 아니다.

만약 지금의 집단 공조 파업이 세력이 커지고 고착화되어 노동자의 모든 바램이 이루어진다면 이 사회는 개인 자율권이 없는 사회주의 공산국가가 되는 것이다. 왜냐, 기업주는 자율 권한이 없고 노동자가 근로시간, 작업 조건, 봉급, 운영권까지 차지한다면 개인 재산권 자체를 부정하는 것이 되기에 자율권이 보장된 민주주의 자체를 부정하는 행동이 된다.

필자가 파업 자체가 철저한 이기심이라 주장하는 근거가 있다.

남의 기업의 모든 조건을 자신 마음대로 하겠다는 집단 이기심도 입장을 바꾸어 자신의 일이 될 때는 자신의 재산과 돈, 자신의 살림은 절대 남이나 국가가 간섭하는 것은 안 된다 생각하는 마음이 강하기 때문이다.

이 말을 그대로 표현을 해주면 나는 남의 기업 살림살이를 간섭할 권한을 가져야 되고 남은 나의 살림을 절대 간섭하면 안 된다는 행동이 되기 때문에 집단 이기심이 되는 것이다.

지금의 집단 파업이 이기심 파업이 되지 않으려면 각 근로자의 개인 재산을 모두 기업에 투자하고, 나도 기업에 투자를 하였으니 투자한 지분만큼 기업 운영에 간섭할 권한이 있고, 기업 이윤을 같이 나누자하는 뜻으로 파업을 하면 정당한 주장이 될 수 있다.

더불어 상호 보완적 삶이란 이 땅의 모든 직업은 먹이사슬 연결고리로 서로 이어져 있다는 이야기고 이러한 삶의 연결고리는 한 분야만 기능이 멈추어도 연쇄적으로 전체 흐름에 장애를 준다는 것은 이미 정해진 율법이다.

이러한 더불어 연결고리, 공존의 삶 속에 사는 우리는 기존의 틀을 흔들어 자신에게만 유리한 조건으로 만들려 함 자체가 이기심이고 사회 질서를 흔드는 행위가 된다는 점을 알아야 한다. 만약 당신이 맡은 직업, 직장이 인체의 장기 중 위장이라 할 때에 당신의 요구를 들어주지 않는다고 위장이 하는 일을 중단하여 한 몸 전체의 기능을 마비시킨다 할 때에 당신 아닌 다른 사람의 시각으로 당신의 행위가 정당하다 인정을 해 줄 수 있겠는지 생각을 해보라.

나 개인만의 이득을 위한 시각으로 사물을 볼 때와 한

몸, 한 국가 전체가 살아갈 수 있는 시각 기준으로 사물을 볼 때의 시각이 다르다함은 분명 인정해야 한다.

차분한 마음으로 생각을 해보자. 현재 자신이 요구하고 있는 행위가 자신의 어려움을 자신의 노력으로 해결하려 함인지, 남이나 기업, 국가더러 책임지고 해결을 해 달라 요구함인지 나 혼자만을 기준하면 상대가 남이고 국가이지만 상대 입장으로 보면 내 자신이 남이고 국가라는 점을 알아야 한다.

전 국민 모두가 자신의 어려움을 남이나 국가가 해결해 주어야 하고 국가가 해결해준다면 결국 자신의 어려움은 자신이 해결해야 된다는 결론이 나온다는 점을 알아야 한다. 왜냐, 나의 입장으로 보면 상대가 국가이지만 상대 입장으로 보면 바로 내 자신이 남이고 국가가 되기 때문이다. 우리 모두는 국가가 바로 나 자신이라는 점을 명심해야 한다. 나 자신이 모여 국가가 되고 나 자신이 낸 세금으로 공공사업을 하기 때문이다.

모두가 자신이 낸 세금이라 하여 자신 뜻대로 세금을 쓰려한다면 결국은 자신이 낸 세금만큼만 자신이 쓰면 평등해지는 것이다.

한 국가가 한 몸으로 더불어 살아가는 것이 사회라 함을 인정한다면 나 한 사람만의 이익 기준이 아니라 우리 전체의 기준이 진리 법이고 모두가 더불어 살아갈 수 있는 길인 것이다.

인체의 각 장기에 비유를 하면 인체의 모든 생명체는 먹이사슬 연결고리로 이루어져 있는데 이 속에는 보이지 않는 질서가 숨어있다. 모든 생명체는 앞 장기가 먹고 난 배설물을 먹이로서 존재하고, 그 먹이로써 먹고 살 수 있는 숫자만큼 만의 체세포가 집단으로 모여 한 장기를 이루고 산다. 이 속에서 자연에 순응하고 더불어 한 몸으로 다 같이 잘 살 수 있는 법칙이 존재한다. 모든 장기의 체세포는 앞 장기가 먹고 난 배설물의 양은 그대로 두고 순응하며 그 배설물을 먹이로 먹고, 살 수 있는 숫자만큼만 스스로 체세포의 숫자를 조율하며 산다. 이러한 질서가 무너지는 것이 인체의 질병이다.

한 국가의 삶의 이치도 마찬가지다.
만약 자신이 포함된 장기의 세력을 키우기 위하여 앞 단계의 배설물 먹이의 양을 더 늘려 달라 아우성치고 먹이의 양이 실제로 늘어난다면 어떻게 될 것이냐 하는 것이다. 인체의 각 장기는 균형적 삶을 잃고 질병을 얻어 통째로 죽을 수 밖에는 없듯이, 한 국가의 모든 기업이 서로 상대가 필요한 일들을 하여 주고 상대가 필요한 숫자만큼만 살아남아 역할 분담으로 공생의 삶을 영위하고 있는데 이러한 질서를 욕심과 이기심의 힘으로 깨면 한 장기가 고장이 나면 연쇄적 질병이 생겨 사람이 통째로 죽듯이, 이 사회도 마찬가지다.

인체의 각 장기의 크기가 다르고 배설물의 양이 다르듯, 기업도 크기가 다르고 배설물 즉, 돈 버는 능력이 다 다른 것이다.

이 점을 인정하지 않고 기업에서 나오는 돈으로 먹고 사는 노동자가 집단 이기심의 힘으로 먹이, 임금인상을 강제로 하면 가깝게는 자신 바로 앞 단계 기업이 무너지고 크게는 국가 전체 기업이 균형을 잃으며 나라 전체가 경쟁력을 잃고 무너진다는 것이다.

자신의 집단 이기심으로 현재 다니고 있는 기업이 무너져도 다른 회사에 취업을 하면 그만이라는 생각은 빈곤으로 가는 지름길이라는 점을 명심해야 한다. 왜냐, 이러한 이기심은 다수의 노동자가 가지고 있기에, 만약 기업이 망하고 취업 경쟁이 붙으면 나만 살고 보자는 이기심으로 당장 임금 낮추고 취직하기 경쟁으로 나타난다는 점을 알아야 한다.

지금 우리나라의 집단 이기심은 다 같이 망하자 하는 쪽으로 극을 달리고 있다. 필자의 마음은 현재의 집단 이기심이 노동자, 기업주, 정부, 전 국민 어느 한 곳이라도 이득을 남겨준다면 구설수에 올라 곤욕을 치를 확률이 높은 일인 줄 알면서 민감한 정치와 노동운동을 언급하지는 않는다.

하지만 노동자, 기업주, 전 국민 모두가 똑같이 피해를 보며 서로가 서로를 불신할 수 밖에는 없는 사회적 분위기로 주도하는 집단 이기심이 극에 달하고 있는데도 이 땅의 지식인, 정치 지도자 목소리는 자신의 몸만 사리느라고 너무 미약하다. 여기에 전 국민이야 죽든 말든 자신의 정치적 야심만 채우면 된다는 정치꾼, 야심가는 국가의 혼란을 더욱 부추겨 그 혼란을 이용해 정치적 주도권이나 정치 이권에 입문하기 위하여 노동자의 이기심을 부추기며, 정치 철학이 없는 정치꾼은 옳고 그름은 따질 것 없이 어느 쪽의 손을 들어주어야 자신에게 유리할지 저울질만 하고 있다.

이러한 이중 인격적 정치 모순은 국가라는 틀, 기득권층이 생겨난 이후 유산처럼 끝없이 대물림되고 있다.

하지만 진리의 깨우침이 없는 시각은 자신의 행동이 원인이 되어 그 결과로 나타난 정치인 죄후의 비참함을 역사로, 역사의 사극으로, 뉴스를 통해 두 눈으로 지켜보면서도 자신의 어리석음을 깨우침으로 승화시키지 못하고 끝없이 불나방처럼 달라붙어 자신을 죽여 나간다. 이러한 실수의 삶이 반복되는 결정적 원인은 나 개인 이기심을 기준하여 사물을 볼 때와 공생 공존의 우리 법을 기준하여 사물을 볼 때의 시각이 다르다함을 알지 못하기 때문이며 진리의 마음흐름 법, 물질흐름의 이치 법을 모르기에 나타난 결과다.

어느 나라이던 그 나라의 정치 수준은 그 나라 국민 수준과 일치한다.

도(道) 선생이든 사기 선생이든 관계할 것 없이 자신에게 누가 당선되어야 유리할까만 따져 투표를 하는 국민의 이기심이 그대로 반영된 것이 현재의 부끄러운 정치 모습이다.

옳고 그름보다는 나 자신의 이득만을 위하여 투표를

하였으니 국가야 망하든 말든 자신, 자기당의 이익만을 위하여 투쟁을 하는 것은 당연한 결과다.

만약, 나, 한 개인, 한 지역보다는 한 국가 전체의 발전을 위한 마음으로 그러한 인성을 가진 사람을 투표하였더라면 국가야 통째로 망하든 말든 자신, 자신 당만의 이익을 위한 투쟁의 성격으로 정치를 하지 않을 것이다.

현재와 같이 말꼬리 물고 늘어지기, 상대 당 흠집 내기, 정치판에서 올바른 상황 판단을 하기는 대단히 힘들다. 왜냐, 아무리 큰 이기심을 숨기고 있어도 그 끝은 모두 국민을 위함으로 포장을 하기 때문이다.

하지만 여당과 야당의 특성 본질을 이해한다면 본 내심을 읽어낼 수는 있다. 여당 입장은 조금 잘된 일은 크게 잘된 일로, 큰 잘못은 작은 잘못으로 축소하려는 것이 본능인 반면, 야당 입장으로 보면 다음 정권을 차지하기 위한 내심이 숨어있기에 여당이 크게 잘한 일은 보통일로 흐리고 조금만 꼬투리 잡을 일만 있으면 부풀리고 흠집 내는 일로 국회의원 임기를 마치고 만다.

올바르지 못한 정치란, 대안을 제시하지 않고 하는 비판은 비판을 위한 비판이라는 점을 인식하고 들어야 한다. 왜냐, 대안을 제시하지 못했다 함은 당사자 현실의 입장으로 보면 최선을 다한 결과가 되기 때문이다.

올바른 정치란, 대통령이 결정되기 전 선거운동 기간에는 어떠한 제안도 할 수 있고 그 결정은 국민의 투표로 결정되는 것이다. 하지만 일단 국민 다수의 결정으로 대통령이 정해지고난 후에는 자신의 소신을 접어주는 것은 정치 도덕이 된다.
왜냐, 정치란 어차피 다수가 모여 다양한 주장을 하는 것이고 그 결정은 국민이 하는 것이기 때문이다.

국민 다수가 한 사람의 주장을 올바르게 여겨 대통령을 정하였다면 일단 대통령의 뜻은 국민 다수의 뜻으로 받아들여야하고 대통령의 정치 철학에 협조를 해야만 국민 다수의 의견에 맞는 정치가 펼쳐질 수 있는 것이다. 그런데 무조건 하는 일마다 반대를 위한 반대를 하는 것은 하는 일마다 심술을 놓고는 왜 정치를 잘못하냐고 하는 말과 같다. 여당과 야당은 선거기간에만 편 가름과 다툼이 합당한 것이지 선거가 끝나 국민 다수가 대통령을 정한 다음에는 자신의 주장을 건의할 수 있고, 자신의 건의사항을 국민에게 알릴 권한은 있지만 자신의 건의가 받아들이지 않는 것이다. 왜냐, 일단 국민 다수가 대통령의 주장을 받아들여 대통령이 되었다면 국민 다수의 뜻대로 정치를 해보고 난 후 그 잘잘못의 심판은 다음 대통령 선거에서 국민의 심판으로 가려야만 국민 다수의 의견이 반영되는 정치가 이루어질 수 있기 때문이다.

더불어 공생을 사는 사회구조 안에서는 욕망, 욕심만으로 모든 바람이 이루어지는 것이 아니다.

자신의 이기심 원함과는 관계없이 진리의 마음흐름 법에 의한 원인 결과 법 즉, 자신이 행한 행동의 결과만이 자신 앞에 나타날 뿐이다. 잘못된 욕망의 행동결과로 최후 심판을 받는 것을 두 눈으로 지켜보면서도 자신의 이득만을 위하여 남에게 못할 짓을 하는 것은 당연한 것이고 상대가 화가 나 나에게 인과응보의 앙갚음을 하는 것에는 스트레스를 받는 것이 인간의 어리석은 이기심의 삶의 모습이다. 내 자신이 옳지 못한 방법으로 상대에게 고통을 주었다면 상대 역시 힘이 생겼을 때 옳지 못한 방법으로 나를 괴롭히는 것은 인과응보의 당연한 결과다. 이기심 천국, 권모술수에 빠져 불나방처럼 자신을 불태우는 모습을 지켜보노라면 만물의 영장인 인간의 삶의 모습이 씁쓸하기만 하다.

자연의 섭리 법, 마음흐름의 이치 법, 물질흐름의 이치 법, 음양의 조화란 말이 멀고 생소한 말로 들릴 수도 있을 것이다.

하지만 만물이 공존하며 더불어 살아갈 수 있도록 음양의 균형을 잡아주는 힘의 이치를 안다면 숙연해질 것이다. 자연의 섭리 법은 너무 가까이 있기에 등잔 밑이 어둡듯 의식을 못하는 것이다. 대상은 그대로 두고 자신이 대상에 맞추어 들어가는 것이 적응적진화의 깨우침이고, 적응적진화를 하지 못한 생명체는 모두 자연 도태되어 소멸된다는 이치만 깨달아도 이기심 아집의 마음은 사라질 것이다. 우리 속담에 '절이 싫으면 중이 떠나야지 절이 떠날 수는 없지 않느냐.' 는 말이 있다.

앞서 절을 운영하는 사람이 마음에 들지 않아도 그 길만이 공생을 하며 평화를 유지할 수 있는 적응적진화 법이다. 현재 사회적 대혼란이 일어나는 결정적 원인 제공은 법과 제도가 잘못되어 있기 때문이다. 법이란 상대성이기에 어느 한쪽만 유리한 법은 반드시 그 법으로 인해 손해를 보는 쪽이 있기 마련이고 손해를 보는 쪽이 끊임없이 투쟁의 다툼을 일으킬 수 밖에는 없는 것이다.

직설적 표현을 해주면 현재의 법 일부는 평등법이 아니고 나는 할 수 있고 너는 하지 말아라 하는 이기심이 법속에 숨어 있기에 나타나는 부작용이다.

바보든 천재든 자신의 지식을 기준하면 항상 자신의 생각과 판단이 올바르다는 착각에 빠진다. 이러한 아집은 인간 모두가 가지고 있기에 자신의 아집을 고집하면 타협점은 없는 것이다. 우리가 흔히 말하는 천벌이란 말이 있다. 이 말은 하늘 즉, 자연이 내리는 벌을 말하는데 이러한 천벌이 멀리 있는 것 같아도 아주 가까운 곳에 있는 것이다.

천벌의 작용 이치를 풀어보면 마음흐름 법, 물질흐름의 이치 법속에 있다.

인간의 몸속에 본질적으로 가지고 있는 3가지 영성은 자신의 잘못은 본질적으로 늘 합리화 축소시키지만 남을 평가할 때는 공생 공존의 옳고 그름의 자를 엄격히 적용하는 이중적 마음을 가지고 있다. 이러한 이중적 마음의 자는 자신의 잘못은 남이 인정해 주기를 바라지만 남의 잘못은 인정하지 않는다. 이 결과물이 천벌이다.

이러한 마음 작용은 법으로, 힘으로 막는다 해서 변하는 것이 아닌, 이미 정해진 마음흐름의 법이고 이 법을 피할 수 있는 사람은 아무도 없다.

남의 잘못을 보고 화가 나는 본성은, 자신이 어떠한 일을 해도 남이 인정해 주지 않는 한 성공을 할 수 없게 하고 남에게 인정받지 못하는 일의 원인 제공이 자업자득, 인과응보의 결과물, 천벌이라는 것이다.

물질 흐름의 이치를 보면 고정적으로 정해진 물가는 아무것도 없다. 귀하면 비싸고, 흔해지면 폭락한다.

이 단순한 이치는 상품의 물가만 적용이 되는 것이 아니다. 인건비 즉, 노임(勞賃)까지도 적용된다.

높은 임금, 좋은 대접을 받는 길은 자신의 노동력을 희귀성으로 유지하는 길뿐이다.

특별한 지식을 소유한 기술자는 어떠한 환경에서도 좋은 대접을 받을 수 있지만 대다수 평범한 노동자가 좋은 대접을 받을 수 있는 길은 오직 기업이 번창해 일거리는 많은 반면 노동자의 수는 적어야만 희귀성을 유지할 수 있기에 좋은 대접을 받을 수 있다. 이러한 물질흐름 법은 법으로도 힘으로도 바꿀 수 없는 것이다. 이러한 환경이 되면 기업주의 이기심이 아무리 강해도 노동자가 대접을 잘 해달라 요구하지 않아도 부족한 인력을 보충하기 위해서는 좋은 대접을 해줄 수 밖에는 없는 것이다.

법과 제도, 힘으로는 인간의 마음을 바꿀 순 없는 것이다. 진리와 이치, 마음흐름의 이치, 물질흐름의 이치를 깨우쳐야만 성격변화가 가능한 것이고 진리를 깨우친 사람은 이기심의 행동은 하라 해도 못 한다. 왜냐, 자신에 이득만 생각하는 이기심의 마음이 강할수록 자신을 인정해 주는 사람이 적어지고 남한테 인정을 받지 못하는 만큼 인격적, 경제적 어려움을 당하는 것은 자신이라는 것을 이미 알고있기 때문이다. 필자는 이러한 이치를 근거하여 자신만 생각하는 이기심, 욕심이 많은 사람일수록 경제적 궁핍에서 벗어나지 못한다 말을 해준다.

이제는 내가 아닌 우리, 입장을 바꾸어서 생각하는 마음을 키워야한다.

당신이 기업주라면 당신이 한 집안의 가장인데 남이나 국가가 당신 가정살림 운영을 간섭한다면 쉽게 수긍하고 받아들일 수 있는지, 합당한 일인지 생각을 해보아야 한다.

나 자신이 인정할 수 없는 일이라면 상대 역시 인정할 수 없다는 점을 인정하고 받아들여야 한다. 다수 이기심의 힘을 빌려 자신의 이기심을 관철시키려 함은 폭력일 뿐 노동권 운동도 인권 운동도 아니다.

한 가정의 살림살이나 개인기업의 살림살이, 삶이나 다를 게 없다. 만약 전 노동자가 단합하여 근로 조건이나 기업의 운영권까지 간섭을 해야 한다면 이 사회는 개인재산권이 보장되지 않는 사회주의 국가가 되자는 이야기다.

전 세계의 사회주의 경제가 파탄을 맞은 결정적 원인은 노동은 적게 하고 대우만 잘 받겠다는 이기심이 결정적 원인이다. 모두가 힘든 일은 남이 해야하고 자신은 편한 일만 하겠다는 이기심이 생산성 저하를 불렀고 생산성 저하가 경제적 궁핍을 낳은 것이다.

이러한 이유에서 전 세계 어느 나라이던 경제적 풍요만을 평하면, 노조의 노동 운동이 활발한 국가치고 경제적 풍요를 누리는 국가는 하나도 없다. 노동 운동이 언어로는 근로자의 복지를 향상시키고 인권을 보장하기 위함이라 하지만 그 이면에는 집단 이기심이 숨어있기에 노동자의 원함과는 정 반대로 기업만을 어려운 궁지로 몰아넣고 그 후유증으로 노동자의 경제적 빈곤만 불러들이고 마는 사실을 눈여겨보아야 한다.

전 세계인 모두가 가난하게 살고싶고 힘든 일을 원하고 즐기는 사람은 아무도 없을 것이다.

모두가 부자 되기를 원하고 부자가 되기 위한 노력을 하며 사는데 왜 그 중 약 5%만이 성공을 하여 경제적 부를 누리고 사는가 하는 숙제를 풀어 본다면 이 사회가 자연의 섭리법이 얼마나 공평한지 보일 것이다. 경제적 부는 누리고 싶다고해서 누리는 것이 아니다. 경제적 부를 축적할 수 있는 진리적 합당한 생각과 행동을 해야만 그 결과로 경제적 부를 축적할 수 있는 것이다.

더불어 사회라는 틀 속에 사는 우리는 나 자신의 생각만 옳다고 생각하는 것은 무의미하다.

나 아닌 상대가 공감할 수 있는 생각만이 진리에 합당한 생각이다.

나 자신이 상대의 주장을 받아들일 수 없어 집단 이기심의 폭력으로 맞서는 것이 정당하다 생각을 한다면 상대 역시 나의 주장을 받아들일 수 없기에 공권력이나 법의 폭력으로 맞대응하는 것도 정당한 처사로 받아들여야 한다.

나의 폭력은 정당하고 상대의 폭력만 폭력이라 평하는 마음도 철저한 이기심이라는 것을 인정해야 한다. 폭력은 폭력을 낳고 타협은 타협을 낳으며 타협은 서로가 공평한 내용일 때만 이루어지는 것이다. 공평이란 노사 양쪽의 평등을 말하기에 어느 한쪽만 유리해도 그 관계는 지속되지 못한다. 왜냐 인간의 마음이란 지구상 누구에게 물어도 일방적 한쪽만 손해를 보는 관계가 지속되는 경우는 없기 때문이다.

우리 모두는 차분한 마음으로 다 같이 공생 공존할 수

있는 길이 무엇인지 생각을 해보아야 한다.

그 해답의 길은 안타깝게도 자신의 이득만 생각하는 이기심 속에 있는 것이 아니고 적응적진화론 속에 있다.

적응적진화란 대상에 대한 진화를 말하며, 대상은 그대로 두고 내 자신이 대상에 대해 적응하는 방법을 깨우쳐 들어가는 것이 적응적진화, 영성 깨우침이다. 현존하는 생명체 중 이러한 율법을 어긴 생명체는 유일하게 인간밖에는 없으며 여기에 적응하지 못한 생명체가 살아남은 예는 없다.

인간만이 적응적신화 법을 어긴 만큼 욕구 불만의 스트레스를 받으며 질병을 얻고 인과응보 법의 심판을 받아 스스로 고통스러운 삶을 자초하는 것이다.

진리의 율법은 이미 안 된다고 정해져 있는데 자신의 이기심, 욕심만을 기준하여 사물을 보고는 스스로 고통 속의 삶으로 빠져 들어가는 자신의 모습을 볼 줄 안다면 자신의 삶의 모습이 한없이 부끄러울 것이다. 욕심과 이기심은 나만이 가지고 있는 것이 아니고 상대도 가지고 있음을 인정해야 한다.

조용히 눈을 감고 자신에게 물어보라! 나 자신이라면 상대가 미운 행동만 골라서 하면서 법으로 힘으로 집단 이기심의 힘으로 자신에게 좋은 대접을 해 달란다고 자신의 마음이 미움에서 사랑하는 마음으로 바뀔 수 있는지 말이다. 당신이라면 미운 상대를 일시키고 높은 대접을 해줄 정신적 아량과 여유가 있겠는지 생각을 해보아야 한다. 마음흐름은 미움도 사랑도 나 자신의 행동이 원인 제공을 하고 그 결과로 나타나는 것이다. 나 자신 행동은 상대가 미워할만한 행동만 골라서 하면서 나 자신에게 좋은 대접, 사랑의 관심을 가져달라 요구하는 행위가 합당한 행동인지는 스스로가 생각하고 답할 일이다.

부부간, 친구간, 부자(父子)간, 기업의 노사간의 마음흐름은 모두 같은 것이다.

상대에게 좋은 대접, 사랑을 받고 싶다면 내 자신이 먼저 상대에게 대접받고 사랑받을 원인 제공의 행동을 하면 그 결과로 좋은 대접과 사랑은 저절로 얻어지는 것이다.

나 자신의 행동만 바꾸어주면 상대는 저절로 바뀌는 것을 두고 자신은 미운 행동만 골라서 하면서 상대가 바뀌어 주길 바라는 자신의 내면을 들여다 볼 줄 알아야 한다.

마음흐름은 법으로도 힘으로도 바꿀 수가 없는 것이라 했다. 나 자신이라면 기업에 손해만 입히고 미운 행동만 골라서 하는 사람을 일시키고 즐거운 마음으로 돈 줄 마음이 있는지 생각을 해보라. 내가 받아들일 수 없다면 상대도 마찬가지라는 점을 인정해야하고 스스로 자신의 생각이 잘못됨을 알았다면 진실한 마음으로 사과하고 물러나주는 것이 동료, 기업, 국가, 자신을 살리는 길이다.

왜냐, 당신은 분명 처음 기업에 입사할 때에 근로 조건이나 노임은 알았을 것이고 당신의 자율적 판단으로 그 정도 조건이면 열심히 일 해보겠다고 입사를 결정하였기 때문이다. 자신 스스로 한 약속도 지키지 못하면서 집단의 힘을 빌어 자신이 한 약속을 깨고 더 유리한 조건, 약속을 받으려는 마음 자체가 철저한 이기심이라는 것을 받아들여야 하기 때문이다.

만약, 우리나라의 법이 무조건 국가에서 정한 학교만 다녀야 하고, 국가에서 지정해주는 기업에 강제로 취직을 해야 하고, 기업에서 정해준 돈만 받으라 하는, 강제 규정이 있다고 하면 지금의 집단 파업이 정당화될 수 있다.

하지만 지금 우리나라의 법은 공부도 노력에 대한 자율, 기업의 취직도 근로조건과 노임을 사전에 알고 자신의 판단으로 선택하여 취업할 길이 보장되어 있다. 여기에 근로조건이 맞지 않으면 직장을 옮길 수 있는 길은 이미 보장되어 있다. 이러한 자율적 조건하에서는 자신의 판단으로 결정하고 시행에 옮긴 일은 자신이 책임지고 자신만 물러나는 행위가 합당한 것이다. 왜냐, 만물의 영장이라 자처하는 인간의 삶이 자신이 싫어하는 직장에서 다수의 이기심을 이용해 일해 보겠다는 마음 자체가 돈을 위해서는 어떠한 일도 한다는 추악한 내면을 스스로 보여주는 행동이 되기 때문이다.

만약 국민 모두가 자신이 어렵고 불리한 여건 속에서 한 약속이기에 지킬 수 없다 주장한다면 이 사회는 옳고 그름도, 질서도 없는 무법천지가 되고 만다. 이 땅의 누구도 무법천지가 되는 것은 원치 않으면서 자신 스스로 한 약속도 못 지키고 어떻게 상대에게 나에게 유리한 조건의 약속을 하라 강요하고 질서를 파괴할 수 있느냐 하는 것이다.

평등법이란 노사 양쪽이 동일한 조건일 때만 평등이란 단어를 쓸 수 있는 것이고 평등이 보장될 때만 평화를 유지할 수 있는 것이다. 왜냐, 욕심은 나만이 있는 것이 아니고 상대 역시 가지고 있음을 인정한다면 우리 모두는 진실해질 필요가 있다. 우리나라 기업은 공공 기업이 아니고 개인 기업을 인정하는 이상, 기업은 자신의 이득을 위하여 사업하는 것이고 근로자 역시 자신의 이득을 위하여 직장에서 일을 한다는 점을 인정해야 한다. 이러한 노사 양쪽의 이기심 경쟁이 오늘날 경제적 부를 창출한 것이다.

사업가가 어떠한 마음으로 사업을 하든 근로자가 어떠한 마음으로 일을 하든 각자의 성격이며 그 행동의 책임은 자업자득으로 자신이 지는 것이다. 평등원칙, 자연의 원인 결과 법은 자신이 원인 제공을 한 결과만큼만 대가가 보장되는 사회가 되어야 평등한 사회, 혼란이 없는 사회로 살 수 있는 것이다.

필자의 이러한 주장이 받아들이기 어렵다면 평등원칙을 기준하여 자신에게 물어보라.

* 기업에 이익이 남으면 그 이익은 같이 나누어야 하고, 기업이 손해를 볼 때는 기업 혼자 보라 하는 것이 평등한 생각인지.

* 자신은 기업이 마음에 들지 않을 때는 언제든지 이직이 가능하고, 기업주는 자신의 승낙없이는 해고를 시킬 수 없다는 생각이 평등한 생각인지, 한번 취직을 시킨 이상 죽을 때까지 자신의 인생을 책임지라는 생각이 평등한 생각인지.

* 노동은 적게 하고 보수는 많아야 된다는 생각이 평등한 생각인지.

* 자신의 노동력, 자신이 만든 제품은 높은 대접을 받아야 하고 남의 제품, 남의 노동력은 낮은 대접을 받아야 된

다는 생각이 합당한 생각인지.

* 자신의 가정 살림은 남이 간섭하면 안 되고, 자신이 남의 기업 살림살이를 간섭해야 된다는 생각은 정당한 생각인지. 평등원칙이란 모두가 똑같이 잘 살고 똑같은 대접을 받는 것이 평등원칙이 아니다. 자신이 한 행동만큼만 평가를 받고 자신이 노력한 대가만큼만 이익이 따르게 하는 것이 평등원칙이고 자연의 섭리 법이며 원인 결과 법이다. 문제는 현재의 집단 이기심은 시작부터가 잘못된 것이라서 끝없는 다툼만 양산할 뿐 서로에게 아무런 도움은 주지 못하고 공동 파멸만 불러들인다는 사실이다. 왜냐, 도둑질도 나 혼자만 도둑질을 할 때는 훔친 물건이 경제적 가치를 유지하지만 모두 함께 도둑질을 하면 그 경제적 가치는 상실하기 때문이다. 쉽게 예를 들어주면 한 기업 제품, 한 기업 근로자만 파업의 힘으로 임금인상을 하면 경제적 가치를 유지하지만 모든 기업의 제품가격, 근로자의 임금을 동시에 인상한 경우는 더 받고 더 주는 형식이 되니 실생활 경제적 풍요로움에는 조금도 도움이 되어 주지 못하기 때문이다.

아직도 깨우침의 진화 과정에 있는 인간은 완벽한 사람이란 존재하지 않으며 완벽이란 단어는 불가능할 것이다. 하지만 자연의 섭리에 의한 진리의 시각으로 풀어 본다면 최선의 길은 찾을 수 있다.

인간의 육체만을 보면 식욕과 성욕뿐이다. 하지만 한 사람의 마음속에는 3가지의 영성이 있기에 어느 영성이 육체를 차지하느냐에 따라 인격도 경제적 부도 달라지게 되어 있다. 이 속에서 오묘함은 3가지의 영성이 혼합 비율에 따라 다양한 성격이 나타나고 깨우친 자와 어리석은 자가 상호 보완적 삶으로 이루어져 있으며 어리석은 자의 이기심과 욕심때문에 깨우친 자가 편하게 살게 되어 있다는 사실이다.

이 말을 깊이 있게 이해하기 위해서는,

* 적응적영성 깨우침.

* 3가지 영성의 생성이론.

* 마음 작용의 이치, 물질흐름의 이치.

* 내 자신이 하는 어떠한 일도 상대가 인정하지 않으면 성공을 할 수 없다는 의미를 되새겨 보고 여기에 윤회법을 연계하면 왜 진리 법을 깨우쳐야 되는지 진리의 원인결과 법, 인과응보 법의 두려움을 느낄 것이다.

이 사회는 욕심만으로 모든 것이 이루어지는 것이 아니다. 지금의 노동운동은 상호발전이 아니라 철저히 기업을 궁지로 모는 활동이며 기업이 그 힘을 견디지 못하고 파탄이 날 경우, 그 후유증으로 실업자 수가 늘어나 취업경쟁이 붙으면 취업경쟁은 임금 낮추기 경쟁으로 이어져 영세 노동자만 고통을 당하며 법과 질서가 파괴되어 사회적 혼란만 불러들인다는 점을 명심해야 한다.

하지만 일시적이기는 하지만 파업을 주동하는 주동자만은 강경투쟁을 할수록 경제적 풍요를 누린다.

왜 그런지는 독자의 상상에 맡긴다.

어떠한 형태의 파업도 파업주동자는 목돈이 생길 기회가 많다. 이러하기에 파업주동을 하여 재미를 본 사람은 때와 장소를 가리지 않고 기회만 된다면 사람을 선동하고 파업을 주도하는 것은 본능적 행동으로 나타나며 마지막은 오히려 시작과는 정 반대로 주민이나 근로자를 역으로 설득시킨다. 왜 이러한 행동을 직업처럼 하는지는 독자의 상상에 맡긴다.

이렇게 자기 자신만의 이기심이 강한 자가 파업을 주동하면 자아의식이 나약한 이기심 소유자가 어부지리로 이익을 얻을까 싶어 동조하는 것이 파업의 실체다. 필자의 이러한 주장이 수긍하기 어렵다면 파업 주동자 치고 평소에 열심히 일하는 노동자가 있는지 살펴보면 알 수 있을 것이다.

10. 전쟁과 평화

자연계의 모든 흐름 이치를 있는 그대로 볼 줄 안다면 원인을 바꾸어 결과를 바꿀수 있는 힘이 생긴다.

하지만 인간의 마음 안경은 3가지나 되기에 3가지 마음 안경 중 어떠한 마음 안경을 기준하여 사물을 볼 것이냐에 따라 같은 사물도 다르게 보인다.

문제는 어떠한 마음 안경을 끼고 사물을 보던 자신의 생각이 올바르게 보이는데, 자신의 생각이 올바르다 하여 행동에 옮겼을 때 자신의 바램대로 이루어질 것이냐 하는 것이 문제다. 만약 모든 사람의 바램이 다 이루어진다면 이 지구는 폭발하고 말 것이다. 하지만 다행스럽게도 자연의 섭리 율법은 보이지 않는 곳에 존재하며 음과 양의 힘의 균형을 맞추어 주며, 모든 생명체가 공생 공존할 수 있도록 조율해준다. 그 법의 본체는 진리의 율법이고, 균형을 잡는 힘의 법은 원인 결과의 인과응보 법이다.

문제는 자연의 섭리 율법이 잘못을 지적하고 인과응보 법의 심판으로 그렇게하면 안된다고 인과응보의 벌을 내려도 우매한 인간의 제1영성 이기심은 자신의 잘못은 모른 채 끝없는 실수를 반복하며 온 인류를 파멸의 길로 몰아가고 있다는 사실이다. 지난 역사를 살펴보면 왜 전쟁이 발생하게 되는지, 전쟁의 후유증이 무엇을 남기는지 그 해답은 이미 나와있다. 하지만 인간의 우매한 제1영성 이기심은 지난날의 실수를 경험적 스승으로 승화시켜 살기 좋은 세상으로 만들지 못하고 있다. 왜 이러한 오류의 삶이 반복되는지 근본 원인을 파헤쳐보면 그동안 인간의 깨우침은 진리의 참 깨우침이 아니고, 어떻게 하면 자신에게 이득이 될까 하는 이기심의 요령 영성만 발전시켰기 때문이다.

어찌 보면 인간이 본질적으로 가지고 있는 구조적 약점 때문이기도 하다. 모든 생명체가 아직은 깨우침으로 가는 길목에 서 있기에 실수의 시행착오를 겪는 것은 당연할 수도 있다.

만약 인간의 마음속 영성이 진리 법 한 가지 영성만 존재한다면 우리 인간은 실수의 시행착오를 겪지 않아도 될 것이기 때문이다. 하지만 안타깝게도 우리의 현실은 아직도 깨우침의 중간 단계에 있고, 한 몸속에는 3가지 영성이 존재하며 서로 육체를 지배하려고 다투고 있고, 정작 본인은 3가지 영성 중 어떠한 영성이 자신의 육체를 지배해도 그 사실은 모른 채 고통의 윤회 업장에서 벗어나지 못하고 있다. 인간의 마음 3가지 영성을 색으로 비유하면 제1영성이 빨간색, 제2영성이 파란색, 제3율법의 영성이 무색이다. 하지만 제3영성 자아의식이 자신의 육신을 지배하지 못하면, 자신이 어떠한 마음 안경을 끼고 사물을 보든 자신은 의식하지 못하고, 빨간색 안경을 끼고 있으니 세상이 빨갛게 보인다는 사실은 모른 채 세상이 빨갛다는 아집의 생각만 고집을 하는 모습을 지켜보면 측은한 생각마저 든다. 같은 사물을 놓고도, 제1영성인 이기심을 기준하여 사물을 볼때 올바르다고 생각하는 것이 다르고, 제2영성인 공생 공존의 양심의 마음 안경을 끼고 사물을 볼때 옳고 그름이 다르게 보인다는 것이다.

현재 인간이 만든 옳고 그름의 법과, 자연의 섭리 율법은 근본이 다르다.

인간이 만든 옳고 그름법 속에는 자신에게 유리함을 기준한 이기심이 숨어있기에, 주변 환경에 따라 옳고 그름의 기준점이 수시로 바뀐다. 하지만 진리의 율법은 영원히 변하지 않는 율법으로 모든 옳고 그름을 인과응보법으로 심판을 한다. 이러하기에 인간이 이기심을 숨기고 만든 옳고 그름법을 적용해 행동에 옮기면 그 답은 시행착오 밖에는 돌아올 것이 없다. 난 이 공간을 통해 전쟁의 어리석음과 전쟁의 발발 원인 제공을 일깨워주고 싶다.

진리의 율법, 진리의 원인 결과 법, 인과응보 법이 막연하게 들릴수도 있다. 하지만 자연계의 사물흐름 이치를 이해하고 나면 몸서리치도록 무서운 법이 진리의 율법이라는 것을 알게 된다. 왜냐, 인간이 만든 법은 때에 따라 정상참작이라는 용서의 기회라도 있지만, 진리 율법은 이 한생에서 인과응보 법의 심판을 받는 것으로 끝나지 않고, 그 영성 그대로 다음 생에 태어나 같은 생각으로 같은 행동을 하고 그 행동의 대가로 인과응보의 벌을 대물림하며 받는다는 사실을 알아챘다면 몸서리칠 만큼 두려울 것이다. 율법의 이치를 터득하지 못하면 보이지 않는 율법이 어떻게 심판을 하고, 인과응보의 벌을 어떻게 내리느냐 하고 의문이 갈 것이다. 하지만 인간 모두는 배우지 않아도 3가지 영성은 모두 가지고 있으며, 자신을 평할 때는 제1영성 이기심으로 합리화시키는 평을 하지만, 남을 평가할 때는 제2영성 공생 공존의 평등 원칙의 옳고 그름의 자를 엄격히 적용해 평가한다는 사실을 알아야 한다. 이 평가법이 보이지 않는 인과응보 법으로 작용을 한다. 이 법칙은 인간의 힘으로는 바꿀 수가 없다.
왜냐, 스스로 느끼는 감정을 바꿀 힘은 누구도 없기 때문이다. 여기에 물질의 흐름 이치, 마음의 흐름 이치를 연계하면 왜, 인과응보의 벌을 받을 수 밖에는 없는지 답이 나온다. 어찌보면 전쟁의 역사는 태초라 보아도 과언이 아닐 것이다.

육과 3가지 영성을 동시에 가지고 있는 인간사회에서 진리에 율법을 깨우치지 못한 인간이 이기심의 끝이 전쟁이라는 사실은 모른 채 지금껏 이기심만을 키워오니 앞으로도 전쟁은 끊임없이 일어날 수 밖에는 없다.

인간 사회에서 전쟁이라는 비극을 없애기 위해서는 전쟁의 시작의 원인 제공이 무엇인지를 알고 그 근본 원인부터 없애는 공부를 해야만 한다. 전쟁이라는 비극의 원인을 파헤치려면 전쟁을 할 당시 상황만 보는 시각으로는 그 근본적 원인을 알아내지는 못한다.

세계 역사를 놓고 통계를 보면 부국 장수를 이룬 국가의 통치이념과 국민성을 보면 그 속에 해답이 있다.

전 세계가 지구촌이 되어 더불어 상호발전을 하려면

이젠 내가 아닌 우리 법으로 한 국가 전 세계를 보는 시각을 국민 개개인에게 일깨워 주어야 한다.

전쟁은 대통령이 국민을 대신해 시행하지만 전쟁의 직접 책임 원인 제공은 그 나라 국민 개개인의 인성이 전쟁의 원인 제공자이기 때문이다.

난 이 공간을 통해 전쟁의 씨앗, 원인 제공이 어떻게 싹이 트고 자라서 전쟁이 발생할 수밖에 없는 상황으로 발전을 해 나가는지 그 흐름의 이치를 설명해 주고자 한다.

전쟁의 방아쇠 역할은 1. 경제적 어려움 2. 정권유지의 야욕 3. 개인 이기심의 영웅심 3가지로 들 수 있다.

하지만 3가지 원인 중 가장 전쟁의 결정적 요인은 경제적 어려움이기에 이 부분을 중점적 설명을 해 보련다.

자연계의 모든 생명체는 더불어 공생 공존 법의 먹이사슬 연결고리로 이루어져 있다.

모든 생명체는 자연계에 포함되어 있기에 자연의 섭리 법에 순응하고 적응하는 생명체만이 존재를 하고 순응하는 법을 깨우치지 못한 생명체는 자연도태가 되게 되어 있고, 그 법을 어기면 어긴만큼 인과응보 법으로 고통을 받고 자연도태가 되는 법칙으로 되어 있다.

이 속에서 공생 공존을 되새겨 보자. 공생 공존이란 더불어 다같이 잘살 수 있는 법을 말한다. 이 속에는 다양함이 존재해야 된다는 조건이 필요하고, 자신에 인생은 자신이 책임을 져야 된다는 조건이 필요하다. 하지만 인간의 3가지 영성 중 제1영성 이기심이 육신을 지배하면 자신의 인생을 남이 책임을 져야 된다는 마음이 강해져 힘든 일은 모두 남이 해야하고, 자신은 편한 일만 해야 된다는 쪽으로 기울고 만다. 모두가 이러한 마음이 될 때는 집단 이기심으로 커져 결국은 법으로 정해지고 마는데, 이 법은 사회보장제도로 외형을 갖춘다. 이 속에서 엄청난 모순이 발생을 한다.

모두가 자신이 편하자고 만든 법이, 결국은 그 법으로 인해 자신이 더 큰 고통을 불러들이게 된다.

그 결정적 원인은 이 세상 모든 사물 중 거저 얻어지는 것은 아무것도 없기 때문이다. 내가 먹고, 입고, 사용하는 모든 물품은 반드시 누군가의 노동력에 의해 탄생한 제품이다. 이 말은 나 자신이 편하고자 사용하는 물건 모두는 반드시 누군가의 노동력에 의해 만들어졌고, 자신이 사용하는 모든 물건의 노동력을 자신이 하지 않으면, 반드시 누군가가 노동을 대신하게 되어있다는 것이다.

이 논리를 인정한다면 자신이 소모시키는 노동력은 자신이 해야된다는 말도 수긍이 갈 것이다. 이것을 기준으로 인간의 마음 속 제1영성 집단 이기심을 생각해 보자.

집단 이기심의 끝은 공멸, 전쟁, 파멸이라는 답은 저절로 나온다.

제1영성 이기심을 기준으로 하면, 누구든지,

1. 힘든 일은 남이 해야하고, 자신은 편한 일만 하고 싶다.

2. 자신이 만든 제품은 가격이 비싸야 하고, 남이 만든

제품은 값이 싸야 한다.

3. 자신이 노동을 할 때는 비싼 노임을 받아야 하고, 남을 노동시킬 때는 노임이 싸야 한다.

4. 나의 잘못은 실수니 용서를 해야하고, 남의 잘못은 알고도 행한 것이니 죄를 주어야 사회 질서가 바로 잡힌다.

이 4대 이기심은 누구나 다 가지고 있고, 이러한 이기심이 강한 사람일수록 물질적 궁핍에서 벗어나지를 못하고, 여기에 어느 나라이던 잘 사는 사람보다는 못 사는 사람의 숫자가 많은 것은 세계 공통의 일이다.

만약 모든 국민이 잘 산다면 힘든 노동을 할 사람은 아무도 없을 것이다.

이러한 인간의 내면의 세계는 보지 못하고 다수결 원칙의 이기심 법을 만들고, 자유민주 국가란 이름으로 투표를 통한 정치를 할 때, 정치 철학이 없는 사람이 국민의 이기심을 부추켜 정치에 입문하고, 국민 이기심에 만족을 주어 정권을 유지하려 해보라는 것이다. 그 다음 행동, 거기서 나올 법은 이미 정해져 있다.

1. 세금은 적게 내고, 해택은 많이 주겠소.

2. 어렵게 사는 국민에게는 세금을 적게 내게 하고, 잘 사는 사람에게는 세금을 무겁게 매기겠소.

3. 노동은 적게 하고, 돈은 많이 받게 해 주겠소.

4. 사회 복지 시설을 잘 갖추어 노후에는 노동을 하지 않고도 편하게 살게 해 주겠소.

이 모두가 이기심의 소유자가 원하는 것이기에 귀가

솔깃할 것이다.

하지만 진리와 이치에 조금만 눈을 떠도 이 모든 것이 허망한 꿈에 불과하다는 것은 금방 알아채는데, 우매한 이기심은 막연한 기대심리에 끝없이 속아 넘어간다.

상식의 생각을 키워 보자.

1. 세금은 적게 내고 해택은 많이 주겠소 하는 말이, 천원으로 천오백원 일을 할 수 있겠는지, 당신이라면 천원을 받고, 천오백원 상당의 일을 해줄 수 있는지. 당신이 못 한다면 남도 못한다.

2. 어렵게 사는 국민에게는 세금을 적게 내고, 가진 자에게는 세금을 높게 매긴다는 것이 실효성이 있는지 생각을 해보라. 세금의 흐름 이치란, 당신의 봉급에서 (공)제한 세금은, 지금 당장 낸 세금이 되고, 기업주가 낸 세금은 당신이 물건을 살 때 기업주가 낸 세금만큼 더 주고 사야 하니 결국 당신이 주는 것이 되고, 가진 자의 부동산 집에 매긴 세금은 그 집에 세들어 사는 당신이 집세를 올려 주어야 하니 당신이 내는 것이 되고, 남이 가진 현금에 세금을 물리면 당신이 그 돈을 빌릴 때 그 세금까지 주고 빌려야 된다. 이 말은 더불어 공존의 삶을 살아가는 이 사회에서는 남에게 매긴 세금이라 해서 남이 내는 것이 아니라 결국은 모두 자신이 내는 것이다. 다만 차이가 있다면 자신이 내는 세금은 지금 당장 내는 세금이 되고, 남이 내는 세금은 당신이 물건을 살 때 내는 것이니 결국은 모두 자신이 내는 세금이 된다는 것이다.

여기에 인간의 이기심을 보태어 생각을 해보라. 돈을

쓸 때 자신이 자신의 돈을 쓸 때 규모있게 쓰겠는지, 국가에서 세금으로 걷은 공공 재산이 규모있게 쓰여지겠는지, 내가 당장 내는 세금이 아니라 해서 남에게 높게 매긴 세금은 규모 있게 쓰이지 않고 돌기에 결국은 물가만 올려놓아 이중적 부담만 안겨주고 만다. 즉 노동의 대가로 돈이 돌지 않고, 부정하게 돌은 돈은 그대로 물가(금)만 올려 당신이 물건을 살 때 물가가 오른 만큼 돈을 더 주고 사야하니 자신의 이기심은 결국 자신의 손해로 되돌려 받는 것이 인과응보요 물질 흐름의 이치라는 것이다.

3. 노동은 적게 하고 돈은 많이 받게 해 주겠소.

당신이 어떠한 제품을 만들든지 그 제품을 사는 사람은 남이다. 하지만 모든 사람은 값싸고 질 좋은 제품을 원한다. 당신이라면 품질은 떨어지고 가격이 비싼 제품을 사주겠는지 당신이 받은 봉급은 제품값에 포함되지 않는지 노동과 노력은 적게하고 질 좋고 값싼 제품을 만들어낼 수 있는지 묻고 싶다.

자연의 순리 법은 자신이 노력한 대가 만큼만 보상이 따르지, 다수 이기심이나 법의 힘으로 많이 받은 돈은 제품값에 그대로 반영이 되는 것이고, 그 심판은 그 제품을 사가는 값싸고 질 좋은 것을 원하는 국민의 대중적 이기심이 결정을 하는 것이다. 당신이 노동력 생산성 이상 받은 돈은 그 제품값에 그대로 반영되기에 그만큼 경쟁력이 떨어지는 것은 막을 수 없고, 기업이 망하면 당신도 직장을 잃는 것은 당연한 결과가 된다.

4. 사회 복지시설 제도를 잘 갖추어 노후생활보장을 해 주겠소.

만약 당신이 60세부터 노동을 하지 않고 연금만으로 안락한 생활을 한다면, 당신이 소모시키는 노동력은 누군가가 대신해 주어야 할 것이다. 만약 당신이 낸 연금 보험료 이상 받고, 그 연금을 국가에서 세금으로 보충을 해 준다면 어떻게 될 것이냐 하는 것이 문제다. 그 돈은 그대로 세금에 포함되어 물가는 오르고 당신은 오른 가격에 물건을 사야하니 정해진 연금 가지고는 생활이 안되니 연금 액수를 올려주어야 한다고 할 것이다. 그럼 올려준 연금은 어디서 충당을 하느냐 하는 것이다. 결국은 세금을 더 걷어야하고 물가가 오르고 하는 악순환만 반복이 되는 것이 물질 흐름의 이치다. 그러면 당신은 물가가 오른 이상 연금 인상을 해야된다는 생각이 앞설 것이다. 이 속에서 죽어나가는 것은 기업이다. 전 세계가 지구촌이 되어 경쟁을 하는 사회에서 당신이 그저 받는 노동력만큼, 돈만큼, 그 돈은 기업의 제품값에 그대로 세금으로 붙어 경쟁력을 잃으면 기업은 갈수록 약화되어 축소될 수 밖에는 없고 기업이 망하면 실업자가 양산되어 더 많은 세금 지출이 생기니 악이 악을 낳은 식으로 국가 전체가 재정 적자의 부도를 맞을 수 밖에는 없는 것이다.

이러면 국가 부도의 원인 책임자는 누구냐 하는 것이다. 결국은 힘든 일 하기 싫고 편하게만 살려는 나 자신의 게으름과 이기심이 국가 부도의 주범이다. 우리 모두는,

1. 내가 사용하는 어떠한 사물도 노동력에 의해 만들어진다는 것을 인정해야 한다.

2. 놀고먹는 사람이 소모시킨 노동력은 반드시 노동을 하는 사람에게 보태어진다는 사실을 인정해야 한다.

3. 국가 전체로 볼 때 생산자가 아닌 관리자의 수가 많을수록 노동을 하는 자의 짐이 무거워진다.

4. 어느 누가 낸 세금이라도 결국은 자신이 낸 세금이나 같다는 것은 알아야 한다.

5. 더불어 공생 공존을 하기 위해서는 자신 노동의 몫은 자신이 할 때만 가능하다.

6. 내가 편하면 반드시 누군가는 내가 편한 만큼 고생을 하게 되어있다.

7. 모든 물질적 대우는 내가 노력한 만큼만 받을 때 평화가 유지된다.

이러한 물질흐름 이치 법을 모르고 정치 야욕의 욕심만을 채우기 위하여, 국민의 이기심을 부추켜 정치에 입문하고, 국민 인심만을 얻기위하여 평등 원칙이 아닌 못사는 다수의 이기심을 충족해주는 법과 제도를 만들어보라는 것이다. 그 결과는 궁핍과 멸망이라는 답은 이미 정해져 있다.

이러한 물질흐름의 이치에 의해 세계 어느 나라이던 사회 보장 제도가 잘 되어 있는 국가치고 국가 경쟁력을 유지하고 경제적 풍요를 오래 유지한 국가가 있는지 살펴보라. 모두가 경제적 파탄으로 끝을 맺었을 것이다.

이러한 물질 흐름의 이치를 이해한 다음 지금 현실의 집단 이기심을 생각해보라.

목적이야 편하고 살기 좋은 세상으로 만들고자 함이지만 그 결과는 경제적 파탄만 앞당겨 돈 없는 서민만 더 고통 속으로 몰아넣고 만다. 현재 노동자의 집단 이기심을 부추겨 자신을 부각시키고 정치에 입문하려는 정치 야심가는 자신 혼자는 물질적 풍요는 누릴 수 있어도 자신이 물질적 풍요를 누린 만큼 노동자는 고통속으로 몰아넣는 주도적 역할을 하는 사람이라 단정을 해야 한다. 왜냐, 평등원칙 공생 공존이란 자신의 일은 자신이 책임질때만 이룰 수 있기 때문이다. 제1영성 이기심을 기준으로 사물을 볼 때는 노동자를 위하여 자신이 헌신 희생적 노력을 한다 말할 수 있지만, 결국 그 행동이 원인이 되어 노동자들이 경제적 궁핍으로 빠지고 마는 것은 어떻게 보상을 해줄지 묻고싶다.

삼시 선 노동자들이 단합을 하여 현재 원하고 있는 것을 다 이루었다 가정을 해보자. 모두가 노동은 적게 하고 봉급은 많이 받고 보자는 것이다. 결국은 봉급 삭감으로 나타난다. 전 사업체가 동시에 봉급을 올리면 그 오른 봉급은 그 회사 제품에 반영이 되니 물가는 당연히 오르는 것이고 제품값을 올릴 때는 이왕 올리는 김에 봉급 인상분 이상 올리는 것이 인간의 본성이니 전체 물가가 오르게 되면, 봉급은 아무리 올라도 물가는 그 이상 오르니 봉급 삭감 현상으로 나타나는 것은 피할 수 없다는 것이다.

각자 자신의 노력 역량만큼만 임금 인상이 될 때에는 그 인상분이 생활의 풍요로 나타나지만 전체가 오를 때는 오히려 물가 전체가 올라 임금 삭감 현상으로 나타난다는 것이다.

이러한 물질흐름을 볼 때 각자 자신이 노력한 만큼 보상을 받는 것이 바람직하느냐, 전 노조가 단합하여 노동의 질과 관계없이 모두 올리고 다 같이 피해를 보는 것이 올바른 것이냐 묻는 것이다.

이러한 물질흐름의 이치를 이해한다면 국민의 이기심을 선동하여 정치에 입문하고, 이기심에 만족하는 사회 보장 제도를 법으로 만들어 놓고 시행해 보라는 것이다.

이미 정해진 사회 보장 정책은 시행을 해야되고, 국가 재정은 없고, 자신의 임기 중에 국가 부도는 내기 싫고, 이러한 현실에 부딪히면 이기심이 찾을 돌파구는 국가 부도나 전쟁 밖에는 탈출구가 없다. 왜냐, 힘든 일 하기 싫어하고 서민을 이롭게한다고 가진 자 기업에게 높은 세금을 매겨 보라는 것이다.

기업은 갈수록 국제 경쟁력을 상실하니 기업의 숫자는 줄어들고, 줄어든 기업에서 세금을 충당하자니 더 높은 세율을 적용하다 보면 대부분의 기업은 외국으로 나가거나 경쟁력을 잃고 부도를 내고 만다. 이 속에서 끝까지 살아남는 기업이 있다. 그 기업은 공기업이나 무기산업뿐이다. 국가 정책상 아무리 높은 임금이 책정되어도 국가 재정으로 재정적 뒷받침을 해 주니 무기 산업만 경쟁력을 갖출 수 밖에는 없다.

이때 국가재정은 바닥나고 유일하게 기댈 수 있는 기업은 무기 산업일때 어떻게 돌파구를 찾을 것이냐 하는 것이다. 무기는 전쟁을 해야만 소비 창출이 된다. 무기 소비를 창출시키기 위해서는 자신이 직접 전쟁을 하거나 남에 나라를 이간질하여 전쟁을 시키고 수출을 하는 길 밖에는 방법이 없다.

이러하기에 전세계가 이기심 천국이 될 때에는 약 30년 주기로 무기 소모를 위한 대 전쟁을 할 수 밖에는 없는 것이다. 이러한 이유 원인에 의해 전쟁을 자주 유발

시키는 국가 국민일수록 철저한 개인주의적 이기심이 강한 민족이고, 집단 이기심에 의해 사회 보장제도가 법적으로는 잘되어 있으며 국난 극복을 위해서는 어쩔 수 없이 전쟁을 선택한다는 사실이다.

이러한 이유에서 전쟁이 시작되기에 인간 사회의 어떠한 전쟁도, 아무리 좋은 전쟁의 명분을 조작해 만들어 붙여도 그 명분은 언어상으로만 명분일 뿐 올바른 것이 못 되며, 모든 사람에게 공감 받지는 못한다. 만약 전쟁을 계획하는 자가 이기심의 소유자가 아니고, 공생 공존의 진리와 마음흐름 법의 이치를 깨우쳤다면 전쟁을 함으로서 잃는 것을 미리 계산해낼 줄 알기에 전쟁은 하지 않을 것이다.

왜냐, 전쟁을 통해 아무리 큰 물질을 빼앗아도 그 물질은 소모품으로 끝나지, 그 빼앗은 물질이 온 국민이 더불어 잘 살수있는 인성을 깨우쳐 주지는 못하기 때문이다. 마치 건달 자식에게 남의 돈을 아무리 많이 강탈해다 주어도 그 돈은 용돈으로 끝나고, 그 돈 떨어지면 또 손을 내밀고 결국에는 부모에게 마저 패륜아 행동을 하고 마감을 하듯, 많은 용돈을 강탈해 주었다고 그 돈이 돈버는 힘을 길러주거나 사람답게 사는 인성을 깨우쳐 주지 못하듯, 국민도 마찬가지다. 남의 나라 물건을 전쟁을 통해 거저 뺏어다 주어도, 준 것 떨어지면 또 손을 내밀지 국민성 자체가 자신의 노력으로 물질의 풍요나 행복을 가꾸는 인성으로 바뀌지는 않는다.

기업도 마찬가지다. 대통령의 막강한 힘으로 남의 기업이나 물건을 거저 뺏어주어도, 그 물건은 진실한 노력에 의한 결과물이 아니기에, 강도짓으로 빼앗아준 물건을 고맙다고 두고두고 감사함을 표시할 사람은 아무도 없다.

왜냐, 인간 모두는 배우지 않아도 이미 3가지 영성이 다 존재하기에 옳고 그름을 판단할 능력은 다 있기 때문이다.

다만 대통령 임기 중에 힘이 두려워 일시적 고마운 척 할 수는 있다. 난 이 공간을 통해 전쟁은 대통령이 주관하지만 전쟁의 근본적 원인 제공자는 누구냐 하는 것을 설명하려는 것이다.

전쟁의 책임이 대통령이 주관을 하니 대통령 혼자의 책임이냐, 국민 개개인의 게으름과 이기심이 근본적 원인 제공의 책임이냐 하는 것이다.

그 해답은 국민 개개인의 이기심과 게으름이 전쟁의 원인 제공을 하면, 정치 철학이 없는 대통령은 자신 임기 중에 국가부도를 막기 위한 권위의식과 경제적 어려움을 타개하기 위한 수단으로 전쟁을 택한다 정의한다.

우리 속담에 주먹 좋아하는 사람 주먹으로 망하고, 물 좋아하는 사람 물에 빠져 죽는다는 말이 있다. 전쟁 좋아하는 국가는 결국 전쟁으로 망하는 것이 진리 법이다.

왜냐, 경제적 어려움을 전쟁으로 해결하려는 국민성이 한나라의 공격으로 끝은 맺지 못하고 힘이 자라는 한 끊임없이 주변 국가를 침범할 수 밖에는 없고, 이러한 행동은 약소국이 혼자의 힘으로는 적을 방어할 길이 없으니 공동 대응으로 모일 원인 제공을 하면 공동 대응이 되니 결국은 세계 전쟁의 촉매역할을 하여 전 인류를 전쟁의 파멸 속으로 몰고간다.

전쟁을 좋아하는 국가의 국민성은 이미 정해져 있다. 철저한 개인주의, 철저한 이기심, 철저한 사회보장 제도, 철저한 법치제도, 입으로만 민주주의, 입으로만 인권보장, 입으로만 평등주의, 모두가 언어상으로는 이상주의를 표방하지만 겉보기에 그럴 듯 해 보이는 이러한 이상주의가 그 원천은 국민의 철저한 이기심에서부터 도출된 생각이라는 점을 알아야 한다.

인간의 내면의 세계 이기심 속을 들여다보면 독재자일수록 민주주의를 부르짖고, 전쟁을 좋아하는 사람일수록 세계평화를 부르짖게 되어있다. 이러한 현상이 일어나는 근본 원인은 자신의 아집이 강한 자일수록 사물 전체를 보는 시야가 좁기에 자신이 특정 한 부분만 보는 편견적 시각의 소유자라는 사실은 모른 채 다수결 원칙의 집단 이기심으로 전체를 획일화하려는 마음이 강한 민족이 전쟁을 좋아하기 때문이다.

숲에 다양한 종류의 나무가 존재하고 서로 상호 보완적으로 발전하듯, 인간의 성격 또한 사람마다 다 다르다. 종류가 다양하고 성격이 다양함을 옳고 그름만으로 보는 것은 옳지 않다. 이 사회는 그 다양함이 모여 서로 상호보완적으로 생명을 유지하며 적응적 깨우침의 세계로 진화해 가기 때문이다.

음은 양을 존재시키고, 양은 음을 존재시키며, 악이 있기에 선이 존재하고, 어리석은 자가 있기에 깨우친 자가 존재하는 것이다. 이 말은 옳고 그름의 기준이 아니라 다양함이 서로를 존재시키고 상호보완적 생명을 유지해

나가는 원동력이 된다는 것이다. 이러한 자연의 섭리 법을 무시하고, 일방적 자신의 이기심과 아집을 기준하여 옳다고 생각한 일을 전 세계가 똑같아져야 한다는 생각은 전 인류를 전쟁으로 몰아가 인류를 파멸의 길로 몰고 갈 뿐이다.

나 자신의 마음기초가 모두를 위한 생각이라고 해도 그 생각은 어디까지나 자신만을 기준하였을때 생각이라는 것을 명심해야 한다.

이 세상 모든 사물의 옳고 그름의 판단은 인간의 이기심으로는 판단할 수 없는 것이다. 온 인류가 공생 공존으로 더불어 잘 살아가기 위해서는 다양함을 인정하는 진리 법 밖에는 없다. 자신 혼자 제1영성인 이기심을 기준하여 올바르다는 생각은 자신 혼자의 생각일 뿐 진리 법은 아니며, 그 생각이 잘못되었다는 증거는 전쟁의 역사가 말을 대신한다. 전쟁은 어떠한 명분을 대도 그 내심은 이기심과 독선뿐이라는 것을 지적해준다.

지난 역사의 전쟁 참상을 수없이 지켜보면서도 지난 역사의 참상을 거울삼아 평화로운 삶을 이끌어가지 못하는 결정적 원인은 인간의 마음속 3가지 영성중 제1영성인 이기심과 욕망, 게으름이 주범이고, 진리의 깨우침을 소홀히 했기 때문이다.

더불어 공생 공존 평등원칙이란 자신이 노력한 대가만큼만 원할 때 이루어지는 것이고, 자신의 일은 자신이 할 때 이루어지는 것이다.

지금 현재 다수 이기심은 자신의 인생을 남이나 국가가 책임을 져야 한다고 아우성들이고, 정치야심가는 국민의 이기심만 선동을 한다. 공산주의가 이론적으로는 좋아 보이지만 모두가 다 같이 궁핍으로 가는 직접 원인은 생산성 저하가 원인이다.

모두가 자신의 인생을 남이 책임져야 하고 자신만 편해야 된다면, 결국 자신의 인생은 자신이 책임져야 하고 자신의 일은 자신이 할 수 밖에는 없는 것이다.

온 국민 온 인류가 평화를 유지하며 공생 공존하는 길은 자신의 일은 자신이 책임지는 사회가 되어야 하고 다양함을 인정해야 한다. 전쟁의 근본 원인 제공은 국민 개개인의 이기심이 집단 이기심이고, 집단 이기심이 궁핍을 낳으면 그 타개책으로 전쟁을 하게 된다는 것이다.

11. 성공과 실패의 성격차이

필자는 어떠한 원고를 쓰고자 할 때는 많은 생각을 해 본다.

필자 역시 한 때 사업의 쓴잔을 마셔보았고 지난 실수를 돌이켜보는 시간이 많았다. 모든 사물을 새로운 각도에서 보면서, 내 자신 과거의 삶이 그 당시 필자의 입장으로는 그래도 바르게 열심히 노력하며 사는 축에 들었다고 생각을 했다.

하지만 사물을 새로운 각도에서 보는 시각을 갖고 난 후 필자의 과거 삶을 돌이켜보면 꼭 망하고 외롭고 고통스러운 삶을 살 수 밖에는 없는 행동만 골라서 한 것이 보여서 쓴 웃음을 짓고 만다.

이 원고를 쓰려고 마음먹는 순간, 보는 각도에 따라서는 양심과 자존심을 자극하는 말이 될 것도 같아 망설임도 있었지만 진리탐구의 이치 법을 공부를 하는 입장으로 보면 도움이 될 것 같아 쓰기로 했다.

공생 공존 더불어 상호 보완적 삶을 살 수밖에 없는 우리는 모든 사람의 원함과는 관계없이 필연적으로 빈부격차는 날 수밖에 없다. 이것은 인간의 몸속에는 3가지 영성이 존재하며 번갈아 육신을 지배하기 때문에 나타나는 악연적 운명의 괴리이기도 하다. 이러한 삶의 불균형은 마음흐름의 이치 법의 인과응보로 나타나는 결과로 인간의 힘으로는 바꿀 수도, 바뀔 내용도 아니다.

만약 모든 사람이 빈부격차 없이 경제적 안정을 찾는다면 남에게 얽매여 힘든 노동을 할 사람은 아무도 없을 것이다.

모두가 남보다 잘 살아 보려는 경쟁의 마음, 욕망과 욕구가 힘든 노동을 감수하게 하기 때문이다.

모두가 육체를 가지고 있고 욕망과 욕구는 본능적 육의 생존 본능에서부터 자연적으로 우러나오는 제1영성의 마음이라서 인간의 욕망과 이기심은 인간 모두가 가지고 있다고 해도 과언은 아닐 것이다.

단면만을 끊어서 보면 왜, 인간 모두에게 욕망과 이기심을 가지게 해 놓고는 욕망과 이기심, 욕심이 강한 사람일수록 경제적으로 궁핍한 생활을 하게 만들어 놓았느냐 하는 것이다.

필자는 이 문제를 풀어보기 위한 생각을 하다가 우연히 토종벌의 생태계를 보고 느끼는 바가 컸다.

일명 대추벌이라 하는 왕탱이 벌이 토종벌통 앞에서 토종벌이 나오는 대로 물어 죽이는데 앞서 나온 벌이 끊임없이 대추벌에게 물려 죽어나가는데도, 앞서 달려들어 죽는 벌을 지켜보면서도, 망설임 없이 달려들어 죽어가는 토종벌의 죽음을 지켜보는 순간, 나라면…, 인간이라면…, 자신이 분명 죽는 줄 알면서 끝없이 벌통을 지켜보겠다고 죽음으로 막을 수 있을까 하는 생각이 나를 깊은 생각에 잠기게 하였다.

후각으로 가족을 구분하고 날개소리와 몸짓으로 꿀이 있는 곳을 동료에게 전달을 하고, 세심한 구조의 집, 꿀의 무거운 중량을 밀랍의 힘만으로 내려앉지 않게 하는 지혜, 여왕을 모시고 새끼를 길러내는 모정….

어느 부분을 보아도 분명 독자적 영성(생각)을 지닌 벌이 자신의 죽음을 모를 리 없건만 왜 자신만 살아 보겠다고 피하지 않고 죽음을 자초하는 것일까! 이 문제가 화두였다.

이 속에 나 법과 우리 법 공생 공존의 더불어 섭리 법이 숨어 있었다.

벌 한 마리 개인으로 보면 독자적 생명체지만 여왕벌을 중심으로 한 가족의 구성원으로 살아가는 벌 입장으로 보면 일 벌, 군사벌 일부는 죽어도 한 가족 구성원 전체의 죽음으로 끝나지 않지만, 만약 대추벌이 벌통 내부로 들어가 여왕벌을 물어 죽이면 한 가족 구성원으로 한 몸이 되어 서로 역할분담을 하며 공동생명체로 생명을 유지하는 벌 입장으로는 한 가족 구성원 전체를 죽이지 않기 위해서는 일 벌, 군사벌 다수가 죽는 것쯤은 대수롭지 않은 것이었다.

한 통속의 벌은 수없이 많고 외관상 독자적 생명체로는 보이지만 전체가 한 몸, 한 생명체로 구성된 단일 생명체

즉, 사람으로 비유를 하면 인체의 8조 마리나 되는 세포가 모두 독자적 영성, 독자적 생명체를 따로 가지고는 있지만, 전체가 합하여 한 몸으로 역할 분담을 하며 공생의 삶을 사는 이치처럼, 벌 역시 수많은 생명체로 나뉘어 독자적 꿀을 물어오고 활동은 하지만 여왕벌 한 마리를 구심체로 한 몸의 이치로 생명을 이어가고 있는 것이었다.

사람도 최악의 경우 손만 자르고, 다리만 자르고 목숨을 부지할 수 있는 상황이라면 전체의 생명을 구하기 위하여 팔 다리를 희생할 수 밖에는 없을 것이다.

벌 역시 마찬가지다. 군사벌, 일벌 일부가 죽어도 여왕벌만은 지켜야 한통의 벌, 한 몸 구성원으로 전체의 생명을 보존할 수 있는 구조의 삶이였기에 일부 개인벌의 생명은 전체를 위해 초계처럼 생명을 버릴 수 있었던 것이다.

이것이 공생 공존 상호 더불어 보완적 삶인데 이러한 법칙은 작게 보면 벌 한 마리의 독자적 삶, 벌 한통 한 가족의 삶, 크게 확대를 해보면 지구상 모든 생명체가 거대한 한 생명체의 먹이사슬 연결고리의 상호 보완적인 삶으로 이어져 있다.

이것이 한 생명체만 끊어서 보면 소우주, 모든 생명체가 먹이사슬 연결고리로 이어져 더불어 상호 보완적으로 살아가는 법칙이 대우주 율법의 법칙이다. 모든 생명체는 이러한 율법의 프로그램 틀 속에 살며 이 율법에 순응하고 적응적진화를 잘 한 생명체는 존재하고, 여기에 적응하지 못한 생명체는 자연도태되었다.

인간 사회도 마찬가지다. 이미 정해진 율법 즉,

대상은 그대로 두고 자신 스스로 대상에 적응하는 방법을 깨우친 사람은 경제적 안정, 마음에 평화를 누리고 살지만 율법을 어기는 마음 즉, 자신은 그대로 있고 대상을 자신의 성격에 맞추어 바꾸려하는 마음이 강한 사람은 율법을 어긴 죄, 마음흐름의 이치 법에 의한 인과응보 벌을 받아 스스로 강한 스트레스를 받고 질병을 얻어 자연 도태되어 소멸된다.

이 속에서 우리가 깨우쳐야 할 부분은 나가 전체고 전체가 나인데 나 속에 전체가 있고, 전체 속에 나가 존재함의 이치를 알아야 한다.

전체가 한 생명의 연결고리의 삶으로 공생 공존의 삶이 될 때는 나 자신의 이익만 되는 생각과 전체가 이익이 되는 생각은 같을 수가 없다.

즉, 나 자신만의 이득을 기준하여 옳다고 생각하는 것이 다르고, 공생의 삶을 기준하여 옳다고 생각하는 것이 다르다는 것이다.

문제는 나는 나 개인이지만 전체의 삶은 전체가 하나 우리 법으로 되어있다는 것이다.

이러한 삶의 구조는 나 자신이 나 자신을 평가할 때와 상대가 나를 평가할 때, 기준점이 다를 수 밖에는 없다.

내가 나 자신을 평가할 때는 제1영성 이기심으로 평가하여 늘 합리화시키는 습성이 있고 내가 남을 평가할 때는 우리 법의 공생 공존 법을 엄격히 적용해 옳고 그름의 자로 상대를 평가하는 이중적 마음의 자를 가지고 있다는 것이다.

이러한 마음 흐름의 이치 구조 안에 사는 우리는 필연적으로 나 자신이 하는 일이 남이 인정해주지 않는 일을 하면 성공을 할 수 없는 구조로 되어 있다.

이러한 삶의 이치, 마음흐름의 이치를 기준하여 자신의 내면의 세계를 들여다보자.

나 자신 이기심을 기준하여 물건을 판다 할 때에 천원을 주고 만원을 받으면 이윤이 많이 남으니 열심히 팔아 큰 부자가 되어야지 하는 마음을 갖지만 양심의 가책은 느끼지 못한다. 하지만 입장을 바꾸어 물건을 사는 입장이 되면 원가가 천원짜리 물건을 자신에게 만원을 받고 판 사실을 안다면 내 자신이 상대를 평가할 때는 도둑놈 취급을 할 것이다.

이렇게 내 자신이 물건을 팔 때는 갖은 핑계로 많은 이윤이 남아야 정당한 것이고 남이 나에게 물건을 팔 때는 30% 정도의 적당한 이윤을 남기는 것만 인정을 하려 하는 이중적 마음을 가지고 있다는 것이다.

문제는 누구나 다 이중적 마음을 가지고는 있지만 결과는 내가 어떠한 물건을 팔든 상대가 인정하는 이윤 이상이 되면 나의 이미지를 상대가 좋게 보아주지 않는다는데 있다.

많은 이윤을 남기고 많이 팔았으면 하는 마음은 나만의 개인 이기심이고 그 물건을 사는 상대의 마음은 정당한 것만 인정하고 그 이미지로 상대를 평가한다는 것이다.

이 똑같은 상황도 폭리를 취하는 대상이 자신의 가족이

될 때는 유능한 사람이란 평을 하고 남이 될 때는 도둑놈 평가를 한다.

이러한 마음흐름의 이치 법을 기준하여 필자의 지난 삶을 돌이켜보면 미움 받을 짓, 고통 받고 궁핍하고 죽을 짓만을 골라서 했다는 말이 수긍이 갈 것이다. 남한테 인정받지 못할 행동, 미운 행동만 골라서 해 놓고는 상대가 나의 이기심에 쉽게 속아주지 않는다고 세상을 원망하고 힘들어한 지난날을 돌이켜보면 한없는 부끄러움을 느낀다.

물질은 마음 따라 이동하고 상대는 나의 행동을 이해한 만큼만 나의 뜻에 동조하기에 나 자신의 행동, 영성이 남한테 얼마나 인정을 받을 수 있는 영성을 소유하느냐가 경제적 풍요와 직결한다. 이것을 기준하면 그 사람의 경제력은 그 사람의 성격 속에 공생 공존의 우리 법, 남이 인정할 수 있는 영성이 얼마나 존재하느냐가 물질을 소유할 수 있는 마음의 그릇 크기를 결정한다.

왜 이러한 결과가 나올 수 밖에는 없을까?
이것은 인간의 마음속 영성은 3가지가 존재하며 자신이 자신을 평가할 때는 제1영성 이기심으로 늘 합리화시켜 평가를 하지만 남을 평가할 때는 제2영성, 공생 공존의 우리 법으로 완벽함을 기준하여 판단하더라 하는 것이다.

이러한 이중적 마음의 자를 가진 사회에서는 자신의 잘못은 당연하여도 남의 잘못은 엄격히 평가를 하기에 자신 스스로 생각이 아무리 옳아도 남에게 인정받지 못하는 일을 하고 성공할 수 있는 일이나 사업은 아무것도 없더라 하는 것이다.

이러한 마음흐름의 이치는 모른 채 수단 방법 가리지 않고 같은 감언이설로 많은 이윤만 남기려한 내 자신이 상대의 눈에 어떻게 비추어졌을까를 생각하면 한없이 부끄러운 마음이 든다.

지난날을 돌이켜보면 상대가 나 자신을 올바르지 않은 사람으로 보니 단골로 이어지는 인연이 없고, 단골고객 소개는 이어짐이 없으니 끝없이 새로운 고객과 인연을 찾기 위해 헤맬 수 밖에는 없었고 끝없이 새로운 고객의 인연을 만들기 위해서는 모진 노력과 고생을 할 수 밖에는 없었다는 것이다.

하지만 그 당시의 생각은 삶이 고달프고 힘들다는 생각만 하였지 그러한 현실이 나 자신의 지나친 욕심이 원인 제공을 하고 그 결과로 스스로 자초한 고생이라는 생각은 전혀 하지를 못했다.

세상이 원망스럽고 가진 자를 미워하는 마음만 강하게 나타난 나 자신을 돌이켜보면 그 당시는 왜 이러한 생각을 하지 못 하였을까 하는 생각에 지금도 한없는 부끄러움을 느낀다.

남이 나로하여금 감사함을 느껴 다시 찾는 것도 원인 제공자는 나 자신이고, 남이 나를 도둑 취급하고 다시 찾지 않는 원인 제공자도 나 자신이다.

나 자신의 높은 이득만을 위한 마음이 가득한 나 자신을, 상대가 어떻게 볼 것이냐 하는 것은 이미 정해져 있는데 그러한 마음흐름의 이치는 모른 채 끝없이 나 자신 욕심만을 충족시키기 위하여 밤잠 제대로 못 자고 힘든 노동만 열심히하면 잘살 수 있겠지 하는 마음이 얼마나 어리석은 삶의 모습인지 보일 것이다.

더불어 공생 공존의 상호 보완적 사회 속에 사는 우리는 나 자신이 하는 일 모두가 결국은 남이 필요로 하는 일이고, 남이 인정해주지 않는 일을 하면서 자신이 하는 사업이 성공을 하기란 불가능한 것이다.

이러한 마음흐름의 이치 법을 기준하여 보통 사람의 사업 구상, 생각, 내면의 세계를 들여다보자.

사업을 구상하는 마음 시작부터가 이미 90% 정도는 망할 수 밖에는 없는 사업을 구상하고 있다. 대부분의 마음은 자신의 현재 경제능력+자신이 가지고있는 기술+경제적 이득이 충분한가를 고려하여 사업 유무를 결정한다. 이러한 마음을 기초로 하여 사업 구상을 했다면 그 사업은 시작부터가 이미 망할 확률이 높은 사업이 된다. 그러한 사업 구상 속에는 상대가 나 자신을 인정해줄만한 소지가 적기 때문이다.

하지만 나만을 생각하는 이기심을 버리고 요즘 사람들이 무엇을 필요로 할까? 그 일이 실제적 많은 사람에게 얼마나 도움을 줄 수 있을까 하는, 남을 배려하는 마음으로 사업을 시작한다면 그 사업은 공감을 할 사람이 많기에 시작하기 전부터 이미 성공 사업이 된다고 결정나있다.

왜냐, 대부분의 제1영성 이기심은 자신이 필요하고 도움이 된다면 조금 무리를 하여서라도 그 제품을 사는 본성을 가지고 있고 실제 사용을 해보고 실제적 도움이 될 때는 자신의 주변 사람에게 그 생각을 전달하기 때문에 그러한 사업은 성공을 할 수 밖에는 없다.

필자는 이러한 마음흐름 법을 기준하여 생각을 하기에 이윤이 많이 생기는 사업일수록 빨리 망한다! 단정을 해준다. 이윤이 많이 남는 사업이 될수록 경쟁자를 불러들일 수 밖에는 없고, 이기심 경쟁의 끝은 공멸 밖에는 없기 때문이다.

하지만 진리가 아닌 이기심을 기준한 시각으로 사물을 보면 일반적으로 욕심이 많고 열심히 노력을 하는 자가 잘살 것으로 보이고 그렇게 한 사람이 성공을 한 것으로 보인다.

진리가 없는 시각, 이기심만을 기준하여 사물을 보면 마음흐름의 이치는 보이지 않고 수학적 덧셈의 높은 이익만을 생각하며 사업을 시작하기에 돈이 움직이는 흐름의 과정은 생각하지 못하고 원가 얼마에 얼마가 남을 것이란 이미 모아진 돈만을 꿈꾸며 사업을 하기에 욕심과 이기심이 강한 사람일수록 사업에 실패를 하고 궁핍한 생활을 할 수 밖에는 없게 되어 있다. 남을 배려하는 마음, 공생 공존의 마음이 강한 사람일수록 사업에 큰 성공을 할 수 있는 것이다.

이러한 마음흐름의 진리 법을 기준하면 경제적 어려움을 많이 겪는 사람일수록 욕심이 많은 사람이고, 사업을 구상해도 꼭 망할 사업만 골라서하는 특성을 가지고 있다.

이러한 현상이 생기는 원인은 욕심이 많은 자일수록 적은 돈, 적은 노력으로 단번에 일확천금을 꿈꾸는 사업을 구상하기 때문이다.

더불어 공존 공생의 삶 속에 사는 우리는 내가 이익이 많으면 많을수록 상대는 그만큼 손해를 보게 되고 상대의 마음은 나로부터 멀어져 감을 알아야 한다.

얄팍한 속임수로 상대를 한 두번은 속일 수 있어도 세번까지 속아주리라 생각을 하는 것은 욕심과 이기심을 기준하였을 때 생각이다.

어떠한 물건, 상품이라도 그 제품을 이용하는 자는 상대이기에 진실적으로 내가 돈을 받은 만큼 그 제품이 상대에게 도움이 되어 주지 못한다면 그 물건이 외면을 받는 것은 당연한 결과다.

적은 노력, 적은 투자를 하고 많은 이득을 보려하는 마음 자체가 욕심이고 나 자신의 이기심 욕심이 강할수록 모든 사람에게 강한 배척의 대상이 된다는 점을 알아야 한다.

노동력 역시 마찬가지다. 직장에서 나의 노동력 생산성이 10이라 할 때에 7을 받는다면 보통사람이 되고, 10만큼 주고 6을 받는다면 기업주 이기심에서 보면 없어서는 않될 소중한 사람이 된다.

하지만 10을 주고 10을 받는다면 동료나 기업주에게 미움은 받아도 상황에 따라 어렵게 직장은 유지되지만, 7을 주고 10을 받는다면 어떠한 이유를 붙이든 자신의 변명이고, 해고 대상 1순위가 되는 것은 상식이다. 만약 당신이 10을 주고 3을 받는다면 당신은 독립적 사업을 구상할 것이다.

이것이 마음흐름의 이치다.

이러한 진리적 사고는 이미 정해져 있지만 욕심과 이기심은 5를 주고 10을 받는 것을 자신의 능력이라 자화자찬

하며 착각 속에 빠져 산다. 이 세상에 자신에게 돈을 벌어다 주는 사람 싫다할 사람 아무도 없고, 기업에 손해를 입히는 사람을 감사한 마음으로 받아줄 사람은 아무도 없음을 인정하고 살아야 한다.

직장에서 성공한 사람, 사업에 성공하여 경제적 풍요로운 삶을 누리는 사람일수록 자신이 노력한 대가만큼만 원하는 성품의 소유자다.

노력한 대가만큼만 원하는 사업가의 상품은 돈 만큼 상품 가치가 유지되기에 믿음이 뒤따라 지속되지만, 노력은 적게 들어가고 요령으로 만든 제품, 이득만을 많이 챙기려는 제품은 소비자의 외면을 받는 것은 당연한 결과이고 그 기업 자체가 망하는 것은 시간문제가 된다.

진리를 기준하면 이 세상 제일 강한 힘은 진실뿐이다. 진실한 마음만이 상대의 진실한 마음을 불러내어 상대의 마음을 빼앗아 인정을 받을 수 있고, 돈은 마음 따라 이동을 하기 때문에 경제적 부를 축적할 수 있는 것이다.

마음 작용의 이치를 보면 게으름, 욕심, 이기심이 강한 사람일수록 경제적 궁핍에서 벗어나지를 못한다.

모든 물질은 마음 따라 이동을 하고 사람 또한 마음 따라 이동을 한다. 물질도 사람이 갖다 주고, 돈도 사람이 가져다주는 것이다.

이 간단한 논리만 적용을 하여도 나의 욕심은 상대를 멀어지게 하고, 나를 필요로 하는 사람이 없다면 돈까지 멀어져 궁핍한 생활을 한다는 것은 상식이 된다.

경제적 어려움을 겪는 사람일수록 공통점이 있다.

1. 적은 돈을 가볍게 여긴다.
2. 이득이 적은 장사는 관심이 없다.

3. 항상 일확천금을 꿈꾼다.

4. 모든 일은 남의 탓으로 돌린다.

5. 모든 일이 될 듯, 될 듯하다 재수가 없어 안 풀린다는 말을 자주한다.

이 모두가 욕심과 이기심에서 나온 부산물이다.

12. 돈의 가치와 흐름

돈이란 것은 너무 없어도 불편하고 너무 많으면 인간의 영성을 파괴해 버리니 많아도 병인 것이 돈이다. 어찌 보면 대부분은 한평생 모두를 돈을 모으기 위한 시간으로 낭비를 하는데 그렇게 모은 돈이 마음의 평화나 행복을 지켜주지 못한다면 우리는 다시 한번 돈에 대한 생각을 정리할 필요가 있다. 왜냐하면 돈만 있으면 마음의 평화와 행복을 얻을 수 있다 생각을 하고 일생을 다 바치는 그 돈이 행복한 삶을 보장하지 못한다면 의미없는 노력이 되기 때문이다. 자연의 섭리 율법은 일정하게 정해진 규칙이 있다. 돈의 흐름 이치 법과 마음의 흐름 이치 법은 같은데 이 흐름 이치 법을 따르지 않고 큰돈을 모으기란 하늘에서 별을 따기보다도 더 어렵다. 돈이란 것은 단순한 욕망과 이기심으로 벌려고만 한다고 모이는 것이 아니다.

자연의 섭리 율법의 정해진 규칙에 맞게 노력을 해야만 돈이 모이고 행복도 평화도 얻을 수 있다는 것이다.

어찌 보면 전 세계인이 돈을 벌기 위한 욕망은 다 가지고 있는데 왜 많은 돈을 버는 사람은 극소수일까?

주변 사람을 둘러보라. 열심히 노력은 하는데 궁핍하게 사는 사람이 있는가하면 겉보기에 큰 일을 하지 않는 것 같으면서도 큰 재물을 모으는 사람이 있다. 또 많은 돈을 가지고 있으면서도 환경적으로 불행한 삶을 사는 사람이 있는가 하면 월세방에서 육체적 노동의 대가로 살아가면서도 행복한 가정으로 살아가는 사람이 있다. 이러한 현상들이 왜 일어나는지 그 속을 들여다보면 진리의 율법이 얼마나 무서운지 보인다. 진리의 율법은 말없이 지켜만 보고 인과응보의 심판을 하는데 조금의 융통성도 정상을 참작해 줌도 없이 무자비한 심판을 한다.

진리의 율법을 이해한 사람이라면 올바르지 못한 돈은 주어도 받지 않고 아무리 많은 돈을 준다고 하여도 남에게 실질적인 도움이 되지 않는 일은 하지 않는다.

왜냐, 올바르지 못한 돈은 자신에게 고통만 주지 물질적 풍요로움은 주지 못한다는 것을 이미 알고 있기 때문이다.

돈을 단순하게 화폐에 새겨 놓은 숫자로 판단하면 큰 오산이다. 돈은 노동의 대가를 숫자로 환산해 놓은 것이기에 돈 속에는 노동의 업, 즉 그 돈을 번 사람의 고통의 영성이 배어있고, 그 돈을 줄때 마음이 배어 있다. 이러하기에 돈은 마음 따라 이동을 한다하는 것인데 그 흐름 이치가 마음 흐름의 이치와 같다는 것이다. 이러하기에 정당한 노력에 의해서 번 돈은 자신에게 이로움을 남기는 쪽으로 쓰여지고 남에게 피해를 주고 번 돈은 나갈 때도 자신에게 피해를 주며 나간다. 즉, 돈은 마음 따라 이동을 하기 때문이다.

옛말에,

1. 큰 부자는 하늘이 내리고 작은 부자는 노력으로 얻을 수 있다.

2. 돈은 사람이 쫓아가면 돈이 도망을 가고 돈을 멀리하면 돈이 사람을 쫓아온다.

3. 돈처럼 귀 밝은 놈이 없다.

이 말 속에 모든 해답과 이치가 숨어있다. 모두가 진리 법에 합당한 말이고 돈의 흐름 법을 정확히 알고 표현한 말들이다.

위 3구절 명언의 뜻만 이해를 한다면 부자가 못 될 사람은 없다. 자연의 마음흐름 법을 기준하면 궁핍의 원인 제공자는 이기심, 욕심, 게으름이 주범이다. 이 3가지 마음이 강한 사람일수록 궁핍한 생활에서 벗어나지를 못한다. 현실은 위 3가지 마음이 강한 사람이 돈을 많이 벌고 부자로 살며 부자는 모두 그러한 사람이며, 자신도 그래야만 부자가 될 수 있다는 잘못된 생각을 하고 있다.

이것은 단순히 이기심만을 기준한 시각으로 사물을 보았을 때 나타난 착시 현상일 뿐이다.

큰 부자는 하늘에서 내린다는 뜻은 성격은 타고난다는 뜻이고 큰돈을 모을 수 있는 영성(성격) 역시 따로 있다는 뜻이다. 큰 부자란 많은 사람에게 공감을 받을 영성을 말하고 큰 부자의 영성은 태어날 때부터 공생 공존 우리 법의 양심과 진실한 마음을 많이 갖고 태어난 사람을 말한다. 왜냐하면 진실한 양심의 마음이 아니고는 많은 사람의 마음을 모을 수 없기 때문에 돈 또한 큰돈을 모을 수 없기 때문이다. 욕망과 이기심이 강한 사람일수록 남을 배려하는 마음이 없다. 남이야 죽든 말든 자신의 이익만 많이 남으면 그만이라는 생각으로 사업을 하게 되고, 그러한 마음으로 하는 사업은 한번은 남을 속여도 두 번 속아주는 사람은 없기에 절대 성공을 할 수가 없게 되어 있다. 우연히 부모를 잘 만나서 많은 유산을 물려받아도 절대 그 유산을 오래 간직하지를 못한다.

이러한 현상은 큰돈을 가진 사람은 큰 사업을 하고, 적은 돈을 가진 사람은 작은 사업을 하기에 사업이 망하기로 보면 망하는 시간은 같기 때문이다.

미국의 통계를 보면 재미있는 내용이 있다. 역대 복권 일등에 당첨된 사람을 조사하였더니 복권에 당첨되기 전보다 90% 이상이 경제 사정이 더 어려워졌고 삶의 질도 더 떨어져 있다는 통계를 보면 큰돈을 지킬 수 있는 사람은 이미 정해져 있다는 것을 짐작할 수 있을 것이다.

왜 이러한 현상이 일어나는지 그 원인을 볼 줄 안다면 돈을 무조건 벌고 보자는 생각은 함부로 하지 못할 것이다.

우리 속담에 돈을 벌 때는 개 같이 벌고 쓸 때는 정승 같이 쓰면 된다는 말이 있다. 이 말은 아주 잘못된 말이다. 이러한 마음을 먹고 있는 사람이 돈을 벌기란 기적에 가까우며 기적으로 돈을 벌었다 하더라도 그 돈을 오랫동안 유지 시키지는 못하게 되어있다. 진리의 마음흐름법은 돈을 벌 때도 정승같은 마음으로 벌어야하고 쓸 때 역시도 정승같이 쓸 줄 아는 사람이 돈을 벌 수 있다는 것이다.

이 말은 돈의 참 뜻을 모르는 사람은 절대로 큰돈을 벌 수가 없다는 이야기다.

그럼 먼저 돈의 실체부터 생각을 해보자.

돈이라고 해서 다 같은 돈이라 생각하면 안 된다. 돈의 흐름 이치는 마음따라 이동을 한다 하였다. 이 말은 돈이란 들어올 때 성격 그대로 나갈 때도 같은 성격으로 나가는 것이 돈의 흐름 이치다. 즉, 올바르지 못한 방법으로 번 돈은 나갈 때도 올바르게 나가지 못하고 주인에게 피해를 주고 나간다는 것이다.

왜 이러한 현상이 나타나는가 하는 것은 돈 속에는 주는 사람의 노동의 업과 줄 때의 마음이 배어있는데 돈은 그 성격에 따라 움직이기 때문이다.

만약 나에게 돈을 준 사람이 서운한 감정을 남기고 준 돈속에는 상대의 서운한 감정이 배여 있다. 그 서운한 감정은 갈수록 커져서 결국은 자신의 주변 사람에게 전달하면 눈덩이처럼 커져서 결국은 그 돈을 받은 자신의 신용과 인격에 치명상을 입히고 그로 인하여 받은 돈 이상이 나가게 되는 것이 돈의 흐름 법이다. 이러해서 즐거운 마음으로 주는 돈이 아니면 그 돈은 물질적 가치가 없는 돈이 된다. 돈의 이러한 흐름 이치를 알고나면 개 같이 벌어 정승처럼 쓰라는 말은 하지 못할 것이다.

돈의 올바른 이동은 상대에게 이로운 일, 필요한 물건을 주고 그 값어치만큼만 대가로 받는 것이 올바른 돈의 흐름이다. 즉, 주는 사람과 받는 사람 서로가 서운한 마음이 남는 돈은 올바른 돈이 아니라는 것이다.

그럼 왜 돈이라 해서 똑같은 돈이 될 수 없는가를 살펴보자.

인간은 혼자의 힘으로 사는 것이 아니고 공생 공존의 먹이사슬 연결고리의 삶으로 이어져 산다. 이러한 원칙 속에 사는 우리는 공생 공존의 원칙을 무시한 행동은 상대에게 서운한 감정을 남기게 되고 배척의 대상이 되는데 그 마음흐름을 살펴보자.

만약 당신이 상대에게 물건을 판다 할 때에 상대가 모르는 것을 이용해서 상대가 인정할 수 없는 적정 이상의 돈을 받아 많은 이익을 챙겼다 하자. 우선 당장은 자신 주머니 속에 돈의 액수가 많으니 이익이 된다 할 것이다. 하지만 돈의 흐름 성격을 알고 나면 더 받은 만큼 자신이 손해를 본다는 것을 알 수 있다.

왜 그런가 하면 내가 팔았던 물건이 다른 사람도 팔고 있는 한 시간이 지나면 상대는 저절로 그 원가를 알게 된다. 그때 상대는 자신이 더 준 액수만큼 서운한 마음이 드는 것은 당연한 결과이고, 그 서운한 마음을 자신의 주변 사람에게 말을 하면 그는 그 주변 사람에게 말을 하는 식으로 소문이 퍼지게 되어 당신은 물건 자체를 팔지 못하는 일이 발생하고 결국은 뜨내기 손님 아니면 물건을 팔지 못하는 결과를 낳는다.

하지만 이치를 모르는 당신은 경기가 안 좋아서 길목이 안 좋아서 세상을 한탄하지 자신의 이기심이 손님이 오는 길목을 막았다는 사실은 알아내지 못한다. 오히려 모처럼 찾아오는 손님에게마저 그 동안의 부진을 만회하자는 마음으로 큰 이윤을 붙여 다시는 오지 말라고 쫓아버리는 장사를 하고 말 것이다. 하지만 당신의 마음은 손님이 많이만 온다면 얼마든지 속여서 많이 팔 수 있는데 하는 마음으로 손님이 없는 것만을 한탄할 것이다.

노임도 마찬가지다. 적당한 감언이설로 상대를 속여, 높은 인건비를 책정해보라. 한번은 약속한 일이니 당신의 생산성보다 노임이 많아도 줄 것이다. 하지만 그 속상한 마음은 주변 사람에게 말을 하게되고 그 소문이 퍼지면 당신은 일할 기회조차 얻지를 못 할 것이다. 이때도 당신은 직장이 없어서 논다고 말할 것이다.

모든 사람은 자신이 앞서 배운 지식을 기준하여 사물을 보기에 자신이 생각을 하면 항상 자신의 생각이 올바르다는 착각에 빠진다. 자신의 성격을 있는 그대로 평가하고 싶다면 불경기에 일감이 현격히 줄어들거나, 장사가 안될 때, 단골손님이 없을 때, 진실을 털어놓을 벗이 한 사람도 없다면 자신의 성격이 이기심의 소유자라는 것을 인정해야 한다.

장사를 하는 사람은 많아도 장사로 성공을 하는 사람이 적은 이유가 여기에 있는 것이다.

장사를 하여 성공한 사람이나 사업을 하여 성공한 사람은 모두 진실하고 남을 배려할 줄 아는 마음의 소유자다.

다만 자신의 이기심을 기준하고 상대를 평가했을 때 냉정하고 욕심이 많게 보일 뿐이다.

삶의 경쟁자는 세상과 남들이 아니다. 자신의 마음속 제1영성인 이기심과 욕심이 적이다. 자신과의 싸움 즉, 자신의 마음속 제1영성인 이기심의 욕심과 제2영성인 양심의 마음과 싸워서 제2의 양심의 마음이 이기지 못하면 자신과의 싸움에서 진 것이 되고, 자신과의 싸움, 자신의 이기심을 이기지 못한 사람이 남 과의 삶의 경쟁 싸움에서 이길 수 있는 사람은 아무도 없다.

이것은 남을 배려할 줄 모르는 이기심으로는 누구에게도 공감 받을 수 없고, 남에게 공감 받지 못하는 사업을 하고 성공해서 물질의 풍요를 누릴 수 있는 사람은 아무도 없기 때문이다. 난 이래서 이기심과 욕심을 버리지 못하는 사람은 절대 물질의 궁핍에서 벗어날 길이 없다 말을 한다. 돈을 단순한 화폐로만 보면 돈은 모이지 않게 되어있다.

위 내용 중 돈 같이 눈 밝은 것이 없다. 사람이 돈을 쫓아가면 돈이 도망을 가고 사람이 돈을 멀리하면 돈이 사람을 쫓아온다는 속설을 새겨보라.

돈이란 놈은 절대 진실이 아니면 움직이지 않는다.

요즘 젊은이들을 보면 상식에 맞지 않는 생각을 많이 한다. 돈 없는 것을 비관하고 여기에 한술 더 떠 돈 없는 부모마저 원망하고는 돈 가진 사람을 증오하는데까지 치닫고 있다. 차분한 마음으로 생각을 해보자. 돈이 노동의 대가를 수치화 시켜놓은 것이라 인정한다면 거기에 합당한 생각을 해야 한다.

나이가 어려서 아직 노동을 하지 않았다면 노동의 대가인 돈은 없는 것이 정상이다. 오히려 노동을 하지 않은 사람이 돈을 가진 것이 잘못된 것이다.

아직 노동을 하지 않았기에 노동의 대가인 돈이 없는 것을 두고, 노동을 하여 돈을 벌 생각은 하지 않고 돈만 없다고 비관하는 자신의 내면을 들여다 볼 줄 안다면 자신의 이기심과 욕심, 게으름이 보여 한없이 부끄러울 것이다.

노동의 대가인 돈을 모으고 싶다면 자신의 노동으로, 노력으로 모아야 된다는 것은 상식의 생각이다.

노동을 안했기에 노동의 대가인 돈이 없는 것은 당연한 결과인데 노동은 하지 않았으면서 돈이 없다 비관함이 얼마나 어리석은 이기심의 생각인지 스스로 생각해보라는 것이다.

좋은 집, 좋은 차가 갖고 싶다면 그 집을 짓는데 그 차를 만드는데 얼마의 노동력이 필요한지 생각을 해보고, 그래도 가지고 싶다면 그 노동은 내가 하고 가지는 것이 순리다. 물건은 갖고 싶고 힘든 노동은 하기 싫다면 그 것은 자신의 성격이 이기심과 욕심, 게으름으로 뭉쳐진 사람이라 인정을 하고 스스로 바로 잡아야 남에게 피해를 입히지 않는 사람이 된다. 노동은 신성한 것이고 우리는 태어나는 순간 노동할 의무를 가지고 태어났다.

상식적으로 생각해보자. 육신을 가지고 있는 한, 먹지 않고, 쓰지 않고 살 수 있는 사람은 아무도 없다.

그럼 자신이 먹고 쓰는 물건을 자신의 노력으로 만들지 않는다면 누군가는 내가 하지 않는 만큼 내 일을 대신해 주어야만 내가 살 수 있다. 이 속에서 나라면 남이 힘들다고 하지 않는 일을 대신 해주고 싶겠는지 생각을 해 보라는 것이다. 내가 하기 싫은 일은 남도 하기 싫어 한다는 것은 상식의 생각이다.

내 주변에 내가 사용하는 물건 어느 것 하나, 노동력 없이 만들어지는 것이 없고 내가 편리하려고 사용하는 물건의 노동력은 내가 하는 것이 상식이다. 모두가 편한 일만을 하길 원하고 놀고먹으려 한다면 이 사회가 어떻게 될지 생각해보라는 것이다. 육의 몸을 가지고 태어난 자가 제일 큰 죄를 짓는 것은 힘든 일을 하기 싫어하는 게으름이다.

게으름은 궁핍을 낳고, 궁핍은 범죄를 낳고, 범죄는 죄악과 전쟁을 낳고, 전쟁은 인류의 파멸을 낳는다. 이 세상 모든 죄악의 출발점은 힘든 일을 하기 싫어하는 게으름에서부터 출발한다.

왜냐, 내가 게으름을 피운 만큼 누군가는 내 일을 대신 해야하고 그 일을 대신하는 사람은 불만을 낳고 그 불만은 불신을 낳아 이 사회를 불신의 세상으로 만들기 때문이다.

노동과 돈은 같은 것이다. 노동을 하기 싫어하며 자신이 돈 없는 것을 원망하는 사람이라면 가까이 해서는 안 될 사람이다. 세균만 질병을 옮기는 것이 아니고 잘못된 영성의 소유자도 가까이하면 그 잘못된 영성이 옮기 때문이다. 돈이란 마음 따라 이동을 한다고 했다. 돈을 벌고 싶다면 상대의 마음을 뺏으면 돈은 저절로 모이게 되어 있다.

문제는 상대의 마음을 빼앗기 위해서는 나 자신의 이기심과의 싸움에서 먼저 이겨 자신의 성격부터 제1영성 이기심을 버리고 제2영성인 양심의 마음, 공생 공존 법의 마음으로 바꾸어야만 한다. 왜냐, 상대의 진실한 마음을 빼앗기 위해서는 나 자신 먼저 진실한 양심의 마음이 되어야 나의 진실이 상대에 부딪혀 진실한 마음이 되돌아와 상대의 마음을 빼앗을 수 있기 때문이다. 진리의 마음흐름 법은,

* 내가 요령의 마음을 보내면 상대도 요령의 마음을 되돌려 보낸다.

* 내가 거짓의 마음을 보내면 상대 역시 거짓의 마음을 되돌려 보낸다.

* 오로지 진실한 마음을 보낼때 만이 상대의 진실한 마음을 되돌려 받을 수가 있다.

이것은 인체의 3가지 영성은 같은 영성끼리만 대화를 나누기 때문이다. 마음흐름 법은 마치 거울을 보는 이치와 같다고 생각을 하면 된다.

자연의 섭리 율법에 순응하며 자신의 원함을 성취하고 싶다면 먼지 자신의 마음 정리부터 해야 한다.

【마음정리】

* 자신의 월급을 계산해보고 큰돈을 모을 생각에 미리 겁먹는 마음이 생기면 그 마음은 제1영성인 이기심, 욕심, 게으른 마음에서 도출된 생각이다.

* 돈이란 수학의 구구단처럼 벌리는 것이 돈이다.

* 2단을 외울 때와 9단을 외울 때의 숫자는 엄청난 차이가 난다.

* 돈이란 적은 돈이 모여 큰돈이 되는 것이지 처음부터 큰돈은 없다.

* 적은 돈을 소홀히 하는 사람은 절대 큰돈을 모을 기회는 없다.

* 주변 사람을 보라. 모두가 스승이 된다. 못 가진 자일수록 적은 돈을 소홀히하며 적은 돈을 그까짓 것으로 표현을 하고 사업을 구상해도 한 번에 큰돈 벌 궁리만을

하며 이익이 적은 일은 시작 자체를 하지 않으려는 공통점이 있을 것이다. 이 모든 행동이 이기심, 욕심, 게으름에서 나온 생각들이다.

* 큰 사업과 작은 사업의 차이점은 내가 하는 일이 많은 사람에게 큰 도움이 되면 큰 사업가가 되며 적은 사람만을 이롭게 하면 작은 사업가가 되는 차이점뿐이다.

* 노동력의 가치 결정은 내가 하는 노동이 남에게 큰 이로움을 주면 큰 값어치를 가지는 것이고, 남에게 적은 이익을 줄 때는 적은 값어치로 산출될뿐이다.

* 큰돈을 벌고 싶다면 많은 사람에게 큰 이익이 될 일을 찾아서 하면 된다.

* 이 세상에서 제일 큰 힘을 발휘하는 것은 진실한 마음과 순수함이다.

* 당신의 마음이 노동은 재미로 하고, 노동을 하다보니 돈은 보너스로 받는다는 마음이 자리를 잡았다면 당신은 깨우침의 길로 입문한 것이고 마음에 평화와 물질의 풍요를 누릴 자격을 갖춘 것이다.

* 자신을 초라하게 하고 신용없는 사람으로 만드는 행위는 세상을 요령의 마음으로 살려는 행위다.

* 자신이 현재 당하는 모든 고통은 자신이 자청해서 받는 고통이지 남이 주는 고통은 없다.

* 진리의 참 깨우침은 물질의 많고 적음에 의미 부여를 하지 않는 것이다.

* 진리의 참 깨우침은 주변 환경이나 물질에 동요됨이 없이 늘 고요한 평상심을 유지하는 것이다.

* 마음에 평화와 행복은 제1영성인 이기심과 욕심의 마음을 걷어내고 제2영성인 양심의 영성으로 제3의 율법을

깨우쳐 율법의 영성이 자신의 육신을 지배하게 하는 것이다.

* 해탈이란 육에서 오는 모든 욕구의 마음을 지워 육의 삶으로 돌아오지 않고 혼의 세계에서 율법에 동화되어 영생의 삶을 사는 것이다.

13. 버려야 할 공짜 심리

인간이 살아가면서 정과 사랑은 꼭 필요하다.

어찌 보면 삶에 즐거움을 느낄 수 있는 양념처럼 소중한 것이 사랑과 인정이다.

이렇게 소중한 사랑과 인정을 퇴색시키고 사장시키는 것은 안타깝게도 오히려 사랑과 인정을 원하고 강요하는 이기심이다.

현 사회는 안타깝게도 진리가 사라지고 있다. 진리와 이치는 사라지고 욕망과 이기심이 판을 치니 이기심을 기준하여 모든 사물을 보고 생각을 키워간다.

이기심만을 기준하니 원하고 힘으로 밀어붙이면 모든 일이 이루어질 것으로 보이지만 진리의 마음흐름 법은, 법으로 정한다 해서 원한다 해서 변하는 것이 아니다.

일정하게 정해진 율법에 의해 정해진 대로만 사물에 흐름과 마음 작용이 일어난다.

인간의 마음속 3가지 영성은 같은 성질의 영성끼리만 교류를 하고 내 자신이 보낸 마음의 파장이 상대에게 부딪혀 되돌아오는 형식이기에 상대의 마음 변화 결정의 원인 제공은 나이지 상대일 수는 없다. 이 말을 쉽게 풀어 보면 내 자신이 상대의 마음을 상하게 해놓고 즐거운 마음으로 나에게 사랑과 인정을 베풀어라 하는 말은 이치에도 맞지 않는 생각이고 법으로 정한다 해서 바뀔 내용이 아니라는 것을 지적해주는 것이다.

이러한 마음흐름의 이치 법속에 사는 우리는 선과 사랑은 자발적이 되어야하지 강요를 하면 안 된다. 쉽게 말하면 자신의 무엇을 얻고자 한다면 그것을 얻을 수 있는 원인 행동은 자신이 하고 그 결과로 원함을 얻어야 한다.

하지만 현실은 무엇을 얻고자 하는 원인 행동의 노력은 힘들다고 하지 않으려하고 노력의 원인 행동 없이 결과인 물질의 풍요나 행복만을 다수의 집단 이기심의 힘을 빌어 얻으려 한다.

이러한 집단 이기심의 결과로 얻을 수 있는 일은 이미 정해져 있다.

1. **인간끼리의 불신 팽배.**
2. **인간의 영성 황폐화로 범죄 양산, 생명의 존엄성 파괴.**
3. **경제적 빈곤.**

이 3가지뿐이다.

남에게 사랑과 인정을 강요하는 마음자리는 자신의 3가지 영성 중 제1영성인 이기심에서부터 출발한 마음이다. 진리의 마음흐름 법은 제1영성 이기심으로 사랑과 인정을 강요하면 오히려 상대의 제1영성이 나타나 진실이 아닌 요령과 가식의 사랑과 인정이 돌아오므로 서로에게 불신의 마음만 키우게 된다.

마음흐름의 이치 법으로 사물을 보면 상대가 나를 대하는 태도는 곧 내가 상대를 대하는 태도라 보면 된다. 이러한 이치 법을 기준하면 내 자신이 상대에게 미운 행동, 고통을 받을 행동만 골라서 하면서 상대에게 사랑과 인정을 베풀어 달라고 하는 원함이 얼마나 어리석은 이기심의 생각인지가 보인다.

진리의 원인 결과 법을 기준하면 상대가 나를 보는 눈, 대하는 태도가 마음에 들지않으면 나 자신의 생각과 미운 행동을 바꾸어주면 상대는 저절로 바뀌는 것이 마음흐름의 이치다. 이러하기에 자신이 상대에게 미움을 받을 행동을 하는 것은 바꾸려하지 않고 상대가 나를 미워하고 사랑하지 않고 소홀히 대한다고 상대를 원망함이 어리석음이고 이기심이라 표현을 하는 것이다.

남에게 진실한 사랑과 인정을 베풀 수 있는 마음가짐을 가진 제2영성, 양심의 마음 소유자는 절대 남에게 사랑과 인정을 강요하지 않는다. 자신이 몸소 겪어 그 힘든 것을 알기에 말없이 자신의 능력에 맞는 사랑을 베풀고는 남을 돕고 산다는 마음 자체에서 즐거움을 찾기에 말없이 더 큰 사랑을 베풀기 위하여 노력을 한다.

하지만 제1영성인 이기심의 소유자는 자신은 남을 위하여 조금의 봉사도 하지 않으면서 남한테만 사랑과 봉사를 강요한다. 왜냐, 제1영성 이기심을 기준하면 남들은 시간과 돈이 남아돌아 봉사를 하는 것으로 생각하기에 자신도 생활이 안정되고 시간이 남아돌고 쓰고 남는 돈이 있으면 남을 도울 수 있다 생각을 하기 때문이다. 마치 자신의 부모에게는 쓰고 남는 돈이 있어야 용돈을 주는 것으로 알고, 자식에게 들어가는 돈은 빚을 내어서라도 주는 것이 당연하다는 생각과 같다.

이러한 개인 이기심이 커져 집단 이기심이 되면 결국 법으로 나타나 개인 자유와 프라이버시 침범을 넘어 온 국민, 전 인류를 획일화시키는 쪽으로 흐르고 결국 스스로 자신의 손발을 묶는 족쇄법을 끝없이 만들어 내어 고통의 삶이 시작되는 것이다. 하지만 이기심은 자신의 고통이 자신 스스로 자초한 일인지 모르고 그 고통을 모면하기 위하여 남의 것을 자신 것으로 만들기 위하여 끝없이 규제법을 만들어 내고 법을 강화시킨다. 이러한 이기심이 극에 달하면 결국 남들이 자신의 노력으로 번 돈까지 자신이 간섭을 해야 된다는 쪽으로 생각이 기울어 결국은 사회주의 체제로 나타나 생산성이 떨어지고 경쟁력을 잃어 공생이 아닌 공멸의 길을 걷는 것이다.

하지만 이기심을 가진 사람의 내면에 들어가 보면 자신은 남의 돈 쓰임을 공동생활을 위해서 간섭을 해야 된다 생각하지만, 자신의 돈이나 생활은 남이나 국가가 간섭을 하면 안 된다는 마음이 강하게 나타난다. 그 결과로 나타나는 현상이 해외 은닉자금이다.

쉽게 풀어주면 네 것도 내 것, 내 것도 내 것이라 하는 철저한 이기심의 소유자가 남들한테는 사랑과 인정을 베풀어야 된다고 강조를 한다는 것이다.

이렇게 잘못된 생각이 당연하듯이 나타나는 원인은 자신이 자신의 잘못됨을 평가할 때는 제1영성, 이기심을 기준으로 평하여 늘 합리화시키고 자신이 남을 평가할 때는 제 2영성, 공생 공존 법의 옳고 그름의 자를 엄격히 적용해 평가하는 이중적 성격 즉, 1~2영성이 번갈아가며 자신의 육신을 지배하기 때문이다. 그런데 아이러니하게도 이러한 이중 인격적 마음 작용 때문에 인과응보의 심판을 만들어내고 음양의 균형을 맞추어주니 자연의 섭리 율법이 음양의 균형을 잡아 나감은 참으로 공평하고 오묘하다. 즉 자신의 잘못은 못 보면서도 남의 잘못은 잘 보기에 이기심이 자업자득의 인과응보 심판을 받아 자연 도태되게 하여 공생 공존을 이끌어 간다는 것이다.

자연계의 생명체 중 자연의 섭리 법을 가장 많이 어기는 생명체는 인간이다.

자연의 적응적진화 법은 대상은 그대로 두고 내 자신이 대상에 맞추어 적응을 하는 것이 자연의 율법에 순응하며 사는 방법이다. 이 법을 어긴 생명체는 모두 스스로 자연 도태되어 소멸되는 것이 자연의 율법이고, 이 법을 어기고 존재하는 생명체는 아무것도 없음을 알아야 한다.

공생 공존은 더불어 다 같이 잘살 수 있는 법을 말하며 다같이 다양한 생각, 다양한 사람이 상호 보완적으로 더불어 살아갈 수 있는 법을 말한다.

이 말 뜻을 풀어보면 다양한 생각, 다양한 직업 행동 중 남에게 피해를 주지 않는 모든 일은 인정을 해주어야 하며 다양한 생각, 다양한 행동, 다양한 직업들이 서로 먹이사슬 연결고리가 되어 상호 보완적 삶이 이루어지는데, 그 속에서 자신의 생각, 행동, 결정이 원인이 되어 나타난 결과는 자신이 직접 책임을 지는 체제가 되어야 공생 공존이 이루어진다는 것이다.
하지만 개인 이기심이 커져 집단 이기심이 되면 모든 일을 획일화시켜야 된다는 쪽으로 생각이 기울고 이러한 이기심이 더 커지면 자신의 생각과 행동이 원인이 되어 자신에게 나타난 불행을 남이나 국가가 책임을 져야 한다는 쪽으로 나타난다. 이러한 이기심은 자신의 불행을 남이나 국가가 사랑과 인정으로 보살펴 주는 것이 당연한 것으로 받아들인다.

이 속에서 알아야 할 점은 내 자신을 기준으로 보면 상대가 남이고 국가이지만, 상대 입장으로 보면 남이 곧 나 자신이고 국가라는 사실이다.

이 말을 그대로 전개시키면 집단 이기심으로 자신의 일, 자신의 불행을 남이나 국가에 떠넘기면 결국은 자신의 일을 자신이 하는 것이 된다는 것이다.

이러한 현실 때문에 집단 이기심이 커져 돌아올 것은 자업자득, 고통밖에는 없다는 것을 지적해주는 것이다.

집단 이기심의 특성은 자신의 생각과 의견이 일치되지 않으면 모두가 적이 되며, 적은 무조건 이겨야 되고 물리쳐야 된다는 쪽으로 나타난다. 즉, 자신의 생각과 다른 의견은 무조건 적이 되기에 끊임없는 혼란과 투쟁, 다툼이 이어지고 결국은 너 죽고 나 죽자는 물귀신 작전으로 끝을 맺고 만다는 사실이다.

공생 공존 속에는 원인 결과 법, 인과응보 법도 동시에 존재함을 알아야 한다. 자신의 일, 자신의 생각, 결정, 행동의 결과로 나타난 모든 일은 자신이 책임을 질 때만 공생 공존이 이루어지는 것이다.

하지만 지금 이 사회는 집단 이기심이 극에 달하여 남은 나를 위하여 당연히 사랑과 인정을 베풀어야 하고, 자신은 생활적 여유가 없으니 남을 위하여 단 한 시간의 봉사의 마음도, 양보의 마음이 없다. 이러한 이기심 생각 속에는 엄청난 모순과 착각이 숨어 있다. 나 아닌 모든 사람은 모두가 경제적 생활 안정을 취하고 사는 것으로 아는데 전 국민 개개인 생활 속 사정으로 들어가 보면, 어느 나라이던 경제적 안정을 찾은 국민은 전 국민의 5% 정도라는 것을 알아야 한다. 즉, 국가 전체의 평균치로 계산을 하면 전 국민의 5%만이 개인사업을 하여 성공을 할 수 있고 나머지는 경쟁에서 밀려 실패하거나 사업가 밑에서 근로자로 일할 수밖에 없는 구조로 되어있다는 것이다.

이러한 경제적 구조가 형성되는 결정적 원인 제공은 국민 개인의 이기심 때문이다. 왜냐, 모든 사람은 자신이 물건을 살 때는 품질은 좋고 값은 싸야 하지만 자신의 노동력은 높은 임금을 받아야 하고, 상대의 노동력은 낮게 평가 되어야 한다는 이기심 때문이다. 품질은 좋고 값 싼 제품을 원하는 국민 개개인의 이기심은 경쟁을 부르고 이러한 경쟁의 삶 속에서 이기심에 만족을 주며 살아남을 수 있는 기업은 전체의 약 5% 정도를 차지한다는 것이다.

이러한 경제적 구조 틀을 깨는 방법은 단 한 가지뿐이다.

국민 개개인의 인성을 바꾸어 다 같이 잘살 수 있도록 품질이 떨어지고 제품 값이 비싸더라도 전체적 이익을 위하여 질 나쁜 물건을 사주겠다는 마음…, 내가 남에게 노동을 시킬 때는 높은 임금을 주고 내 자신이 남의 일을 할 때는 낮은 임금을 받을 마음가짐이 되면 가능하다.

하지만 남한테만 희생과 사랑을 강요하고 자신은 편한 일만을 하겠다는 이기심 속에서 남을 위하여 그러한 마음이 나온다는 것은 꿈과 이상에 불과하다.

이러한 현실을 두고 볼 때 어떠한 마음가짐으로 세상을 사는 사람이 경제적 부를 누려야 합당한지는 이미 정해져 있다. 더불어 우리 법의 영성을 가진 사람만이 사업에 성공하게 되어 있는 자연의 섭리 율법이 얼마나 공평하냐 하는 것이다.

실질적으로 남에게 이로움을 주고 인정받는 제품을 만들어낸 기업은 경쟁에서 이기게 되었고 이기심으로 자신의 높은 이익만을 위하여 요령의 마음으로 눈속임을 한 기업, 개인은 남에게 인정을 받지 못하게 하여 자연 도태되게 하였으니 얼마나 공정한 것인가!

이러한 자연의 공정한 심판, 시장 원리를 거역하는 집단 이기심이 강하게 표출되면 결국은 인과응보의 벌로 국가 전체의 경쟁력 약화로 국가가 통째로 망하게 된다는 것을 알아야 한다.

이러한 자연의 물질흐름 법을 기준하면 실패할 행동을 하여 망하는 기업은 자연 도태가 되어야만 나머지 정상적 기업이 살아남는다는 것은 상식이 된다. 실패할 행동을 하여 망하게 된 기업을 살리기 위하여 정상적 기업까지 망하게 하는 것은 이치적으로도 국가, 국민, 각 개인을 위해서도 올바른 일이 아니라는 것을 지적해준다.

하지만 집단 이기심은 자신이 한 행동은 생각하지 않고 다수 실업자가 생기면 국가 전체가 혼란해지니 국가 세금으로라도 지원을 하여 망하는 기업을 살려야 된다고 주장을 한다. 이러한 말이 겉보기에는 다 같이 잘 살자는 말로 들리지만 그 내면은 철저한 이기심으로 자신의 잘못을 남에게 떠넘기는 일이며 결론은 다 같이 못 살자는 것으로 끝을 맺는다는 것이다.

자연계를 비롯한 인간의 삶 속에도 원인 없는 결과는 없다.

기업이 망한다면 반드시 망하게 된 원인이 있는 것이다.

그 근본 원인을 파헤쳐보면 결국은 기업주 성격이 원인 제공인데 성격(영성)은 돈으로는 바꾸지 못한다는 것을 알아야 한다. 성격이 바뀌지 않는 한, 국가 세금으로 일시적 기업을 살려 놓았다 해도 똑같은 행동이 나올 수 밖에는 없고 그 행동이 원인 제공이 되어 다시 망하는 것은 시간문제라는 것을 지적해주는 것이다.

이러한 마음 작용의 이치, 물질흐름의 이치, 원인 결과 법으로 볼 때 경제적 부는 자신의 노력으로 얻은 사람이 누려야 정당한 것이지, 집단 이기심으로 사랑을 베풀어라 강조를 하는 것은 옳지 않고 이루어질 수도 없다는 것을 지적해 주는 것이다. 현재처럼 집단 이기심이 커져 생성된 법으로 가진 자에게 무거운 세금을 매겨 보라는 것이다.

가진 자가 경쟁력을 잃고 무너지면 나라 전체가 궁핍으로 들어가며 그나마 있던 일자리도 잃고 만다.

품질 좋고 값싼 제품을 만들어 내는 것도 기업주 개인 성격이고, 눈속임으로 경제적 이득만 높이기 위한 제품을 만들어내어 남한테 인정을 받지 못하여 망하는 것도 개인의 성격 차이다. 이때 어떠한 기업이 살아남아야 하고 경제적 부를 누려야 올바르다는 것은 이미 정해져있다. 현존하는 어떠한 기업도 그 기업 제품이 팔리지 않는데도 살아남을 기업은 없고 성업중이라면 그 기업 제품은 많은 국민이 인정을 하는 제품을 만들어내고 있다는 증거다. 이러한 제품을 만들어 낼 수 있는 마음은 남을 배려하는 마음이 아니고는 남이 인정을 하지 않기에 이룰 수 없는 성과란 점을 인정해야 한다.

진리의 율법 중 원인 결과 법은 나에게 일어나는 모든 일은 나 자신의 행동이 원인 제공이 되어 나타난 결과물이다. 이 말을 역으로 풀면 상대가 부유하고 풍족한 생활을 하는 것도 상대의 올바른 행동의 원인 결과로 얻어진 부이기에, 그 돈을 어떻게 쓰든 그 사람의 개인 인격에 따라 자유롭게 결정할 일이지 제 삼자가 간섭을 하여서는 안 된다.

자신의 이기심이 원인이 되어 경제적 어려움을 겪게 된 일을 두고, 이기심을 더 키워 가진 자에게 사랑과 인정을 강요하면 그것이 올바르지 못한 행동이라는 증거로 가진 자와 못 가진 자의 이질감만 키워주어 국가 전체의 대 혼란만 초래하고 그러한 마음이 잘못 되었다는 증거로 범법자만 양산하게 된다.

인간 모두는 3가지 영성을 다 가지고 있다. 내가 하기 싫은 일은 남도 하기 싫어한다는 것은 상식이다. 내 자신이 남을 위하여 조금의 노력, 봉사, 사랑을 베풀 마음이 없다면 남한테 사랑을 받을 권리도 없는 것이다. 이기심이 강한 사람일수록 남의 사랑과 봉사를 당연한 듯 받으려 한다.

남의 노동, 남의 시간을 뺏었다면 어떠한 형식으로든 그 대가를 지불하는 것은 당연한 것이다. 하지만 이 사회는 갈수록 이기심이 강해져 자신은 남을 위하여 조금도 봉사할 마음이 없으면서도 남한테만 사랑과 봉사, 정을 베풀어야 된다는 공짜 심리가 너무도 강하게 나타난다. 남에게 사랑을 받음도 미움을 받음도 자신의 행동이 원인 제공이라는 사실만 이해해도 공짜 심리는 사라질 것이다.

난 모든 사람에게 욕을 먹는 한이 있어도 꼭 해주고 싶은 말이 있다.

한 가정의 가장도 경제 능력은 다 다르다. 남의 풍족한 가정을 비교 기준하여 그 기준에 맞는 액수의 용돈을 요구하고, 준다면 그 가정은 당장 경제적 파탄이 나고 말 것이다.

각 기업도 마찬가지다. 각 기업마다 경제적 능력은 다 다른 것이다. 가정 살림도 형편에 맞게 살아야 유지하듯, 각 기업도 기업경제 형편에 맞는 봉급을 지불해야 기업도 살 수 있는 것이다. 각 가정의 경제 쓰임도 남이 간섭하면 자율성, 개인 프라이버시 침범이 되듯 각 기업의 돈 쓰임도 국가나 근로자는 간섭할 권한이 없는 것이다.

남의 돈, 남의 기업 돈 쓰임을 국가가 간섭을 하는 것이 당연시 되어 있지만 간섭을 하는 법이 만들어진 취지는 철저한 집단 이기심에서부터 출발한 마음으로 결국은 자신의 발목을 스스로 옭아매는 법으로 작용하여 그 피해자는 자신이 된다는 점을 알아야 한다.

모든 사물의 흐름을 큰 눈으로 보는 시각을 가지면 나 자신에게 주어지는 모든 고통은 나 자신의 이기심이 원인 제공을 하고 그 결과로 나타난 일임이 보일 것이다. 우리 모두는 차분히 자신의 내면의 세계를 들여다보아야 할 시기가 되었고 자신 주변에 일어나는 모든 일들이 어떠한 원인에 의해 일어나고 사라지는지 돌아보아야 할 시기가 되었다. 세계 각국의 통계를 내어 보라. 아이러니하게도 공무원의 부패가 심한 국가일수록 경제 성장률이 높고, 공무원이 정해진 법대로 청렴성을 지키며 법을 잘 집행한 국가일수록 경제적 성장률이 낮고 경제가 침체된다는 사실이다. 이 속에 모든 해답이 있는 것이다.

집단 이기심으로 남의 일을 필요 이상 간섭하고 각종 규제법이 심할수록 자율성을 잃어 경쟁력이 약화되어 스스로 경제적 빈곤으로 들어가며, 공무원에게 돈이라도 주고 그 규제법을 벗어나 자기 하고 싶은 일을 추진할 수 있는 자율성이 보장되는 국가일수록 경제성장이 빠르다는 사실이다. 여기서 중요한 점은 모두가 마음으로 원하는 것은 경제적 풍요이면서 자신의 행동, 이기심이 하는 일은 다같이 궁핍하게 살자는 일만 골라서 하고 있다는 사실이다.

적응적진화 논리를 생각해보자.

적응적진화란 대상은 그대로 두고 내 자신이 대상에 맞추어 적응하는 것이라 했다.

우리 인체의 생명이치도 먹이사슬 연결고리로 이어져 있는데 먹이사슬 연결고리란, 앞 장기(臟器)의 체세포가 혈액을 통해 영양분을 받아먹고 배설을 하면, 그 배설물을 먹이로써 존재하는 생명체가 한 장기(臟器) 집단으로 모여 사는 구조다. 이때 한 장기(臟器) 집단의 체세포 숫자는 앞 장기가 먹고 배설한 먹이로 먹고 살 수 있는 숫자가 해당 장기(臟器)의 적정 체세포 숫자가 되는 것이다. 이때 한 장기의 체세포 하나가 나 자신이라 생각하고 나의 먹이, 앞 장기 배설물의 양을 늘려달라고 요구하는 것이 합당한 것인지, 이루어질 수 있는 일인지 생각해보라는 것이다. 모든 생명체는 앞 단계 먹이의 양과 비례해서 다음 생명체가 먹고 살 수 있는 숫자가 결정지어지는 것이고, 거기에 순응할 때만 공생 공존이 이루어지는 것이다.

이것이 자연의 질서 법인데 이 질서 법을 어기면 전체가 무너지는 것은 당연한 결과인 것이다. 큰 기업은 많은 사람을 먹여살리고, 작은 기업은 적은 사람을 먹여살리는 구조를 순리로 받아들여야 하며 기업이 주는 돈, 기업이 배설하는 배설물의 양에 맞게 나 자신이 살림을 알맞은 규모로 하여 적응을 해 나가는 것이 공생 공존, 더불어 다 같이 잘 살아갈 수 있는 길이라는 것을 말해주고 싶은 것이다.

하지만 지금의 현실은 기업에 취직을 하기 전에 이미 기업에서는 기업 형편에 맞추어 어떠한 일을 얼마동안 해야 하고 얼마를 줄 테니 일을 하겠느냐 하고 묻고 채용을 하며, 근로자는 그 돈, 그 조건이면 열심히 일해 보겠다고 자신이 판단 하에 자율적 의사로 결정을 해놓고는, 스스로 자신의 한 약속을 어기고 다수의 힘으로 유리한 조건을 만들기 위하여 집단 파업 사태까지 몰고 가는 현실이 정당한 일이냐 하는 것이다. 자신 스스로 한 약속도 못 지키면서 어떻게 기업한테만 약속을 지키라 강요하는지…, 이기심이 극에 달한 행동이다.

입장을 바꾸어서 당신이 기업주라 할 때에 근로자가 약속을 지키지 않고 집단으로 파업을 하고 한번 취직을 한 이상 끝까지 근로자 인생을 책임지란 말이 수긍이 가겠는지 생각해보라는 것이다. 기업주는 당신에게 다달이 봉급을 준 것으로 의무는 다한 것이다. 그 봉급 액수가 당신에게 합당하지 않으면 당신은 처음부터 취직을 하지 않으면 되는 것이고, 더 나은 조건을 제시하는 기업으로 일자리를 옮길 수 있는 자율권은 언제든지 보장이 되어 있는 것이 민주주의, 자본주의 경제 체제의 구조다.

자신의 인생을 남이나 기업, 국가가 책임을 지어 달라는 집단 요구 자체가 이기심이고 공짜 심리라는 것을 인정해야 한다. 자연의 섭리 법은 자신의 행동이 원인이 되어 나타난 결과는 자신이 책임질 때만 공생 공존이 지속됨을 알아야 한다. 그동안 심천사혈요법을 보급하며 제일 힘이 들었던 부분이 공짜 심리다.

모두가 자신을 위하여 하는 일이지만 내가 해주는 것은 당연한 것으로 받아들이고 돈 들어가고 힘든 일은 모두 내가 해주어야 된다는 고정관념, 그 고정관념의 원천은 '당신은 인류를 위하여 심천사혈요법을 보급하는 것이니 돈 들어가고 힘든 일은 당연히 당신이 해야 하고, 난 당신을 위하여 사혈요법 보급을 하고 배우는 것이니 돈 되는 일은 모두 내가 해야 된다.' 는 생각, 이러한 이기심의 대중화는 각 배움원에서 심천사혈요법을 배우는 수강생까지 만연해 인류를 위해서 하는 일이니 무료 봉사를 해야 한다는 생각이 강하게 표출된다.

심천사혈요법은 아직은 국가 지원이나 후원금에 의해

보급되는 단체가 아니다.

현재까지는 한 개인의 노력으로 보급시키고 있다는 점을 인정하고 보급은 개인의 뜻에 따라 하는 일이지만 배움은 자신의 노력으로 얻어야 한다.

난 심천사혈요법을 온 인류를 위하여 보급은 하고 있지만, 이 일을 남들만을 위하여 한다는 생각은 하지 않는다.

나 자신의 마음에 평화를 얻기 위함 일 뿐이다.

나 자신이 조금만 번거로우면 질병으로 고통을 당하는 사람을 위하여 크게 기여할 공부를 가지고 있으면서, 많은 사람을 질병의 고통으로부터 벗어날 방법을 알고 있으면서, 내 한 몸 편하자고 눈감고 입 닫고 있는 것이 더 힘들 것 같아 심천사혈요법을 보급할 뿐이다.

이러한 마음에서 심천사혈요법을 보급하기에 의심하고 불신하는 사람까지 설득시켜 권하고 싶은 마음은 조금도 없다. 의심하고 불신을 하여 고생을 하는 것도 자신의 성격, 자신의 팔자요 열린 마음이 되어 심천사혈요법을 받아들여 질병의 고통에서 벗어나는 것도 자신의 성격이고 운명이기에 그 성격까지 내가 바꿔주어야 한다는 생각은 철저한 이기심이다.

자신의 운명, 깨우침은 자신의 노력으로 얻어지는 것이다. 심천사혈요법을 얼마나 깨우쳐 자신의 것으로 만드느냐 하는 것은 모두 자신의 노력이 결정할 일이다.

난 배우고자 깨우치고자 노력하는 사람들한테만 나의 시간이 허용하는 만큼 나의 생각을 전달할 뿐이고 그 생각을 받아들여 자신의 생각으로 만드는 것은 모두 자신의 몫이라는 것이다.

- 사혈에대한 질문과 답변
- 체험사례

사혈에대한 질문과 답변

질문 어머니께서 복수가 차셔서요. 양약이 아닌 다른 방법으로 복수를 뺄 수 있는 방법은 없는지 해서 질문을 드립니다. 하루하루 가슴 졸이며 어머니의 병세가 호전되기를 기다리는데 설상가상이군요.

답변 이러한 질문을 받으면 어떻게 답변을 해야 할지 망설여집니다. 하지만 이 공간은 공개된 곳이니 설명을 하는 것이 옳을 것 같군요. 어떠한 암이든지 암 치유를 받는 중에 복수가 차면 치유는 어려워집니다. 암이 발생한 근본 원인도 신장 기능이 떨어진 합병증이요, 복수가 찬다 함은 항암 치유의 부작용으로 신장 기능이 더 악화되었을 때 전신에 암이 퍼지기 전에 나타나는 증세라서, 현대의학 쪽 사고력으로는 죽음 직전의 증세입니다. 현재 저의 입장이 민간인 신분이라서 암 말기 증세를 임상학적 치유의 경험은 많이 부족합니다. 약성의 음양이론 약리 작용의 이치를 풀어보면 말기 암 환자에게 최선의 처방전을 만들어 낼 수는 있지만 현재의 제 입장이 손 잘리고, 발 잘린 입장이라서 마음만으로 모든 일은 할 수가 없습니다.

심천가 타운이 완성되어 병원을 직접 운영할 정도가 되면 그동안의 공부를 임상학적으로 적용할 기회가 많을 것으로 보고 있습니다. 제가 안타까워하는 것은 현대의술이 암의 재발을 막는다하여 항암치료를 하면 필수적으로 신장 기능은 더 떨어지게 된다는 사실입니다. 그 증거로 복수가 차는데, 복수가 찼다 함은 혈액 속의 요산 수치가 더 높아졌다는 말과도 일치합니다. 왜냐, 어느 위치에 복수가 차던 그 근본 원인은 체세포가 산도가 높아지니 자신을 보호하기 위한 수단으로 주변의 수분을 끌어 들여 산도를 묽게 희석시키기 위한 행동이 복수가 차는 증세이니까요.

있는 그대로를 놓고 보면 목적이야 암을 치유한다 했지만 결과는 암의 발생 원인을 더 악화시켜 놓은 결과만 초래를 했고 항암치료를 지속적으로 하면, 항암치료 기능이 암세포의 생식기능(분열기능)을 파괴했기에 일시적 암세포 분열을 억제시킬 수는 있지만, 항암치료의 부작용이 신장과 간 기능을 저하시켜 피 전체가 탁해지면 몸 전체의 기능이 떨어져 죽음에 이르는 과정은 막을 수 없다는 이야기입니다. 이래서 나는 암만을 치유하는 의사이니 암만 재발을 못하게 하면 되지 다른 장기가 망가져 사람이 통째로 죽는 것은 내 책임이 아니다 할 것이냐고 반문을 하는 것입니다. 복수가 차거나 붓는 증세 치유는 모두 8번 신간혈이 치유점입니다.

질문 제 어머니께서는 55세입니다.

갑상선 기능항진증으로 고생하시다가 병원에서 치유를 받았습니다. 그리고 거의 치유가 끝났고 갑상선 증세도

없어졌다고 병원에서 진단 받았습니다. 원래는 고혈압이 아니셨는데, 치유 중에 혈압이 높다고 해서 혈압약을 3개월쯤 드셨습니다. 그리고 심장이 너무 뛰어서 가끔은 잠도 못 주무시고 괴로워하십니다. 병원에서는 심전도도 정상으로 나오니까 심리적인 원인이라고 마음을 안정시키고 정 심하면 안정제를 먹으라고 하더군요. 그러던 중에 어떤 분이 사혈을 소개해주셔서 책도 읽어보고 홈페이지에서 여러 가지 정보를 얻어서 사혈을 1개월쯤 하고 있습니다. 일단은 고혈압 증세가 있고, 체력도 많이 떨어져 있는 상태이셔서 2-3-6-8번 혈을 사혈하고 있습니다. 그랬더니 혈압으로 인한 불편한 점은 많이 없어졌다고 하십니다. 그런데 심장이 뛰는 것은 그대로여서 한번은 협심증혈을 사혈했더니 더 심해졌다고 하시더군요. 요즘에는 체력이 떨어진 것 같아서 가물치를 푹 과서 아침, 저녁으로 드십니다.

저의 짧은 생각으로는 갱년기 증상이 겹친 것 같기도 하고, 혹시 갑상선이 재발하는 건 아닌지 걱정이 됩니다.

어떻게 해야 할까요? 가슴이 너무 뛰어서 괴로워하시는 것이 안타깝습니다. 부탁드립니다.

답변 갑상선은 신장 기능이 떨어지면 합병증으로 오는 증세입니다. 갑상선이 있다면 이미 저혈압을 앓고 있는 경우가 많은데 저혈압이 있는 분은 한 순간 고혈압이 될 수 있습니다. 체력이 이미 떨어져 있다면 입으로 먹는 것보다는 혈관에 직접 공급하는 것이 빠릅니다. 영양제나 알부민을 맞고 한 주는 2-3-6번, 또 다른 한 주는 2-3-8번을 하시되 그 중간 5번 협심증혈을 다시 사혈을 해 주십시오.

몸속의 피가 부족해도 심장이 빨리 뛸 수 있고 5번 협심증혈이 어혈로 막혀도 심장이 빨리 뛸 수 있습니다. 사혈을 하기 전에는 어혈이 그대로 있다가 사혈을 하면 주변에서 모여든 어혈이 일시적으로 더 막힐 수 있으니 5번 혈을 다시 사혈할 것을 권해 드립니다.

조혈기능의 빠른 회복을 위해서 알부민 맞는 것을 잊지 마십시오.

질문 **요즘 홈쇼핑을 보면 사혈기 선전을 많이 하며 번거롭게 사혈을 하지 않고 건 부항만 하여도 치유가 된다는 말을 하는데, 심천사혈요법과는 어떠한 차이가 있는지 알고 싶군요.**

답변 답변을 하기 곤란한 질문이군요. 저는 현존하는 어떠한 치유 요법도 그 나름대로는 모두 효능이 있다고 생각을 합니다.

우리나라처럼 경직된 의료법 현실 속에서 그나마 그만큼 보급을 시킬 수 있다는 것은 그분들의 숨은 노력이 많을 것으로 봅니다.

어떠한 치유법이든 그 나름대로 장단점은 다 있기 마련입니다. 여기서 중요시 여길 점은 모든 치유 방법이 치유의 효능은 다 있는데, 치유의 효능이 크고 적은 차이, 치유할 때만 임시 좋아지고 안하면 다시 발병하는 응급 기능인지를 구분하는 능력입니다. 이 부분은 양쪽을 다 공부하시고 스스로 결정을 해야지 제가 딱 꼬집어 말을 한다는 것은 옳지 않다 봅니다.

제가 해줄 수 있는 말의 범위는 어혈을 빼서 직접 눈으로 보시고, 그 많은 어혈이 병의 원인이라 확신이 선다면, 어떠한 방법이 그 어혈을 소멸시키는데 가장 현명할 것이냐 하는 것은 스스로 구분이 가능할 것이라 생각됩니다.

제가 주장하는 사혈요법은 기존의 방법과는 거리가 멉니다. 사혈법의 역사는 고대 이집트 벽화에 나올 정도로 오랜 역사를 가지고 있지만, 고혈압, 저혈압, 협심증, 해소 천식, 신부전증, 간질병, 간염, 지방간, 위염, 간경화, 기미, 두통, 탈모증, 피부병, 감기, 시력 감퇴, 비만 등을 제가 정한 위치를 사혈해서 치유를 한다는 기록은 어디에도 없을 겁니다.

저는 심천사혈요법이 현대의학, 민간인 모두가 응용 치유 차원에서 사용을 한다면 사고 아니면 병원에 갈 이유가 없다고 생각을 합니다. 자신의 건강은 자신밖에 지킬 수 없는 현실에서 노력 없이 얻어지는 것은 없을 겁니다. 책의 내용을 충분히 이해를 하신 다음 사혈을 하십시오.

질문 **요즘은 남, 여 구분 없이 40대 이상 된 사람이면 골다공증 환자가 많다는 통계가 있습니다.**

양의에서는 평생 고칠 수 없고 평생 동안 현 상태를 유지하기 위해서는 양약을 복용해야 된다고 하는데, 사혈을 하면 골다공증도 치유될 수 있는지 궁금하군요.

답변 인체의 특성상 사혈요법으로 치유를 하면 치유의 효능이 빠른 증세와 치유의 효능이 늦게 나타나는 증세가 있습니다.

책을 쓸 때 의도적으로 치유의 효능이 늦게 나타나는

증세는 쓰지 않았습니다. 책에 서술만 하지 않았지 골다공증은 2-3-6-8번 혈만 순서에 맞게 사혈을 해주면 골다공증은 저절로 치유가 되어 있을 것입니다.

골다공증이 오는 이유는 신장 기능 저하로 혈액 속의 요산 수치가 높아지면, 요산이 뼈의 보호막을 녹이고, 뼈 속의 칼슘, 석회질 성분을 분해하면 오는 증세입니다.

2-3-6-8번을 사혈해주면 혈액 속의 요산 수치가 떨어지니 뼈가 부식이 되지 않고, 열린 혈관을 따라 신선한 혈액이 공급이 되면 골세포가 영양 공급을 받아 소화시키고 난 배설물로 자신이 살 집 외벽에 바르고 그 물질이 굳은 것이 뼈이기에 골다공증은 저질로 치유가 됩니다.

요즘은 세상이 험악해서 알고 있다 해서 모두를 공개하지는 못합니다.

책의 내용 중에 병의 종류가 200-300가지 되어도 결국은 오장 육부 중에 한 장기가 기능이 떨어진 합병증에 불과하다는 말을 새겨보십시오.

그리고 2-3-6-8번 혈은 오장의 기능을 회복시키는 혈입니다. 두 말 뜻을 합쳐 생각해 보십시오.

질문 **저는 기가(정력) 약해요. 저는 금년 35세입니다. 그런데 힘이 없어요.**

이것도 사혈요법으로 치유가 되는지 궁금합니다.

답변 정력에 대한 내용은 의도적으로 책에 기입을 안 했습니다.

이유는, 사혈요법이 잘못된 방향으로 흘러 갈 소지가 있다고 생각을 했기 때문입니다. 이곳에서도 자세한 논리 설명을 하고 싶지 않군요.

양기는 건강과 피의 흐름이 좌우합니다. 치유편만 설명을 하면 2-3-6-8번만 사혈을 해주면, 발기부전, 조루증이 많이 좋아질 것입니다. 하지만 경우에 따라서 사혈을 처음 시작할 때 일시적 호전반응을 보이다가 다시 약해지는 증세가 올 수도 있습니다. 하지만 걱정은 안 해도 됩니다.

이것은 혈액이 부족해서 일시적 오는 현상이고 사혈을 끝내고 2-3개월 지나 혈액이 보충이 되면 사혈을 하기 전보다 월등히 좋아진 상태로 회복이 될 것입니다.

질문 저는 심천사혈요법을 시작한지 1개월 정도 되었습니다.

시작은 냉이 많이 나와 그곳이 가렵고 따끔거려서 매우 불편했었는데요. 한 동안은 차츰 없어지는가 싶더니 요즘 또 다시 같은 증세가 나타났어요. 그렇게 심하지는 않지만 냉도 많고 냉이 종이에 물을 적셔놓은 듯한데요. 왜 그러죠? 그리고 이러한 증상은 오른쪽은 냉이 없고 가렵지도 않는데 왼쪽이 그랬습니다. 그리고 왼쪽 어깨도 결리고 다리에 쥐도 자주 납니다.

오른쪽은 아무런 증세도 없는데 뭐가 잘못된 건가요?

답변 책을 충분히 읽어 보지 않으신 것 같군요.

책을 잘 읽어 보시면 기록이 되어 있습니다.

책에 있는 내용들을 반복해서 질문하게 되면 똑같이 책의 내용을 반복해야하는 번거로움이 있으니 책을 읽고 이해하지 못하는 부분을 질문해주시기 바랍니다.

다시 말씀드리지만 이 치유는 어혈이 얼마나 나왔느냐

이지 치유를 얼마간 했느냐는 치유의 효능과는 별개입니다.

제가 주장하는 양 만큼 어혈이 나온 후에도 치유가 되지 않았을 때 걱정을 해도 늦지 않을 것 같군요. 책을 다시 읽고 느긋한 마음으로 사혈의 순서에 맞추어 사혈을 하십시오. 한 달을 사혈했다면 어혈이 제대로 나온 양을 기준해도 4회입니다. 아직 사혈이 충분하지 않다는 말입니다.

냉 증세만 치유를 목적으로 한다면 3번 혈 바로 밑에 있는 51번 생리통혈과 6번 고혈압혈에서 책에 기준으로 하는 양 만큼만 사혈이 되면 쉽게 치유가 됩니다.

질문 **저는 사혈요법을 3개월 이상 하고 있는 사람인데 궁금한 점이 있어 질문 드립니다.**

얼굴이 검은 사람도 노란 사람도 있는데 노란 피부는 어디가 안 좋아서 그런지 궁금합니다. 피부과 질환은 2-3-6-8번으로 되어 있는데 이것으로 노란 피부도 개선될까요?

답변 피부색은 대단히 중요합니다.

피부색은 오장 기능의 건강 상태와 직결합니다.

1.노란 피부 : 신장과 간이 제 기능을 못하고 있다는 신호로 다음은 황달로 커집니다.

2.검거나 푸른빛의 피부 : 간 기능이 떨어졌다는 신호. 다음은 간경화, 간암으로 진행.

3.창백한 피부 : 신장 기능 저하의 합병증으로, 조혈 기능 약화 빈혈 증세, 다음은 악성빈혈-저혈압-골다공증-관절염-고혈압-갑상선-암.

4.얼굴이 빨갛게 상기되고 뾰루지가 많이 나는 증세 : 신장 기능이 떨어진 합병증으로 간 기능까지 떨어진 증세, 다

음은, 간염-지방간-고혈압-당뇨-중풍.

5.피부가 거칠면서 메마른 증세, 마른 비늘이 심하게 떨어지는증세 : 장의 영양분 흡수 기능이 떨어졌다는 신호.

6.얼굴에 개기름이 심한 증세 : 간 기능이 떨어진 합병증으로 피가 혼탁해서 피의 유속이 느려 몸속에 산소 부족이 된 증세. 다음은 간염-협심증-요통-디스크.

7.자고 나면 손발이 붓고, 체중이 갑자기 느는 증세 : 신장 기능이 떨어진 증세, 다음은 저혈압-고혈압-당뇨-중풍.

8.알레르기 체질, 알레르기 비염, 두드러기, 통풍 증세 : 신장 기능 저하로 혈액 속에 요산 수치가 높아진 순서로 오는 증세.

질문 저는 올해 39세로 작년 2월에 뇌경색(연수부분이 막힘)이 발생하여 병원 입원 치유를 3개월 정도 받았습니다. 퇴원 후 어지럼증으로 걸음걸이가 부자연스럽고 생활에 조금 불편을 겪었습니다. 그리고 한 달에 한번 피검사와 병원 처방을 받아 약을 복용했으며 6개월 후에 다시 MRI사진 촬영 결과 그 부위가 아직 막혀 있는 것으로 나타났습니다.

현재 병원 약을 계속 먹고 있으며 작년 11월부터 심천사혈요법을 시행하고 있습니다. 일주일에 한번씩 2-3-6-8번을 시행하고 있습니다.

직장 생활은 현재 잘 근무하고 있으며 걷는 데는 문제가 없습니다. 지금 문제는 조금의 어지럼증과 왼쪽 부분의 온도 감각이 차이가 조금 난다는 것 밖에는 없습니다.

선생님의 고견을 듣고자 글을 올립니다.

답변 지금 사혈은 잘 하고 계시는 것 같습니다.

일주일에 한번을 기준하여 한 주는 2-3-6번 다음 한 주는 2-3-8번을 번갈아 하시다가 6-8번에서 솜이 못 빨아들이는 피가 30% 정도 되면 망설이지 마시고 1번 두통혈을 머리를 사혈 크기만큼 자르고 사혈을 해주시면 지금 남아있는 증세는 저절로 없어집니다.

사혈요법의 취지를 제대로 이해하시면 유기농법과 같습니다. 노력한 만큼 대가가 따르는 것이 사혈요법입니다.

질문 **작년 5월 8일 새벽 05시경에 운전 중 뇌경색으로 쓰러져 병원에서 응급치유를 받고 약 10일간의 치유를 받던 중 더 이상의 희망이 없다고 하여(걷지를 못함) 한방병원에서 약 3개월 치유 후 치유비가 너무 비싸 퇴원(일어나 걸음)하여 신경외과에서 치유를 받고 있습니다.**

그런데 의사 선생님의 말씀이 더 이상 나아지지 않는다 하시고, 현 상태를 죽을 때까지 잘 유지하는 것이 최선이라 합니다. 현재 저는 매우 어지러워 20미터 이상 똑바로 걷기가 힘들고(술 취한 것처럼 걸음)두통과 좌측 안면이 당기며 우측 어깨 밑으로 약간의 마비 증상이 있고 약간의 찬 기운이 있는 물건이 피부에 닿으면 매우 차며 몸이 저립니다. 심지어 옷이 닿거나 약간의 찬바람이 불어도 힘이 듭니다. 특히 오른쪽 발이 심하며 오른 발바닥은 항시 저리고 동상이 걸린 기분입니다. 그리고 오른쪽은 꼬집어도 아픈 것이 아니라 매우 저리고 시립니다.

답변 고생이 많으시군요. 저도 이러한 질문을 받으면 안타깝습니다. 진작 사혈요법이 대중화되었더라면 하는 아쉬움이 큽니다. 책을 보아 아시겠지만 뇌출혈이 되고 3일 이내에 사혈을 하셨더라면 큰 효능을 기대할 수 있지만 이미 시간이 경과가 되어 새어 나온 혈액이 응고가 된 상태일 것입니다. 현 증세로 보아 완치는 어렵더라도 지금보다 현격히 호전시키는 것까지는 충분히 가능합니다.

사혈요법은 어혈을 직접 빼내는 방법이라서 항상 조혈기능을 염두에 두시며 사혈을 하셔야 합니다. 경제력이 뒷받침 되신다면 일단 2-3-6번을 동시에 사혈을 하시고 6번에서 어혈과 생혈이 반 정도의 비중이 되면, 그 다음은 2-3-1번을 동시에 사혈을 합니다. 1번에서 생혈이 70% 정도 비중이 되면 그 다음은 2-3-6번을 사혈하시고 6번에서도 생혈이 70% 정도가 되면 9-31번을 사혈합니다. 1-2-3-6-9-31번 모두에서 생혈의 비중이 70% 정도가 되면 8-5번을 사혈해주시면 됩니다. 글로 표현을 하니 어려운 것 같아도 이 내용을 프린트하여 사혈의 순서에 맞게 하면 됩니다. 사혈은 반 컵이 고일 정도의 양을 기준하면 하루에 20컵을 기준하고 사혈기간은 일주일에 한번을 하는 것으로 하면 됩니다. 현 증세로 보면 이미 조혈기능이 떨어져 있을 수 있으니 체력이 달리는 느낌이 오면 망설이지 마시고 알부민을 체력이 달리는 현상을 보아가며 중간 중간 맞으면 됩니다. 우리의 현실은 마음만으로 도움을 줄 수가 없는 법으로 되어 있습니다. 어느 배움원도 치유를 목적으로 시술을 해주는 곳은 없습니다. 배움원에서는 사혈의 요령만을 지도 받을 수 있습니다. 내 병은 내가 고친다는 마음가짐으로 용기 잃지 마시고 사혈을 해 보시면 의외로 큰 효능을 볼 수 있습니다.

질문 홈페이지상의 내용만으로도, 경험자의 조언에 힘입어 큰 효과를 보고 있습니다. 주로 원인 치유를 하기 위한 꾸준한 사혈보다 일시적 현상을 완화시키기 위한 비상요법으로 하고 있습니다.

홈페이지의 내용에 의하면 뇌졸중의 발생 원인을 고혈압만으로 단정하고 있는 듯하나 저의 얕은 상식으로는 뇌경색을 비롯한 혈관수축(저혈압이나 어혈로 인해 혈관의 단면이 좁아져 혈액의 흐름이 나빠진 게 원인)도 있을 것 같습니다. 두 가지 원인 모두가 사혈로 해결되는지요?

또한 두통혈 1번은 한방으로 "백회"라고 하는 위치 같은데 침이나 시술을 금하고 있는 것으로 아는데 시술해도 몸에 이상이 없겠는지요?

답변 심천사혈요법의 원리를 이해한 시각으로 보면 뇌졸중 예방 정도는 간단히 해결이 납니다. 만약 2-3-6-8번의 사혈이 끝난 다음 1번 두통혈을 사혈해준다면 신장과 간 기능의 회복으로 혈관 벽에 절어 붙어 동맥경화를 일으키는 원인(혈전) 자체를 생기지 않게 하는 근본 치유가 됩니다. 모세혈관에 축적된 혈전이나 동맥, 정맥의 혈관 벽에 절어 붙어 동맥경화를 일으키는 원인을 풀어 볼까요. 먼저 혈전이 왜 혈관 벽에 절어 붙으면 혈관이 수축되는지 부터 살펴보지요.

신장 기능 저하로 혈액 속의 요산 수치가 높아지면 피 속의 산소 부족 현상이 오고, 산소 부족은 인체의 모든 세포를 소화 불량 세포로 만듭니다.

이렇게 되면 장에서 흡수된 영양분이 혈관을 타고 돌다가 모세혈관이나 유속이 느린 혈관 벽에 절어 붙고 모세혈관에 피가 못 돈 부위는 온도가 떨어지고, 온도 저하는 혈관을 수축시키는데 좁아진 혈관 벽에 집중적 혈전이 절어 붙은 것이 동맥경화입니다.

이렇게 본다면 혈전이나 동맥경화의 직접 원인은 신장 기능 저하의 산소 부족으로 세포가 소화 불량 세포가 된 것이 혈전 동맥경화의 직접 원인이 됩니다. 8번 혈은 신장과 간 기능을 회복시키니 신장 기능이 회복되어 혈액 속 요산 수치가 떨어지면 피가 맑아지고 피가 맑아지니 피 속에 산소 함유량이 높아지면 세포들의 활동이 왕성해져서 장에서 흡수한 영양분을 에너지로 승화시켜 방출을 하면 혈전은 근본적으로 생길 이유가 없겠지요.

이렇게 말하면 이미 혈관 벽에 절어 붙은 혈전은 어떻게 될 것이냐 하는 것이 문제겠지요. 우리의 혈관은 태어날 때의 혈관이 죽을 때까지 가는 것이 아닙니다. 혈관 벽도 일정 주기로 바뀌는데 이때에 혈관 벽과 동시에 떨어져서 모세혈관에 걸리는데 그 곳은 대부분 6-8번 혈 위치입니다. 마치 뒤꿈치 굳은살에 까만 때가 절어 붙어 있는데 6-10번 혈을 사혈해주면 굳은살과 함께 때가 떨어져 나가는 이치와 같습니다.

만약 질병의 예방 차원에서 2-3-6-8번의 사혈을 한 다음 1번 두통혈만 사혈을 해준다면, 비만, 고혈압, 당뇨, 신부전증, 암, 중풍, 치매, 골다공증 등은 오라고 고사를 지내도 못 올 것입니다. 예전부터 3번 뿌리혈이나 1번 두통혈 자리는 침이나 뜸을 뜰 때도 위험이 있으니 주의하라는 말은 많이 있습니다. 이것은 의술을 하시는 분이 권위의식에 남이 쉽게 손을 대지 못하게 하기 위해 위험을 강조한 말일뿐 아무 근거가 없는 말입니다. 인체의 구조상 사혈을 위해 찌르는 침의 길이로는 눈을 감고 천 번을 찔러도 부작용이 날 소지는 없습니다.

책의 치유편보다는 논리편을 잘 이해하신 다음 사혈에 임하면 이해가 쉬울 것입니다.

질문 사혈요법은 현대에 꼭 필요한 의술이라고 생각되면서 저는 현재 사혈을 하고 있습니다.

열이 많은 체질이라 땀을 많이 흘리지만 조금만 피곤하거나 자극성이 있는 음식(매운 음식, 뜨거운 음식)이나 심지어 찬 음식을 먹을 때도 코와 입 주위에 다량의 땀이 나옵니다. 항상 얼굴에 열이 가득 차 있습니다. 특히 목 주위는 항상 빨간 상태이며 예전에 결핵성 늑막염을 앓은 적이 있습니다.

답변 현 증세는 책의 내용 중 요산 설명의 내용과 반복될 것 같군요.

현 증세는 신장과 간 기능이 떨어진 합병증으로 어혈이 생겼는데, 그 어혈이 6-7-9-1번 위치에 쌓인 합병증의 증세입니다.

중산해독제를 드시며 2-3-6-8번을 순서에 맞게 사혈을 하신 다음 7-9-1-4번을 사혈해주면 오장의 기능도 회복이 되고 목의 붉은 증세, 땀나는 증세는 저절로 없어집니다. 건강 예방 차원에서 미리 혈관 대청소를 한다는 기분으로 사혈을 하실 것을 권해 드립니다.

질문 평소 손에 땀이 너무 나서 최근에 신경 파괴술 수술을 받았습니다.

수술 뒤 손에는 땀이 안 나지만 오히려 겨드랑이에서 더 많은 땀이 나고 있습니다. 원래도 몸이 약한 편이고 허약한 편인데 사혈로 더 개선될 수 있는지 알고 싶습니다.

답변 필자의 시각으로 땀을 나지 않게 하기 위해서 신경 파괴 수술을 하는 것은 인체의 생리를 너무도 모르고 한 처사입니다. 이것이 한 단면만을 끊어서 보는 과학의술의 한계점이고 맹점입니다. 땀을 필요 이상 많이 흘리게 된 자체는 원인도 모르고 진단할 능력도 없습니다. 필요 이상 땀을 많이 흘리면 외관상 땀나는 증세 결과만을 가지고 치유를 하려하는 시각을 가지니 수술하는 방법이 나올 수밖에 없는 것입니다. 인체의 생리 현상에다 땀이 왜 나는가 하는 원인에 들어가면, 몸이 냉한 것이 원인이요, 몸이 냉한 원인은 신장 기능 저하가 원인이 되는데, 수술로 신경 파괴를 했다고 신장 기능이 회복될 수 있을까요? 누구의 시각이 올바른지는 실험 삼아 가벼운 증세에서는 2-3-6-8번 혈만 순서에 맞게 사혈을 해주어도 땀은 멈추며 2-3-6-8번 혈을 사혈하고도 부분적으로 손 쪽이면 22번 팔기미혈을 사혈하면 되고, 발쪽이면 10번 알통혈, 가슴 쪽이면 5번 협심증혈을 사혈해주면 부분적 땀이 나는 증세는 저절로 없어집니다.

중요한 점은 현대의학은 인체의 일부를 고장을 내서 땀을 멈추게 하는 것이고 심천사혈요법은 인체를 정상으로 회복시켜 땀을 나지 않게 한다는 점입니다. 땀나는 곳의 악취도 마찬가지입니다. 몸 전체에서 나는 냄새는 신장 기능 저하로 혈액 속의 요산의 질소가스 냄새가 모공을 통해 나온 냄새이고, 겨드랑이나 발에서 나는 악취는 땀의 습기에 의해 미생물이 번식하고 미생물의 배설물 중 질소 냄새가 원인이기에, 2-3-6-8번 혈 사혈은 신장 기능이 회복되고, 부분적 사혈은 근본적 땀을 멈추게하니 같은 사혈 방법으로 치유가 됩니다.

질문 저는 65세 되시는 저희 친정아버지의 얘기를 하려 합니다. 59세 되던 해에 척추(요추 4번과 5번)에 선천적으로 흉 돌기에 다른 사람과는 달리 뼈가 많이 튀어나와 다리로 내려가는 신경을 압박해 8시간에 걸쳐서 수술을 했습니다.

수술은 잘 되어 허리의 통증은 없으나 오래도록 허리와 다리가 아프셔서 장기간 동네 약국에서 진통제와 소염제, 항생제를 드신 관계로 신장에 이상이 와 검사 결과 신장의 2/3가 손상을 받았고, 1/3 마저도 앞으로 약을 써도 좋아지지는 않고 다만 나빠지는 정도를 늦추는 정도라고 합니다.

식이요법을 하고 계시고 혈압도 높으셔서 약을 드시고 계십니다. 무릎은 퇴행성으로 연골이 다 닳아 없어서 많이 걷기도 힘드시고 다리를 쭉 뻗으실 수도 없습니다. 이번에 서울 모 병원에서 진찰 결과 우리나라에서는 처음으로 ○○○○에서 시술하는 방법으로 치유를 해보기로 했는데, 저는 사실 믿음이 가지 않습니다. 저는 지금 심천사혈요법을 하고 있는 사람인데, 저희 아버지의 경우에도 고칠 수 있을지…, 고견을 듣고 싶습니다.

답변 사혈요법이 치유의 효능이 뛰어나지만, 조혈기능이 약해진 사람은 상당한 고생을 한 후에 회복이 되는 약점이 있습니다. 병이 깊지 않을 때는 사혈요법 만으로도 치유가 가능하지만 이미 장기의 기능이 떨어져 조혈기능이 약한 사람은 양의학적 알부민이나, 양약을 잘 조절하며 사혈을 해야 된다는 약점이 있습니다. 부모님이라면 일단 사혈을 하며 현 상태를 관찰해서 체력이 달리지 않는 범위를 잘 조절하며 사혈을 한다면 별 무리는 없을 것 같군요. 사혈요법은 각자 배워서 가족끼리 시술을 해주어야 합니다. 항상 명심하실 것은 전국의 각 배움원은 사혈요법을 얼마 기간 동안 배우는 곳이라는 것을 명심하십시오. 홈페이지의 배움원 연락처를 클릭하시어 가까운 곳에 배움원이 없으면, 본사 사무국에 직접 전화로 문의를 하시기 바랍니다.

질문 **제가 이렇게 글을 올리는 이유는 다름이 아니라, 어느 의학 관련 서적에 보면 피를 자주 많이 빼면 모세혈관 수축작용이 일어나 해롭다고 합니다. 그러므로 고혈압, 신경통, 중병 환자일수록 피를 빼지 않는 것이 좋다고 하며, 자주 많이 빼는 것은 결과적으로 나쁠 수 있다고 하는데, 심천 선생님께서는 어떻게 생각 하시는지요?**

답변 사람은 자신이 그동안 배운 지식을 기준한 시각으로 답을 합니다. 사혈을 자주하면 모세혈관이 수축된다는 이론이 무엇에 근거를 두고 한 말인지 새겨 보십시오.

모세혈관이 수축되려면 조건이 필요합니다. 모세혈관의 수축 팽창의 직접 원인은 온도가 좌우를 합니다.

온도가 오르면 혈관은 팽창하고, 온도가 떨어지면 몸의 체온 보존을 위하여 몸은 스스로 혈관을 수축시킵니다.

그럼 모세혈관이 수축되어 좁아졌다면 그 원인은 무엇일까요? 모세혈관에 어혈이 쌓이면 피가 못 돌고, 피가 못 돌아서 온도가 떨어지면 모세혈관은 자동적으로 수축이 되어 좁아지는데 이 이론을 기준하여 판단해 보십시오. 모세혈관 속의 어혈을 뽑아주면 혈관이 열리니 피가 돌고, 피가 돌면 온도가 오르고, 온도가 오르면, 혈관이 팽창되어 넓어진다는 것은 상식이 되는데 이러한 상식적 지식도 갖지 못한 채, 하는 말 중 누구의 생각이 옳은 지는 스스로 판단을 하시기 바랍니다.

질문 **저는 나이 39세, 몸무게 54kg, 키 170cm의 체격이며, 중학교 때부터 조금만 무안을 당하거나 활동을 해도 쉽게 수줍음을 타듯 얼굴이 붉어지면서 가슴이 두근거렸습니다. 당시 사춘기로 인한 성격 때문이라고 생각되어 방법을 찾지 못했으나, 제 자신이 생각해도 성격이 외소하거나 소심한 편은 아닌데 너무도 자꾸 얼굴이 붉어져 몹시 고민하며 성장했습니다.**

이러한 증상은 지금에 와서도 똑같으며, 이것이 반복되다 보니 이제는 가슴 윗부분(넥타이를 한 곳)부터 목, 얼굴 전체가 항상 붉어져 있습니다. 그러다가 대인 관계 시 조금만 의식을 해도 더 붉어집니다. 물론 가슴도 두근거리고 땀도 나지요. 정신과 치료, 내과, 한방 등 안 해본 것이 없는데 호전이 별로, 저 같은 경우의 사혈점 순서와 혈점 번호를 좀 가르쳐 주십시오.

답변 질문 내용으로 보아서 배움원이나 책을 보시고 공부한 분이 답변하기엔 쉬운 내용이 아니군요.

현 증세는 단답으로 하기에는 불가능한 질문입니다.

질문 내용이나 현 증세로만 보면 병명도 나타나지 않고 본인은 오랜 시간 고생을 할 수 밖에는 없었을 것입니다.

현 증세가 왜 오고 사혈을 하면 왜 치유가 되는가를 설명하려면 내용이 너무 길어집니다. 하지만 현 증세를 치유하는데 별 무리는 없을 것 같군요.

일단 2-3-6번을 동시에 사혈을 하시어 6번 혈에서 생혈이 70% 정도 비중으로 나오면 안면홍조증은 많이 호전될 것입니다. 6번 혈에서 생혈의 비중이 70% 정도 되면 그 다음은 2-3-5번을 사혈해줍니다. 그때까지도 2-3번 보다는 5번 혈에서 어혈이 먼저 나올 것입니다.

5번 혈에서 생혈이 70% 비중이 되면, 그 다음은 2-3-10번을 사혈해줍니다. 10번도 같은 비중이 되면 한주는 2-3-6번 다음 주는 2-3-8번을 번갈아 사혈을 하면 되는데, 어느 혈이든 솜이 빨아들이는 피가 70% 비중이 되면 그곳이 사혈이 끝났다 보고, 어혈이 계속 나오는 혈만 순서에 맞게 사혈을 하면, 안면홍조증, 가슴이 두근거리는 증세, 발이 차가운 증세, 목 주변이 검붉은 증세, 모세혈관이 팽창된 증세가 없어질 것입니다. 현 증세는 간 기능이 떨어진 합병증으로 어혈이 생겨 앞의 사혈점 위치에 쌓여 피가 못 돌아서 나타난 증세입니다. 진리를 믿는 마음으로 인내력을 가지고 사혈에 임하시면 좋은 결과를 얻으실 것입니다.

질문 모세혈관이든 미세혈관이든 우리 몸속을 주행하고 있는 혈관 밖으로 나간 죽은 피를 어혈로 보아야 합니다.

혈관을 돌아다니다 좁은 모세혈관에서 찌꺼기가 모이는

것은 콜레스테롤 등이 혈액 성분 중의 지질이나 고농도의 분해되지 않은 단백질의 일부분입니다. 그것들과 어혈을 구분하지 않는 것은 커다란 오류를 범하는 것입니다.

답변 인체의 구조를 제대로 이해를 못 하신 것 같군요.

모세혈관 밖이란 생각은 잘못된 이해입니다. 동맥과 모세혈관의 차이는 혈관의 굵기 차이이지 따로가 아닙니다.

예를 들어 타박상으로 멍이 들었다 해도 이것은 혈관 밖으로 나온 피가 아닙니다. 혈관이 정상일 경우 나무의 굵은 가지에서 가는 가지가 뻗어 나가는 것처럼, 모세혈관은 좁은 모세혈관으로 세포와 세포사이를 연결해주는 것이 모세혈관입니다.

즉 동맥과 모세혈관의 차이는 혈관의 굵기의 차이일 뿐, 따로가 아니라 한 통로로 이어진 같은 혈관이라는 이야기입니다.

타박상으로 피멍이 들었을 경우 혈관 밖으로 피가 샌 것이 아니라, 다만 굵은 혈관이 터져 한꺼번에 많은 양의 피가 모세혈관에 도달했는데, 모세혈관은 가늘기에 미처 빠져나가지 못한 혈액이 모세혈관을 팽창시키고 굳어진 상태가 푸른 멍이나 피멍이 든 상태입니다. 멍이 드는 과정을 설명하자면 몸에 심한 충격으로 근육이 경직되면 경직된 부위는 순간적으로 수축, 모세혈관이 좁아져 피가 못 돕니다. 경직 상태가 오래되어 피가 못 돈 시간이 지속이 되면 산소 부족이 되고 산소 부족으로 피 속의 미생물이 죽으면 푸른빛을 띱니다. 다행히 멍든 주변의 모세혈관이 피가 잘 도는 상태라면 멍이 쉽게 풀리지만, 멍이 들기 전 이미 모세혈관이 막힌 곳이 많다면 멍은 오래 가겠지요.

하지만 어떠한 경우라도 죽은 피는 모세혈관에 박혀 있기에 부항기를 이용해 사혈을 한다면 쉽게 없어집니다. 현대 성분 수치학을 기준하여 어혈을 이해하려면 이해가 안 되는 것이 당연합니다. 그래서 기존에서 배운 의술 개념으로 저의 논리를 연계시키면 이해가 안 될 것이라는 말을 한 것입니다.

어혈이 생기는 원인은 많지만 그 중 중금속으로 어혈이 생기는 과정과 성분학의 문제점을 비교 설명하지요.

중금속이 혈액 안으로 들어오면 백혈구는 중금속 성분이 혈액 내에 퍼지지 못하도록 자신이 달라붙어 죽으면서 중금속을 코팅하듯 감싸서 중금속이 혈액에 노출되는 것을 방지합니다. 그러면 중금속을 감싸고 죽은 백혈구는 죽은 피일까요? 살아있는 피일까요? 분명 죽은 피입니다. 이것을 어혈이라 할 때에 성분검사를 한다면 지방질이나 단백질이 되겠지요. 그럼 살아 있는 백혈구를 성분학 검사를 한다면 어떻게 나올까요? 역시 같이 나올 것입니다.

여기에다 우리가 먹은 음식물의 영양분이나 인체의 세포, 백혈구, 미생물 모두 성분 검사로 구분을 하려 한다면 죽은 것이나 살아있는 것이나 성분학으로는 같은데, 어떻게 구분을 할 수 있을까요?

그래서 현대의학의 기준으로는 어혈, 죽은 피란 개념은 나올 수가 없는 것입니다.

제가 말하는 어혈 개념은 포괄적이 될 수 밖에는 없는 것인데, 어혈의 개념은 모세혈관에 쌓여 움직이지 않고 피의 흐름에 장애만 주고 영양학적으로 인체에 도움을 주지를 못하는 피를 어혈이라 정의하는 것입니다.

질문 소고기의 유해함에 대해 소기름의 유해함은 이미 예전부터 많은 어른들께서 지적해 왔습니다.

한편으로 생각하면 서양, 특히 백인들의 주식이 소고기지만 그들이 동양인보다 약하다거나 질병이 훨씬 많은건 아닌 듯한데 어떻게 이해해야 하는지요?

답변 짧게 답변을 하겠습니다. 소고기를 많이 먹는 서양인이 겉보기에는 덩치도 크고 건강해 보이지만, 실제로는 그렇지 않습니다.

특히 순환기성 질환을 많이 가지고 있습니다. 당뇨, 고혈압, 비만, 우리나라도 경제 사정이 좋아지면서 소고기를 많이 먹고 난 후부터 비만, 당뇨, 고혈압 환자가 늘어난 것과 일치할 것입니다. 소고기 속의 지방은 소량이지만 인체에 들어오면 에너지로 승화되어 소멸되지 못하고, 혈관 벽이나 모세혈관에 그대로 축적되는 비중이 다른 종류의 고기보다는 월등히 높습니다. 사혈을 하면서 직접 경험을 해보아도 소고기를 많이 섭취한 분이 어혈이 잘 나오지 않으며 두 끼 정도만 소고기를 포식해도 잘 나오던 어혈이 20일 정도는 나오지 않습니다.

질문 뇌성마비와 같은 어린 아이들의 수많은 타고난 병, 혹은 소아병이 심천사혈요법으로 어느 정도 치유가 가능할지 궁금합니다.

답변 사혈의 치유 핵심은 어혈을 빼줌으로써 막힌 혈관을 뚫어 피가 잘 돌면 모든 기능이 스스로 복원 치유된다는 논리입니다. 이러면 치유가 되고 안 되고는 부항기로 어혈을 뺄 때 막힌 부위의 어혈이 나올 것이냐, 안 나올 것이냐가 치유의 관권이 됩니다. 그동안 경험으로 보면 3-4세 후에 발생한 질환은 치유 효능이 높고, 배냇병은 효과가 떨어집니다.

질문 **뼈가 약하거나 자세가 불량해서 오는 만성적인 탈골이나 굽신, 한쪽으로 기울어지는 문제도 심천사혈요법으로 효험을 볼 수 있을까요?**

답변 경험으로나 이론적으로 척추, 등뼈가 S자 형태로 굽은 정도까지는 치유의 효능이 뚜렷합니다.

책의 치유편보다는 논리편을 차분한 마음으로 되새기며 읽어 보시기 바랍니다.

질문 **43세 여자입니다. 아이는 35세에 5-6번 자연유산(6-7주를 못 넘기고 한 번에 폭포처럼)이 되고 나서 제왕절개로 아이를 낳았습니다.**

40세가량부터 오른쪽 새끼손가락 안쪽 끝마디가 밤에만 아파서 잠을 못 잘 정도로 며칠을 그러더니 뼈가 커지고 나서는 안 아프고, 1년 정도 지나더니 오른쪽 엄지발가락에서 발바닥으로 이어지는 곳에 있는 뼈가 똑같이 아프더니 튀어나오고, 6개월 정도 지나더니 오른쪽 둘째 손가락 끝마디 안쪽이 똑같이 아프더니 튀어나와서 ○○의료원에 가서 벌침과 약을 먹고 통증은 사라졌습니다.

다시 추나 클리닉을 하는 한의원에 가서 추나요법, 침, 어혈 푸는 약을 지금 두 번째 복용하고 있는데 10여일 전부터 왼쪽 발뒤꿈치 바닥이 너무 아파서 바닥을 디딜 때마다 너무 고통스러워 선생님께 피를 빼면 어떻겠느냐고 하니 별로 좋은 방법이 아니라고 하시면서, 침 맞고 어혈 푸는 약을 먹으면 호전될 것이라고 합니다.

그런데 이 발뒤꿈치 아픈 것은 모르실 겁니다. 너무 아파서 새벽에 일어날 때는 바닥에 주저앉을 정도로 아프답니다. 다른 방법이 없을까요?

답변 질문 내용으로 보아서 류머티즘 관절염과 통풍 증세를 동시에 가지고 있군요. 류머티즘 관절염과 통풍은 같은 원인에서 출발한 증세입니다. 신장 기능 저하로 혈액 속에 요산 수치가 높아졌는데 그 요산이 물렁뼈(디스크)의 보호막을 녹여 골수가 새어나와 굳으면 류머티즘 관절염이 되고, 요산이 세포의 피부 보호막을 녹이고 자극을 하면 세포는 과민반응을 하며, 침입 세균의 세력이 커지면 붉게 상기되며 붓고, 산소 결핍으로 경직된 세포는 신축 이완이 되지 않기에 이 세 가지 증세가 더해지면 바람만 스치거나 조금만 눌러도 상상을 초월할 정도의 통증이 발생합니다. 하지만 치유법은 간단합니다. 현 증세의 깊이에 따라서 치유 기간의 차이는 있지만, 일단 2-3-6번을 사혈하는 동안 통증은 완화가 됩니다. 현재 고통이 심하다면 응급사혈 요령으로, 일단 2-3-6번을 동시에 사혈을 합니다.

6번 혈에서 어혈과 생혈의 비중이 반반 정도의 비중이 되면 그 다음은 2-3-10-31번 혈을 동시에 사혈을 합니다.

10-31번 혈에서 어혈과 생혈의 비중이 반반 정도의 비중으로 나오면 일단 발바닥 통증은 대부분 사라질 것입니다.

통증이 멈추고 나면 기본 사혈로 돌아와서, 한주는 2-3-6번 사혈을 하고 다음 주는 2-3-8번을 사혈하면 6-8번의 사혈이 먼저 끝납니다. 그 다음은 10-31번 혈을 생혈의 비중이 70% 정도 나올 때까지 마저 사혈을 해주면 같은 증세가 재발되는 일은 없을 것입니다.

사혈 중에 혹시 앞 발가락 부위로 통증이 옮겨 오면, 44-26-27번을 사혈해주면 치유됩니다. 빠른 쾌유를 빕니다.

체험사례

뇌졸중

성명 : 이형수(가명)
나이 및 성별 : 64세 (남)

심천 선생님 이제야 인사 올립니다. 저의 인사를 받아 주시면 고맙겠습니다.

사혈요법을 사랑하시는 선생님들께도 인사드립니다.

저는 심천사혈을 처음 경북 구미의 배움원에서 6개월 동안 배운 뒤 심천사혈요법사 초급(3급) 자격을 취득하고, 대학교 평생교육원에서 중급(2급)과정을 현재 배우고 있습니다.

제 나이는 올해 64살이고, 키는 160㎝이고 몸무게는 54kg입니다. 저는 뇌졸중 환자입니다. 1999년 1월 24일에 뇌졸중이 되어 지금까지 살아왔습니다.

중풍은 아픈 증세가 여러 가지입니다. 한 달 만에 완치하는 사람, 10년이 되어도 낫지 않는 사람, 그러다가 죽고 마는 사람, 이렇게 사는 것입니다.

제가 심천사혈요법 책을 신문에서 보고, 올해 2월 27일 대구 향교에서 명륜 대학원 수료식에 다녀오면서 책을 구입했습니다.

그날 저는 단식을 시작한 상태에서 책을 읽었습니다. 저는 당시 걸음이 정상인의 3분의 1 수준이면서도 걸어서,

그래도 더 배우겠다고 다닌 것입니다.

차안이 냉방이면 차가워서 쓰러지기도 했습니다.(중풍이란 냉방에서 쓰러지기도 합니다.) 책을 읽으면서 이 심천사혈요법이면 나의 병을 낫게 하겠다는 생각이 들었습니다. 단식은 단축으로 3일로 짧게 끝냈습니다. 사혈로만 완치되면 단식이 필요 없음을 알았습니다.

먼저 책을 구입해 읽어보고 구미의 배움원에서 교육이 있는 것을 확인하고 선생님을 찾아갔습니다. 저 혼자 입회를 하고 저의 아내와 같이 배우기로 하고 다녔습니다.

그 후에 배움원장님이 저를 보시고 작년에만 알고 왔으면 좋았을 텐데..., 하시며 잘 왔다고 실기 지도 및 부항기 사용법을 강의하셨습니다. 저는 힘들지만 열심히 공부한 결과, 6개월 후 자격시험까지 보게 되었습니다.

7월 13일은 우리 배움원에서 손님을 많이 모셔놓고 체험사례 발표가 있었습니다. 저도 사례 발표를 했습니다.

1) 제가 처음에 사혈하면서 이가 아파서 중풍보다 이를 먼저 사혈해야 되겠다고 생각 했습니다. 물만 입에 들어가면 시리고 아파서 너무 힘들었습니다. 잇몸이 시린 것은, 사혈을 시작하고 한 달도 되지 않아서 완치되었습니다.

2) 밀가루 음식을 먹으면 속이 쓰리고 따갑던 것이 완치되었습니다.

3) 저는 장애 4급입니다. 기차역으로 많이 다니는데 걸을 때마다 불편한 다리가 현저하게 좋아졌습니다.

4) 6월 30일날 어느 모임에서 비빔밥을 오른손으로 먹고부터는 계속 먹습니다. (오른손으로 먹는 것이 무엇이 대단하다고, 하시는 분도 있을 것입니다. 정상인은 오른

손을 쓰는 고마움을 모릅니다.)

5) 어느 날 아침 새벽에 귀에서 이상한 소리가 들려서, 배울 때에 말씀하시던 빈혈 현상이 오나 하고, 걱정이 되어 약전 골목에 가서 책에 있는 어혈 잘 녹이는 처방전의 약제를 구입하여 약을 지었습니다.

오늘도 귀에서 들리는 소리가 이상하여 자세히 들어보니 벽의 시계 초침 소리였습니다. 그동안 가는귀가 먹어서 시계 초침 소리를 잊고 살았는데 사혈 후 시계 초침 소리가 들리는 것이었습니다. 사혈요법이 나의 병을 낫게 하는구나 하고 기뻐하였습니다.

6) 즐거움이 생기고, 힘도 너 생기고, 배도 처음보다 나오고, 얼굴도 좀 더 맑아졌습니다.

사혈은 오래하지는 못했지만, 뇌졸중도 나을 수 있다고 확신을 했습니다.

7) 저는 컴퓨터를 잘 못하고, 이 글도 한쪽 손으로 컴퓨터 자판을 두드리고 있습니다.

컴퓨터도 작년에 학원에서 1개월 배우고 집에서 아이들에게 물어서 홈페이지도 알게 되었습니다. 이제 겨우 초보자 궁금증을 읽어보고, 복사를 하여 놓았습니다. 공부할 내용은 이곳에 다 있고 참고서 같다고 생각했습니다.

저는 "질문과 답변" 과 "체험사례" 도 읽어보고 배운 점이 많습니다.

저는 책이 선생님이라고 생각하고 사혈요법 책을 17번은 읽었지만 현재 중풍을 맞은 상태의 머리라서, 잘 잊어먹어 공부의 어려움이 많습니다.

자주하는 질문도 몇 번이라도 읽으려고 합니다.

제가 7월 24일 날 몸이 많이 좋아져서 제 생각에는 자전거도 탈 수 있을 것 같아서 자전거를 타보다가, 넘어져서 대퇴부 골절이 되어 병원치료를 받고 퇴원하여 집에 와서 목발을 짚고서 겨우 다닙니다. 뇌졸중 환자는 본인도 고생이지만 가족도 고생이 많습니다.

뇌졸중은 반드시 나을 수 있습니다. 모두가 완쾌되는 것은 아니지만 나을 수 있다는 믿음을 가지고 있습니다.

제가 홈페이지 체험사례에 뇌졸중이 나아지고 있다는 것과 뇌졸중은 낫는다고 올린 글이 있습니다.

저는 160cm 키에, 몸무게가 50kg 이던 것이 휴식이 끝난 지금은 55kg이나 되었습니다. 아픈 다리는 사혈을 많이 하여 시리고 아픈 것이 없어졌습니다.

장도 좋아져서 심천 선생님의 말씀처럼 살이 찌고 몸이 많이 살아나고 있습니다. 어깨와 팔은 지금도 시리고 아픕니다.

이 아픔은 2, 3번을 우선 확실히 한 뒤 다른 곳을 사혈하려고 합니다. 현재 2, 3번에서 어혈이 잘 나오고 있습니다.

지금은 가까운 산에 등산도 다니기도 하고, 장애자 복지센터에 가서 목욕과 수영도 합니다. 장애자 복지센터에 가보면 뇌졸중 환자가 너무나 많습니다.

10년이 넘어도 치유가 되지 않아 밥을 떠먹이는 사람도 보았습니다.

뇌졸중이 나을 수 있다는 말은 저의 말만은 아닙니다.

심천 선생님의 사혈요법을 이해하시고 믿는 분은 모두가

알고 있는 것입니다.

아픔은 저에게 많은 도움을 주었습니다.

아픔 때문에 심천사혈요법을 알게 되었습니다.

홈페이지도 알게 되어 저도 몇 가지의 발표를 할 수 있었고 선생님의 궁금증과 선생님들의 체험사례을 읽고 복사를 하며 공부하여 많은 것을 알게 되었습니다.

체험사례를 읽고서 2, 3번이 중요한 것을 알고서 휴식을 마치고 2003년 1월부터 2, 3번 사혈을 다시 시작했습니다.

다시 사혈하여 좋아진 것은,

1) 얼굴에 기미와 저승꽃이 줄어듭니다.

귀 밑에 검은 저승꽃과 주근깨가 울긋불긋하게 보입니다.

2) 어혈이 잘 나오면서 2월 25일부터 손바닥이 따뜻함을 느끼고 도인체조를 하면서 사혈요법이 나의 병을 낫게 하는 것을 실감했습니다.

3) 지팡이를 짚고서 3㎞는 다닐 수 있게 되었습니다.

발바닥이 아파서 걸음을 많이 못 걸어 다닙니다. 아픔을 아는 것이 신경이 살아나고 있다는 증거입니다.

4) 아픈 손으로 손톱을 깎기도 합니다.

손바닥을 2번씩, 7회 사혈하고, 손가락에 혈류가 통하여 움직여도 통증이 없어져서 아픈 손으로 손톱을 깎았습니다.

5) 다리가 한쪽이 가늘던 것이 더 튼튼해졌습니다.

선생님께서 말씀하신 대로 가늘던 다리가 굵어지는 것을 몸으로 느끼고 있습니다.

6) 중풍환자는 시리고 아픈 것이 심한데, 다리는 시린 것이 많이 없어졌습니다. 아픈 다리라고 병원에서 의사 몰래 사혈을 많이 한 효과라고 생각합니다.

7) 퇴원하고는 병원에도 가보지 않고 약은 일절 먹지 않습니다. 병원 약은 안 먹는 것이 좋다고 생각합니다.

8) 사혈을 몇 개월 하여도 몸무게는 줄지 않고 현상유지를 합니다.

작년에는 사혈하면서 병원에서 나올 때는 49kg이던 것이, 휴식을 마칠 때는 54kg로 5kg 늘었습니다. 지금 5개월 사혈하여 6월부터 두 번째 휴식을 합니다.

9) 지금은 머리를 깎고서 머리를 사혈하고 있습니다.

작년에는 어혈이 물처럼 많이 나오던 것이, 올해는 검은 페인트처럼 나옵니다. 머리의 어혈을 보면 어혈도 몸 여기저기 다른것을 알 수가 있고, 치매 및 중풍 예방을 위해서는 누구든 반드시 머리 사혈을 해야 된다고 생각합니다.

주로 사혈한 곳은 2-3번, 2-3-6번, 2-3-8번, 9번, 1번, 10번, 31번, 7번, 22번, 33번, 44번, 26번, 27번을 했습니다.

아직 완치는 아니지만 좋아지는 부분이 많이 생기고 죽어가던 다리의 감각과 팔의 감각이 살아나고 있다는 것을 느낄 수가 있습니다.

저는 심천사혈요법을 믿고 있습니다. 가까운 시일 내로 완치한다고 생각하고 있습니다.

저는 아직도 어혈이 어느 곳에나 많이 나오는 것을 보아, 어혈의 20%나 뽑았는지 모르겠습니다. 그러나 어혈이 다 나올 때까지 노력할 것입니다.

배우는 것도 실력은 20%로 여겨집니다. 책을 17번을 읽고 자주하는 질문과 답변, 체험사례를 7번을 읽었지만 공부의 실력도 20%밖에 되지 않는 것 같습니다. 병이라는 것은 한번 오면 고치기가 어려움을 절실히 느낍니다.

누구든지 병이 오기 전에 예방으로 사혈하여 고생하는 일이 없기를 바랍니다.

※ 참고말씀

건강은 누가 지킨다고 생각하십니까?

정말로 불편한 몸을 이끌고, 순전히 자신의 의지 하나만 가지고, 질병과 싸우는 분들이 많이 계시지만, 위의 이형수씨의 글을 (인터넷 홈페이지 참조) 읽고 존경과 경의를 표하며 특히 심천사혈로 질병을 이겨나가고 있다는 소식에 감사와 응원을 보냅니다.

이형수씨는 1990년 1차 중풍에 이어, 1999년 2차 중풍을 맞으시고도 좌절하지 않고, 병을 고치기 위해 본인 스스로 힘겨운 노력을 하시고 계십니다.

특히 컴퓨터를 못하셔서 자식들에게 배우고, 인터넷을 이용해 공부하시며 본인의 몸이 움직이기 힘들어서, 질문이나 답변을 하려면, 1시간 이상씩 서투른 자판을 두드리고 다른 분들의 질문에 대답의 글도 올려주시고, 심천사혈요법 책을 17번 이상 정독하시고, 자주하는 질문과 답변 및 체험사례도 7번 이상 보셨다고 합니다. 또한 자신의 몸도 불편하시지만 더 몸이 불편하신 분에게 반드시 치유될 수 있다는 자신감을 심어 주시는 등...

인터넷 홈페이지에 질문하시는 분들께.

심천사혈요법 책이나, 자주하는 질문과 답변을 보시면 도움이 될 만한 내용이 많이 있습니다. 심천사혈요법 책을 너무 쉽게 넘기지 마시고, 제가 말하고자 하는 인체나 자연의 이치를 마음으로 느끼고, 단순한 질문만 남기고 누군가 답변해주기를 기다리지 말고, 본인 스스로 해답을 찾는 노력을 더 많이 하심은 어떨지요?

우리는 이형수 선생님의 노력을 보고 무엇을 배워야 할까요?

63세의 연세에 전혀 모르던 컴퓨터를 배워가며, 중풍으로 몸이 불편한 상태에서 1시간 이상씩 서투른 컴퓨터 자판을 두드리시는 모습을 한번 생각해 보세요.

* 나는 컴퓨터를 못해서 어렵다고 얘기할 수 있을까요?
* 나는 나이가 많아 안 된다고 얘기할 수 있을까요?
* 나는 몸이 불편해 안 된다고 말할 수 있을까요?

심천사혈요법도 여러분의 의지력과 끈기의 바탕 위에서만 그 위력을 발휘합니다. 서투른 지식으로 효과를 불신하는 마음으로 몇 번 해보고 효과가 있다 없다를 얘기할 수 있을까요?

본태성 고혈압

성명 : 권혁수(가명)
나이 및 성별 : 63세 (남)

저의 체험담을 말씀드리기 전에 심천사혈요법을 연구 보급하여 주신 심천 박남희 선생님의 노고에 깊이 감사 드리며, 우리에게 심천사혈요법을 강의하여 주신 배움원장님과 저에게 심천사혈요법을 만날 수 있도록 인도하여 주신 ○○○ 선배님께도 감사의 말씀을 올립니다.

저는 올해 63세가 되는 사람으로 약 23년 전에, 의사로부터 본태성 고혈압이라는 진단을 받고, 지금까지 혈압약을 복용하며 소금과 간장을 멀리하는 식이요법과 국선도와 생활 체조 등을 해가며 고혈압에 대한 치유를 해오고 있었다. 그러던 중 선배님으로부터 고혈압을 치유할 수 있으니 책을 사서보고 강의를 받으라고 권하시어, 그 길로 서점에 가서 심천사혈요법 책을 두 권 사가지고 버스를 타고 오면서 책을 읽어보니, 생명의 탄생과 생존 소멸의 이치가 합당하고 사리가 분명하니 책이 손에서 떨어지질 않았다. 책 두 권을 다 읽고나니 내 병을 고칠 수 있다는 확신을 갖게 되니 당장 사혈을 해보고 싶은 마음에 가슴까지 설레었다.

그래서 배움원장님께 연락을 하여 부항기와 심천사혈

요법에 대한 강의편과 실기편의 테이프를 구입하여 비디오를 보고나니, 마음은 급하지만 혼자서 무작정 사혈하기에는 너무 무모한 것 같아, 심천사혈요법에 대한 강의를 듣고 좀 더 알고 난 후 사혈을 하는 것이 좋을 것 같아서, 수강 신청을 하고 조급한 마음에 수강계획을 몇번이나 확인을 하였다.

＊ 1차 사혈 (5일 간격으로 2001.11.15-2002.01.30)

먼저 강사님의 말씀에 따라 조혈기능을 향상시키고 체력을 보충하기 위하여 2번과 3번 혈을 사혈하기로 하였다.

사우나를 하고(땀을 흘리면 안 됨) 몸이 따뜻하게 난방을 한 뒤, 사혈기와 소독약 모든 준비를 완벽히 해놓고, 부항컵을 2-3번에 대고 컵을 약간 당기어 컵 자국을 내놓고 자국의 원안을 따라서 침으로 찌르니 어찌나 아픈지, 발가락이 움찔움찔할 정도로 마치 전기로 지지는 것 같았다.

원형컵 안에서도 위치에 따라 부위에 따라 통증에 차이가 난다. 20회 정도를 찌르고 컵을 대고 당기니 역시 통증이 심하나, 어혈은 나오지 않고 찌른 자리만 꺼뭇꺼뭇하게 붙은 것 같을 뿐, 어혈은 별로 나오지 않았다. 횟수가 거듭될수록 생혈과 어혈이 조금씩은 나오나 시원스럽게 나오지는 않았다.

＊ 2차 사혈(7일 간격으로 2002.02.05-2002.04.28)..

약 한 달간의 휴식을 통하여 혈액을 보충한 다음, 2-3번 혈에서 어혈이 별로 나오지 않으므로 생혈의 손실이 적을 것 같아 6번 혈을 함께 사혈하기로 하고, 중산해독제를 먹으며 사혈을 시작했다.

그래도 생혈의 손실이 많을 것 같아 60세라는 나이를 생각해서 7일 간격으로 사혈을 하기로 하고 2-3-6번 혈을 동시에 사혈을 했더니 2-3번 혈에서는 어혈이 별로 나오지 않았다.

6번 혈에서는 찌르니 아프기는 하나 첫 번째 컵부터 검붉은 피가 금방 반 컵 이상이 나오니 겁이 날 정도였다.

휴지로 닦아보니 금방 스며들어 질펀하니 어혈은 없고 검은 피뿐이다. 계속해서 사혈을 하니 점차 생혈의 양은 줄어들고 어혈이 약간씩 나오기 시작했다. 그러나 혈압은 좀처럼 떨어지질 않아, 혈압약은 계속해서 복용하면서 사혈을 하다가 시험 삼아 2일 정도 혈압약을 복용치 않았더니 수축기 혈압이 170까지 올라가서 겁이 나서 다시 혈압약을 복용하며 2개월 정도 지나니, 식욕이 좀 당기는 것 같았다.

＊ 3차 사혈(7일 간격으로 2002.05.27-2002.07.29).

한 달 정도를 휴식하며 혈액을 보충하고 이번에는 8번 신간혈을 사혈하여 신장 기능을 회복하여 어혈의 생성을 줄인 후 고혈압혈을 사혈하는 것이 효과적일 것이라, 생각이 되어 8번 신간혈을 사혈하기로 했다.

2-3번 혈에서는 계속 통증도 심하고 어혈이 별로 나오지 않으나 8번 신간혈에서는 통증은 심하나 검붉은 피가 첫 번째 컵부터 금방 반 컵 이상씩 고인다. 계속 사혈을 하니, 생혈의 양은 줄고 어혈 양이 점점 증가는 하나, 혈압은 올라가지도 내려가지도 않고, 수축기 혈압이 160 정도를 거의 유지하며 시원치 않게 나오던 소변이 시원함을 느끼게 되었으며, 자고 나면 통통하던 손이 가벼워진 것 같고,

거칠던 피부가 매끄러워 졌으며, 항시 묽게만 보던 대변이 여물어지고, 보는 사람마다 얼굴이 좋아졌다는 말을 한다.

＊ 4차 사혈(7일 간격으로 2002.08.17-2002.10.14)

약 20여 일간의 휴식을 취하고 나서 다시 6번 고혈압혈을 사혈하기로 했다. 이번에는 심천사혈요법 책자 1권에서 소개된 사혈을 위한 처방전대로 약재를 구입하여, 돼지 족발을 넣고 중탕을 하여 같이 복용하며 사혈을 시작했다. 2-3번 혈에서는 어혈의 양은 적으나 통증이 상당히 완화되었고, 6번 고혈압혈에서는 어혈양이 점점 증가하여 대추 알만큼씩 나와서, 아침저녁으로 먹던 혈압약을 아침에만 복용하니 수축기 혈압이 160 정도를 계속 유지하게 되었다. 혈압약을 23년간이나 복용했으니 어혈의 양이 내 나이만큼의 % 만큼이나 많이 생겼으리라 생각이 되어, 몸속에 있는 어혈을 계속 빼내면 혈압이 떨어질 것을 굳게 믿고, 병이 완치가 될 때까지 사혈을 지속할 것이며, 내 병이 완치가 되는 날 병으로 고통 받고 계시는 어려운 이웃분들을 지도하여 드리고 심천사혈요법을 널리 보급하여 병이 오기 전에 미리 사혈을 하여 병을 예방하므로, 온 인류가 병이 없는 낙원을 이룰 수 있도록 기원하며, 심천사혈요법의 체험담을 마치겠습니다.

※ 참고말씀

본태성 고혈압으로 23년 동안의 고혈압약 복용 약 10개월 동안의 사혈 경험을 보면 사혈의 순서, 조혈에 필요한 조치를 잘 하였습니다.

문제는 이 증세가 더 악화되면 통풍, 퇴행성관절염, 당뇨,

중풍 하는 식으로 진행이 되는 것은 수순에 불과한데 늦게나마 심천사혈요법을 받아드린 것을 축하드립니다.

현재 진행 상태로 보아 지금 같은 노력만 하신다면 1년 안에 본태성 고혈압뿐 아니라 그동안 잔잔한 증세들은 모두 치유가 되며 앞에 나열된 증세의 두려움에서 완전히 해방되실 것입니다.

지방간, 고지혈증

성명 : 정지성(가명)
나이 및 성별 : 43세 (남)

사혈 전 나의 상태

얼굴색이 검은빛인데 특히 이마에는 검은 띠를 두른 것 같이 유난히 검고 눈가에 기미와 눈 흰자위가 노른빛을 띄며, 복부비만에 몸에서 시큼한 냄새가 나며 소변은 노랗고 거품이 일며, 전신피로감에 수면 중 가끔 심장 쪽이 답답하고 콕콕 쑤시는 듯한 통증, 머리가 지끈지끈한 두통, 왼쪽 허벅지가 묵직하고 저린 현상, M자형으로 대머리가 진행 중이었다.

98년도에 종합검사 결과 지방간, 표재성 위염, 콜레스테롤 수치가 조금 높다는 결과를 확인했다.

2000년 종합검사 결과 만성위염, 위종양이라는 결과를 확인했다.

사혈교육

위염 때문에 일주일동안 먹은 약 외에는, 간 치유를 위해서 아직 약은 복용한 적이 한 번도 없다. 현대의 약들이 내 병을 고칠 수 없다는 것을 나는 너무 잘 알고 있었다. 가끔 등산을 하며 체중조절을 하고 있었다. 내가 사혈을 하게 된 동기는 내 자신이 앓고 있는 병을 심각하게 생각하지도 않았고, 사십이 넘으면 일반적으로 병 하나쯤은 있는 것을 당연하게 생각했었고, 또한 최근에는 술이 예전처럼 몸에서 받지 않는다는 생각에 나이 탓으로 여기고 당연하게 받아 들였는데, 단지 대머리가 진행되어 가는 것을 보고, 몸을 돌아보게 되었고, 대머리도 치유할 수 있다는 얘기에 솔깃하여, 치유된다는 이야기를 듣고 교육을 받기로 했다.

2002년 6월 배움원에 회원으로 등록하여 배움원장님에게 나의 모든 현 증세 및 상태를 말씀드리고, 모든 것을 나 스스로 치유할 수 있다는 말씀에 자신감을 갖고 심천사혈 교육에 임하게 되었다.

심천사혈에 대한 기초교육을 받고 조혈식품으로 멸치 죽염, 포도엑기스, 죽염을 왜 섭취해야 하는지 설명을 듣고 섭취하면서 이론교육을 받으며 한주에 두 번 파트너와 함께 처음에는 3회까지 2-3번 혈만 사혈하다가, 다음부터는 2-3-6번 혈, 2-3-8번 혈을 교대로 사혈했는데, 어혈 색깔이 흑장미 빛이고 요산은 엷은 황색이며, 어혈 덩어리도 상당히 많이 나옴, 8회째 6번 혈에서 어혈이 상당히 많이 나오더니 그 즉시 다리 저린 증상이 없어져 버렸다. 그뿐 아니라 전신에 피로감이 현저히 감소하여 예전 같으면, 회사에서 점심식사 후에는 나른하여 쉬지 않으면 안 되었고, 한번 누우면 몸이 땅에 꺼지는 듯 하여 일어나기 힘들었는데, 잠시만 쉬어도 가뿐함을 느낄 수 있었다. 9회째 8번 혈에서 어혈이 매우 잘 나왔으며 소변에서 거품이 없어졌다. 특히 수면 중 심장이 콕콕 쑤시는 통증 때문에 숙면을 못 취했었는데, 배움원장님께 응급사혈을 해도 되겠냐고 부탁드렸더니 2-3-5번 혈을 사혈하라고 해서 아내에게 부탁하여 사혈했더니 통증이 사라져 버렸다. 지금은 통증 없이 푹 숙면을 취할 수 있어 너무 좋고, 나의 아내도 이때부터 심천사혈을 믿기 시작하고 관심을 갖기 시작했다. 그 이후 머리가 빠지는 것에 예민해있어 두통혈을 사혈하기를 원했으나, 배움원장님께서 아직은 너무 빠르다고 설명을 하셨지만 나 스스로 너무 급하고 탈모에 대한 스트레스가 너무 컸으므로, 그냥은 허락 안 하실 것 같아서 하루는 머리를 완전히 삭발을 하고 가서 응급사혈로 1번 혈을 3회 사혈하였다. 첫 회는 거의 나오지 않는 정도였고, 두 번째는 머리 부분이 시원한 느낌을 받을 수 있었고, 세 번의 응급사혈이 끝나자 신기하게도 비듬이 깨끗이 없어져 버렸다.

사혈하기 전과 증상비교

그 이후 다시 기본사혈부터 차근차근 하기로 하고 먼저 기본 혈부터 3개월 정도를 계속해서 사혈했는데, 배움원장님 말씀대로 멸치죽염, 포도엑기스, 중산해독제 등을 열심히 먹으면서 사혈했지만, 나의 체력에 무리였는지 약간의 피 부족 증상이 있어 10월부터 휴식기에 들어갔다.

그런데 너무 신기한 것은 사혈을 하지 않고 쉬고 있는 중에도 몸은 좋아지고 있음을 느낄 수 있었다. 얼굴이 까맣고 이마에 검은 띠까지 있었는데 얼굴색이 맑아져가고 있음을 느낄 수 있었고, 눈 흰자위가 노란색이었는데 하얗게 깨끗해져 가고 있었으며 기존의 있던 증상들이 느끼지 못할 정도로 없어졌으며, M자로 움푹 팬 머리는 대머리 부분에 듬성듬성 머리가 나면서 전체적으로 기존의 머리색보다 검은색으로 숱이 많아졌고, 힘 있게 자라는 것을 눈으로 확인할 수 있었다.

너무너무 신기하기도 하고 이렇게 되는구나, 하는 자신감도 가질 수 있었다. 무엇보다도 아내가 좋아하였다.

3개월이 지나니 체력이 보충된 듯하였으며 이마 부분에 표시 나던 검은 띠 흔적도 없어졌으며 체중도 5kg이 감소하여 완전히 딴 사람이 된 듯한 기분이다. 현재는 나 자신이 매우 만족해하고 있다. 이렇게 회복이 빠른 이유는, 여러 가지 이유가 있겠지만 배움원장님 말씀에 의하면 사혈전에 원래 병원가는 것을 싫어했고 일 년에 한두 번 오는 감기도 하루정도 약 먹는 것 외에는 양약을 복용한 사례가 없기 때문이며, 사혈을 시작한 이후에는 좋아하던 술도 일체 먹지 않았던 것이 빠른 회복에 도움이 된 것 같다.

특히 심천사혈요법을 철저히 믿고 의심하지 않고 심천사혈요법만이 내 병을 고칠 수 있다는 확신과 열성으로, 강의하시는 배움원장님을 만난 것이 큰 행운이라고 생각한다. 또한 같이 교육을 받았던 교육생들…, 그들에게도 감사의 마음을 전하고 싶다.

앞으로 사혈계획

2002년 12월 종합검진 결과 건강한 사람으로 판명이 되었고, 병원에서 성분학적 수치상으로는 전혀 이상이 없는 것으로 판명이 되었다. 나의 판단으로는 앞으로 여유 있게 1년 정도 사혈을 꾸준하게 하면 근본적인 치유가 되어 아주 건강해짐과 동시에 모든 병을 동시에 예방도 할 수 있을 것 같아서 지속적인 사혈 필요성에 대하여 절실히 느꼈으며, 2003년 1월부터 2차 사혈에 들어갔다. 사혈을 위한 처방전과 중산해독제를 꾸준히 섭취하며 2-3번 혈만 집중적으로 사혈하고 있으며, 옆에서 지켜보던 내 아내도 심천사혈요법 책을 열심히 읽고서 위장병을 고쳐 보겠다고 각오가 대단하다. 지금은 집사람과 파트너가 되어 열심히 공부하고 있는 중이다.

심천사혈요법을 만드신 심천 선생님께 존경과 감사의 말씀을 드리며, 저 뿐 아니라 세상에 널리 알려 많은 사람들이 건강의 혜택을 누리길 기원하며 심천사혈요법 본사의 무궁한 발전을 기원합니다.

천식, 중이염, 편도선염

성명 : 이미화(가명)
나이 및 성별 : 48세 (여)

사혈 전 몸의 상태

저는 본래 천식 및 중이염, 편도선염 등으로, 꾸준히 병원 및 한방치유를 해왔으나 효과를 보지 못하고 반복적인 통증과 호흡 곤란이 지속되었고, 천식은 오랫동안 치유해야 한다고 하였다.

심천사혈요법과의 만남.

눈부시게 발전한 현대의학의 결과로, 질병에 시달리는 많은 환자들이 혜택을 보고 있는 것은 사실이다. 그러나 현대의학은 수치화, 객관화되어 검증이 가능한 것 같지만, 실제로는 이런 현대의학이 그 나름대로의 한계점과 부작용을 내포하고 있다. 그래서 수년전부터 대체의학에 대한 관심이 높았고, 나 역시 배워보고 싶어서 어느 과목을 선택할 것인가 망설이던 중, 우연히 심천사혈요법 책을 접하게 되었다.

심천사혈 이론교육 및 실기

지난여름부터 시름시름 몸살감기처럼 아프더니 추석이

막 지나고, 하루는 새벽녘에 기침과 호흡 곤란, 가래가 나오고 목에서는 쌕쌕 소리가 나왔다. 온몸에서는 땀이 아니라 양동이로 물을 들어부은 것처럼 이부자리가 흠뻑 젖었다가, 또 추워서 오들오들 떨기를 반복하다가 호흡 곤란으로 누워 있을 수 없었다. 날이 밝아 병원에 가니 천식이라 하였다. 그 이후로도 빨리 치유해 보겠다고 병원, 한의원을 오가며 치유를 했으나 잘 낫지 않았다.

2002년 10월 심천사혈요법 책에 실려 있는 연락처를 보고 배움원를 찾아갔다. 배움원장님의 이론교육과 더불어, 몸 상태를 감안하여 원인치유와 응급치유를 동시에 2개월(주 2회, 5번씩) 사혈했다. 위장혈과 뿌리혈에 사혈해도, 생혈만 방울방울 맺히고 끝나버리기를 여러 번 하더니, 사혈 한 달이 지날 무렵부터는 위장혈과 뿌리혈에서 시커먼 어혈이 눈처럼 쌓인 어혈이 나오기 시작했다.

호흡 곤란과 기침 때문에 기관지혈을 첫째 주 3회, 시술하는 동안 생혈만 나와서, 급히 부항컵을 떼어서, 사침을 안 하고 다시 압을 걸어도 생혈만 나오고 3회 시술 때까지 계속 생혈만 나와서 일단 중단했다.

두 번째 주에는 5회 시술하였는데, 콩알 크기의 어혈부터 나오더니 시술 횟수가 거듭될수록 부항컵 둘레 모양의 시커먼 어혈이 많이 나왔다. 그 이후로 가쁜 숨이 호전되었고 기침은 어느새 멈추었는데 또 다른 증세가 나타났다. 등골이 당기고 가슴이 우리하게 아픈 통증이 2~3일 계속 되었다. 흉통부위를 짚으면 통증은 없었으나 느낌으로 심장 있는 곳에, 우리한 통증이 계속 되었다.

몸이 여러 곳이 아프다 보니, 마음이 지치고 나약해져서 아직은 할일이 많은데 하는 생각이 들었다.

급체혈을 1회 5컵의 어혈을 쏟아내고 나니, 다음날부터 당기던 등골과 흉통이 거짓말처럼 멎었다.

편도선염과 중이염으로 병원에서 검사를 받아보니, 목안이 부어있고 피물집이 생겨있었다. 귓속은 염증을 일으켜, 피가 났다가 딱지가 앉았다가 치유해도 치유 효과를 보지 못했다.

사혈점은 귀울림혈과 침샘혈에 한 번에 작은 반 컵이 고일 정도의 양을 5컵을 사혈했는데, 처음부터 거머리 같은 많은 어혈과 거품이 보글보글 생겨나왔다.

사혈 후 2-3시간 지나고 목안을 보니 피물집이 없어졌고 그 이후로 중이염 치유를 받으러 병원 가는 일은 없어졌다.

결론

사회가 복잡하고 생활이 풍요롭고 편리해진만큼 스트레스, 환경오염, 사고, 과잉영양으로 사람들은 질병에 시달리고 있다.

한 가지 질환이 다른 합병증을 일으켜, 환자는 고통 속에서 삶의 의욕을 잃고 가족과 가정경제는 어려워지게 된다. 실제로 본인이 임상을 안 하고는 책을 여러 번 읽어도, 정말 병이 나을까 하는 믿음이 생기지 않았다.

배움원장님과 상담을 통해 확신을 얻게 되었고, 사혈할 때마다 어혈이 나오는 것에 매료되어, 어느 날은 희열감에 뜬눈으로 잠 못 이루던 날도 있었다. 지금은 많은 사람들이 질병에 시달리며 고통 속에서 살고 있다.

사혈요법을 배워서 자신의 건강과 가족의 건강을 지킬 수 있도록 적극 권하고 싶다.

※참고말씀

사혈을 잘 하고 계신 것 같습니다.

내용으로 보아 기본 혈 사혈이 체계적으로 이루어지지 않은 것 같습니다.

일시적인 호전반응에 만족하시면 언제든지 다시 재발할 수 있음을 알려 드리오니, 처음부터 하신다는 새로운 각오로 기본 혈부터 차근차근 하시길 부탁드리고, 병의 근본 원인이 치유된 것 같지는 않습니다.

특히, 조혈에 신경 쓰시며 기본사혈에 집중하시면 평생 건강을 약속 받을 수 있습니다.

뇌신경 경색

성명 : 박경진(가명)

시골에서 생활하고 계시는 어머님은 허리통증과 팔다리 결림 증세와 간혹 어지럼증세로 10년 전부터 한의원에서 침 등으로 치유를 받았습니다. 한 달에 한번 정도는 2~3일씩 침을 맞아 왔으니까 1년 통계를 내면 30일 정도는 치유를 받아 오셨습니다. 근본 치유가 아니라 결과 치유인 관계로 완치가 되지 못하여 계속하여 한의원에 다녔습니다.

심천사혈을 모를 때는 예사로 보아 왔습니다. 의학에 대해 문외한인 제가 아무리 어머니를 걱정한들 도와 드릴 방법이 없었기 때문입니다.

그러나 심천사혈로 저의 소화불량 증세 및 두통 증세가 가라앉고 제 남편의 건강도 나아진 것을 보고는 어머님도 제가 고쳐드릴 수 있다는 자신이 생겨남은 어쩌면 자연적 현상이 아닐까요?

지난 4월 어느 날 친정어머님께서 허리통증 때문에 한의원에서 침을 맞을 겸 시골에서 저희 집에 오셨습니다. 지금이 기회이다 싶어 즉시 6-10-7번 혈을 응급사혈하여 드렸습니다. 내려가실 때는 사혈기 및 중산해독제, 약산해독제, 자죽염을 사드렸고 사혈요령과 피 부족 현상 및 조혈제 드시는 방법 등은 제가 배운 그대로 가르쳐 드렸습니다. 가슴이 뿌듯하였습니다. 그러나 그 기쁨도 잠시 정확히 보름 후에 다시 오셨습니다. 허리통증은 많이 좋아지셨는데 온몸이 쑤시고 결리고 어지러운 증상으로 많은 불편을 느끼시는 것 같았습니다. 71년 동안이나 온몸에 쌓여있던 온갖 노폐물인 어혈이 6번, 7번, 10번 혈에서 빠져나온 명현현상으로 몸속의 어혈들이 몸 구석구석 옮겨지면서 나타나는 통증이리라 짐작하면서, 다시 한번 사혈을 하고자 하였으나 남동생이 병원에 가서 진단을 받아 보아야 할 것이 아니냐는 주장에 동의하였습니다.

진단 결과는 뜻 밖에도 뇌신경 경색으로 판정받았습니다. 중풍이 올지도 모른다면서 항상 조심하라는 의사의 진단과 집이 멀어서 보름치 약을 주면서 약도 평생 먹어야 된다고 말씀하셨습니다. 남동생과 어머니는 의당 병원의 전문의사의 지시에 따를 요령으로 결심한 것 같았으나 저는 혼신의 힘으로 심천사혈의 효력과 저 자신의 치유 사례, 제 남편의 현재 모습, 그리고 짧은 시간이었지만 허리에 불편이 많이 좋아진 어머님 당신의 사례 등을 설명해 드렸습니다. 그리고 제가 1년 6개월 동안 병원에 입원해 있을 동안 병원에서 제공한 약을 먹지 아니한 사실을 어머님은 아시는지라 모든 것을 저에게 맡기셨습니다.

뇌신경 경색이란 무슨 병일까? 제 나름대로 생각해 보았습니다. 뇌 쪽으로 가는 혈관이 막혀 산소와 영양을 공급하지 못한 신경이 질식, 경직된 상태이며 신장이나

간 기능 저하 등으로 요산의 증가와 산소의 부족으로 인체의 세포가 소화불량이 되어 흡수한 영양을 활용치 못하고 유속이 느려진 혼탁한 혈액 중에 뇌신경 등에 찌들어 붙어 경색된 것으로 보았습니다. 이로 보아 이미 뇌혈관 등에도 활용치 못한 영양분, 중금속, 기타 독극물 등이 혼합되어 찌들어 붙어 조만간 뇌경색은 물론 후유증으로 몸의 어느 한 곳도 안전한 곳은 없다고 판단이 되었습니다.

1차로 저는 어머님의 1-2-3-6-9-30번을 응급사혈하였습니다. 특히 1번 혈에서는 찐한 간장과 같은 까만 피가 (피라기보다는 그 농도가 기의 맹물과 같음) 나왔습니다. 만약, 제가 심천사혈요법을 몰랐더라면 어머님도 병원에서 주는 약을 먹을 수밖에 없었을 것이며, 그 약의 독성으로 신장이나 간, 오장의 기능은 점차 약해지면서 돌아가실 때까지 고생을 하셨을 텐데 다행히 딸을 통하여 자연의 이치에 합당한 첨단의술인 심천사혈로 건강한 생활을 누릴 수 있으리라는 확신을 갖게 됨을 다시한번 가슴 뿌듯하게 생각하였습니다. 다시 한번 1-2-3-6-9번 혈을 사혈하고 연로하신 어머님을 생각하여 알부민과 영양제를 놓아드렸습니다.

단 2차례의 응급 사혈만으로도 현재까지 어머님은 아무런 불편없이 생활하고 계시는 것으로 보아 심천사혈의 우수성을 다시 한번 실감하고 있습니다.

앞으로는 기본 혈을 중심으로 계획사혈을 하여 어머님의 건강을 지켜드릴 수 있다는 자부심과 가슴 뿌듯함으로 잔잔한 행복을 느낌은 너무 사치일까요? 현대의 전문의사조차 평생 조심하고 평생 약을 먹어야 된다는 까다로운 뇌신경 경색을 제가 두려움 없이 자신감을 가지고 부딪히는 힘은 제가 잘나서라기보다는 오묘한 심천사혈을 조금 알게 되었기 때문일 것입니다.

그러나 아직 저는 더 많이 배우고 더 노력하여야 된다는 사실을 알고 있습니다. 열심히 배우고 노력하여 심천사혈요법을 많은 사람들에게 알려드려 모든 사람들이 건강한 삶을 영위할 수 있는 그 날이 오기만을 가슴 설레며 기다리고 있습니다.

건강 찾기 종착역에 다다라서

성명 : 한길영(가명)

'이게 누구야'

아주 오랜만에 만나는 사람도 아니었다. 길어야 불과 5-6개월 정도나 되었을까?

하기야 그 시간이면 변해도 많이 변했을 테니까!

만나는 사람마다 내가 변한 모습에 놀라곤 한다. 내 얼굴, 내 체격, 먹을 만큼 먹은 나이 모두가 그대로인데도 말이다. 내 겉모습, 얼굴이 변하긴 정말 변한 모양이다.

정말 오랜만에 건강에 대한 방황에서 끝난 것 같다.

내가 건강에 관심을 가지기 시작한 것은 1992년쯤인가 보다. 무식한 사람이 용감하다고 했던가! 늘 건강할 것만 같았던 나의 몸은 구안와사가 오면서 허물어지기 시작했다.

물론 지금 생각해보면 그때 오장육부 가운데 제대로 된 장기가 하나 없었겠지만, 그 때 거울에 비쳤던 나의 그 모습은 지금도 뇌리에 선명하게 각인되어 있다.

죽을 때까지 지워지지 않을 것 같다. 한의에 치유를 맡긴지 3개월이 지나도록 나의 얼굴은 제자리로 돌아올 생각을 하지 않았다. 그동안 한약도 먹었고, 침 또한

2-3일이 멀다하고 맞았다.

침을 맞을 때는 효과를 보는 듯하다가 시간이 지나면 그대로였다. 답답하고 짜증나는 시간이 이렇게 흘렀지만 조금도 호전되는 기미가 보이지 않았다.

어느 날 치유를 맡았던 그 분 말씀이 '민간요법' 으로 해 보란다.

이게 무슨 소리인가!

얼굴 하나 제대로 돌려놓지 못하는 한의에 대한 실망감이 건강에 대한 나의 관심을 불러일으킨 계기가 되었다.

결국은 여기 저기 헤매다 어느 것이 맞았는지 모르지만 얼굴이 본래의 모습을 찾기는 했지만 말이다.

이때부터 건강요법, 민간요법이라는 책이 눈에 띄면 구입해 탐독하는 습관이 생겼다.

수지침을 시작으로 사혈법, 기공, 명상 등 많은 분야에 기웃거렸다. 지금 생각해보면 그 당시 새로운 민간요법을 접하면 그것만이 최고인 것처럼 느껴졌다. 동양의학이 어떻고, 서양의학이 어떻고, 음양오행이며, 사상체질이다 해서 음식은 어떻게 가려서 먹어야 하고..., 그러면서 근본적이고 핵심에는 이르지 못하는 민간요법을 가지고 떠들어 댄 것을 보면, 나 자신에 대한 연민의 정을 느낀다. 지금은 모두가 관심 밖으로 밀려날 수밖에 없었다.

이나마 이러한 과정을 거치면서 건강에 대한 아주 초보적인 관심이 있었기에 오늘 내가 심취해있는 심천사혈요법을 접할 수 있는 계기가 되지 않았나 생각된다.

2002년 9월 대학교 평생교육원에서 심천사혈요법 강좌가 개설되었다.

한 3년 전쯤인가 한창 건강에 대해 관심이 있을 때 나는 심천사혈요법 1권을 구입해서 읽은 적이 있다.

그래서 강좌개설에 관심이 있었다.

그 당시 책을 보았을 때는 이런 민간요법이 있구나 하는 정도로 가볍게 지나쳤다. 강좌 시작 전에 책을 한 번 더 읽고, 서울에 ○○ 배움원장님의 강의를 들었으나 지금까지 내가 읽고 생각했던 건강법과는 너무나 달라서 혼란이 올 수 밖에는 없었다.

그러나 일단 심천사혈요법을 공부해보자고 마음먹은 이상 지금까지의 나의 건강 상식은 모두 휴지 조각처럼 구겨 버리고 생소한 요법을 받아들여 보기로 했다. 지금까지의 상식을 접는다는 것이 쉽지만은 않은 일이었다.

시간이 흐를수록, 그리고 심천사혈요법사 초급(3급) 자격을 취득하고 중급(2급) 과정을 위한 공부를 계속하면서 건강의 원리, '어떤 성분도 그 성분을 만드는 것은 세포다' 라는, 말씀이 좌우명처럼 마음 속 깊이 자리를 잡았다. 항상 피만 깨끗하고 잘 돌기만 하면 건강하다고 이야기하고, 듣고 했지만 지금에서야 마음에 그렇게 와 닿을 수가 없다.

심천사혈요법 1, 2권이 그렇게 재미있는 줄 몰랐다.

재미가 있다는 말은 모든 강론의 원리와 이치에서 벗어나지 않기 때문이다.

더더욱 재미있게 만드는 것은 책 내용을 가지고 '왜' 라는 의문을 붙여보고 그것을 풀어보는 것이다. 심천사혈요법에 대해 깊은 흥미를 북돋우는 부분인 것이다.

지금도 심천 선생님의 책은 내 손 언저리에서 떠나지 않고 있다.

이제 나 자신이 달라지고 짧은 기간 동안 습득한 요법이 나의 알량한 손끝에서 다른 사람의 건강이 좋아지는 것을 보면서, 이제야 건강 찾기 종착역에 다다른 느낌이다.

멀고 길었던 나의 건강 찾기 여행 그리고 앞으로의 건강 생활은 심천사혈요법이 지켜줄 것이다. 그리고 심천사혈요법이 널리 보급되어 주변 사람들 모두 건강을 되찾았으면 한다.

심천사혈요법을 안믿는 사람은 자기 팔자이긴 하지만 말이다.

건강은 건강할 때 지킨다는 소극적, 방어적 태도보다는 건강할 때 가꾸어 가는 적극적, 진취적 사고가 필요하지 않을까! 심천사혈요법으로 말이다.

“희망” 이라는 이름의 심천사혈

성명 : 유혜정(가명)
나이 및 성별 : 33세 (여)

이 심천사혈요법을 만난 건 지난 연말 이웃의 권유로 책을 읽고 난 뒤 부터이다. 지난해 저의 가정은 한마디로 표현을 한다면 우울함 그 자체였다. 남편은 과로와 스트레스로 인한 십이지장-궤양천공으로 수술을 했고, 나 역시 부득이하게 둘째 아이를 제왕절개 수술로서 낳게 되었다.

거기다가 두 아이 모두 아토피 피부염이 있다.(사혈요법을 공부하다가 보니 신장이 건강하지 못한 엄마 때문이였다.)

‘돈을 잃으면 조금 잃는 것이고 건강을 잃으면 전부를 잃는 것이다.’ 라고 했는데 건강이 그것도 가장의 건강이 나빠지니 알뜰살뜰 모은 돈도 순식간이더군요. 가슴이 답답하고 숨이 콱 막혔다. 모든 것이 무너져 내리는 느낌이었다. 남편은 워낙 일중독에다 허약해서 수년 동안 나름대로 한약이나 건강식품을 꾸준히 복용시켰었다. 하지만 일시적으로는 좋아지는 듯 했으나 완전하게 치유되지 않았고 늘 부족한 느낌이었다. ‘근본적인 치유’ 에 대한 아쉬움이 많이 있었다. 그때 이웃분이 심천사혈요법 책을 한번 읽어보라고 했다.

바로 이것이라는 감탄이 저절로 들게 하는 내용이었다. 너무나 상식적이고도 매력적인 내용이 거기에 실려있었다.

현대의학에 의존하지 않고 나와 내 가족의 건강을 지킬 수 있는 방법이 거기에 있었다. '어혈을 빼내어 병의 근본 원인을 제거한다.' 정말 단순하면서 놀라운 내용이었다. 그래서 사람들은 심천사혈요법을 기적이라고도 하고 상식이라고도 하나 보다. 다만 나는 '희망' 이라고 이름하고 싶을 따름이다. 3개월 수강하는 동안 삶의 희망을 보았기 때문이다. 처음 사혈을 시작할 땐 한두 달 배워서 내 힘으로 남편을 고쳐보겠다는, 다소 당돌하고 안이한 생각이었다. 하지만 한번하고 두번을 하면서 그저 놀라울 따름이었고 결코 생각처럼 쉽지만은 않은 공부라는 것을 알게 되었다. 그 깨달음이 남편이나 친정어머니의 경우 마찬가지였는데 친정어머니 이야기를 먼저 하겠다.

친정어머니는 수년동안 두통과 가슴통증을 호소했는데, 병원에 가도 별다른 방법이 없어 '뇌신' 이라고 불리는 진통제를 복용하며 생활하셨다. 평생동안 고생만 하신분이기에 두통이라도 해결해드려야겠다는 마음으로 배움원에 의뢰하게 되었는데 천만 뜻밖에도 치매기가 있다는 것이었다. 중풍도 염려가 되어서 먼저 응급으로 6-1-9번 혈과 5번 협심증혈을 넓게 잡아 사혈하였더니 '뇌신' 이 없이도 참을 만하셨고 가슴 아픈 증세도 많이 호전되었다.

칠순이 다된 연세라서 피 부족이 걱정되어 조혈식품을 꼭 드시게 하면서 2-3-6번을 꾸준히 사혈하였다. 2-3번에서는 어혈의 양이 아주 적었으나 6번 혈은 사혈이 순조로워

피 부족 현상이 염려되었다. 그래서 사혈 양을 조절해 가면서 급한 마음이지만 여유를 가지기로 했다.

사혈을 시작한지 두 달 정도 되어 1번과 6번 혈을 한 차례 더 사혈했는데 1번 혈에서는 처음에 찌들어 나오지 않던 어혈이 아주 검붉게 나와, 어머니 보기에도 쓸 수 없는 피라는 것을 아시고 진저리를 칠 정도였습니다.

첫 번째 사혈 후 두통이 많이 좋아지셨다고 했다. 그리고 이보다 앞서 9-31번 혈을 사혈했는데, 아주 놀라운 일이 생겼다. 31번 중풍혈을 사혈침으로 찌르는 순간 어머니께선 비명을 연신 부르짖으며 거의 기절하실 듯이 아파하셨다. 칼로 도려내듯이 아프다는 것이었다. 그런데 세상에 피라고는 나올 것 같지 않은 발바닥에서 금세 1/3 컵이 순식간에 차오르는 것이었다. 부항컵을 떼는 순간 마치 간 덩어리를 툭 잘라 놓은 듯한 시커먼 어혈덩어리가 툭 떨어지는 것이었다. 그리고 한 달 후 다시 한 번 더 사혈을 했는데 놀랍게도 처음과는 달리 사혈침을 찌르는 순간 통증도 거의 없으며 어혈도 선홍색으로 나오는 것이었다. 이제 우리 어머니 중풍 걱정, 치매 걱정 한시름 놓았구나. 그렇지 않아도 환갑에 홀로되시어 적적한 노년인데 그나마 건강하게 노년을 보낼 수 있겠구나 하는 생각이 되어 얼마나 흐뭇하던지, 처음에는 어혈을 보시고 비위가 상한다며 시골로 도망갈 궁리만 하시더니 지금은 자꾸 빼달라고 성화이시다. 이제 평생을 사혈과 친구 하실 듯하다.

다음은 처음으로 돌아가 남편 이야기다.

남편은 장점이 참 많은 사람인데 건강에 있어서는 거의 내가 포기할 정도이다. 키가 크고 바짝 마른데다가 과중한 업무량과 스트레스를 많이 받는 직업이어서 십이지장궤양 천공으로 수술까지 했다. 평상시엔 추위도 많이 타서, 11월만 되면 내의를 입을 정도이고 등에는 뾰루지 범벅에다 살갗이 아주 얇아서 한번만 긁어도 손톱자국에 벌겋게 피가 맺힐 정도였다. 가려움증 또한 심해서 TV를 보다가도 나를 부르며 영락없이 등 긁어달라는 소리를 한다.

뾰루지 범벅인 등을 하루에도 수차례 긁어준다고 생각해보라. 물론 본인의 고통은 말할 필요도 없을 것이다.

그리고 늘 일만해서 삶에 의욕이 없어 보이고 무기력해 보이기조차 했다. 그러니 그런 남편을 바라보고 사는 저로서는 안타까우면서도 화가 날 지경이었다. 그런데 사혈을 하고 난 후 사람이 나날이 달라지고 있다. 사혈을 시작한지 두 달째인데 놀라운 변화를 보이고 있다. 제일 먼저 신간혈을 응급으로 사혈했는데 요산이 섞인 어혈이 펑펑 나오는 것이었다. 부항컵 자국이 붉다 못해서 자주 빛이 돌 정도였다. 평상시에 몸에서 나던 할아버지 비슷한 냄새, 유난히 얇은 살갗, 간지럼을 심하게 타는 것 등에 앞 다투어 나던 뾰루지, 비듬, 이 모든 것이 요산의 양이 많은 결과였다. 그래서 2-3-6번 순서로 사혈을 계속하면서 배움원장님의 말씀대로 매일 씻으며 바르고 요산해독제를 만들어 섭취해가며 냄새도 훨씬 줄어든 것 같고 등에 나던 그렇게 많던 뾰루지 흔적들이 서서히 사라지면서 피부도 매끈해지기 시작하였다. 더욱 놀라운 경험은 2-3-30번 혈을 사혈한 후 불과 일주일 만에 식욕증진은 물론이고 그렇게 신경 써서 먹어도 늘지 않던 체중이 무려 2kg이나 늘었다.

너무 좋아서 옷을 입고 재어보고 벗고도 재어보고 거듭거듭 확인해보았다. 아마 올해엔 남편의 까슬까슬한

등을 더 이상 긁지 않아도 될 것 같다.

이렇게 예상 밖으로 몸이 좋아지자 처음에 반신반의하던 남편도 적극성을 보이기 시작했다. 그동안 자신의 건강에 신경을 전혀 쓰지 않던 사람이 사혈하는 날은 어떻게 해서라도 시간을 비워두고 결혼 7년이 다 되도록 어쩌다가 여가가 있어도 단 한권의 책도 읽지 않더니 이제는 시간을 내서 책을 읽는 것이 아닌가. 심천사혈 책도 노래를 해도 읽지 않더니 불과 3일 만에 1, 2권을 다 읽는 열의를 보였다. 표정도 많이 밝아지고 여유도 좀 생긴 것 같다. 마치 오랜 가뭄에 비비꼬였던 벼 포기가 단비를 맞은 것과 같다고 해야 할까요. '마음은 육신을 다스리고 육신은 마음을 다스린다.' 라는 심천 선생님의 말씀이 그렇게 절실하게 마음에 와 닿았다.

나의 어머니나 남편이나 아직 갈 길은 멀지만 요즘 나는 참 좋습니다. 희망이 있기 때문이다. 그 희망이 있어 통장의 잔고가 바닥을 쳐도 행복해서 웃음이 난다. 이만하면 서두에서 이야기 한 것처럼 '희망' 이라 이름 하는데 이의가 있을 수 없겠지. 나는 요즘 사혈 전도사가 다 되었다. 주위에서 뭐라고 하든 적어도 이렇게 좋고도 완벽한 치유 방법이 있다는 것만이라도 알게 해주어야 한다는 어떤 사명감 같은 것이다. 또한 남편도 마찬가지이다. 책 선물하려면 이왕이면 심천사혈요법을 선물하라고 할 정도이다.

나는 오늘도 머리부터 발끝까지 문제투성이인 제 몸을 치유하기 위해서 더 나아가서는 심천사혈요법을 알리기 위해 사랑 많은 사혈 전도사가 되고자 심천사혈요법 부항기 가방을 자랑스럽게 들고 다닌다.

젊은이의 고정관념과 사혈 체험에 대해서

성명 : 김장훈(가명)

심천사혈을 접하면서

본인은 27살이며 대학교에 재학 중입니다. 이렇게 글을 쓰게 된 이유는, 저처럼 심천사혈요법에 대한 강한 부정을 가지고 계신 젊은 분들이 많을 것으로 예상합니다.

저도 그들 중 한명이었다는 사실을 먼저 밝혀둡니다.

술을 좋아하며 담배 또한 많이 피웠다. 맨 처음 어머님의 권유를 받았지만 너무 황당했고 어머님의 말씀을 믿을 수가 없었다.

그런 본인이 사혈을 공부하게 된 계기를 말씀드리면, 저의 병력증상은 만성피로, 소화불량, 위염, 피곤하면 편도선이 심하게 붓고, 코가 잘 막히며, 비염 증세가 있고, 다리에 쥐가 잘 나고, 코고는 소리가 심하며, 간도 나쁘며, 밥 먹으면 항상 배에 가스가 차고 답답했으며, 땀을 많이 흘려 옷에서 땀 냄새가 많이 났으며 한마디로 걸어 다니는 종합병원이라고 생각하면 되겠다. 특히 좋아하는 시원한 맥주를 마신 다음날은 배탈이 나 고생을 하게 된다.

심천사혈요법의 시작

처음의 시작은 2001년 7월 1일부터, 8월 20일 까지 어머님의 손에 이끌리다시피 함께 교육을 받기 위해 배움원을 다니게 되었다. 방학기간이라서 한 달 보름 정도 체력이 좋다면서 주 2회씩 2-3번 혈을 중점적으로 사혈을 했다. 사침 시 다소 아프긴 했어도 어혈이 반 컵 정도로 잘 나와 주었으며 소화도 전보다 잘 되고 한 달쯤 지난 후 뱃살도 좀 빠졌으며, 소화기능이 정상으로 되었다. 코도 잘 막혔는데 코 옆 양쪽에 47번 축농증혈을 사혈한 후 아주 시원해졌다.

사람들은 이 기분을 이해할까! 공기를 시원하게 마시니까 너무 행복했다. 신기한 것은 시원한 맥주를 마시고도 다음날 아무 이상이 없어 졌다는 이 놀라운 사실을 그 누가 믿으려 할까! 학교에 가서 나름대로 심천사혈에 대해, 동료 급우에게도, 교수님께도 많은 홍보를 했다.

그로부터 1년 후 2002년 6월 15일부터 다시 심천사혈요법 수업을 시작했다. 이번엔 제가 나서서 어머님을 졸라 등록했다. 배움원장님의 지도 아래 여러분들이 모여 2인이 한 조가 되어 이론 및 실습을 했다.

사혈을 하면서 나 자신의 변화된 모습을 볼 때마다 너무 기뻤으며 하루하루가 즐거웠다. 기본혈인 2-3-6번을 꾸준히 하며 응급사혈로는, 44번 앞쥐통혈과 얼굴의 축농증혈에 사혈함으로써 다리에 나던 쥐가 사라지고, 소화장애가 사라지고, 과식도 줄어들게 되었으며, 피로 회복도 정상적이고 위염도 사라졌답니다. 코 막힘도 숨쉬는데 좋아졌고 신경통 무릎 결리던 관절염 비슷한 증세 등이 많이 좋아졌다. 하나씩 열거하자면 끝도 없을 것 같다. 특히 어머님 말씀이 빨래하려면 옷에서 나던 땀 냄새가 없어졌다고 했다.

한 가지 더 이야기하자면 월드컵 시작 전 붉은 악마 유니폼을 제일 큰 사이즈로 누님한테 부탁해서 마련했는데 입어보니 속옷을 입은 듯 몸에 꼭 끼어 월드컵 기간 중 못 입었는데 월드컵이 끝나고 보름 후 쯤 입어보니 옆구리가 꽉 조이던 옷이 여유가 생긴 것이었다.

옆구리의 군살이 없어진 것이었다. 정말 신기한 일이 아닐 수 없었다.

수강 도중 한번은 심한 몸살로 편도선이 부어오르고 목이 너무 아파 수업을 빠지려다가 겨우 몸을 가누어 참석하니 배움원장님이 오늘은 준 응급상황으로 이해를 하시고 나의 파트너에게 지도하여 4번 감기혈, 18번 침샘혈, 9번 간질병혈, 8번 신간혈을 사혈하게 되었다.

그런데 사혈이 끝나자 곧바로 모든게 해결된 듯 너무나 신기했다. 간밤에 아파서 잠도 제대로 못 잤는데 오늘은 편히 잘 수 있을 것 같았다. 정말 그날 밤 편하게 잘 잤다. 자고 나니 몸이 상쾌해졌다. 사혈 중 물론 조혈식품을 신경 써서 먹었다. 하지만 사혈하는 동안에 졸리는 증상은 어쩔수가 없었다. 이유를 물어봤더니 신장 기능의 저하로 조혈기능이 떨어지면 어쩔 수 없다고 답하셨다. 체격이 크고 좋다고 조혈기능까지 좋은 건 아니라고 하셨다. 참고로 나의 체중은 95kg에서 90kg으로 조금 줄었다. 앞으로 더 줄일 예정이다. 다른 분들에게는 도움이 되었으면 하는 바람으로 자신감을 가지고 이렇게 펜을 들었다.

젊은이 여러분들 고정관념을 버리시라고 누구에게나 권

유 하고 싶다.

자신의 건강은 자신이 챙겨야 한다. 남이 챙겨주는 것이 아니다. 새로운 삶을 느껴보길 바란다. 2-3-6-8번 혈만 사혈하고도, 웬만한 잔병은 치유가 된다.

자세한 이론은 심천사혈요법 책 1, 2권에 잘 나와 있다.

끝으로 심천 선생님께 진심으로 감사함을 표한다.

해외 심천사혈 체험사례

성명 : 이강훈(가명)
나이 및 성별 : 50대 후반 (남)

심천사혈요법을 알게 된 동기

2000년 6월 4일 고향방문을 마치고 캐나다로 돌아갈 때 마침 아버님 책상위에 있던 “심천사혈요법” 책을 보기 전에는 그런 일이 없었는데, 웬일인지 가져가고 싶어서 아버님께 여쭈어 보니까 “가져가고 싶으면 가져가라” 고 하셔서 무슨 책인지도 모르고 캐나다로 가지고 왔다.

캐나다로 가지고 와서도 계속 방치해 두었다가, 여름에 할일도 없고 해서, 이 책 저 책을 보다가 8월 25일경 우연히 이 책을 읽기 시작하였다.

읽으면서 무언가 새로운 것을 느끼면서 내가 건강에 대하여 얼마나 무지했던가를 깨닫는 계기가 되었으며, 혹시 내가 잘못 빠져드는 것이 아닌가 하고 주위 사람들에게 책을 보여주니 읽는 사람마다 공감하는 것이다.
이때부터 바로 2번과 3번을 나 스스로 사혈하기 시작했다.

그리고 그해 9월 고국방문 시 서울에 ○○○배움원장님을 찾아뵙고 사혈법도 간단히 지도를 받았다.

사혈하기 전 건강상태

50대 후반으로 접어들면서 20세인 1964년에 다친 허리도 점점 심해갔으나 운명으로 생각하고 살고 있었다.

시력도 서서히 나빠지기 시작하여 3년 전부터 돋보기를 쓰기 시작했다.

어머니 쪽인 외가 쪽이 고혈압이고, 어머님도 1995년 중풍을 맞으셔서 항상 고혈압에 대한 우려가 있었으며, 목 뒷부분이 뻣뻣하며 혈압도 약간 높았었다.

발에 쥐가 자주 나고, 팔이 저리고, 등에 담이 결리는 일이 자주 일어났다.

머리에는 비듬이 많아 하루만 머리를 감지 않아도 가려워서 견딜 수가 없었으며, 피부도 닭살처럼 거친 데다, 건조하여 마른 피부 각질이 떨어지곤 하였다.

그러나 이러한 증상은 심각한 증상은 아니므로, 나는 건강에 대하여 거의 무관심하게 살고 있었다.

사혈일지

1) 당장 허리가 너무 아파, 응급사혈로 허리 아픈 부분만 2001년 5월 21일부터 주 2회 정도 한 번씩 하였다.

2) 심천사혈요법 책을 읽으면서 2001년 9월부터, 2-3-6, 2-3-8번을 주 2회씩 하다가 12월 말부터 피 부족 현상을 느껴서 중단하였다.

3) 2002년 1, 2월을 쉬고 3월부터 6월까지 다시 사혈을 시작하여 강행군을 하였더니, 골프를 칠 때 숨이 가쁜 증상이 있고, 이명현상도 있어 7월부터 10월까지 4개월간 쉬었다.

4) 2002년 11월부터 ~ 2003년 1월까지 사혈하고 다시 2월부터 4월까지, 3개월 쉬고 5월부터 다시 시작하였다.

사혈 후 몸의 변화

1) 조금 힘든 일을 하면 허리가 아파서 며칠을 누워 있어야 했었으며, 거의 40여 년간을 고생해 오던 허리통증이 거의 사라졌으며, 이제는 가끔 약간의 통증이 있다고 하더라도 나을 수 있다는 확신이 있어서 걱정을 안 하고 있다.

2) 감히 엄두도 못 내던 막 노동일을 할 수가 있어서, 이번에 고국에 갔을 때 많은 농사일을 도왔으며, 이곳 캐나다에서도 밭을 가꾸어 야채를 심고 있다.

3) 좋아하는 골프를 할 때도 허리가 아파서 돌리지를 못하고 엉거주춤 하던 것을 이제는 자유자재로 스윙을 구사하여 실력도 많이 향상되고 있다.

4) 사무실에서나 운전할 때 빈병 등으로 허리를 받쳐주지 않으면 통증 때문에 견딜 수가 없었고, 잠잘 때도 허리를 받쳐주지 않으면 잠을 이루지 못했었는데 사혈한지 1년 후부터 이 받침목이 없어도 통증이 없어졌다.

5) 3년 전부터 돋보기 안경을 끼기 시작하였는데, 사혈을 한지 1년째 되면서 시력이 좋아져서, 이제 안경이 필요 없게 되었으며, 팔에 쥐가 나고, 팔이 저리고, 등에 담이 결리고, 목 뒷부분이 뻣뻣하게 당기는 증세도 사라졌으며, 이제는 중풍에 대한 공포도 없어졌다.

6) 피부가 고와져서 몸에서 비늘처럼 떨어지던 것도 없어지고, 얼굴에 로션을 바르지 않으면 터서 갈라지던 현상도 없어져 로션을 바르지 않아도 피부가 항상 부드럽게 되어 있으며, 그 많던 머리의 비듬도 없어졌다.

7) 피부뿐 아니라, 오장육부도 좋아져서 전에는 가끔 먹던 소화제도 언제 먹어 보았는지 기억이 없으며, 전에는

술만 먹으면 다음 날 고생을 하였었는데, 이제는 전보다 두 배 정도의 술을 먹어도 다음 날 아침에 말끔하니 기분이 좋다.

앞으로의 사혈 목표

거의 2년 간을 사혈을 하였는데도 아직 2, 3번이 시원치 않다.

요즈음 2, 3번을 집중 공략을 하고 있는데 좀 진전이 있으며, 곧 터질 것으로 기대하고 있다. 2, 3번이 해결되면, 다음은 6번 고혈압혈, 10번 알통혈을 공략하여 발뒤꿈치 갈라진 것을 다스리며 아울러 26번, 27번 무좀을 다스려서 무좀을 퇴치하고자 한다.

물론 응급사혈로 할 수 있지만 서두르지 않고 기본 혈을 다스린 연후에 할 것이다. 마지막으로 시원한 대머리를 위한 두통혈 및 대머리 보조혈을 다스려 더 이상 대머리 이강훈이가 아니라는 것을 보여줄 것이다.

전파의 보람

1990년 캐나다로 이민 온 후 별재주가 없어서 시작한 재정 상담가란 직업이 행운을 만나서 뜨게 되면서 캐나다 한인 최초의 재정 상담가로 활동하게 되었고 맨주먹으로 와서 생활의 기반을 잡았다.

우연찮게 심천사혈요법을 캐나다에서 처음으로 알게 되어 역시 최초의 건강 전도사로서 전파에 임하고 있다.

처음에는 생업에 지장을 받을까? 우려하여 망설이기도 했었는데 소개를 받았던 사람들이 좋아하고 감사해하는 것을 보고 돈 벌게 해주는 재정상담도 중요하지만 건강을 찾게 해주는 건강상담도 중요하다고 생각하여 열심히 전파하기로 하였다.

어떤 사람은 나보고 생명의 은인이라고 한다.

어떤 사람은 나보고 은인을 만났다고 좋아한다.

감사하다고 말하는 사람이 한 둘이 아니다.

그러나 난 아무것도 한 일이 없다.

이곳에서 주간으로 발행되는 코리아 뉴스라는 신문에 2002년 3월 28일부터 이제까지 60여회째 심천사혈요법을 연재하고 있어서 고정칼럼으로 자리를 잡았다.

심천사혈 동호인회를 결성하여 골프 티칭 프로인 ○○○씨를 회장으로 추대하여 2002년 2월부터 격월간으로 모임을 갖고 있다. 이제는 캐나다에 사혈을 하는 사람이 200명이 넘어 섰으며 관심을 갖는 사람이 날로 늘어나고 있다.

이왕에 시작한 일 내친김에 확실하게 해보고 싶다.

본가에서 지도자 교육도 받았고, 배움원장 타이틀도 받았으니 값을 해야 할 것 아닌가.

이제까지처럼 신문에도 연재를 계속하고, 동호인 모임도 계속 하면서 교회나 기타 모임, 단체 단위로 단편적인 강의도 할 것이다.

2003년 6월부터는 우선 이곳 토론토에서 Class를 열어서 초급(3급) 과정을 시작했다. 우선 이미 사혈을 시작한 사람들을 기준으로 수업료 없이 시작하면 차츰 퍼지리라고 기대가 된다.

이곳에서는 직업이 있어 유료로는 곤란하다는 생각에서

무료로 시작하되, 철저하게 룰을 만들어 집중교육을 시킬 예정이다. 한편으로는 미국 뉴욕에서 교육을 열어 보고자 한다. 그곳은 내가 이곳으로 오기 전에 약 4년 반 동안 살았었고 동생이 둘이 있으며, 친구들이 있어서 생소하지는 않다. 뉴욕의 경우 한국 동포수도 이곳의 몇 배가 되며 의료보험 제도도 캐나다처럼 잘 되어 있지 않아서 수요가 몇 배가 많다고 생각한다. 아울러 기회를 만들어 심천사혈요법사 자격증도 중급(2급)에서 고급(1급)까지 받도록 노력할 것이며, 시간이 된다면 강사(정회원) 교육까지도 받고 싶다.

이 바람은 나 자신을 넘어 우리 이웃을 건강하게 하고 온 인류를 건강하게 하자는 심천 선생님의 뜻도 될 것이다.

※ 참 고 말 씀

사혈체험 과정 중 처음 배우시는 분들을 위해서 몇 가지 당부 말씀을 드립니다.

1) 당장 통증이 심하다 보니 응급사혈 위주로 하신 점.

2) 사혈은 열심히 하심에 비해 조혈제 섭취는 열심히 못하신 것이 아쉽습니다.

조혈성분은 대표적인 염분(죽염), 철분(포도엑기스), 칼슘(멸치) 등을 꾸준히 드셔야하며, 또 체력에 따라 체력을 보강할 수 있는 음식(고기-소고기 제외, 생선 등)을 적당히 드시는 것이 도움이 됩니다.

사혈 중 반드시 3개월하고 꼭 쉬어야 되는 것은 아닙니다.

정말 사혈을 잘 이해한 사람은 욕심 부리지 않고, 조혈기능에 맞게 적당히 조혈제 섭취하고, 기본 혈(2, 3번부터)을 체계적으로 관리해 일 년 내내 피 부족 현상을 겪지 않고 사혈 할 수 있다면 완벽한 사혈법이라 하겠습니다.

3) 사혈 후 일시적으로 신장과 간 기능이 회복되면 술을 즐겨 마시던 분들은 갑자기 술이 당기게 되고, 술을 먹어도 취하지 않는 경험을 누구나 할 수 있고, 정력이 떨어진 분들도 정력이 회복되었다고 해서, 아직 완전 회복되지 않은 상태에서 과음하고, 과하게 기력을 소모하지 않도록 주의해야 합니다.

4) 기본사혈에서 가장 안전한 방법은 2번과 3번 혈에서 반 컵 이상이 나오고, 어혈과 생혈의 비율이 반반이 나올 정도가 되면, 2-3-6번을 사혈하고 6번 혈에서 반 컵 이상 나오고, 어혈과 생혈의 비율이 반반 이상 나올 때, 2-3-8번 순서로 사혈

하고 2-3-6-8번에서 어혈이 어느 정도 나오고 난 후에 문제의 혈자리를 사혈하는 것이 조혈기능 및 안전 사혈법입니다.

거의 2년간 사혈했는데 2-3번이 시원하지 않다는 것은 기본 사혈이 잘 안 되어 있다는 증거이며, 지금 나타난 호전반응은 언제든 다시 재발할 수 있음을 명심하고, 처음부터 새로 시작한다는 각오로 차분하고도 꾸준히 사혈하시면 다시는 재발하지 않는 완전치유와 영원한 건강을 가질 수 있습니다.

심천사혈요법

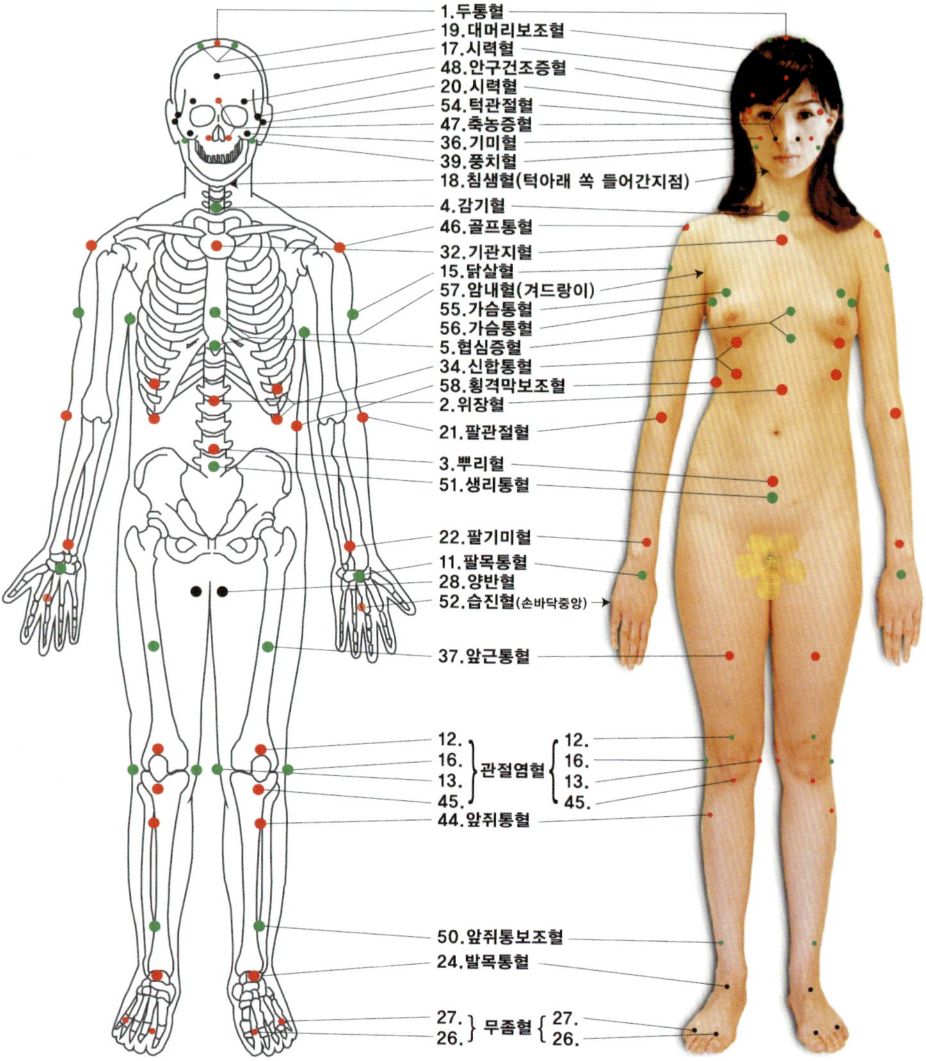

위의 사진은 합성사진 입니다.

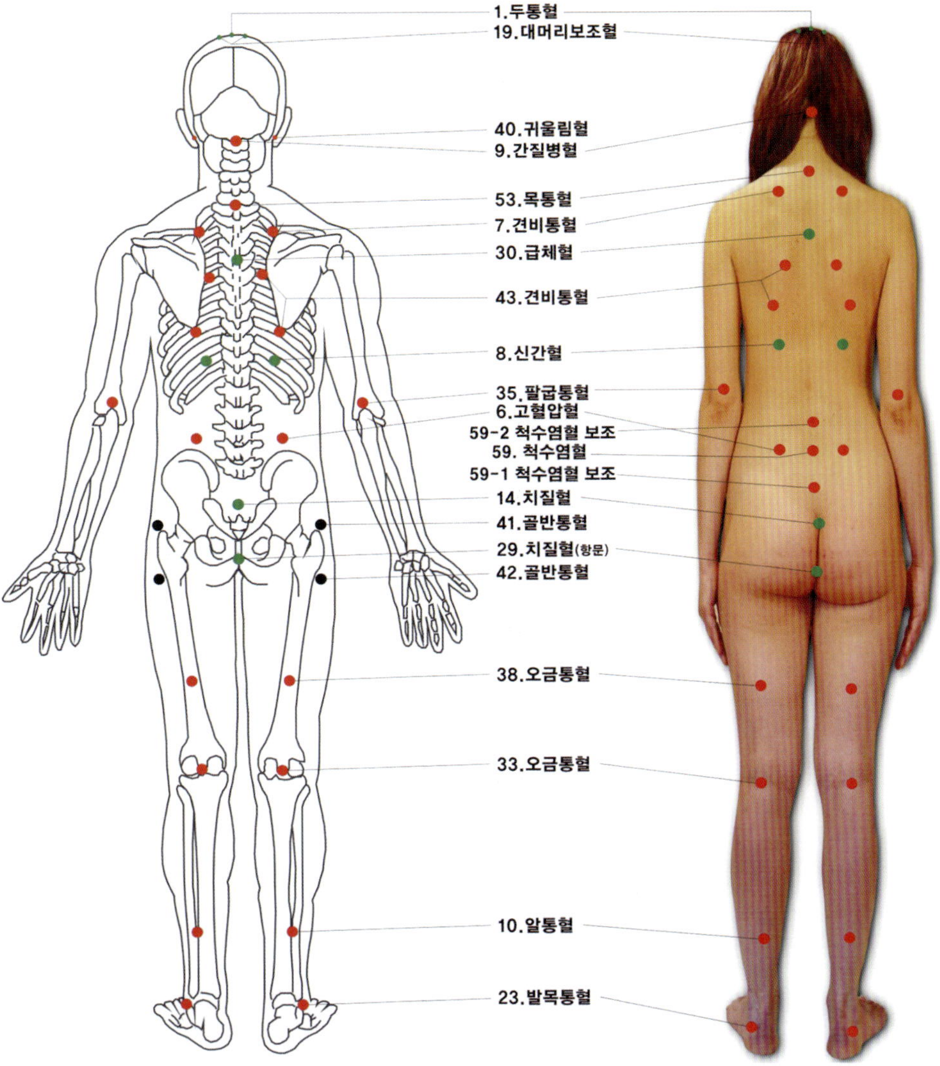

위의 사진은 합성사진 입니다.

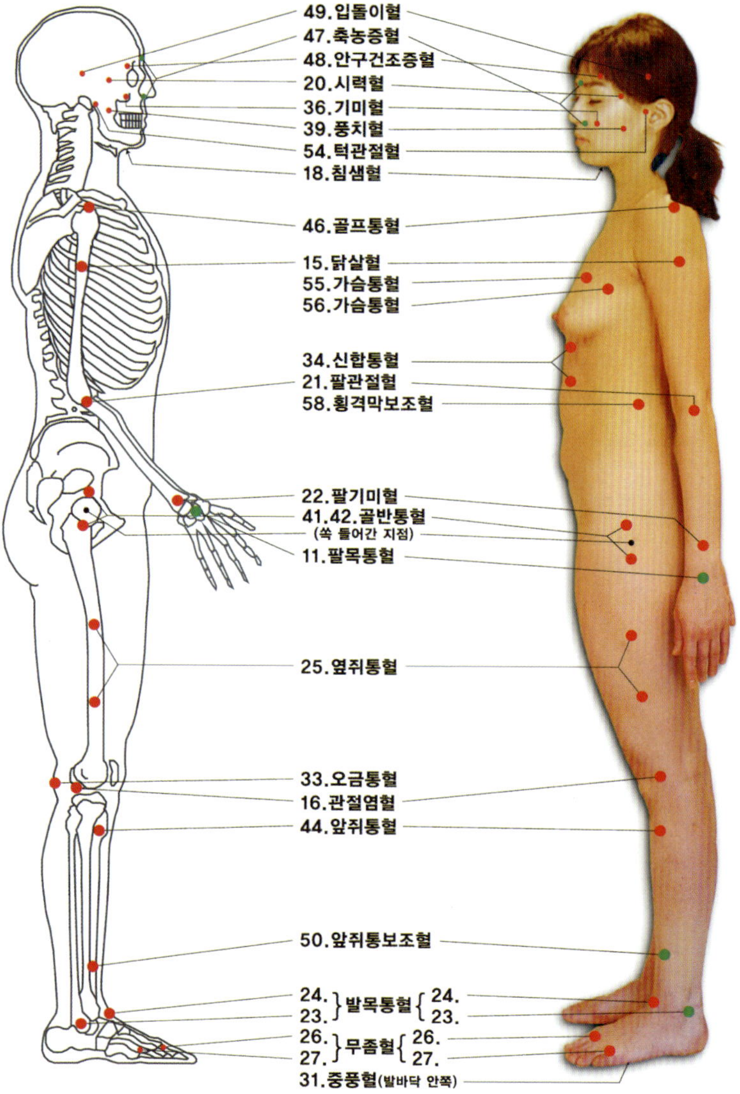

위의 사진은 합성사진 입니다.

아래 사진은 사혈점 위치를 쉽게 찾을 수 있도록 한 것 입니다.

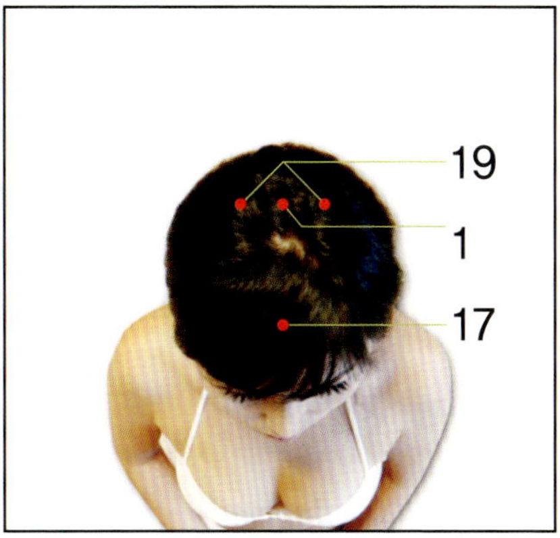

1. 두통혈 17. 시력혈 19. 대머리 보조혈

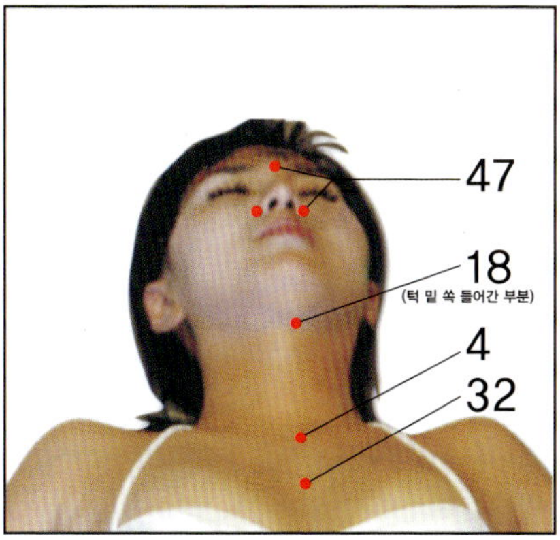

4. 감기혈 18. 침샘혈 32. 기관지혈 47. 축농증혈

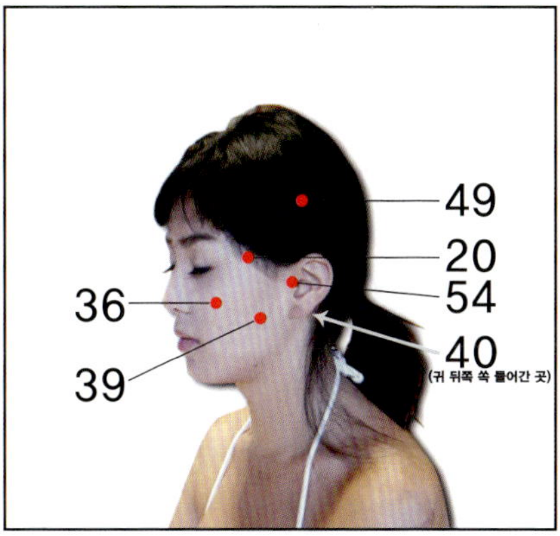

20. 시력혈 36. 기미혈 39. 풍치혈
40. 귀울림혈 49. 입돌이혈 54. 턱관절혈

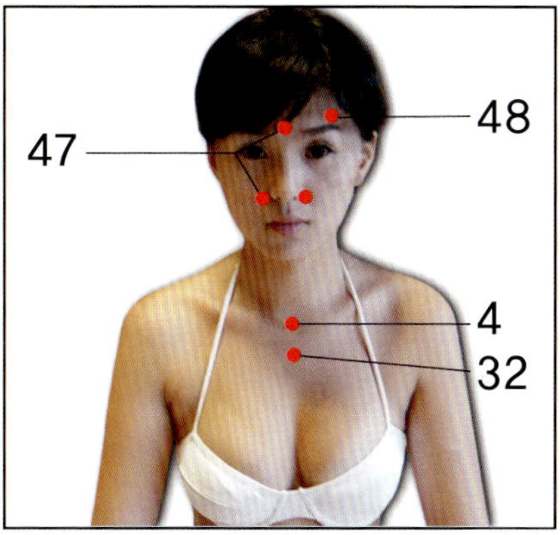

4. 감기혈 32. 기관지혈
47. 축농증혈 48. 안구건조증혈

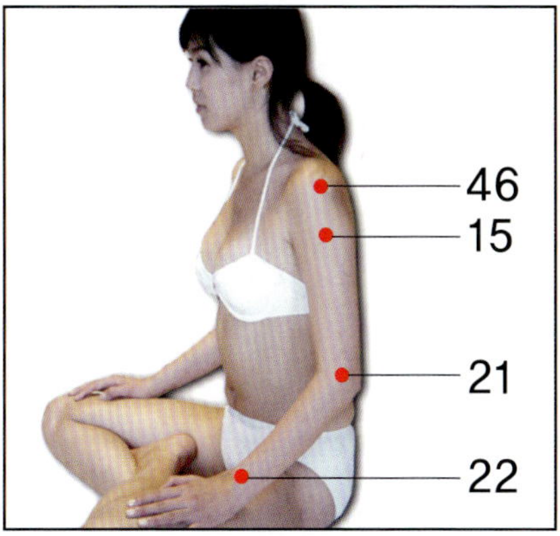

15. 닭살혈 21. 팔관절혈 22. 팔기미혈
46. 골프통혈

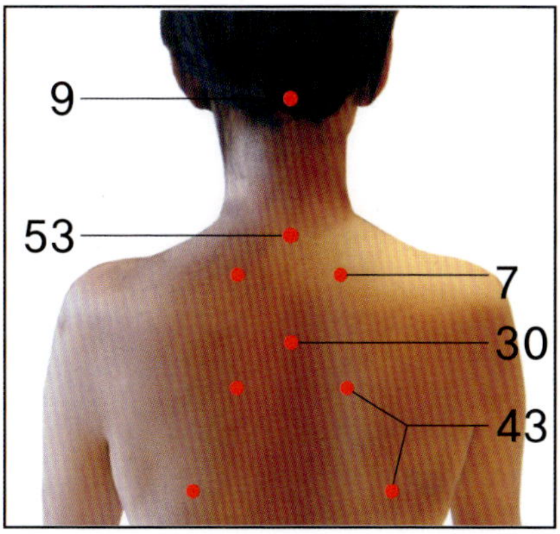

7. 견비통혈 9. 간질병혈 30. 급체혈
43. 견비통혈 53. 목통혈

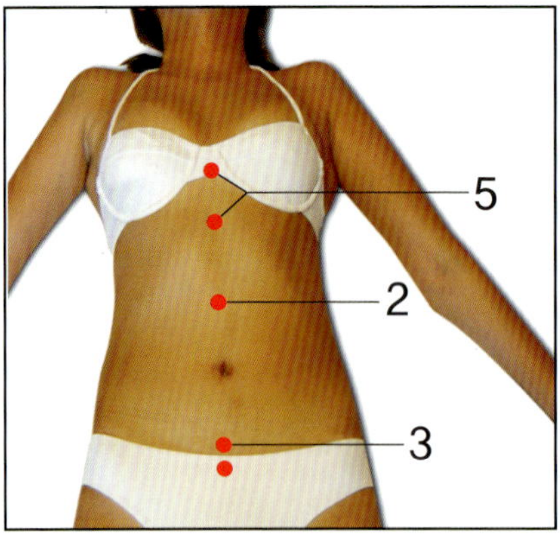

2. 위장혈　　3. 뿌리혈　　5. 협심증혈

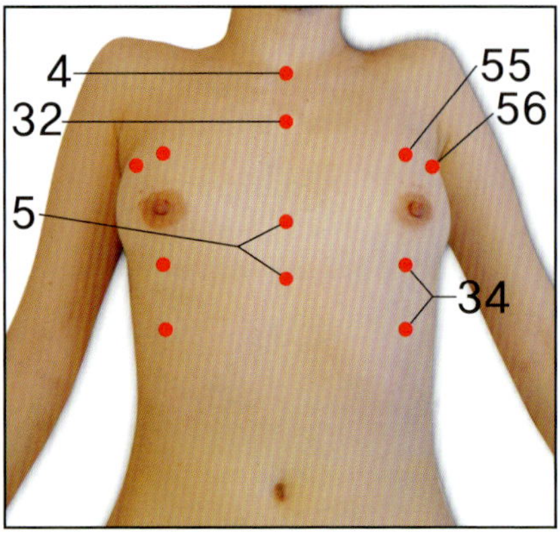

4. 감기혈　　32. 기관지혈　　5. 협심증혈
34. 신합통혈　　55. 56. 가슴통혈

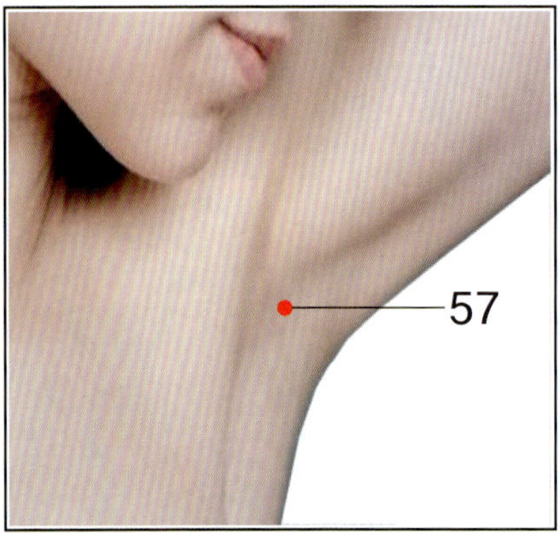

57. 암내혈

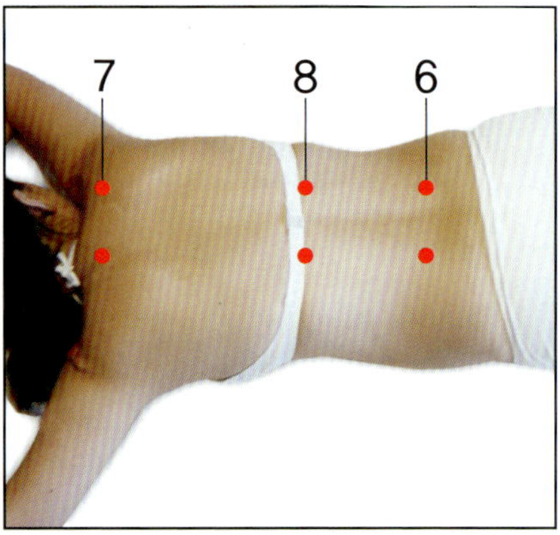

7. 견비통혈　　8. 신간혈　　6. 고혈압혈

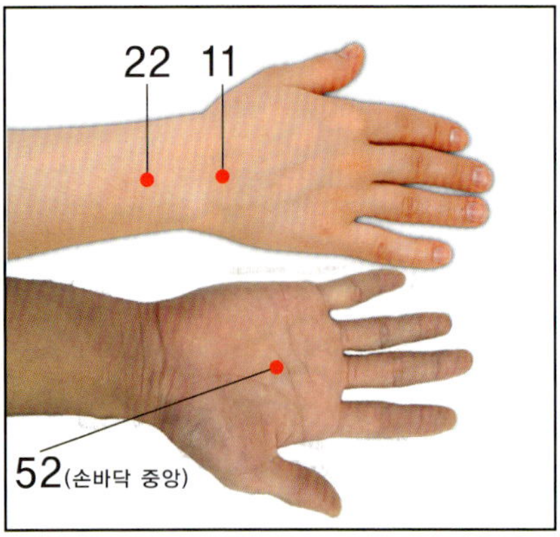

11. 팔목통혈　　22. 팔기미혈　　52. 습진혈(손바닥 중앙)

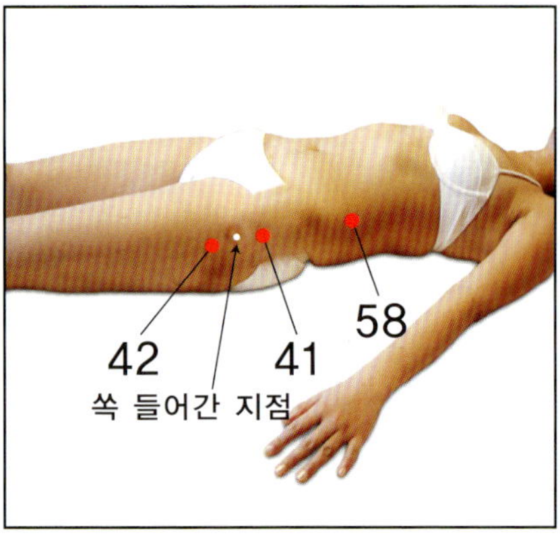

41. 42. 골반통혈　　58. 횡격막보조혈

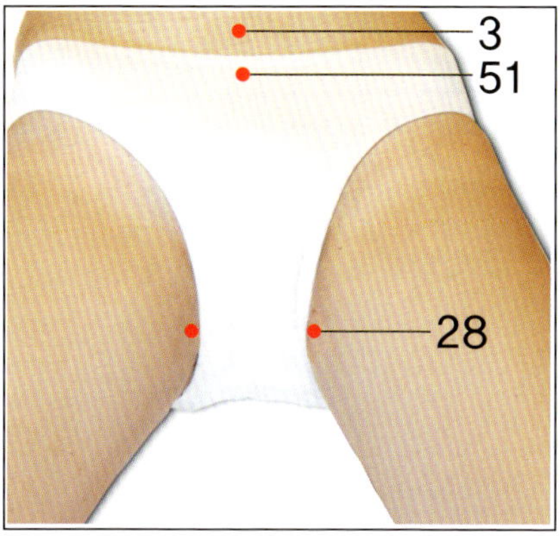

3. 뿌리혈 28. 양반혈 51. 생리통혈

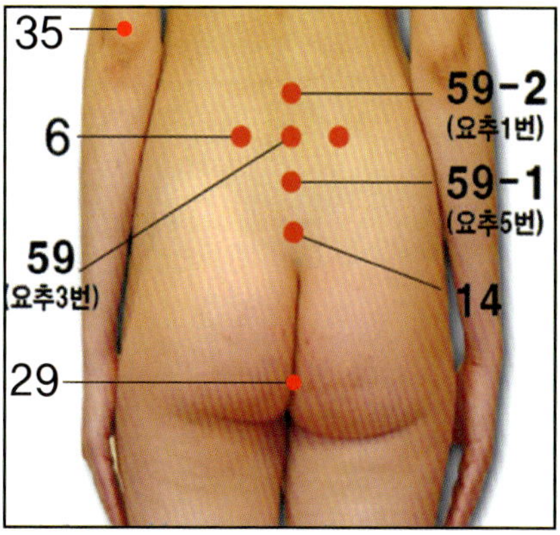

6. 고혈압혈 14. 치질혈 29. 치질혈(항문) 35. 팔굽통혈
59. 척수염혈 59-1. 척수염혈 59-2. 척수염혈

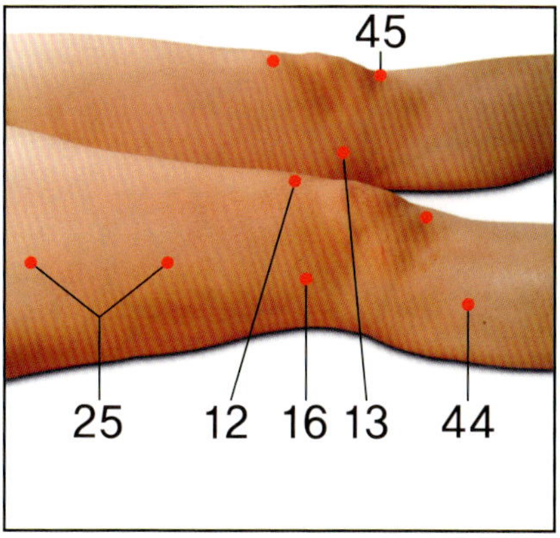

25. 옆쥐통혈 12. 13. 16. 45. 관절염혈
44. 앞쥐통혈

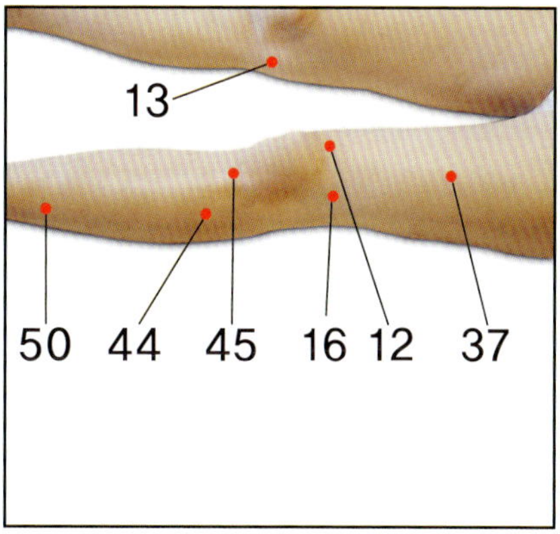

37. 앞근통혈 44. 앞쥐통혈 50. 앞쥐통보조혈
12. 13. 16. 45. 관절염혈

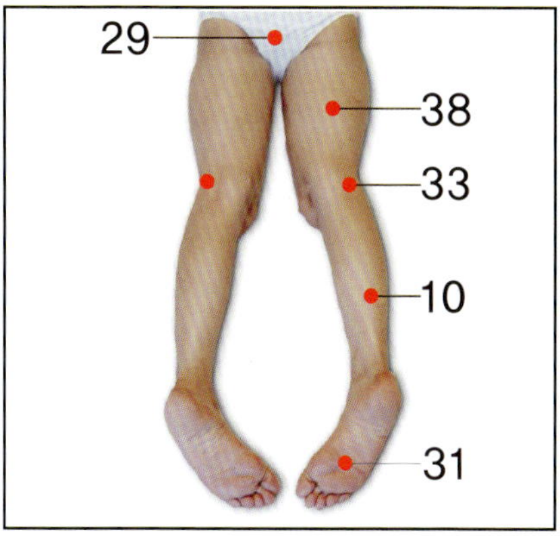

10. 알통혈 29. 치질혈(항문) 31. 중풍혈
33. 38. 오금통혈

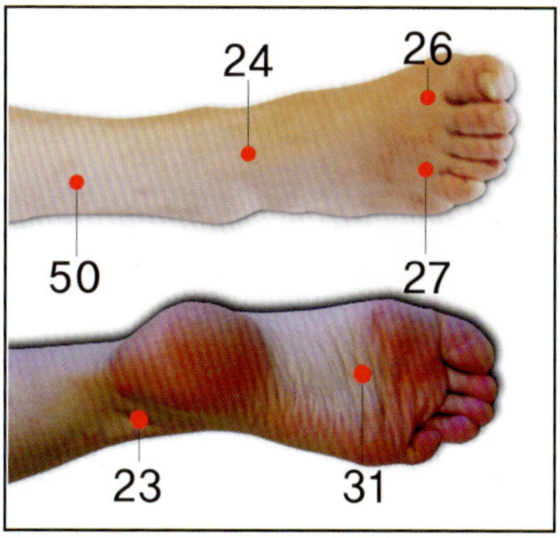

23. 발목통혈 24. 발목통혈 26. 27. 무좀혈
31. 중풍혈 50. 앞쥐통보조혈

사혈요법 주의사항

▶▶ 사혈을 시작할 때는 먼저 사혈 부위에 맞는 사혈캡의 크기를 정한 다음, 사혈점에 압을 살짝 걸었다 떼어, 캡자국이 나면 원안의 위치에 골고루 15~20회 정도 사침한 후 사혈캡을 대고 압축기로 압을 건다.

※ 만병의 주범은 어혈이다.

질병이 온 다음 치유를 하는 것은 소 잃고 외양간 고치는 격입니다. 만병의 발병 원인이 어혈이 혈관을 막아 피가 돌지 못하여 발병을 한다면 심천사혈요법은 모세혈관 속에 어혈을 뽑아주어 피를 잘 돌게 하여 인체 스스로 복원 치유를 할 수 있도록 여건을 갖추어 주는 의술입니다.
자신의 모세혈관 속 어혈 청소는 자신의 노력으로 뽑아내 청소를 해야 합니다. 만약 온 국민이 2-3-6-8-1번 혈만 책의 사혈 순서대로 주의점을 지키며 예방 사혈을 해 준다면 고혈압, 중풍, 암, 당뇨, 신부전증, 백혈병, 치매, 각종 피부병, 각종 위장병 등은 예방할 수 있을 것입니다.
자신의 몸 속 어혈은 자신이 없앤다는 마음으로 사혈을 하여 건강한 사회가 되는데 심천사혈요법이 많은 도움이 되었으면 하는 바람입니다.

※ 주의사항

▶ 눈에 보이는 혈관은 피해서 시술할 것.

▶ 동맥과 정맥에 흐르는 피는 생혈이고, 여기서 빼내야 한다는 어혈은 모세혈관에 쌓여 움직이지 않는 피를 말한다.

▶ 사혈캡을 댄 후 압축기로 압을 걸어 당기는데, 통증을 참을 수 있을 만큼 압을 강하게 당긴다.

▶ 압을 걸어놓고 피의 수위가 계속 올라와 반 캡 정도 고이면 닦고, 같은 방법으로 5회 정도 반복한다.

▶ 압을 걸어 놓고 피가 나오지 않는 상태로 오래 두면 물집이 생겨 따갑다.

▶ 피가 나오는 상태를 봐서 피가 멈추면 곧바로 닦고 다시 시술하여 압을 건다.

▶ **피가 잘 나오지 않는 이유는 뻑뻑한 어혈이 시술 부위를 막아서 그러니 다시 시술하여 압을 걸어 반복 사혈한다.**

연혁

- 1990. 11. 14 심천사혈요법 창시
- 1999. 09. 01 심천사혈요법 도서 출간
- 2002. 11. 10 미국 뉴욕, 뉴저지 University of Bridgeport 초청강연
- 2002. 12. 10 몽골리아 수도 울란바토르 초청강연
- 2003. 01. 01 심천사혈요법 연구학회 미국 워싱턴주 법인등록
- 2007. 03. 25 심천치유자연휴양림 설립
- 2007. 05. 10 중국 소림사 침구학회 고문위촉
- 2007. 04. 27 중국 침구학회 고문위촉
- 2007. 07. 25 중국 난닝 중국침술학술교류회 “심천생리학” 논문발표
- 2008. 06. 30 키르키즈 공화국 보건부 심천사혈요법사 면허부여
- 2008. 11. 16 중국 침구학회 자락 및 부항전문위원회 고급고문 위촉
- 2008. 11. 16 중국천진 제6회 국제중의약대학교 학술교류회 “안과질환” 논문발표
- 2009. 03. 25 심천의료소비자생활협동조합 설립
- 2009. 07. 25 사단법인 대한명인회 사혈요법분야 대한명인 추대
- 2009. 07. 24 제1회 국제 심천사혈요법 심포지엄 개최
제3회 국제 한 · 중 사혈요법 심포지엄
제5회 중국 침구학회 자락 및 부항전문위원회 심포지엄에서 “심장질환” 논문발표
- 2009. 10. 14 사단법인 한 · 중 · 일 친선교류협회 이사 위촉
- 2010. 03. 25 미국 일리노이주 한의사협회 초청강연
- 2010. 11. 14 부산동아대학교 스포츠과학연구소 심천생리학 발표
- 2011. 06. 25 중국 하남성 정주 제1회 심천사혈요법 연구토론회
- 2011. 10. 15 중국 섬서성 서안 한 · 중 심천사혈요법 학술교류회
- 2012. 03. 10 중국 산동성 허저 “제2회 한 · 중 심천사혈요법 학술교류회” “심천생리학의 기본시각“ 논문발표
- 2012. 05. 25 심천생리학 심천사혈요법 CI도입
- 2012. 08. 10 중국 천진중의학대학 중국자락과 부항 침구기자재 학술교류회
제6회 중 · 독 중의연구협회(DCFG-TCM) 학술교류회 논문발표
“심천사혈과 아건강”과 “심천생리학 관점으로 보는 질병예방과 치료” 논문발표
- 2012. 09. 10 중국 천진중의 의약대학 “심천생리학 연구자료” 논문발표
- 2013. 07. 01 대전대학교 보건스포츠 대학원 “심천생리학 생리이치” 초청강연
- 2014. 01. 22 서울 노원소방서 “생명을 살리는 응급사혈과 건강관리” 초청강연
- 2014. 03. 19 심천가 가족 특강에서 “발효의 명품 심천식품 섭취에 대하여” 논문발표
- 2014. 07. 26 제8회 중국침구학회 자락과 부항 전문위원회 학술교류회 및
제2회 국제자락과 부항 학술교류회 “몰아빼기 사혈요령” 논문발표
- 2014. 01. 27 서울 노원소방서 심천 선생님 초청 강의
- 2014. 10. 23 김해 소방서 “현대의학과 심천생리학의 다른점” 초청강연
- 2014. 10. 23 부산해양대학교 산업기술과학 대학원 “현대의학과 심천생리학의 다른점” 초청강연

- 2014. 11. 02 중국 산동성 허저 화평호텔에서 "제2회 한 · 중 심천생리학 학술교류회" 초청강연 및 "어혈생성 이론과 병의 진행이치" 논문발표
- 2014. 11. 16 월드마스터 위원회에서 "심천생리학 사혈요법분야 세계명인 추대"
- 2015. 05. 16 ~ 2015. 05. 23 한 · 중 심천생리학 세미나 (중국 심양 초청 강의)
- 2016. 06. 07 중국 산동성 허저 "제3회 한 · 중 심천생리학 학술교류회" 초청강연
- 2016. 10. 15 중국 하남성 정주 "제9회 국제 자작과 부항학술교류회" 초청강연 및 "뇌질환" 논문발표
- 2016. 10. 15 일본 가가와현 사누끼시장 오야마시케키로 부터 감사장 수여
- 2016. 10. 17 중국 하남성 정주 "제7회 한 · 중 심천생리학 SBT 세미나" 초청강연
- 2017. 03. 04 중국 산동성 청도 대관음사 심천생리학 초청강연
- 2017. 07. 10 중국 산동성 허저 제4회 한 · 중 심천생리학 SBT 세미나 초청강연
- 2018. 09. 13 중국 민족의약학회 과학보급분회 이사 위촉
- 2018. 10. 21 중국 산동성 허저 제5회 한 · 중 심천생리학 SBT 세미나 초청강연
- 2018. 10. 25 중국 산동성 위해 각연정사 심천생리학 초청강연
- 2019. 04. 12 중국 하이난성 초청강연
- 2019. 05. 09 본사 한 · 중 심천생리학 제6회 SBT 세미나 강연
- 2019. 06. 19 중국 안휘성 초청강연
- 2023. 06. 26 중국 산동성 허저 심천생리학 초청강연

현직

- 심천출판사 대표
- 심천식품, 심천웰빙타운 대표
- 심천주식회사 대표
- 신동영농조합법인 이사장
- 심천치유자연휴양림 대표
- 심천힐링관광농원 대표
- 심천생리학 심천사혈요법 창시자
- 심천생리학 사혈요법분야 대한명인
- 심천생리학 사혈요법분야 대표 세계명인
- 사단법인 한·중·일 친선교류협회 이사
- 중국 침구학회 자락 및 부항 전문위원회 고급고문
- 중국민족의약보급분회 이사

사혈요법 도서 및 영상

- 심천사혈요법 1,2,3권
- 심천사혈요법 중국어, 일어, 영어 각1,2권
- 심천생리학, 안과질환, 심장질환, 심천생리학의 기본시각, 심천사혈과 아건강, 심천생리학 관점으로 보는 질병예방과 치료, 중국 천진중의약대학 심천생리학 연구자료, 사혈요법 몰아빼기, 현대의학과 심천생리학의 다른점, 심천생리학 처방전에 대하여, 어혈생성 이론과 병의 진행이치 (11개) 논문발표
- 사혈요법 및 중화침구자락요법 논문집
- "누구나 배워" 혈 자리 영상
- "사혈요법 누구나 배우다" 영상 200개

심천사혈요법 3

※ 심천사혈요법 도서는
1999년 연기사(ISBN 89-950768-7-9)에서 초판발행을 시작으로
2000년 정신세계사(ISBN 89-357-0176-9)에서 재발행하였으며,
2005년 심천출판사(ISBN 89-5842-124-X)에서 발행하고 있는
6년 연속 건강부분 '베스트셀러' 입니다.

심천 박남희 지은것을 심천출판사가 2005년 7월 20일에 처음 펴냄. (제 13쇄)
심천 박남희 심천출판사 2003년 5월 15일 등록. (제505-08-37707)
인쇄 : 2024년 1월 30일
주소 : 충청남도 금산군 남일면 신동길 239
전화번호 : 1588-2368 / 팩스 : 041)750-7333/7555
E-mail : scsmk@naver.com / 홈페이지 : http://www.simcheon.com

ISBN 89-90709-12-1

※ 이 책을 읽고 나서 타인에게 시술하는 행위는 무면허 의료행위로써 절대 하지 맙시다.
자가 치유법에 의해 자신의 건강을 지키는 행위는 질병을 예방하는 차원에서 가능한 일입니다.

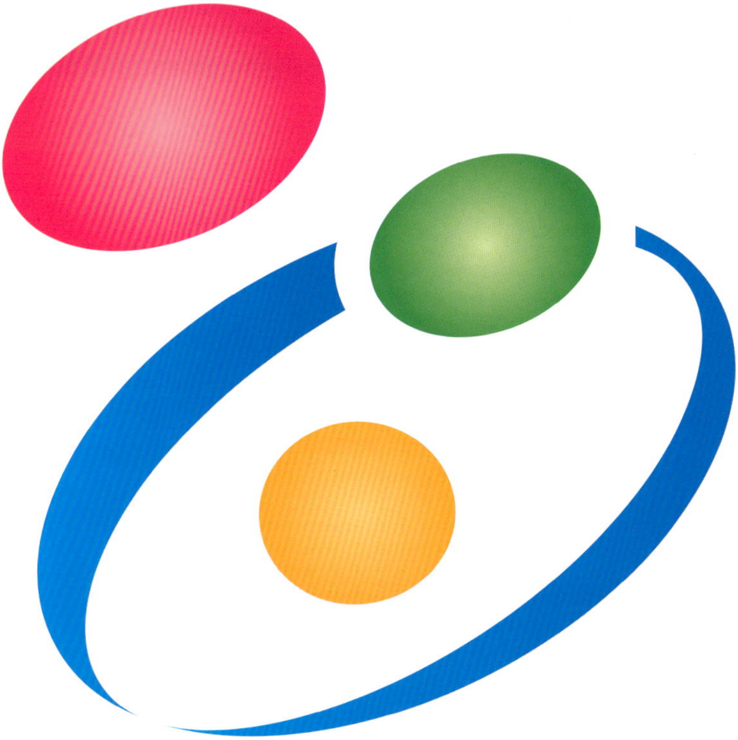